VERÖFFENTLICHUNGEN DER

HISTORISCHEN KOMMISSION ZU BERLIN

BAND 89

Walter de Gruyter · Berlin · New York

1995

BARBARA DETTKE

DIE ASIATISCHE HYDRA

Die Cholera von 1830/31 in Berlin und den preußischen Provinzen Posen, Preußen und Schlesien

Walter de Gruyter · Berlin · New York

1995

Die Schriftenreihe der Historischen Kommission zu Berlin erscheint mit Unterstützung des Senators für Wissenschaft und Forschung, Berlin

Lektorat der Schriftenreihe

Christian Schädlich
Thomas Revering

♾ Gedruckt auf säurefreiem Papier, das die US-ANSI-Norm über Haltbarkeit erfüllt.

Die Deutsche Bibliothek – CIP-Einheitsaufnahme

Dettke, Barbara:
Die asiatische Hydra : Die Cholera von 1830/31 in Berlin und den preussischen Provinzen, Posen, Preussen und Schlesien / Barbara Dettke. – Berlin ; New York : de Gruyter, 1995
(Veröffentlichungen der Historischen Kommission zu Berlin ; Bd. 89)
Zugl.: Berlin, Techn. Univ., Diss., 1990
ISBN 3-11-014493-X
NE: Historische Kommission <Berlin>: Veröffentlichungen der Historischen ...

Printed in Germany

Satz und Umbruch: Historische Kommission zu Berlin, Berlin
Druck: Werner Hildebrandt, Berlin
Buchbinderische Verarbeitung: Lüderitz & Bauer-GmbH, Berlin

VORWORT

Das vorliegende Buch ist die überarbeitete Fassung meiner Dissertation, die im Dezember 1990 vom Fachbereich Kommunikations- und Geschichtswissenschaften der Technischen Universität Berlin angenommen wurde.

Zu großem Dank verpflichtet bin ich vor allem Herrn Prof. Volker Hunecke, der die Arbeit angeregt und durch alle Phasen mit viel förderndem Interesse begleitet hat. Ihm verdanke ich auch die Vermittlung eines zweijährigen Nachwuchsförderungs-Stipendiums (NaFög), ohne das die zahlreichen Archivreisen in die damalige DDR nach Merseburg nicht möglich gewesen wären.

Frau Prof. Stefi Jersch-Wenzel hat sich für die Aufnahme der Arbeit in die Schriftenreihe der Historischen Kommission zu Berlin eingesetzt, auch ihr gilt mein besonderer Dank. Von den Mitarbeiterinnen und Mitarbeitern und Kollegen und Kolleginnen der Historischen Kommission habe ich zahlreiche Anregungen und Hilfestellungen für das Buchprojekt erhalten. Ihnen sei ebenfalls herzlich gedankt. Mit großer Schnelligkeit und Sorgfalt wurden die Lektoratsarbeiten durchgeführt, wofür ich den Lektoren Christian Schädlich und Thomas Revering sehr verbunden bin.

Die Mitarbeiter der von mir benutzten Institutionen und Archive haben meine Arbeit stets zuvorkommend unterstützt. Insbesondere möchte ich an dieser Stelle den freundlichen Damen und Herren des ehemaligen Zentralen Staatsarchivs der DDR in Merseburg meinen Dank aussprechen.

Große Dankbarkeit empfinde ich auch gegenüber allen Menschen meines Freundes-, Bekannten- und Verwandtenkreises, die das Zustandekommen des Buches in vieler Hinsicht, nicht zuletzt auch finanziell, gefördert haben.

Berlin-Charlottenburg, im März 1995 *Barbara Dettke*

INHALT

VERZEICHNIS DER ABBILDUNGEN UND TABELLEN

ABKÜRZUNGSVERZEICHNIS

AAuND	*Allgemeiner Anzeiger und Nationalzeitung der Deutschen*, Gotha
ADB	*Allgemeine Deutsche Biographie*
ASG	*Archiv für Sozialgeschichte*
AZ	*Allgemeine Zeitung*, Augsburg
BHM	*Bulletin of the History of Medicin*
DMW	*Deutsche Medizinische Wochenschrift*
DVöG	*Deutsche Vierteljahresschrift für öffentliches Gesundheitswesen*
EcHR	*Economic History Review*
E. H.	Ergänzungsheft
FBPG	*Forschungen zur Brandenburgischen und Preußischen Geschichte*
GG	*Geschichte und Gesellschaft*
GStA PK	Geheimes Staatsarchiv Preußischer Kulturbesitz, Berlin-Dahlem (einschließlich der Bestände des ehemaligen Zentralen Staatsarchivs Merseburg)
HA	Hausarchiv
HZ	*Historische Zeitschrift*
JIH	*Journal of Interdisciplinary History*
JGMOD	*Jahrbuch für die Geschichte Mittel- und Ostdeutschlands*
Med GG	*Medizin, Gesellschaft und Geschichte. Jahrbuch des Instituts für Geschichte der Medizin der Robert-Bosch-Stiftung*
MMW	*Münchener Medizinische Wochenschrift*
St.	Stück
StA	Stadtarchiv, (Ost-)Berlin (jetzt: Landesarchiv Berlin)
VgM	*Vierteljahresschrift für gerichtliche Medizin und öffentliches Sanitätswesen*
VSWG	*Vierteljahrschrift für Sozial- und Wirtschaftsgeschichte*

EINLEITUNG

Die Wanderungen der Cholera im 19. Jahrhundert

In Europa wurde die Entwicklung von der alten, ständischen zur modernen, industriellen Gesellschaft von einer aus Indien stammenden Seuche begleitet: der Cholera asiatica, welche den Kontinent zum ersten Mal um 1830 heimsuchte. Sechs Cholerapandemien zählt man im 19. und frühen 20. Jahrhundert, sie dauerten von 1817 bis 1823, 1827 bis 1838, 1840 bis 1860, 1865 bis 1875, 1881 bis 1896 und 1899 bis 1922.[1] Zwischen 1831 und 1866 umkreiste die Cholera mehrfach nahezu den gesamten Erdball. Auf ihrem ersten Wanderzug berührte sie Europa noch nicht, rückte aber bis unmittelbar an die Grenzen des Kontinents vor.

Seit langem war die Cholera in Bengalen zwischen Ganges und Brahmaputra endemisch. Hier herrschte sie, mit mäßiger Letalität, fast ausschließlich unter den Parias und griff nur ausnahmsweise auch auf die anderen Kasten und die europäische Bevölkerung über. Dies änderte sich während der Regenzeit im Mai 1817: Auf einmal trat sie mit Heftigkeit, todbringend in den meisten Fällen, in allen Bevölkerungsgruppen auf; zuerst in den nördlichen Provinzen Bengalens, Behar und Dakka, ihrem ursprünglichen Verbreitungsgebiet, kurz darauf aber auch am unteren Lauf des Brahmaputra und im Gangesdelta. Im Sommer erlebten Kalkutta und die umliegenden Ortschaften eine außerordentlich heftige Epidemie, der wöchentlich an die zweitausend Menschen zum Opfer gefallen sein sollen. Unheimlich erschien es dem Volk, daß die Cholera nicht wie sonst

[1] Wegen der Schwierigkeit, Anfang und vor allem Ende einer Pandemie eindeutig festzulegen, schwankt die Einteilung in der Literatur um mehrere Jahre. Für die ersten vier Pandemien folgen wir der Zählung von August Hirsch, *Handbuch der historisch-geographischen Pathologie,* 3 Bde., 2. Aufl., Stuttgart 1881–1886, Bd. 2, S. 280 ff., der Beginn der dritten Pandemie (bei Hirsch 1846) wurde festgesetzt nach Georg Sticker, *Abhandlungen aus der Seuchengeschichte und Seuchenlehre,* Bd. 2: *Die Cholera,* Gießen 1912, S. 120 ff., ebenso die Einteilung der fünften und sechsten Pandemie.

an verschiedenen Orten gleichzeitig erschien, sondern wie ein unsichtbares, nur an den Wirkungen zu erkennendes Wesen, von Dorf zu Dorf wanderte und sich dabei an den Menschenverkehr heftete. Von alters her hielt man die Krankheit für eine aus dem Boden geborene, jetzt zog man zum ersten Mal eine mögliche Ansteckungsfähigkeit in Erwägung.[2]

Auch in den Gebirgsgegenden westlich von Bengalen zeigten sich bald Krankheitsfälle. Nach über einem Jahr, im September 1818, hatte die Cholera in Bombay die indische Westküste erreicht. Sie forderte auf diesem Zug quer durch den Norden der vorderindischen Halbinsel mehr als eine halbe Million Todesopfer, davon etliche unter den britischen Truppen. Deren Bewegungen hatten zu ihrer plötzlichen „Wanderlust" auch nicht unerheblich beigetragen.

An der indischen Ostküste bildete sich ebenfalls eine Infektionskette: Choleraerkrankungen und -todesfälle traten die gesamte Koromandel-Küste entlang bis zur Südspitze des Subkontinents auf. Im Dezember 1818 brach die Epidemie auch auf Ceylon aus, was bis dahin selten vorgekommen war. Seit 1820 drang sie noch weiter nach Osten vor, erschien auf den Molukken, den Philippinen und in China. Von hier aus gelangte die Cholera auch nach Korea und 1822 nach Japan. Es liegen jedoch nur spärliche Nachrichten über ihr Fortschreiten in östliche Richtung vor.[3]

In westlicher Richtung verließ die Seuche Indien zum ersten Male im Frühling 1821. Von Bombay, wo sie mittlerweile endemisch geworden war, kam sie, vermutlich durch englische Schiffe, nach

[2] G. Sticker, *Die Cholera...*, S. 111; *Reports of the Epidemic Cholera which Has Raged throughout Hindostan and the Penisula of India, since August 1817. Published under the Authority of Government*, hrsg. von den britischen Ärzten Steuart und Philipps, Mitglieder des Bombayer Gesundheitsrates, Bombay 1819, Rezension und deutscher Auszug: *Mittheilungen über die morgenländische Brechruhr I*, in: *Magazin der ausländischen Literatur der gesammten Heilkunde*, 1 (1821), S. 50–67, 52. – Die Symptome werden dort folgendermaßen beschrieben: „Der Anfall fing gewöhnlich mit Schwächegefühl, Zittern, Schwindel, Ekel, heftigem Würgen, Ausbrechen und Abführen einer wässerigen ... Flüssigkeit ... an." Dem folgen heftige Krämpfe der Gliedmaßen, ein „großes Gefühl innerer Hitze" und „unaufhörlicher Durst". Die Haut wird bläulich, „kalt und klebricht", die Gestalt sinkt in sich zusammen, die Augen werden „starr und gläsern", von dunklen Ringen umgeben, meist befällt die Kranken eine außerordentliche Angst und Unruhe. Leichenöffnungen hatten eine auffällige Verdikkung des Blutes als konstantes Merkmal ergeben (*a. a. O.*, S. 54, 65).

[3] *Mittheilungen über die morgenländische Brechruhr II*, in: *Magazin der ausländischen Literatur...*, 4 (1822), S. 177–299, 221.

Arabien. Dem Küstenverlauf am Persischen Golf folgend, verbreitete sie sich bis nach Mesopotamien: Längs des Tigris gelangte sie nach Bagdad, längs des Euphrats bis zur syrischen Wüste. Auch in Afghanistan und Persien gab es Krankheitsfälle, hier breitete sich die Cholera entlang der Karawanenwege aus. Im Mai des Jahres 1823 war sie noch weiter westlich bis nach Transkaukasien vorgedrungen, im September erschien sie in Astrachan am Kaspischen Meer erstmalig auf russischem Terrain. Doch schon im Oktober brachte der Einbruch des ungewöhnlich kalten Winters 1823/24 das vorläufige Erlöschen der Epidemie im gesamten russischen und vorderasiatischen Raum.[4]

2. Pandemie 1827 bis 1838: 1826 war die Cholera in Bengalen wieder heftiger als gewöhnlich aufgetreten, im Jahr darauf setzte sie zu einer neuen Westwanderung an. 1827 und 1828 wurden erneut aus Afghanistan und Persien Infektionen bekannt, im Jahre 1829 erschien sie plötzlich im russischen Orenburg und hatte damit zum ersten Mal Europa erreicht. Seit dem Frühling 1830 durchzog die Seuche das russische Reich, Anfang 1831 wurden auch die westlichen Gouvernements (Minsk, Grodno, Wilna), die Hauptstadt St. Petersburg, die russischen Ostseeprovinzen und Polen befallen. Im Mai des Jahres griff die Epidemie auf Preußen über, wo sie vor allem in den östlichen Provinzen herrschte. Im Spätsommer war sie in Berlin, bald darauf in Hamburg. Zur selben Zeit drang sie von Galizien aus nach Österreich, Ungarn und in die Balkanländer vor. Im Oktober wurde schließlich auch Großbritannien infiziert, im Hafen von Sunderland brach die Krankheit zuerst aus. 1831 hatte die Cholera eine geographische Ausdehnung erreicht wie in keinem Jahr zuvor. Vom äußersten Norden, dem russischen Archangelsk, reichte sie im Südosten von Griechenland und der Türkei bis nach Ägypten, wo sie im Nildelta heftig grassierte. Auch in China soll sie in diesem Jahr in verheerender Weise gewütet haben.

1832 herrschte die Krankheit vor allem in England, Irland und Frankreich, besonders betroffen waren die Metropolen London und Paris. Kleinere Infektionsherde bildeten sich in Belgien und den Niederlanden. In diesem Jahr griff die Cholera, wahrscheinlich durch Auswandererschiffe verschleppt, erstmals auch auf Amerika über.

[4] A. Hirsch, *Handbuch...*, Bd. 2, S. 280.

In Mitteleuropa war die Seuche spätestens Anfang 1833 weitgehend zum Stillstand gekommen. Jetzt wurden aber bis dahin verschont gebliebene Gebiete Nord- und Südeuropas heimgesucht. So herrschte die Cholera im Jahre 1834 in Skandinavien, vor allem in Norwegen und Schweden. 1833 und 1834 waren auch für Spanien und Portugal schwere Seuchenjahre. 1836 litt besonders Italien, wo die Cholera bereits im Jahr zuvor an verschiedenen Stellen ausgebrochen war. Auch in Südfrankreich und im Mittelmeerraum flackerte sie in diesen Jahren immer wieder auf. Im Jahre 1836 brach die Epidemie auch zum ersten Mal in Bayern aus. 1837 kehrte sie noch einmal an einzelne Orte Mitteleuropas zurück, in denen sie 1831 bereits gewesen war, zum Beispiel nach Berlin und Danzig. Der Winter 1837/38 brachte das Erlöschen dieser zweiten ausgedehnten Pandemie.

3. Pandemie 1840 bis 1863: In den beiden Jahren 1840 und 1841 hatte die Cholera wieder mit außergewöhnlicher Heftigkeit ganz Indien durchzogen. Durch den Opium-Krieg wurde sie 1840 von dort durch britische Truppen auch nach China eingeschleppt. Hier blieb sie über zwanzig Jahre lang endemisch.

Europa wurde erst wieder im Jahre 1847 von der Cholera berührt: Sie erschien nach beinahe zehnjähriger Abwesenheit am Kaspischen Meer. Im folgenden Jahr grassierte sie in ganz Rußland und tötete ca. eine Million Menschen. Auch Preußen, England, Frankreich und Nordamerika litten 1848 heftig unter der Cholera. Das Jahr 1849 brachte kaum Besserung, jetzt wurden auch Österreich, Belgien und die Niederlande heimgesucht. Dann erlosch die Cholera zunächst, befiel aber ab 1852 wiederum einen großen Teil der bewohnten Erdoberfläche: Im Frühjahr tauchte sie fast gleichzeitig in Persien, Mesopotamien, Polen und den preußischen Ostprovinzen auf. Diesmal aus westlicher Richtung kommend, brach sie im Herbst von neuem in Rußland aus, wo sie in den nächsten zehn Jahren nicht mehr erlosch. Zur Zeit des Krimkrieges 1853 bis 1856 sowie 1859 hatte die Seuche ihre Höhepunkte. Während der Kriegsjahre durchzog sie auch die Donaufürstentümer, Siebenbürgen, Griechenland und die Türkei.

Nord- und Nordostdeutschland (preußische Ostprovinzen, Mecklenburg, Schleswig-Holstein, Sachsen, Braunschweig, Hannover) sowie Skandinavien erlebten in den 1850er Jahren ebenfalls ausgedehnte Epidemien. Auch in der bisher unberührt gebliebenen Schweiz traten 1854/55 Erkrankungen auf. In Frankreich und Italien hingegen grassierte die Seuche im geringeren Maße als in früheren Jahren. Zwischen 1853 und 1860 war neben Rußland Spanien das Land, in welchem die Cholera am heftigsten wütete. Besonders 1855 und 1856 blieb kaum eine spanische Provinz verschont; in diesen beiden Jahren wurde auch Portugal infiziert.

Im Fernen Osten grassierte die Epidemie seit Mitte der 1850er Jahre außerordentlich heftig in Japan. Auf dem amerikanischen Kontinent erschien sie zum ersten Mal in Venezuela und Brasilien, während Nordamerika in den 1850er Jahren cholerafrei blieb. Um 1860, in den letzten Ausläufern noch 1864, war die Pandemie, von Indien abgesehen, auf allen Erdteilen erloschen.

4. Pandemie 1865 bis 1875: Anfang Mai 1865 brach die Cholera in Mekka während eines hohen religiösen Festes unter Pilgern aus, viele ergriffen in panischem Schrecken die Flucht in ihre Heimatländer. Schiffe mit cholerakranken Wallfahrern brachten die Seuche nach Ägypten und in das europäische Mittelmeergebiet. Im Juni traten auf der Insel Malta die ersten Cholerafälle auf, die Krankheit dauerte bis November. Fast gleichzeitig erschien die Cholera auch in Marseille und verbreitete sich in ganz Frankreich bis in die nördlichen Departements, verlief aber relativ milde. Zwei Jahre lang hielt sie sich hier, bis sie im Herbst 1867 für sechs Jahre erlosch. In Spanien griff die Epidemie im Jahre 1865 noch einmal heftig um sich, kam aber Ende des Jahres zum Stillstand und blieb zwanzig Jahre lang der iberischen Halbinsel fern. In Portugal war die Cholera 1856 zum letzten Mal erschienen, seither zeigte sich das Land immun.

Für die meisten europäischen Länder war das Jahr 1866 – mit seinen Vor- und Nachepidemien 1865 und 1867 – das schlimmste aller Cholerajahre. Außer Nordwesteuropa blieb kaum ein Gebiet verschont. In den Vereinigten Staaten, wo die Seuche nach dem Ende der Sezessionskriege erschien, trat sie dagegen recht milde auf. Nur in New York und New Orleans erreichte sie das Ausmaß einer Epidemie. Sie griff jedoch zum ersten Mal auch auf Nicaragua, Honduras und die Westküste Südamerikas über.

Seit dem Herbst 1869 schien die Kraft der Cholera fast überall erlahmt, obwohl im November des Jahres der Suez-Kanal eröffnet wurde, den man in Europa als Infektionsweg fürchtete. Einzig Rußland blieb nicht verschont, hier wurden 1870 noch einmal mehrere hundertausend Menschen dahingerafft. Im Jahre 1871 griff die Epidemie auch auf Preußen und Österreich über, verlief in diesen Ländern aber gelinder.

Seit den 1870er Jahren begann die Cholera in veränderter Form in Erscheinung zu treten. Sie durchzog jetzt weniger ganze Landstriche, sondern bildete vorzugsweise isolierte Epidemien, wie beispielsweise 1871 in Königsberg. Spätestens 1875 war die Seuche außerhalb Indiens überall, auch in Rußland, erloschen.[5]

5. Pandemie 1881 bis 1896: In den Jahren 1881 und 1882 war die Cholera wieder einmal in Mekka unter Pilgern ausgebrochen. Im Sommer des folgenden Jahres hatte sie Ägypten erreicht und tötete dort an die 30 000 Menschen. In Europa reagierte man mit großer Panik auf diese Nachrichten. Die deutsche Regierung schickte eine wissenschaftliche Kommission nach Alexandrien. Robert Koch, der Expeditionsleiter, entdeckte in dieser Stadt den Komma-Bazillus als Erreger der Krankheit. Da noch kein Serum entwickelt war, blieb diese Erkenntnis jedoch für die Eindämmung der Seuche zunächst ohne praktische Folgen.

1884/85 bildeten sich in Südfrankreich und Italien kleinere Infektionsherde, aber nur in Neapel erlangte die Seuche eine größere Intensität. 1885 erlebte Spanien als einziges europäisches Land eine verheerende Epidemie, der, vor allem in den Provinzen Valencia und Murcia, mehr als 50 000 Menschen zum Opfer fielen. 1890 zeigte sie sich hier in gelinderer Form von neuem, während das übrige Europa bis 1892 verschont blieb.

Von 1892 bis 1896 grassierte die Cholera von Persien ausgehend wieder in Rußland, von wo sie vereinzelt auch auf die preußischen Ostprovinzen übergriff. Im Juni 1892 erschien die Seuche völlig unerwartet in Paris, im August kam es in Hamburg zu der (bisher) letzten großen Epidemie im westlichen Europa, bei der über 8000 Menschen starben.

6. Pandemie 1899 bis 1922: Um die Jahrhundertwende wütete die Cholera in Indien und Ägypten. 1904 brach sie am Kaspischen Meer abermals auf russischem Gebiet aus, wo sie sich sechs Jahre lang hielt. Wiederum griff sie zeitweise auf die preußischen Ostprovinzen über, vor allem im Jahre 1905. Im Sommer 1911 wurde Italien noch einmal in leichter Form befallen.[6] 1922 kam es in der Sowjetunion auf europäischem Boden zum vorläufig letzten Mal zu einer größe-

[5] *A. a. O.*, S. 281 ff.; Erwin A. Ackerknecht, *Geschichte und Geographie der wichtigsten Krankheiten*, Stuttgart 1963, S. 20 ff.

[6] G. Sticker, *Die Cholera...*, S. 120 ff. (5. und 6. Pandemie); zu den Epidemien in den preußischen Ostprovinzen um die Jahrhundertwende vgl. Bd. 12 der *Arbeiten aus*

ren Epidemie, deren Ausbreitung durch Bürgerkrieg und Hungersnöte begünstigt wurde.[7] Aber auch heute ist die Choleragefahr keineswegs gebannt, dies zeigen die seit Anfang 1991 in Peru, mittlerweile auch in Brasilien und Argentinien (bisher keineswegs von der Cholera bevorzugte Gebiete) grassierenden Epidemien, das verheerende Wüten der Seuche im Sommer 1994 in Ruanda sowie die jüngsten Ausbrüche in Albanien, Italien und der Ukraine.

Fragestellung und Aufbau der Arbeit. Die Quellen

Im Mittelpunkt der Betrachtung steht die erste Konfrontation Europas mit der aus Asien herandrängenden Cholera, denn die Art, wie diese bei ihrem ersten Eintreffen in diesem „zivilisierten" Erdteil empfangen wurde, stellt ein einmaliges Phänomen dar.

Das zaristische Rußland und das spätabsolutistische Preußen, mit Polen und der Habsburgermonarchie die 1830/31 zuerst betroffenen europäischen Länder, hatten einen großangelegten militärischen „Abwehrkampf" inszeniert, welcher die Gesellschaften in einen Ausnahmezustand versetzte, wie ihn außer in den Zeiten der Pest des Mittelalters keine andere Epidemie hervorgerufen hatte, weder die Pocken noch der Typhus, aber auch keine spätere Cholera-Epidemie mehr. Dieser Abwehrkampf basierte auf der keineswegs unwidersprochenen Voraussetzung der Regierungsbehörden, daß die Krankheit im höchsten Maß kontagiös sei. Der Konflikt um diese Frage, der sogenannte Kontagionisten-Streit, beherrschte wie in keinem anderen Seuchenjahr die Gemüter in den Kreisen der Mediziner wie in der übrigen Bevölkerung, namentlich in den gebildeten Schichten der preußischen Monarchie.

Im allgemeinen gilt der schlesische Weberaufstand des Jahres 1844 als *das* Ereignis des Vormärz, welches das preußische Bürgertum aus

dem Kaiserlichen Gesundheitsamte, Berlin 1896 sowie Bd. 16 des *Klinischen Jahrbuchs,* Jg. 1907.

[7] In Asien und Afrika haben die Cholera-Pandemien auch im 20. Jahrhundert fast niemals aufgehört. 1961 begann eine weitere Pandemie, hervorgerufen durch eine Modifikation des ursprünglichen Komma-Bazillus, des weniger gefährlichen El-Tor-Erregers. Vgl. Helmut J. Jusatz, *150 Jahre pandemische Ausbreitung der asiatischen Cholera von 1831 bis 1981,* in: *Zentralblatt für Bakteriologie, Mikrobiologie und Hygiene,* I. Abt. Orig. A, 252 (1982), S. 257–267, 260 ff., und ders., *Die Siebente und Achte Pandemie der Asiatischen Cholera. Ein medizinhistorischer Rückblick,* in: *Medizinhistorisches Journal,* 13 (1978), S. 219–228.

seiner biedermeierlichen Lethargie gerissen und auf die in der unmittelbaren Nachbarschaft herrschende soziale Not aufmerksam gemacht habe.[8] Wenig beachtet wird hingegen, daß der erste Choleraausbruch im Jahre 1831 und bereits die Nachrichten über das Herannahen der Epidemie an die Grenzen der Monarchie die bürgerlichen Schichten schon einmal aus ihrer „Siesta" hochschrecken ließ, in die sie jedoch bald wieder verfielen. Ein anonymer Zeitgenosse sagte nach einigen Jahrzehnten im Rückblick: „Die heutige Generation wird sich schwerlich einen richtigen Begriff von der Panik machen können, von welcher die damalige Gesellschaft ergriffen wurde, als die Nachrichten von dem Vorschreiten der unbekannten fürchterlichen Krankheit gegen die preussische Grenze hin sich häuften. Ich kann aus eigener lebhafter Erinnerung versichern, dass die Aufregung und die Furcht damals weit höher stieg, und die Menschenherzen weit tiefer ergriff, als dies siebzehn Jahre später die allgemeine politische Katastrophe vermochte."

Im Jahre 1848 habe die „doch immerhin begründete Aussicht" bestanden, „sich selbst und die Seinigen wenigstens lebend durchzubringen. Diese Hoffnung schien im Jahre 1831 nahezu abgeschnitten zu sein." Dennoch mute die alles beherrschende Furcht vor dem Unbekannten um so merkwürdiger an, „weil im Jahre 1831 noch diejenige Generation den Ton angab, welche die Schrecknisse, den Mangel, die Hilflosigkeit erlebt hatte, welche als eine Folge der französischen Occupation, des russischen Feldzuges und der Befreiungskriege ertragen werden mußten, und mannhaft ertragen worden sind. Aber es gab freilich auch gute Gründe dafür, dass Angst und Schrecken diesmal eine unerwartete Steigerung erfahren mussten."[9]

Das Auftreten einer neuen Epidemie ist immer mit den spezifischen Anliegen und Problemen der jeweiligen Zeit verbunden. „Jede Gesellschaft hat die Seuche, die sie verdient" sagt der Hamburger Medizinhistoriker Stefan Winkle.[10] Für die AIDS-Pandemie unserer Zeit gilt dies, wenn auch auf andere Weise, ebenso wie für die Cholera des 19. Jahrhunderts. So wird auch die eigentümliche Angst, mit

[8] Bernt Engelmann im Geleitwort zu Lutz Kronenberg/Rolf Schloesser, *Weber-Revolte 1844. Der schlesische Weberaufstand im Spiegel der zeitgenössischen Publizistik und Literatur,* Köln 1977, S. 11 f.

[9] *Aus den Erlebnissen der Provinz Preußen im Jahre 1831 beim ersten Auftreten der Cholera.* Von E...d., in: *Altpreußische Monatsschrift,* 21 (1884), S. 1–58, 3 ff.

[10] Zit. nach: Hans Halter (Hrsg.), *Todesseuche AIDS,* Reinbek 1985, S. 22.

welcher der Cholera begegnet wurde, nur verständlich vor dem zeitgeschichtlichen Hintergrund des ersten Drittels des 19. Jahrhunderts. Die hierfür signifikanten Momente werden im ERSTEN KAPITEL und, spezieller für die preußischen Ostprovinzen, im FÜNFTEN KAPITEL kurz dargestellt. Das ZWEITE und DRITTE KAPITEL handeln vom dem Umgang mit der Cholera in Rußland und Polen. Ohne diese Kenntnis bliebe das Geschehen in Preußen unverständlich. Im VIERTEN, SECHSTEN und SIEBENTEN KAPITEL wird die Ausbreitung der Cholera in Preußen von den Ostprovinzen bis nach Berlin nachgezeichnet sowie die von den Obrigkeiten ergriffenen Maßnahmen. Dabei werden die unterschiedlichen Haltungen der Seuche gegenüber und deren Folgen deutlich, wie sie namentlich bei den eher regierungstreuen Kontagionisten (mit ihrem Zentrum in Berlin) und den oppositionellen Antikontagionisten (mit dem Zentrum Königsberg) zum Ausdruck kamen. Nicht zuletzt vermittelt diese Beschreibung eine Anschauung der Lebensverhältnisse verschiedener Bevölkerungsgruppen, vor allem der unteren Schichten. Da sich in Preußen die Geschehnisse auf Berlin und die Ostprovinzen (Ost- und Westpreußen, Schlesien, Posen) konzentrierten, beschränkt sich die Darstellung auf diese Gebiete.

Der beschreibenden Übersicht folgt eine statistische Analyse, in der die Morbidität und Mortalität der Cholera im einzelnen untersucht wird: mehr allgemein für die einzelnen Städte und Provinzen, mehr individuell hinsichtlich des Geschlechts, des Alters und der sozialen Herkunft der von der Seuche Ergriffenen. Dabei werden die Verhältnisse des Jahres 1831 auch mit denjenigen der späteren Epidemien des 19. Jahrhunderts verglichen.

Die statistische Untersuchung leitet zu dem mentalitätsgeschichtlichen Teil über: Im ZEHNTEN KAPITEL geht es vor allem um die Gefühle, Assoziationen und Ängste, die in den höheren und unteren Schichten das Erleben der Epidemie bestimmten, und darum, wie sich angesichts der gemeinsamen Bedrohung durch eine Katastrophe die Verhältnisse zwischen diesen in ihren Lebenssphären durch Abgründe voneinander getrennten Gesellschaftsschichten gestalteten. Dieser Abschnitt betrachtet den Gegensatz „Kontagionismus – Antikontagionismus“ noch einmal unter mentalitätsgeschichtlichen Gesichtspunkten. Es sollen die Motive deutlich werden, welche dem „Abwehrkampf“ unbewußt zugrunde gelegen haben.

Das ZWEITE und DRITTE KAPITEL basieren auf gedruckten, zeitgenössischen Berichten, verfaßt von den russischen Behörden und von

Beobachtern aus westlichen Ländern. Bei den russischen Texten handelt es sich um zeitgenössische Übersetzungen sowie um Abhandlungen, die aufgrund des hohen Anteils von westlichen Ausländern im russischen Medizinalwesen von vornherein auf deutsch oder französisch geschrieben wurden. Weitgehend auf ungedruckten Quellen beruhen die zentralen Ausführungen im VIERTEN bis NEUNTEN KAPITEL. Berücksichtigt wurden vor allem die Bestände des damaligen Zentralen Staatsarchivs Merseburg, inzwischen Geheimes Staatsarchiv Dahlem, (Akten der „Immediat-Kommission zur Abwehrung der Cholera" und der Medizinalverwaltung des preußischen Innenministeriums) sowie die Cholera-Akten des Berliner Magistrats aus dem (Ost-)Berliner Stadtarchiv, mittlerweile Landesarchiv Berlin. Die gedruckten Quellen bestehen aus zeitgenössischen, meist von Ärzten verfaßten Berichten, aus speziellen Cholera-Zeitungen, wie sie 1831 in Königsberg, Breslau und Berlin erschienen sind, sowie aus Presseberichten, vor allem aus der *Preußischen Staatszeitung* und der *Augsburger Allgemeinen Zeitung*. Darüber hinaus wurde biographisches und autobiographisches Material, Briefe und Tagebuchaufzeichnungen verschiedener Zeitgenossen, einbezogen.

Zur Forschungssituation

Die Sozialgeschichte der Cholera ist noch weitgehend eine Domäne der englisch- und vor allem der französischsprachigen Forschung.[11] Hinsichtlich der Frage nach der sozialen Ungleichheit vor Krankheit und Tod hat in Frankreich Louis Chevalier bereits in den 1950er Jahren Pionierarbeit geleistet, wiewohl seine etwas plakativ vorgetragene These, die (schlecht belegte) erhöhte Choleramortalität der Armen offenbare die in der Gesellschaft vorhandene soziale Ungleichheit, heute überholt erscheint.[12] Viele spätere Untersuchun-

[11] Patrice Bourdelais/Jean Yves Raulot, *Une peur bleu: Histoire du choléra en France 1832–1854,* Paris 1987; R. J. Morris, *Cholera 1832 – A Social Response to an Epidemic,* London 1976; Geoffrey Bilson, *A Darked House. Cholera in 19th-century Canada,* Toronto 1980; Charles Rosenberg, *The Cholera Years. The United States in 1832, 1849 and 1866,* Chicago usw. 1968.

[12] Louis Chevalier, *Le choléra in Paris,* in: *Le choléra. La première épidémie du XIXe siècle.* Etude collective présentée par Louis Chevalier, Paris 1958, S. 1–45. – Chevalier betrachtet im Grunde nur die im Vergleich zu anderen Jahren vermehrten Todesfälle in vier verschiedenen Bevölkerungsgruppen. Es bleibt unklar, ob diese wirk-

gen greifen diesen Ansatz auf,[13] andere leugnen einen derartigen Zusammenhang.[14] Die Historikerinnen Angès Rollet und Catherine Souriac berücksichtigten auch die von Chevalier und seinen Anhängern gänzlich vernachlässigte Frage nach einer geschlechts- und altersspezifischen Cholerasterblichkeit.[15] Weitere Arbeiten, vor allem aus dem angelsächsischen Raum, haben den Einfluß der Cholera auf die Entwicklung des öffentlichen Gesundheitswesens zum Thema.[16] Unter mentalitätsgeschichtlichen Aspekten wird das Seuchenproblem hauptsächlich von aus dem romanischen Sprachgebiet stammenden Autoren betrachtet.[17]

In Deutschland gibt es, namentlich für Preußen, bisher noch keine eigenständige sozialgeschichtliche Darstellung der Cholera, obwohl sich medizingeschichtliche Themen seit einigen Jahren bei Sozialhistorikern großer Beliebtheit erfreuen.[18] Nicht zuletzt die Pandemie

lich alle auf die Cholera zurückzuführen sind. Überdies machen die über 2000 Todesopfer der höheren Schichten mehr als 14% der 14 592 (angeblichen) Choleratodesfälle aus, so daß man kaum sagen kann, sie seien verschont geblieben (S. 39).

[13] Charles et Monique Engrand, *Epidémie et pauperisme, Le choléra à Lille en 1832,* in: M. Gillet (Hrsg.), *L'homme, la vie et la mort dans le Nord au 19e siècle,* Lille 1972, S. 43–77; Daniel Panzac, *Aix-en-Provence et le choléra en 1835,* in: *Annales du Midi,* 86 (1974), S. 418–444, 440 ff.; vgl. auch die allgemeinere Studie von F. B. Smith, *The Peoples Health 1830–1910,* London 1979, S. 230 ff.

[14] R. J. Morris, *Cholera 1832...,* S. 86 ff.; Michael Durely, *The Return of the Plague. British Society and the Cholera 1831/32,* Dublin 1979, S. 47 ff., für seine These bringt er jedoch keine Belege.

[15] Catherine Rollet/Angès Souriac, *Epidémie et mentalités: le choléra de 1832 en Seine-et-Oise,* in: *Annales ESC,* 29 (1974), S. 935–965.

[16] Margareth Pelling, *Cholera, Fever and the English Medicine 1825–1865,* Oxford 1978; vgl. auch Frederick F. Cartwright, *A Social History of Medicine,* London 1977, S. 93 ff.

[17] Réne Baehrel, *Epidémie et terreur: Histoire et sociologie,* in: *Annales de la Revolution Français,* 23 (1951), S. 113–146; Lucien Febvre, *Histoire des sentiments: La Terreur,* in: *Annales ESC,* 6 (1951), S. 520–523; vgl. auch Paolo Sorcinelli, *Nuove epidemie, antiche paure. Uomini e colera nell'ottocento,* Milano 1985. „Ein Stück ... Geistesgeschichte zu erschließen", hat sich auch eine neuere Monographie, die von der Cholera von 1866 handelt, zum Ziel gesetzt: Joseph A. Massard, *Echternach und die Cholera. Ein Beitrag zur Geschichte der Medizin und öffentlichen Hygiene in Luxemburg* (= Publications du Centre Universitaire de Luxembourg), Luxembourg 1988, S. 7.

[18] Z. B. Claudia Huerkamp, *Der Aufstieg der Ärzte im 19. Jahrhundert. Vom gelehrten Stand zum professionellen Experten: Das Beispiel Preußen,* Göttingen 1985; Alfons Labisch, *Homo Hygienicus. Gesundheit und Medizin in der Neuzeit,* Frankfurt/M. 1991; Ute Frevert, *Krankheit als politisches Problem 1770–1880. Soziale Unter-*

des späten 20. Jahrhunderts, AIDS, hat ein berechtigtes Interesse an dem Umgang älterer Gesellschaften mit epidemischen Krankheiten auch in der Öffentlichkeit wachgerufen.[19] Dennoch existieren bislang fast nur von Medizinern geschriebene, meist recht schmalbrüstige Dissertationen, die sich oft nur auf die Darstellung des Verlaufs, der ergriffenen Maßnahmen und der Behandlung der Krankheit beschränken.[20] Eine Ausnahme bilden jedoch die Arbeiten der Ärzte und Medizinhistoriker Erwin Ackerknecht und vor allem Georg Sticker, auf deren Anregungen vielfach zurückgegriffen wurde.[21] Die bisher neueste in Deutschland erschienene Monographie von Michael Stolberg befaßt sich mit der Cholera in der Toskana.[22]

In der breit angelegten Studie von Richard Evans[23] liegt der Schwerpunkt – vor dem Hintergrund einer Sozialgeschichte Ham-

schichten in Preußen zwischen medizinischer Polizei und staatlicher Sozialversicherung, Göttingen 1984, enthält auf S. 135 ff. einen Exkurs über die Cholera 1831. – Hartmut Kaelble hat in *Industrialisierung und soziale Ungleichheit. Europa im 19. Jahrhundert. Eine Bilanz,* Göttingen 1983 im Kapitel *Ungleichheit vor Krankheit und Tod* einen Überblick vor allem über die englisch- und französischsprachige Cholera-Literatur gegeben (S. 152 ff.). – Eine ausführliche Forschungsübersicht stammt von Roland Otto, Reinhard Spree und Jörg Vögele, *Seuchen und Seuchenbekämpfung in deutschen Städten während des 19. und frühen 20. Jahrhunderts,* in: *Medizinhistorisches Journal,* 25 (1990), S. 286–304, 293 ff. Sie hebt deutlich hervor, daß deutsche Verhältnisse bei der historischen Seuchenforschung bisher kaum berücksichtigt wurden.

[19] Vgl. das mit schneller journalistischer Feder geschriebene SPIEGEL-Buch *Todesseuche AIDS* (Anm. 10); *Kursbuch,* Nr. 94: *Die Seuche,* Berlin 1988; Mirko D. Grmek, *Histoire du sida: début et origine d'une pandémie actuelle,* Paris 1989.

[20] Dietrich Helm, *Die Cholera in Lübeck. Epidemieprophylaxe und -bekämpfung im 19. Jahrhundert,* Neumünster 1979; Georg Fliescher, *Die Choleraepidemien in Düsseldorf,* Düsseldorf 1977; Harry Schroeter, *Die Cholera in Aachen 1849,* Aachen 1983; eine andere Fragestellung bei Maria Petzold, *Die Cholera in Berlin unter besonderer Berücksichtigung sozialmedizinischer und städtehygienischer Gesichtspunkte,* Berlin 1974 (alle Med. Diss.).

[21] Georg Sticker (1860–1960) ging 1897 als Mitglied der von dem Bakteriologen Georg Gaffky geleiteten „Wissenschaftlichen Kommission des Deutschen Reiches zur Erforschung der Pest" nach Indien, wo er selbst eine Pesterkrankung durchmachte. Nach Professuren für klinische Medizin in Gießen (1898–1920) und Münster (1920) erhielt er 1921 den Lehrstuhl für Geschichte der Medizin in Würzburg. Er war ein Gegner der von Robert Koch begründeten Bakteriologie.

[22] Michael Stolberg, *Die Cholera im Großherzogtum Toskana. Zur historischen Wissenssoziologie einer tödlichen Seuche,* Landsberg 1994.

[23] Richard J. Evans, *Death in Hamburg, Society and Politic in the Cholera Years 1830–1910,* Oxford 1987, deutsch: *Tod in Hamburg, Stadt, Gesellschaft und Politik in den Cholera-Jahren 1830–1910,* Reinbek 1990.

burgs im 19. Jahrhundert – auf der letzten großen Choleraepidemie von 1892. Die Probleme, die sich bei dieser Epidemie stellten, sind denjenigen des ersten Cholerajahres 1831 in Preußen diametral entgegengesetzt. Während man in Hamburg auf alle Schutzmaßnahmen verzichtete, um den Handel nicht zu blockieren, tat man im spätabsolutistisch-militaristischen Preußen in dieser Hinsicht des Guten entschieden zuviel.

So versteht sich diese Arbeit als ein Beitrag zu einer Sozialgeschichte von Krankheit und Tod sowie einer Mentalitätsgeschichte der noch vorindustriellen, aber an einer „Epochen-Schwelle" stehenden preußischen Gesellschaft. Für die heutige Zeit, welche die Wiederkehr längst besiegt geglaubter Krankheiten erlebt, kann die Untersuchung einer Epidemie als gemeinsame Bedrohung für die unterschiedlichsten gesellschaftlichen Gruppen auch ein aktuelles Lehrstück sein.

ERSTES KAPITEL

Das „Große Sterben"

Klimatische Hintergründe der Pandemie. Zur Signatur des frühen 19. Jahrhunderts

Wie den ersten Ausbrüchen der Beulenpest in Europa seit 1347/48, gingen auch dem Beginn der Cholera-Wanderungen im Jahre 1817 weltweite Klimaabnormitäten voraus. Die ersten Jahrzehnte des 14. Jahrhunderts hatten eine allgemeine Abkühlung der Temperaturen gebracht, in Nordeuropa und England gab man zunehmend den Getreide- und Weinanbau auf. Auch in Mitteleuropa reifte das Korn in manchen Jahren nicht aus. In China kam es 1331 zu der schlimmsten bisher bekanntgewordenen Unwetterkatastrophe: Mehrere Millionen Menschen sollen bei Überschwemmungen der großen Flußtäler, die durch sintflutartige Wolkenbrüche mitausgelöst wurden, ertrunken sein. Im folgenden Jahr grassierte in diesen Gebieten sowie in Zentralasien eine Pestepidemie größter Intensität.[1]

Mit dem zweiten Drittel des 18. Jahrhunderts setzte wiederum eine Zeit auffälliger Witterungserscheinungen ein, die mit ungewöhnlich reger Vulkantätigkeit einhergingen. Beunruhigungen über den immer unzuverlässiger werdenden Ablauf der Jahreszeiten führten in Europa zu kontinuierlichen Wetterbeobachtungen. In Frankreich, wo diese mittels moderner Instrumente besonders intensiv betrieben wurden, entwickelten sich daraus die Anfänge einer wissenschaftlichen Epidemiologie, die zunächst jedoch vorwiegend deskriptiv war. Im Jahre 1776 ließ die Société Royale de Médicine im ganzen Land eine umfangreiche Befragung der Provinzärzte über das Auftreten von epi-

[1] H. H. Lamb, *Klima und Kulturgeschichte. Der Einfluß des Wetters auf den Gang der Geschichte,* Reinbek 1989, S. 215 ff.

demischen Krankheiten in Abhängigkeit von meteorologischen und geographischen Faktoren durchführen.[2]

Die Jahre 1812 bis 1817, vor allem das Jahr 1816, brachten den Höhepunkt der klimatischen Kapriolen. 1815 erfolgte eine heftige Eruption des indonesischen Vulkans Tambora. Riesige Mengen Staubpartikel wurden in die Atmosphäre geschleudert und dehnten sich zu einem den Erdball umspannenden Dunstschleier aus. Dieser behinderte die Sonneneinstrahlung, bewirkte damit auf der Erde eine allgemeine Abkühlung und störte außerdem die globale Windzirkulation. In Indien geriet 1816 die Monsuntätigkeit durcheinander, in Teilen des Subkontinents und im Fernen Osten stürzten gewaltige Regenfälle nieder. In Europa und im Osten der USA ging das Jahr 1816 als „das Jahr ohne Sommer" in die Annalen ein. Wegen Kälte und wochenlangem Dauerregen fanden Getreideernte und Weinlese überall, sofern die Ernte nicht überhaupt ausfiel, verspätet statt. Die europäischen Länder erlebten nach J. D. Post ihre „letzte Subsistenzkrise", deren Auswirkungen durch die Aufhebung der Kontinentalsperre nach dem Ende der Befreiungskriege sowie durch zollpolitische Maßnahmen noch drastisch verschärft wurden. Begünstigt durch die verbreiteten Hungersnöte, kam es zwischen 1816 und 1819 zu der schwersten Typhus-Epidemie in der Geschichte Europas, die vor allem Italien, Frankreich und Deutschland betraf. Gleichzeitig grassierte in Südosteuropa und im östlichen Mittelmeerraum die Pest.[3]

Im übertragenen Sinne in einer Zeit des „Großen Sterbens" zu leben, einem untergehenden Zeitalter anzugehören, war eine Empfindung, die um 1830 gerade das Bürgertum der deutschen Länder beschlichen hatte. Von der Fortschrittsgläubigkeit der zweiten Jahr-

[2] *A. a. O.*, S. 271; Jean Meyer, *Eine Untersuchung der Medizinischen Akademie über die Epidemien (1774–1794),* in: Artur E. Imhof (Hrsg.), *Biologie des Menschen in der Geschichte. Beiträge zur Sozialgeschichte der Neuzeit in Frankreich und Skandinavien,* Stuttgart 1978, S. 327–359; Wolf Lepenies, *Das Ende der Naturgeschichte. Wandel kultureller Selbstverständlichkeiten des 18. und 19. Jahrhunderts,* Frankfurt/ M. 1978, S. 93 (Kapitel *Renaturalisierung: Meteorologie und Medizin*).

[3] H. H. Lamb, *Klima und Kulturgeschichte...*, S. 272 ff., 331. – Der britische Klimawissenschaftler hält diese anomale Witterung für einen von mehreren wirksamen Faktoren, welche 1817 die Cholera-Pandemie auslösten, während J. D. Post hierfür die klimatischen Störungen als allein wirkende Ursache genügen, vgl. J. D. Post, *Meteorological Historiography,* in: *Journal of Interdisciplinary History* (im folgenden *JIH* zitiert), 3 (1973), H. 4, S. 721–732; ders., *The Last Great Subsistence Crisis in the Western World,* Baltimore usw. 1977.

hunderthälfte war in dieser Zeit, am Vorabend der industriellen Revolution, noch nicht viel zu merken. Man fühlte das Absterben einer reichen kulturellen Blüte, aber ein hoffnungsvoller Neubeginn war noch nicht in Sicht. Goethe selber war es, der die sogenannte Nach-Goethezeit einleitete. Im August des ersten Cholera-Jahres 1831, ein gutes halbes Jahr vor seinem Tode, beendete er den zweiten Teil des *Faust* und legte ihn versiegelt in eine Schublade, weil er ihn zu seinen Lebzeiten nicht mehr der Öffentlichkeit übergeben wollte. „Mein ferneres Leben“, sagte er zu Eckermann, „kann ich nunmehr als ein reines Geschenk ansehen, und es ist im Grunde ganz einerlei, ob und was ich noch etwa tue.“[4] Aber um die Weihnachtszeit des gleichen Jahres stieg in England der junge Charles Darwin an Bord der „Beagle“, um an einer fünfjährigen Weltumsegelung teilzunehmen. Die auf dieser Reise gemachten Beobachtungen und das gesammelte Material gaben die Grundlage zu seiner Evolutions-Theorie, wenngleich er *On the Origin of Species by Means of Natural Selection* erst 1859 veröffentlichte.

Das Verhältnis der Lebenden zu den Verstorbenen war zu dieser Zeit in einer Umwandlung begriffen, die man als „Entfremdung“ charakterisieren kann. Äußere Hinweise auf die ständige Gegenwärtigkeit des Todes (von der herannahenden Cholera wieder eindringlich ins Bewußtsein gehoben) standen im Begriff, aus dem Alltagsleben zu verschwinden. Karl Rosenkranz (1805–1876), Schüler und Biograph Hegels, hat dem Schritt vom *Kirch*hof im Ort zum *Fried*hof außerhalb der Stadttore eine eigene Abhandlung gewidmet. Er vergleicht darin die Bestattung seiner beiden Eltern. Die Mutter wurde noch nach alter Weise von Trägern zur Gruft getragen und auf dem Kirchhof vor der Wallonischen Kirche in Magdeburg begraben. „Mein Vater dagegen“, schreibt Rosenkranz, „schien mir nach der neuen Sitte ganz profan wie eine Waare behandelt zu werden. Er wurde durch die langen Straßen, durch alle Festungswerke über so viele Brücken flink hin gefahren ... Das Auge hatte keinen Anhalt an einem kirchlichen Gebäude. Aller Respect für die Todten schien mir verloren.“ Und weiter: „Das jüngere Geschlecht weiß es nun schon gar nicht anders und vertheidigt die Lage der Gottesäcker außerhalb der Stadt mit vielen triftigen Gründen. Es liegt außer der physischen und wegen des Mangels an Raum mechanischen Nothwendigkeit

[4] Johann Peter Eckermann, *Gespräche mit Goethe in den letzten Jahren seines Lebens,* 3 Tle., hrsg. von Ernst Beutler, Zürich 1949, T. 2, S. 504.

unzweifelhaft auch die *strenge Sonderung aller Elemente* der Gesellschaft darin ... Wir *scheiden Leben und Tod* viel bestimmter, als die frühere Zeit, welche sie mehr mit einander vermischte. Man hielt den Todten länger im Leben fest; gegenwärtig sondert man ihn schnell aus. Früherhin gab es daher auch eine Menge Sagen von der Macht der Todten über die Lebenden. Ein gespenstiger Zug schauderte durch das Geschlecht. Jetzt ist die Auffassung des Todtenreiches eine heitere geworden."[5]

Der Ausbruch der Juli-Revolution von 1830 hat der Endzeitstimmung weitere Nahrung gegeben. Die große Französische Revolution von 1789 schien sich zu wiederholen, man fürchtete die möglicherweise ebenfalls wiederkehrende Phase der „Terreur".[6] Barthold Georg Niebuhr, der Geschichtsschreiber Roms in preußischen Staatsdiensten, sagte Ende 1830, kurz vor seinem Tode: „Jetzt blicken wir vor uns in eine, wenn Gott nicht wunderbar hilft, bevorstehende Zerstörung, wie die römische Welt sie um die Mitte des dritten Jahrhunderts erfuhr: auf Vernichtung des Wohlstands, der Freiheit, der Bildung, der Wissenschaft."[7] Als Niebuhr am 2. Januar 1831 starb, meldete die *Preußische Staatszeitung,* „der tiefe Schmerz ... über die mannigfachen revolutionairen Bewegungen in Europa während der letzten verhängnisvollen Monate" habe wesentlich zu dem tödlichen Ausgang seiner Krankheit beigetragen, „denn es lag in der Eigenthümlichkeit seines tiefen Gefühls, das Heil und Unheil der Zeit als persönliches Wohl und Wehe zu empfinden".[8]

Als die Cholera Europa bedrohte, war es noch nicht lange her, seit die Kultur des Alten Orients Eingang in das europäische Geistesleben gefunden hatte. Der historische Blick erweiterte sich damit um mehrere Jahrtausende. Im Jahre 1799 wurde durch den Feldzug Napoleons nach Ägypten der sogenannte Stein von Rosette gefunden, ein schwarzer Basalt-Stein mit drei Inschriften, eine griechisch und zwei ägyptisch. Die Entzifferung der Hieroglyphen gelang 1822

[5] Karl Rosenkranz, *Die Kirchhöfe,* in: ders., *Königsberger Skizzen,* Danzig 1842, 2. Abt., S. 80–93, 80 ff. – Bereits das *Allgemeine Landrecht* verbietet die Beerdigungen in „bewohnten Gegenden der Städte" (II, Tit. 11, § 184); vgl. hierzu auch: Philippe Ariès, *Studien zur Geschichte des Todes im Abendland,* München 1981.

[6] Vgl. Theodor Schieder, *Das Problem der Revolution im 19. Jahrhundert,* in: *Historische Zeitschrift* (im folgenden *HZ* zitiert), 170 (1950), S. 233–271.

[7] Im Vorwort zu seiner *Römischen Geschichte II,* 2. Ausgabe 1830, V, zit. nach Th. Schieder, *Das Problem der Revolution...,* S. 237.

[8] *Beilage zur Preußischen Staatszeitung,* Nr. 8 vom 8. 1. 1831.

durch den Franzosen Jean-François Champollion. Auch die persische Keilschrift entzifferte man um diese Zeit. Der Orientreisende Carsten Niebuhr, der Vater des preußischen Historikers, war es, der Abschriften davon nach Europa brachte. Der greise Wilhelm von Humboldt widmete sich in den Jahren 1825 und 1826 in der Zurückgezogenheit als Privatgelehrter auf Schloß Tegel dem Studium der „Bhagavadgita“, einer Episode des altindischen Epos „Mahabharata“. Die Cholera wurde als ein Schatten, ein Negativ-Bild der glanzvollen Vergangenheit des Orients empfunden, aber auch als ein Symbol für das Schicksal des gegenwärtigen, zunehmend von den Europäern unterjochten Asien: „So wie aus dem Morgenland das Licht und das Heil der Welt gekommen ist, kommt jetzt, nachdem es dort finster geworden ist, das Verderben.“[9]

Erste Wahrnehmung der Cholera in Deutschland

„Bereits ein Menschenalter ist vorübergegangen, seitdem die Seuche des Westens, das gelbe Fieber, in Folge des durch die französische Staatsumwälzung herbeygeführten Krieges, sich mit einer beyspiellosen Wuth in Amerika entfaltete, bereits ein Vierteljahrhundert fast verflossen, seitdem es in Spanien zuerst ausbrach ... noch immer ist die große Streitfrage über die Ansteckungsfähigkeit derselben unentschieden geblieben, noch immer hat sich kein auch nur nützliches Heilmittel desselben auffinden lassen. Da erscheint im Osten eine andere, neue, noch furchtbarere Seuche... “[10]

So kündigten 1822 Gerson und Julius, die beiden Herausgeber des Hamburger *Magazins für die ausländische Literatur der gesammten Heilkunde* ihrem in der Regel ärztlichen Lesepublikum die neue Europa drohende Gefahr an. Ein Jahr zuvor hatten sie in deutschsprachigen Auszügen die Berichte der Gesundheitsbehörden in Bombay und Kalkutta über das Einsetzen der Pandemie veröffentlicht. Aus diesen geht hervor, daß die britischen Ärzte, da 1817 die Unwetter des Vorjahres bereits abgeklungen waren, zunächst „unmäßigen“ Genuß fauler Fische und schlechten Reises für die Krankheit

[9] *Etwas über die Cholera,* in: *Preußische Provinzialblätter,* 6 (1831), S. 244–248, 246.

[10] *Mittheilungen über die morgenländische Brechruhr II,* in: *Magazin der ausländischen Literatur...*, 4 (1822), S. 177.

verantwortlich machten, diese Vermutung aber angesichts der ungewohnten Wanderbewegungen der Seuche bald wieder fallen ließen: „Die Krankheit beschrieb zuweilen einen vollkommenen Kreis um ein Dorf und ging, indem sie es unberührt ließ, weiter, als wolle sie den Bezirk ganz verlassen. Dann kam sie nach Verlauf von Wochen, ja sogar Monaten plötzlich wieder, erschien kaum in denjenigen Theilen, welche sie bereits verheeret hatte, und entvölkerte fast den Ort, der sich eben erst gefreut hatte, ihr entgangen zu seyn. Zuweilen stand sie, nachdem sie an einer Seite des Ganges einen langen Weg beschrieben hatte, plötzlich still, als werde sie durch irgend eine unbekannte Macht aufgehalten, schritt über den Fluß, und verwüstete alles am entgegengesetzten Ufer."[11]

Die Ursache der Cholera und die Art ihrer Verbreitung gaben den englischen Medizinern die größten Rätsel auf, aber zu der Annahme einer Kontagiosität konnten sie sich nicht entschließen. Im „Bombay-Report" heißt es: „Die kräftigsten vorbereitenden Ursachen sind ohne Zweifel schneller Wechsel der Wärme und Kälte oder der Trokniß und Feuchtigkeit der Luft, Preisgebung in kalten Luftzügen und vorzüglich in der Abendfrische, nach vorhergegangener Erhitzung durch irgend eine heftige Anstrengung ... niedriger, sumpfiger Wohnort, blähende oder unverdauliche Nahrungsmittel, besonders rohe und wäßrige Gemüse, aus denen ein großer Theil der Nahrung der Eingebohrenen besteht und vor allem jene stufenweise Unterhöhlung der Gesundheit, welche unter einer zusammengedrängten, unreinlichen und schlechtgenährten Bevölkerungsmasse statt findet ... Nichtsdestoweniger hat eine traurige Erfahrung bewiesen, daß die Abwesenheit aller dieser Ursachen keine Sicherheit gegen einen Anfall der Krankheit gewährt."[12]

Als Heilmittel habe sich dem Bericht zufolge der Aderlaß bewährt, gleich danach komme das gesüßte Quecksilber, „wird es mit Mohnsaft verbunden, besonders zu Anfang der Krankheit in hinreichenden Gaben gereicht, so scheint es zur Hemmung ihres Fortschreitens bey den Eingebohrenen eben so wirksam zu seyn, als der Aderlaß bey den Europäern."[13]

[11] *Mittheilungen über die morgenländische Brechruhr I,* in: *Magazin der ausländischen Literatur...,* 1 (1821), S. 52 (aus dem Bericht des Gesundheitsrates Kalkutta).

[12] *A. a. O.*, S. 64.

[13] *A. a. O.*, S. 65 ff.

Ende 1830, als die Cholera bereits durch Rußland zog, gestand der junge Physiologe Rudolph Wagner (1805–1864) in der vielgelesenen *Allgemeinen Zeitung* die Hilflosigkeit ein, in der sich die Ärzte gegenüber dieser Seuche befanden: „Die großen Weltepidemien spotten der ärztlichen Kunst ... Die europäischen Ärzte in Indien vermochten bis jetzt nichts gegen diese Krankheit auszurichten, und daß wir keinen sicheren Heilapparat haben, beweisen die häufig völlig entgegengesetzten Methoden, welche in Anwendung gebracht wurden. Erschöpfende Aderläße, Centurien von Blutegeln auf den Unterleib, Riesengaben von versüßtem Quecksilber und Mohnsaft konnten die Menschen nicht retten, und vielleicht ist es noch besser, mit anderen Ärzten lauwarmes Wasser und versüßtes Reiswasser eimerweise zu geben, um die Kranken wenigstens nicht vergiftet zu haben.“[14]

Entstehungsgrundlagen von Kontagionismus und Antikontagionismus. Der Habsburger Pestkordon

Bei der Cholera gibt es hauptsächlich zwei Infektionsmöglichkeiten: einmal diejenige durch menschlichen Kontakt, das heißt, da Cholerakranke den Bazillus ausscheiden, durch die Berührung mit deren Darminhalt, was zum Beispiel bei der Krankenpflege oder beim Waschen infizierter Wäsche vorkommt. Die andere, weit gefährlichere, geschieht durch die Aufnahme von verseuchtem Trinkwasser. Auf diese Weise gelangt der Bazillus direkt in den Darm und führt nicht selten unmittelbar zur Erkrankung. Bei Trinkwasser-Epidemien schnellt typischerweise die Zahl der Krankheits- und Todesfälle gleich anfangs explosionsartig empor und fällt nach einiger Zeit ebenso abrupt. An ihnen sterben meist weit mehr Menschen als an den sogenannten Kontakt-Epidemien. Bei diesen ist der Verlauf weniger dramatisch, die Zahl der Infektionen steigt und fällt eher langsam.[15] Große Menschenmengen, die in schlechten sanitären Verhältnissen zusammengedrängt leben, sind der Choleragefahr im beson-

[14] *Verbreitungsgeschichte der Cholera morbus III,* in: *Außerordentliche Beilage* Nr. 192 zur *AZ,* Nr. 321 vom 17. 11. 1830.

[15] Oft treten beide Infektionsmöglichkeiten natürlich zusammen auf. Ein Beispiel für eine typische Trinkwasser-Epidemie ist die Cholera von 1892 in Hamburg, siehe R. J. Evans, *Tod in Hamburg...*, S. 367 ff.

deren Maße ausgesetzt. Dies erklärt, warum die Epidemie so häufig den Truppenbewegungen, Pilger- und Karawanenzügen folgte.

Auf die vielen Fälle, in denen derartige „Verschleppungen" tatsächlich vorgekommen sind, beriefen sich die Kontagionisten. Demgegenüber verwiesen die Antikontagionisten auf die nicht weniger zahlreichen von der Cholera freigebliebenen, wenngleich ebenfalls von „Seuchenträgern" berührten Orte oder Individuen. Mit anderen Worten, dem „Kontagionisten-Streit" liegt die Tatsache zugrunde, daß der Erreger nicht mit der Epidemie identisch ist. Nach Georg Sticker verhalten sich Seuchenerreger und Seuche „wie Samen und Saat. Nicht jedes Samenkorn wächst zur Saat aus." Die Gefahr für eine Epidemie ergibt sich nicht aus der bloßen Existenz des Erregers, sondern ist erst dann vorhanden, wenn dieser mit den vielfältigen Bedingungen des Seuchengrundes (mangelnde Hygiene, Feuchtigkeit etc.) und den für die Krankheit disponierten Menschen zusammentrifft. Die Epidemie wächst also mit dem Gedeihen des Seuchengrundes.[16]

Zurückzuführen sind die beiden gegensätzlichen Positionen auf die zwei Urtypen von Seuchen, die man, wieder Sticker folgend, unterscheiden kann: die Pest- und die Aussatz-„Plagen".[17] Die Pestilenzen gehen von der natürlichen Umwelt aus, namentlich von Luft und Wasser, sind von der Jahreszeit abhängig und haben in der Regel an- und auslaufende Phasen mit einem deutlichen Kulminationspunkt. Nicht selten treten sie gleichzeitig mit anderen außergewöhnlichen Naturerscheinungen auf, was im Mittelalter dazu geführt hat, Kometen oder besondere Gestirnskonstellationen verkürzt als deren „Ursache" anzunehmen. An den Menschenverkehr heften sich die ursprünglichen Pesten nicht, man kann ihnen durch Flucht in gesündere Gefilde entgehen. Der griechische Arzt Hippokrates beschreibt diese Seuchenform.[18] Ein typisches Beispiel stellt die Malaria dar.

[16] Georg Sticker, *Parasitologie und Loimologie,* in: *Zur historischen Biologie der Krankheitserreger,* hrsg. von Karl Sudhoff und Georg Sticker, H. 1, Gießen 1910, S. 9–12.

[17] Georg Sticker, *Vorgeschichte der Lehre von Ansteckung und Übertragung der Krankheiten,* in: *Janus,* 31 (1927), S. 55 f. – Nach Ackerknecht ist der in der griechisch-römischen Antike unbekannte Kontagionismus in Europa erst mit der Verbreitung der Bibel aufgekommen, Erwin A. Ackerknecht, *Anticontagionism between 1821 and 1867,* in: *Bulletin of the History of Medicine* (im folgenden *BHM* zitiert), 22 (1948), S. 560–593, 564.

[18] Aus dem *Corpus Hippocraticum* vgl. *Über die Umwelt* sowie die sieben Bücher *Über die Volkskrankheiten.* – Die Erklärung des Seuchengeschehens aus tellurischen und terrestrischen Kräften wurde in der Neuzeit erneuert von Thomas Sydenham (1624–1689), dem „englischen Hippokrates".

Ihnen stehen die kontagiösen Krankheiten gegenüber, die von Mensch zu Mensch übertragen werden. Anders als die Pestilenzen bilden sie keine ausgesprochenen Seuchenzeiten, in denen die Krankheit zum Allgemeinzustand wird. Es findet kein schnelles, kollektives Sterben statt, sondern einzelne Erkrankungen mit langem, chronischem Verlauf sind charakteristisch. Die klassische Vertreterin dieser Seuchenform ist die Lepra, von der man zuerst aus dem hebräischen Kulturkreis aus dem Alten Testament erfährt. Ebenso gehört die durch die Conquista aus Amerika nach Europa gebrachte Syphilis dazu, aber auch die neue Krankheit AIDS. Aussätzige wurden bis in die Frühe Neuzeit hinein – im 16. Jahrhundert ging die Lepra zurück – für bürgerlich tot erklärt und mußten in abgesonderten Gemeinschaften, den ordensmäßig organisierten Leprosorien, leben.[19]

Die Pest des späten Mittelalters zeigte Merkmale von beiden Seuchentypen: zeitliche Schwankungen und akuter, oft tödlicher Verlauf verbanden sich vor allem bei der Lungenpest mit Ansteckung durch menschlichen Kontakt. Ärzte und Regierungsvertreter führten seit der Frühen Neuzeit endlose Diskussionen um die Frage der Ansteckungsfähigkeit, von deren Entscheidung es abhing, ob das „Pest-Regiment" mit allen seinen Beeinträchtigungen für Handel und öffentliches Leben eintreten sollte oder nicht. Im europäischen Mittelmeerraum hatte man sich bald für die Kontagiosität entschieden. Im 16. Jahrhundert machte die Republik Venedig die zwei Jahrhunderte zuvor erstmals vom Freistaat Ragusa (Dubrovnik) eingeführte Seequarantäne zu einer dauernden Institution. Die 1546 von dem veronesischen Arzt Girolamo Fracastoro (1478–1553) verfaßte Schrift *Drei Bücher von den Kontagien, den ansteckenden Krankheiten und deren Behandlung* gab das theoretische Fundament. Statt eines diffusen Miasmas wurde hier zum ersten Mal die Vorstellung eines bestimmten Krankheits-„Keimes" gebildet, ohne daß es jedoch möglich war, diesen sichtbar vorzuführen.[20]

[19] Vgl. das 3. Buch Moses 13, 1. – Siehe hierzu auch: Rolf Winau, *Geschlechtskrankheiten und Seuchenabwehr – Versuch einer historischen Interpretation,* in: *Leben mit AIDS – mit AIDS leben,* hrsg. von Johannes Korporal und Hubert Malouschek, Hamburg 1987, S. 1–16.

[20] Georg Sticker, *Die Bedeutung der Geschichte der Epidemien für die heutige Epidemiologie. Ein Beitrag zur Beurteilung des Reichsseuchengesetzes* (= Zur historischen Biologie der Krankheitserreger, H. 2), Gießen 1910, S. 23; William McNeill, *Seuchen machen Geschichte,* München 1978, S. 298.

Im Südosten Europas etablierte sich die Landquarantäne in Gestalt der sogenannten Österreichischen Pestfront. Dieser lag die Habsburger Militärgrenze zugrunde, welche im 16. Jahrhundert entlang der kroatisch-türkischen Grenze errichtet wurde. In einem bis zu 30 km tiefen Gebietskorridor siedelten die Wiener Behörden Bauern an, die zu ständigen Wach- und Kriegsdiensten verpflichtet waren.. Anfang des 18. Jahrhunderts, als Ungarn und Siebenbürgen an die Habsburger gefallen waren, wurde der Kordon auch auf diese Gebiete ausgedehnt. Er erstreckte sich jetzt vom Karpatenbogen bis an die Adria. Einzelne Teile, vor allem der Abschnitt zwischen Una und Save, erlangten wegen der immer wieder eindringenden Pest schon früh die Funktion eines Sanitätskordons. Im Jahre 1728 verfügte Kaiser Karl VI. in einem Pestpatent, daß die Militärgrenze einen „ewigen" und „immerwährenden" Kordon gegen die Seuche bilden solle.[21] Der rumänische Medizinhistoriker Bratescu vertritt jedoch die Ansicht, daß vor allem in Siebenbürgen die rigorosen Quarantänebestimmungen vorrangig handelspolitischen Interessen dienen sollten. Die Habsburger Behörden wollten die einheimische Industrie und Landwirtschaft dazu bringen, bisher importierte Produkte selbst herzustellen.[22] Wegen der in Wien fehlenden Kenntnis der siebenbürgischen Lebensverhältnisse erfüllte sich jedoch dieser Zweck keineswegs. Im Gegenteil, es trat der völlige wirtschaftliche Niedergang dieser Region ein, für die Betreiber der vorherrschenden textil- und lederverarbeitenden Gewerbe bedeuteten die Quarantänebestimmungen faktisch ein Berufsverbot. Sie waren auf einen ungehinderten Grenzverkehr unbedingt angewiesen: Das Rohmaterial, Wolle und Tierhäute, beschafften sie sich von jeher von türkischen Produzenten, die Fertigwaren setzten sie auf türkischen Märkten ab. Dabei bestimmten sie die Preisbildung weitgehend selbst, der erzielte Gewinn kam ihnen allein zugute. Wenn jedoch bei Pestalarm die oft monatelange Grenzsperre eintrat, entwickelte sich ein Zwischenhandel, den griechische Kaufleute, die auf beiden Seiten der Grenze ihre

[21] V. Bazala, *Kroatisch-slawonische Militärgrenze als Gesundheitsfaktor mit besonderer Berücksichtigung des sog. Pestkordons,* in: *Acta Congressus internationalis XXIV. Historiae artis medicinae, Budapestini 25–31. Augusti 1974,* Budapest 1976, Tom. I, S. 527–541, 530 ff.; Erna Lesky, *Die österreichische Pestfront an der k.k. Militärgrenze,* in: *Saeculum,* 8 (1957), S. 82–106.

[22] Gheorge Bratescu, *Seuchenschutz und Staatsinteressen im Donauraum (1750–1850),* in: *Sudhoffs Archiv,* 63 (1979), S. 35–44, 39.

Vertreter hatten, für sich monopolisierten. Im Verein mit den kaiserlichen Kontumazbeamten machten sie in diesen Zeiten so große Gewinne, daß kaum ein Jahr verging, in welchem sie nicht mindestens einmal falschen Seuchenalarm verbreiten ließen. Angeblich lebten in den Vorstädten von Kronstadt Siebenbürger Sachsen und Rumänen als Griechen verkleidet, um an diesem lukrativen Geschäft teilhaben zu können.[23]

Die Verquickung von sanitätspolizeilichen, politisch-militärischen und wirtschaftlichen Interessen zeigte sich auch bei den Sperrlinien im Kaukasus, welche Ende des 18. und Anfang des 19. Jahrhunderts gegen die Pest errichtet wurden. Nicht anders verhielt es sich mit dem Pyrenäen-Kordon, den die französische Regierung 1822 wegen des in Spanien grassierenden Gelbfiebers aufstellen ließ.[24]

Dieser Auswüchse wegen hatte sich der Kontagionismus immer unbeliebter gemacht. Anfang der 1820er Jahre geriet auch sein wissenschaftliches Fundament, die Keim-Theorie, ins Wanken. Den Anlaß dazu gab das Gelbfieber, welches 1822 in Barcelona ausbrach. Französische Ärzte nutzten diese Epidemie zu ausgedehnten Untersuchungen. Als Resultat verkündeten sie schließlich den rein miasmatischen Charakter dieser Krankheit, da keinerlei Kontakte zwischen den erkrankten Personen festgestellt werden konnten. Überdies habe man keinen Krankheitskeim zu Gesicht bekommen. Dieses Ergebnis kam vor allem britischen Liberalen, die sich durch die Quarantänebestimmungen der Mittelmeerhäfen in ihren Handelsgeschäften gehemmt fühlten, sehr gelegen. Um den Kontumazen weiterhin den theoretischen Boden zu entziehen, bemühten sich in den folgenden Jahrzehnten medizinische Reformer immer wieder, die Keim-Theorie als „römisch-katholischen Aberglauben“ hinzustel-

[23] Lange, *Von der Glaubwürdigkeit der meisten Pestberichte aus der Moldau und der Walachey,* in: Paskal Joseph von Ferro, *Nähere Untersuchung der Pestansteckung nebst zwei Aufsätzen über die Glaubwürdigkeit der meisten Pestberichte,* Wien 1787, S. 149–176, 151, 155; *Schreiben des Herrn Professor Michael Fronius an Herrn Doctor Lange, den Wert der Contumaz oder Quarantäne betreffend, aus cameralistischen Gründen,* in: P. J. v. Ferro, *a. a. O.*, S. 177–198, 182; E. Lesky, *Die österreichische Pestfront...*, S. 97 ff.; G. Sticker, *Die Bedeutung...*, S. 23.

[24] *A. a. O.*, S. 23 f. – Über den Pyrenäenkordon s. George D. Sussman, *From Yellow Fever to Cholera. A Study of French Government Policy, Medical Professionalism and Popular Movements in the Epidemic Crises of the Restoration and the July Monarchy,* Phil. Diss., Yale University, New Haven, Conn. 1971, S. 46 ff.

len. Im Zeitalter der aufkommenden Naturwissenschaften, die sich vorrangig auf sinnliche Wahrnehmung und empirische Befunde stützten, war es nicht schwer, die Existenz eines unsichtbaren Keimes unglaubwürdig zu machen.[25]

[25] W. McNeill, *Seuchen*..., S. 298 ff. – Auf den Zusammenhang zwischen Kontagionismus und staatlich-bürokratischer Machtausübung sowie Antikontagionismus und (Handels-)Liberalismus hat zuerst Ackerknecht aufmerksam gemacht. Das Ende des 18. Jahrhunderts in Europa und Nordamerika auftretende Phänomen des Antikontagionismus sieht er als „a fight for science, against outdated authorities and medieval mysticisme; for observation and research against systems and speculations", E. A. Ackerknecht, *Anticontagionism*..., S. 567.

ZWEITES KAPITEL

Rußland und die Cholera

Das Jahr 1823. Die Epidemie in Astrachan

Vom Persischen Meerbusen ausgehend, bewegte sich die Cholera im Jahre 1822 in zwei Richtungen: nach Nordosten zum Kaspischen Meer und nach Nordwesten durch Kleinasien, den Stromläufen des Euphrat und Tigris folgend, zum Mittelmeer. Die Städte Bagdad und Aleppo, Schwerpunkte des Karawanenhandels, litten besonders schwer. Erst mit dem Kälteeinbruch im Dezember 1822 ebbten diese beiden Seuchenzüge wieder ab. Im Frühling 1823 flackerte die Cholera im Vorderen Orient von neuem auf. Gleichzeitig brach sie, am Kaspischen Meer entlangziehend, in den unter russischer Oberhoheit stehenden persischen Provinzen aus.

Im europäischen Teil Rußlands hatte man über das Wüten der Seuche in Persien nur sehr spärliche und unbestimmte Nachrichten. Man wähnte sie noch an den Ufern der Paradiesströme oder „umherwandernd in den heißen Wüsten zwischen Asien und Afrika".[1] Im Monat

[1] J[oseph] Rehmann, *Die Ankunft der orientalischen Cholera am Mittelländischen und Kaspischen Meere,* in: *Journal der practischen Heilkunde,* hrsg. von Christoph Wilhelm Hufeland und Emil Osann (im folgenden *Hufelands Journal* zitiert), 58 (1824), 4. Stück, S. 3–16, (I), S. 10 ff., 59 (1824), 3. St., S. 3–13, (II), S. 3 ff.; P. Philippson, *Beiträge zu den Untersuchungen über die Cholera Morbus,* 2. Aufl., Magdeburg 1831, S. 123. – Joseph Matthäus Augustinus Rehmann wurde 1779 in Saulgau/Baden geboren. Von 1794–1801 studierte er in Wien Medizin. Anschließend ging er als Hausarzt des russischen Gesandten in Wien, Graf Razumowski, nach St. Petersburg. 1805/06 begleitete er als Gesandtschaftsarzt eine russische Delegation an die mongolisch-chinesische Grenze. Unterwegs hatte er vielfach Gelegenheit, unter der einheimischen Bevölkerung als Arzt zu wirken. Seine Berichte darüber brachten ihm die Aufnahme in den russischen Medizinalrat. Nach seiner Rückkehr lebte er zunächst als praktischer Arzt in Moskau, Anfang 1810 wurde er als Professor an die dortige Universität berufen. Kurz darauf siedelte er wieder nach St. Petersburg über. Hier er-

August traf in St. Petersburg ein Brief aus der georgischen Hauptstadt Tiflis ein, der den schon vor Monaten erfolgten Ausbruch der Epidemie in der persischen Provinz Schirwan meldete. Hart betroffen war vor allem die aus vielen Inseln bestehende Stadt Sallian, gelegen an der Mündungsstelle des Flusses Kura am Kaspischen Meer. Aber auch in der weiteren Umgebung hatten sich Cholerafälle gezeigt. So erfuhr man in der russischen Hauptstadt erst jetzt, daß die Seuche bereits an den „Pforten Europas“ angekommen war.

Sofort nach Erhalt der Nachricht sandte die oberste Medizinalbehörde in St. Petersburg, der Medizinalrat, mehrere Ärzte in diese Gegend. Die georgische Medizinalverwaltung wurde angewiesen, Erkundigungen über Ursprung und Verlauf der herrschenden Krankheit einzuholen. Zu diesem Zweck sollten auch Leichenöffnungen vorgenommen werden. Die Entscheidung, ob lokale Polizeimaßnahmen wie zum Beispiel Sperren nötig seien, hatte der General-Gouverneur zu treffen.

In Tiflis fand sich ein alter armenischer Arzt namens David Karbinsky, der noch vor einigen Jahren bei der englischen Armee in Indien angestellt gewesen war. Er hatte die Cholera dort oft beobachtet und behandelt. Auf Drängen des Erzbischofs der armenischen Eparchie schrieb er seine Erfahrungen nieder. Gedruckt in armenischer und russischer Sprache, wurde die Schrift an die Ärzte am Kaspischen Meer und in Georgien verteilt, das Original gelangte nach St. Petersburg.[2]

Am 24. August versammelte sich der St. Petersburger Medizinalrat in pleno und erarbeitete eine *Anweisung zur Heilung der unter dem Namen Cholera morbus bekannten Krankheit.* Zur Orientierung diente, außer der Schrift des David Karbinsky, der sogenannte *Jameson-Report* aus dem Jahre 1820. Da diese „fürchterliche Krankheit“ in Rußland vorher nie geherrscht hatte, wußte aber auch der Medizinalrat keine anderen Heilmittel vorzuschlagen als die von den englisch-

folgte sein steiler beruflicher Aufstieg. Im Jahre 1812 wurde er zum Hofrat ernannt. Zwei Jahre später machte Zar Alexander I. ihn zu seinem Leibarzt. 1821 wurde er Chef des russischen Zivil-Medizinalwesens. Gemeinsam mit dem Dorpater Professor Karl Friedrich Burdach und Alexej Krajit gab er von 1815–1818 die *Russische Sammlung für Naturwissenschaft und Heilkunde* heraus. In zahlreichen Veröffentlichungen und Übersetzungen machte er die fernöstliche Medizin in Europa bekannt. Er starb am 6. 10. 1831 in St. Petersburg an der Cholera.

[2] J. Rehmann. *Die Ankunft...*, II, S. 4 ff.

schen Ärzten in Indien angewendeten, nämlich Aderlaß, Kalomel und Opium.[3] Weiterhin wurde wegen „des schnellen Gangs und der Heftigkeit der Krankheit" beschlossen, den freien Verkehr mit Gegenden, in denen sich die Cholera gezeigt hatte, zu unterbrechen. Die Verantwortung für die Ausführung legte die Behörde der jeweiligen Ortsobrigkeit auf. Diese hatte auch dafür zu sorgen, daß alle Cholerakranken isoliert untergebracht wurden. Zur Prophylaxe sollte das Beisammensein in „niedrigen und feuchten Wohnungen" vermieden werden, dies war vor allem bei der Einquartierung von Soldaten zu beachten. An die Bevölkerung erging der Ratschlag, nur „nahrhafte und gesunde" Kost zu sich nehmen. Ausdrücklich gewarnt wurde vor dem Genuß unreifer Früchte.[4] Diese Vorschläge des Petersburger Medizinalrates galten als Ukas des Zaren. In vielen gedruckten Exemplaren zirkulierten sie in den südlichen Provinzen des russischen Reiches.

Am 29. September/11. Oktober 1823 erhielt der Medizinalrat ein Schreiben aus der Stadt Astrachan: Dort sei eine gefährliche Krankheit ausgebrochen, allem Anschein nach habe man es mit der „morgenländischen Brechruhr" zu tun. Damit hatte die Cholera zum ersten Mal Europa erreicht. In Petersburg reagierte man prompt. Von seiten der Zivil-Medizinalverwaltung wurden die Ärzte Chatowitzky und Kalinsky, von seiten des Militärs die beim Seeministerium angestellten Stabsärzte Witwitzky und Seidlitz nach Astrachan abkommandiert. Als diese am 4./16. November nach einer „mühvollen" Reise endlich eingetroffen waren, erfuhren sie, daß die Epidemie bereits am Tage ihrer Abreise aus St. Petersburg erloschen war. Zwei der Petersburger Mediziner traten nach kurzer Zeit den Rückweg an, nur der junge Arzt Seidlitz und Dr. Witwitzky blieben ein ganzes Jahr in Astrachan. Im Auftrag der russischen Regierung stellten sie Forschun-

[3] James Jameson, *Report of the Epidemic Cholera Morbus, as it Visited the Territories Subject to the Presidency of Bengal in the Years 1817, 1818 and 1819.* Drawn up by the Government, under the Superintendence of the Medical Board, Calcutta 1820; David Karbinsky, *Anweisung zur Heilung der Cholera, einer Krankheit, die nicht vor langer Zeit in Indien ausgebrochen ist, und sich in verschiedenen Gegenden gezeigt hat,* Tiflis 1823, deutsche Übersetzung in: *Hufelands Journal,* 59 (1824), 3. St., S. 14–30.

[4] *Kurze Anweisung zur Heilung der unter dem Namen Cholera Morbus bekannten Krankheit,* verfaßt von dem Medizinalrathe in St. Petersburg, den 24. August 1823, in: *Hufelands Journal,* 59 (1824), 1. St., S. 94–103.

gen über den Verlauf der Epidemie und das „Wesen“ der Krankheit an. Seidlitz verfaßte darüber einen Bericht, dem er eine Beschreibung der geographischen Lage sowie der Bevölkerung Astrachans beifügte.[5] Durch die deltaförmige Aufsplitterung der Wolga war eine Vielzahl von kleinen Inseln entstanden. Auf einer solchen Insel liegt die Stadt Astrachan: im Süden etwa hundert Werst vom Kaspischen Meer entfernt, in den anderen Richtungen umgeben von kahlem Steppenland, im Westen mit Salzseen durchsetzt. Berge und Wälder, die der Stadt Windschutz hätten bieten können, fehlten im weiten Umkreis.

Das nördliche und südliche Ende Astrachans war jeweils durch eine sandige Erhebung begrenzt. Auf dem höheren Hügel im Norden wurden die Festung Kreml und die sogenannte Weiß-Stadt, der „bessere“ Teil, mit steinernen Häusern erbaut. Auf der südlichen Anhöhe befanden sich die Holzhäuser der ärmeren Bevölkerung, außerdem Ziegelbrennereien und das Stadthospital. Im Osten wohnten die Weingärtner. In der Ebene zwischen den beiden Erhebungen lagen das tatarische und das armenische Viertel.

Der Ton-Sand-Boden war so mit Salz durchsetzt, daß er kaum gefror, außerdem war die ganze Stadt ungepflastert, was vor allem zwei unangenehme Folgen mit sich brachte: sandigen Staub in der trockenen Jahreszeit und im regnerischen Herbst „widerliche Ausdünstungen“ sowie einen an manchen Stellen undurchdringlichen Kot. Das Reinigen der Straßen und Plätze geschah ausschließlich durch die unzähligen Schwärme von Raben und Krähen.

[5] [Karl Johann von] Seidlitz, *Bericht über die orientalische Brechruhr, welche zu Astrachan vom 9./21. September bis 7./19. Oktober des Jahres 1823 herrschte,* in: *Vermischte Abhandlungen aus dem Gebiete der Heilkunde, von einer Gesellschaft practischer Ärzte zu St. Petersburg,* 3. Sammlung, St. Petersburg 1825, S. 26–105. – Die zweite Datumsangabe bezieht sich auf den in Rußland zu dieser Zeit noch geltenden julianischen Kalender. – K. J. von Seidlitz (1798–1885) stammte aus Reval. Von 1815–1821 studierte er in Dorpat Medizin und trat anschließend ins Militär ein. Von 1822–1826 war er Ordinarius am Seehospital zu St. Petersburg, von 1826–1828 hielt er sich in Frankreich und Italien auf. 1829, während des russisch-türkischen Krieges, war er Oberarzt des Pesthospitals in Adrianopel, dann Gesandtschaftsarzt in Konstantinopel. 1830 kehrte er als Oberarzt des Marine-Hospitals nach St. Petersburg zurück. Ab 1837 lehrte er als Professor an der medizinisch-chirurgischen Akademie. 1847 legte er das Amt nieder und lebte bis zu seinem Tode in Dorpat, wo er sich hauptsächlich sozialen Projekten widmete.

Industrien (Färberei, Gerberei, Schlachterei und Seifensiederei) wurden in Privathäusern mitten in der Stadt ausgeübt und belästigten die Nachbarschaft mit unerträglichem Gestank. Die Friedhöfe befanden sich seit etwa dreißig Jahren außerhalb der Stadt, jetzt kamen aber in vielen Straßen die Gerippe der früher dort Begrabenen aus dem lockeren Boden zum Vorschein. In den Monaten Mai und Juni, wenn der Wasserstand der Wolga stieg, war die Stadt an vielen Stellen überschwemmt. Nach dem Abfluß blieben große Pfützen zurück, in denen Unrat und Tierkadaver in Fäulnis übergingen.

Als Trinkwasser diente der Bevölkerung das Wasser der Wolga mit ihren verschiedenen Seitenarmen. Alle Versuche, Brunnen zu graben, hatten nur ungenießbares salziges Wasser ergeben. Jedoch nur in Flußnähe Wohnende sowie Reichere, die Wasserträger beschäftigten, bedienten sich aus dem Hauptstrom. Der größere Teil der Einwohner schöpfte aus den stagnierenden, fauligen Gewässern der Seitenarme und Kanäle.

Die 30 000 bis 35 000 Einwohner setzten sich aus Russen (drei Sechstel), Armeniern (zwei Sechstel) und Tataren (ein Sechstel) zusammen, das letzte Sechstel bestand aus Splittergruppen von Persern, Georgiern, Deutschen und Kalmücken. Die Hauptbeschäftigung der sehr zahlreichen armen Bevölkerung war, neben Handwerk und Fabrikarbeit, Fischerei, Gartenbau und „kaufmännischer Umtrieb". Der Erwerb eines Tages reichte aus, um einen Tagelöhner über eine Woche lang zu ernähren; das „Laster des Trunkes" war sehr ausgebreitet.

Bei den Russen beobachtete Seidlitz „Unmäßigkeit" und Ausschweifungen im Essen und Trinken, andererseits hielten sie aber die kirchlichen Fastenzeiten streng ein. Sie brachten den Ärzten wenig Vertrauen entgegen, zogen Hausmittel und „Weibercuren" vor. Dagegen führten die Armenier eine „gleichmäßige Lebensart" ohne weitere Exzesse. Frauen und Kinder dieser Bevölkerungsgruppe mußten sich möglichst immer in den Häusern aufhalten, während die Männer mit „Erwerbs- und Lebenslust" reichlich ausgestattet waren, sich deshalb bei jeder Unpäßlichkeit an einen Arzt wendeten und dessen Vorschriften ängstlich befolgten. Die Tataren, die entweder Gartenbau betrieben oder sich als Tagelöhner verdingten, führten ein „einfaches, nüchternes Leben" und kümmerten sich wenig um die Ärzte. Bei ihnen sah man viele alte und noch rüstige Menschen.[6]

Als Tag des Seuchenausbruchs galt der 9./21. September, ein Sonntag. Zuerst erkrankte ein 25jähriger Kutscher namens Philimon, bald darauf auch seine dreijährige Tochter. Der herbeigeholte Arzt, Inspektor Uschein vom Seehospital, nahm bei beiden eine Vergiftung an. Das Kind starb am 13./25. September, der Vater zwei Tage später. In der ganzen Stadt häuften sich plötzlich Todesfälle, Gerüchte, eine Epidemie sei ausgebrochen, wurden laut. Philimons Hausherr schaffte deshalb die beiden Leichen so schnell wie möglich in die nächste Kirche. Dem herbeieilenden Stadtphysikus macht er es damit unmöglich, die Leichname zu sezieren. Am folgenden Tag wurden drei Matrosen mit ähnlichen Symptomem ins Seehospital eingeliefert. Anhand eines russischen Auszugs des *Jameson-Reports* erkannte Inspektor Uschein schließlich die typischen Symptome der Cholera und machte entsprechende Meldung nach St. Petersburg.

„Wie ein angezündetes Feuer" loderte die Seuche mittlerweile an vielen Stellen der Stadt auf. Bis zum 15./27. September waren offiziell 29 Menschen, wahrscheinlich aber wesentlich mehr, mit den schreckenerregenden, noch ganz unbekannten Symptomen gestorben. Die Bevölkerung glaubte, die Pest, die Astrachan zuletzt im Jahre 1807 heimgesucht hatte, sei wieder ausgebrochen, ein Teil floh. Am 17./29. September versammelten sich die Astrachaner Ärzte und beschlossen weitere Maßnahmen. Polizeibeamte, mit Unterstützung einer Anzahl hierzu ernannter Bürger, sollten jeden einzelnen Erkrankungsfall in der Stadt aufspüren und der Ortsobrigkeit melden. Jeder Stadtteil erhielt ein Lazarett für diejenigen, deren Wohnverhältnisse keine Behandlung im Hause gestatteten. Die Kosten für die Herrichtung der Hospitäler und für die medizinische Versorgung trug die Stadtverwaltung. Unreinlichkeit der Menschen, Schmutz, schlechte Luft, schlechte Nahrung, kalte Getränke, am meisten aber der „unmäßige Gebrauch geistiger Getränke" trügen zur Entstehung und Verschlimmerung der Seuche bei. Deshalb sei es nötig, daß die Hausfrauen die Wäsche öfter wüschen und in den Zimmern die „gehörige Reinlichkeit und Wärme" unterhielten. Hauswirte sollten allen Unrat aus den Häusern und Höfen entfernen.

[6] K. J. von Seidlitz, *Bericht...*, S. 26 ff., 50 f.

In der Bevölkerung begannen Hausmittel aller Art zu kursieren: „Jeder hoffte durch ein Prophylacticum sich vor der Gefahr zu schützen, fromme Sprüche bewachten die Pforten der Christen, Verse aus dem Koran die der Mohammedaner, vor jeder Schwelle stand eine Theerbüchse."[7]

Während der Epidemie war in Astrachan der Verkehr mit den umliegenden Kosaken- und Tatarensiedlungen nicht unterbrochen. Auch die aus den Nachbarorten nach Astrachan „mit allerlei Früchten handelnden Weiber" ließen sich nicht abhalten, ihrem Gewerbe nachzugehen. Jedoch nur noch an einem Ort im Wolgadelta brach die Cholera aus: am 16./28. September in der 38 Werst nordöstlich von Astrachan gelegenen Kreisstadt Krasnojarsk. Das erste Opfer, der Bürger Ilja Saiminzow, kam schon cholerakrank aus Astrachan. An ärztliche Hilfe war hier in den ersten Tagen nicht zu denken, da bis zur Ankunft des aus Astrachan abkommandierten Hofrats Dr. Sartorius nur ein preußischer Bartscherer den „Aesculap des Fleckens" spielte. Die Epidemie hielt sich hier aber nur wenige Tage, seit dem 6./18. Oktober trat kein einziger Cholerafall mehr auf. Insgesamt 25 Todesopfer hatte dieser aus etwa 2000 Einwohnern bestehende Ort zu beklagen, weitere 15 Menschen genasen nach Auskunft Sartorius' von einem Choleraanfall.

Tags darauf verschwand die Seuche auch aus Astrachan, urplötzlich, „wie abgeschnitten", drückt es Seidlitz aus. Man wartete noch einige Tage, dann wurde die Cholera „mit Geläut und Gesang und mit öffentlichen Dankgebeten ... zu Grabe getragen". Unter der Bevölkerung herrscht noch Monate nach Erlöschen der Seuche große Furcht vor „diesem schrecklichen Feind", so daß auch völlig anderen Krankheiten „jener gefürchtete Name" beigelegt wurde.

Offiziell registriert wurden etwa 200 Todesopfer und ca. 300 Erkrankte.[8] Verglichen mit dem Wüten im Orient und den Seuchenjahren 1830 und 1831 verlief diese erste europäische Cholera-Epidemie noch recht milde. Sie blieb auch weitgehend ein regionales Ereignis, das zwar in der medizinischen Fachwelt in ganz Europa

[7] *A. a. O.*, S. 33 ff.; *Mittheilungen über die morgenländische Brechruhr III*, in: *Magazin der ausländischen Literatur...*, 7 (1824), S. 284–300, 290 f.; [Arendt,] *Über die in Astrachan ausgebrochene Cholera morbus*. Mitgetheilt vom Herrn Hofrath Dr. Arendt, in: *Journal der Chirurgie und Augenheilkunde*, 5 (1823), S. 699–703.

[8] K. J. von Seidlitz, *Bericht...*, S. 35, 38 ff.

Interesse erregte, in die Lebensverhältnisse der europäischen Bevölkerung aber nicht eingriff.

Die Cholera galt in Astrachan allgemein – bei den Ärzten und in der Bevölkerung – als *nicht* ansteckend. Diese Ansicht versuchte Seidlitz in St. Petersburg populär zu machen: „Vox populi, vox dei! – Die zu Anfange erschreckten Gemüther beruhigten sich, als sie sahen, daß die Pfleger der Kranken und die nächsten Umgebungen verschont blieben, als sie sahen, daß von einer fröhlichen Abendgesellschaft am Morgen schon einer das Opfer der Seuche war, während die anderen keinen Schaden genommen, daß selbst von Bettgenossen dieser hingerafft wurde, und jener frei von der Krankheit blieb und eine Mutter, noch wenige Stunden vor ihrem Tode, ohne es anzustecken, ihr Kind säugte. Dadurch entstand allmählig die *Überzeugung der Nichtansteckbarkeit* der Seuche unter dem gemeinen Volke und ermuthigte jeden einzelnen, dem Leidenden beizustehen."[9]

Seidlitz hatte sich von einem Augenzeugen den Verlauf der Cholera in der aserbaidschanischen Stadt Baku (bewohnt von ca. 12 000 Persern und ca. 800 Russen), die zu den persischen Provinzen Rußlands gehörte, erzählen lassen. Obwohl die Cholera dort in einer solch heftigen Form auftrat, daß die Menschen auf der Straße während des Sprechens ohnmächtig zu Boden gestürzt sein sollen, herrsche keinerlei Ansteckungsangst: „Erkankte einer plötzlich auf der Straße, so nahmen sich sogleich die nächsten Vorbeigehenden des Unglücklichen an, eilten, den Leib des Entkleideten mit Wasser zu übergießen, das, wie bei einer Feuersbrunst, in Eimern herbeigeschleppt wurde. Mehrere übernahmen das Frottieren. Wer ermüdet war oder keine Zeit mehr hatte, ging weg, einem anderen Platz machend. Mit lobenswürdigem Eifer war Jeder während der Epidemie für die Hülfe seines Nächsten bereit, denn Niemand konnte wissen, ob er nicht bald einer gleichen bedürfe. Erkrankte Jemand im Hause, so rief der Perser, von Dache herab, seine Nachbarn und die Vorbeigehenden zu Hülfe und im Augenblicke hatten sich Helfende versammelt..." An allen Straßenecken, selbst außerhalb auf den Landwegen, waren Schüsseln mit Wasser und kleine Gefäße zum Übergießen bereitgestellt. Auf dem Höhepunkt der Epidemie durfte

[9] *A. a. O.*, S. 75 (Hervorhebung im Original).

sich keiner ohne Begleitung von der Stadt entfernen. Nachts sah jeder zu, daß er mit anderen zusammen in einem Zimmer schlief.

Tatsächlich wurden sehr viele Erkrankte gerettet: Täglich (über welchen Zeitraum wird leider nicht gesagt) erkrankten 20 bis 30 Menschen, aber höchstens vier bis fünf starben.[10]

Als man in St. Petersburg von dem Choleraausbruch in Astrachan erfahren hatte, wurde dort eine besondere Behörde eingerichtet, das „Comité zur Heilung der Cholera", bestehend aus fünf hohen Medizinalbeamten: den beiden Chefs des Zivil- und See-Medizinalwesens, Rehmann und Leighton und zwei ihrer Gehilfen sowie dem Vize-Direktor der Medizinalabteilung des Kriegsministeriums, Heirot. Es war die Aufgabe dieses Komitees, sich mit der „genauen Erforschung und der Heilart dieser Krankheit" zu beschäftigen. Vor seiner Auflösung im Jahre 1824 verfaßte dieses Gremium einen Abschlußbericht, in dem über die Frage der Ansteckung entschieden wurde:[11] Die Cholera wurde, trotz der gegenteiligen Ansicht der Astrachaner Ärzten, für kontagiös erklärt. Diesen machte man lediglich das Zugeständnis, daß „die individuelle Anlage für die Aufnahme des Übels nicht so allgemein verbreitet wie z. B. bei der Pest" sei. Da trotz Erlöschen der Cholera die Gefahr noch nicht vorüber war, wurde angeordnet, in der Nähe von Astrachen einige Truppen bereit zu stellen, um beim ersten Anzeichen des Wiederausbruchs einen Kordon um die Stadt beziehungsweise um den befallenen Ort in der Nachbarschaft ziehen zu können.

Im Falle eines erneuten Choleraausbruchs sollten hohe Beamte, die das Vertrauen des Zaren besaßen, in die betroffenen Gebiete abgesandt werden. Diese hatten sich zunächst alle in der Wolgastadt Saratow zur Beratung zusammenzufinden, damit ihnen Vollmacht zur Ausführung aller zu ergreifenden Maßnahmen erteilt werden konnte. Die Notwendigkeit dieser Anordnungen rechtfertigte das Komitee folgendermaßen: „Man darf nicht vergessen, daß man es mit einem Übel zu tun hat, welches bereits ohngefähr 7 Millionen

[10] *A. a. O.*, S. 101 ff.

[11] *Schlußbericht der im Jahre 1823 bei Gelegenheit des Ausbruchs der Cholera in Astrachan, zu St. Petersburg eingerichteten und nach dem damaligen Verschwinden der Krankheit im Jahre 1824 wieder aufgehobenen ärztlichen Comitet,* in: Jeremias Rudolf Lichtenstädt, *Die asiatische Cholera in Rußland in den Jahren 1830 und 1831.* Nach russischen Aktenstücken und Berichten, Berlin 1831, S. 125–144 (künftig zitiert als: *Rußland 1830*).

Menschen hingerafft hat, und daß die Regierungen von ganz Europa die Augen auf die Maaßregeln gerichtet haben, welche Rußland gegen diesen so gefährlichen Feind nimmt, vor dessen Ankunft sich alle scheuen."[12]

Das Jahr 1829. Die Orenburger Epidemie

Nachdem sie am Kaspischen Meer erloschen war, hatte sich die Cholera zunächst wieder in ihre ursprüngliche Heimat Vorderindien zurückgezogen. In den folgenden Jahren durchzog sie auch Hinterindien und China, 1827 zeigte sie sich in der Mongolei. Vom Frühjahr 1829 an grassierte sie in Persien und näherte sich von hier aus von neuem der russischen Grenze.

Ob die von dem St. Petersburger Komitee im Jahre 1824 angeordneten Maßregeln jemals zur Ausführung gekommen sind, ist ungewiß. Im Jahre 1829 war auf jeden Fall jeder Choleraalarm in Rußland wieder in Vergessenheit geraten, selbst die in der Nachbarschaft grassierende Seuche führte zu keinerlei Sicherheitsmaßnahmen an den Grenzen. Unerwartet brach im August dieses Jahres die Cholera in der Stadt Orenburg aus, Ende September zeigte sie sich auch in einigen Dörfern des gleichnamigen Gouvernements.[13]

Im Gegensatz zu Astrachan galt Orenburg aufgrund der örtlichen Verhältnisse als wenig cholerагefährdet. Die Stadt liegt am östlichen Steilufer des Ural-Flusses auf einer waldlosen, durch den Zusammenfluß des Ural mit dem Sakamara gebildeten Ebene. Der Boden ist lehmig-sandig und trocken, die Stadt weiträumig mit breiten Straßen angelegt. Nach dem Urteil eines angereisten Arztes biete Orenburg wegen seiner „Regelmäßigkeit und Reinlichkeit nicht die geringste Geeignetheit zur Erzeugung der Krankheit in sich dar".[14] Nur in den beiden Vorstädten, nordöstlich und südwestlich gelegen, bestanden

[12] *Schlußbericht...*, S. 137.

[13] Victor Adolf Riecke, *Mittheilungen über die morgenländische Brechruhr*, 3 Bde., Stuttgart 1831/32, Bd. 1, S. 102, 105, Bd. 3, S. 76.

[14] Sokolow, *Beschreibung der im Anfange September 1829 in Orenburg erschienenen Cholera*, in: Jeremias Rudolf Lichtenstädt, *Die asiatische Cholera in Rußland in den Jahren 1829 und 1830*. Nach russischen amtlichen Quellenbearbeitungen, Berlin 1831, S. 110–147, 112 (künftig zitiert als: *Rußland 1829*); [Reissner,] *Gutachten des Operatörs von der Pensa'schen Medicinalbehörde, Hofrath Reissner*, in: *a. a. O.*, S. 98–104, 99.

die Häuser aus dünnem, feuchtem und halbverfaultem Holz. Im allgemeinen jedoch galten Stadt und Gouvernement als relativ wohlhabend. In einem Bericht hebt der Stadtarzt Sokolow hervor, daß in wenigen Gegenden Weizen, Fisch und Fleisch so „wohlfeil" seien. Die Landleute äßen hier eben so selten schwarzes Brot wie die Bauern anderorts weißes. Als Trinkwasser diente allen das klare reine Wasser des Ural.[15]

Die Stadt Orenburg erfüllte zwei wichtige Funktionen: Zum einen war sie der Haupttreffpunkt für den mittelasiatischen Karawanenhandel, der auf dem jenseits der Stadtmauer gelegenen „Tauschhof" abgewickelt wurde. Die asiatischen Karawanen gerieten sofort in den Verdacht, die Cholera eingeschleppt zu haben, was sich jedoch nicht bestätigte. Alle Versuche der Ärzte und der Polizei, Einschleppung oder Entstehungsweise zu ermitteln, blieben vergeblich.[16] Zum anderen war Orenburg die bedeutendste Festung der „Orenburgischen Linie", eine gegen Westsibirien und die Kasanische Steppe gezogene militärische Grenzwache, die vor Einfällen der Nomadenvölker schützen sollte. So gehörte fast die Hälfte der Einwohner, ca. 6000 von etwa 13 000, zum Militärstand, der sich aus Kosaken, Soldatensöhnen (ein eigener Stand in Rußland) und Angehörigen des turksprachigen, islamischen Volkes der Baschkiren zusammensetzte. Die übrige Bevölkerung bestand aus Russen und Tataren.

Die Soldaten, von den üblichen Kronabgaben befreit, verbrachten nach der Beschreibung Sokolows die Hälfte ihres Lebens ohne weitere Arbeit im Liniendienste auf dem Pferd und waren deshalb von einer „sorglosen Gleichgültigkeit in Beziehung auf Arbeitsliebe und Thätigkeit" ergriffen. Dasselbe gelte von den Tataren, die sich ausschließlich dem Handel, „der Liebe zu Weibern und dem Müßiggang" ergäben. Hieraus entstünde, außer „schneidenden Fehlern im sittlichen Charakter" auch eine „allgemein sehr bemerkbare physische Erschlaffung".[17]

Anfang Oktober 1829 erhielt der Petersburger Medizinalrat durch den Stabsarzt des Militärhospitals, Smirnow, die erste Nachricht von dem Choleraausbruch in Orenburg. Nach diesem Bericht begab sich

[15] Sokolow, *Beschreibung...*, S. 112 f.

[16] Rang, *Über die Cholera, die im letzten Herbste und Winter in und um Orenburg herrschte*, in: *Hufelands Journal*, 71 (1830), 8. St., S. 86–102, 93 f.

[17] Sokolow, *Beschreibung...*, S. 112 ff.

Ende August ein einfacher Soldat namens Andreas Iwanow ins Militärhospital, der bei seiner Ankunft schon alle Symptome der Cholera zeigte. Die Krankheit wurde zunächst als Darmentzündung angesehen, der Mann starb am selben Abend. Erst vierzehn Tage später entdeckte Smirnow die gleichen Krankheitserscheinungen an drei weiteren Soldaten und einem Polizeidiener, jetzt kam ihm der Verdacht auf Cholera. Gemäß des Ukasses aus dem Jahre 1823 gab er zusätzlich zum Aderlaß und den Blutegeln, mit denen er auch Iwanow behandelt hatte, Kalomel, Opium und Pfefferminzöl und bedeckte die Kranken mit warmen Decken, sie starben jedoch alle.[18]

Von jetzt an grassierte die Cholera auch in der Zivilbevölkerung. Die Epidemie dauerte bis in den November hinein; bis zum 21. Oktober erkrankten 1135 Menschen, 208 starben.[19]

Auf den Bericht des Stabsarztes Smirnow reagierte der St. Petersburger Medizinalrat mit dem Befehl an die ärztliche Behörde in Orenburg, die Ursachen des Seuchenausbruchs ausfindig zu machen, festzustellen, ob sie aus den Grenzgebieten eingeführt worden sei und ob man Ansteckung beobachten könne. Einige Tage später wurden zusätzlich noch „meteorologische Bemerkungen" angefordert. Der Medizinalrat seinerseits versprach, aus Petersburg je zwanzig Pfund Kalomel und Opium an die Orenburger Apotheke zu liefern, und erteilte die Erlaubnis, „zur Abkürzung der Epidemie" Ärzte aus der näheren Umgebung in die Stadt zu holen.[20]

[18] Smirnow, *Über die Entstehung der Cholera in Orenburg,* in: J. R. Lichtenstädt, *Rußland 1829,* S. 19–26.

[19] Zahlenangabe *a. a. O.*, S. 50. – In dem Artikel *Antworten der Orenburg'schen Ärzte an den Rath der Kasan'schen Ärzte, auf die Fragen über die Cholera* heißt es in bezug auf die Frage nach der Anzahl der Opfer: „Indem wir keine zuverlässigen und wahrhaftigen Berichte rücksichtlich der Zahl aller Einwohner von Orenburg, die der Krankheit unterworfen waren, oder gar ihr Opfer geworden sind, besitzen ... so können wir diese Frage nicht mit der nöthigen Genauigkeit beantworten." (*A. a. O.*, S. 60 f.) Siehe hierzu auch Rang, *Über die Cholera...*, S. 87: „Die Anzahl der Gestorbenen gebe ich darum nicht an, weil die Nachrichten darüber sehr schwanken und folglich für eine öffentliche Mittheilung nicht geeignet sind." – Vergleicht man die bei Lichtenstädt angegebene Anzahl der Erkrankten und Gestorbenen mit der Astrachaner Epidemie des Jahres 1823, so scheint die Orenburger Epidemie wesentlich ausgedehnter gewesen zu sein: Es waren immerhin fast 9% der Bevölkerung erkrankt, von denen allerdings „nur" gut 18% gestorben sind. In Astrachan erkrankte nach den offiziellen Zahlen etwa 1% der Bevölkerung, von denen jedoch zwei Drittel verstarben, so daß die Vermutung entsteht, daß leichtere Fälle der Zählung entgangen sind.

[20] J. R. Lichtenstädt, *Rußland 1829,* S. 26 f., 31 f., 39.

Als die Cholera auch in Dörfern des Gouvernements ausgebrochen war, befahl ein vom Kriegsgouverneur gebildeter Rat, um die Stadt und die beiden Vorstädte einen Militärkordon zu ziehen. Wer aus diesem Gebiet ausreisen wollte, mußte eine siebentägige Quarantäne absolvieren und anschließend eine Durchräucherung über sich ergehen lassen. Hineingelassen wurde jeder, der aus seuchenfreien Orten kam. Alle Cholerakranken mußten isoliert untergebracht werden. Für „unvermögende Kranke" errichtete man eigene Hospitäler. Um den „nachtheiligen Einfluß der Luft abzuwehren", wurde die Polizei verpflichtet, alle Häuser in der Stadt zu durchräuchern. Auf militärische Übungen sollte, soweit es „ohne Nachtheil der Kriegszucht" geschehen konnte, verzichtet werden.[21]

Eine Ansteckungsfähigkeit der Cholera hatten die Orenburger Ärzte ebensowenig wie die Astrachaner während der Epidemie beobachten können. Wiederholt berichteten sie das nach St. Petersburg. In ihrem Rapport vom 11. Oktober waren sie sich nicht sicher, ob die Seuche durch einen „eigenthümlichen Zustande des Luftkreises" entstanden sei oder eine „unangemessene Anwendung der Früchte", die in dieser Jahreszeit von der Bevölkerung „wie Brot" gegessen würden, zur Ursache hatte. Da der letztere Grund wahrscheinlich erschien, wurde in Orenburg der Verkauf von Melonen, Äpfeln, Kirschen und frischen Pilzen verboten.

Aufgrund der Berichte aus Orenburg charakterisierte der St. Petersburger Medizinalrat in einem abschließenden Gutachten vom 23. Dezember 1829 die Cholera in dreifacher Weise:

- Die Cholera ist keine ansteckende Krankheit, sondern verbreitet sich durch die Luft.
- Zu ihrer Ausbreitung tragen Feuchtigkeit, Unreinlichkeit, ungesunde Nahrung und Ängstlichkeit bei. Scheinbare Fälle von Ansteckung sind in Wirklichkeit auf die große Unreinlichkeit in den Wohnungen der Bauern zurückzuführen.
- Quarantäne-Maßnahmen können ihr Fortschreiten letztlich nicht aufhalten.[22]

[21] *A. a. O.*, S. 41 ff.
[22] *A. a. O.*, S. 63 ff.

Das Jahr 1830

Die allgemeine politische Situation

Von St. Petersburg selbst war die Seuche noch zu weit entfernt, um dort irgendwelche Befürchtungen auszulösen. Im Gegenteil, gleich am Neujahrstag des Jahres 1830 veranstaltete der St. Petersburger Adel einen prunkvollen Hofball, auf dem sich Tausende von Gästen amüsierten. Ein Treiben, das erst mit Beginn der Fastenzeit endete und etliche Tausend Rubel verschlang. Zu den gefeierten Gästen gehörten auch Alexander von Humboldt und seine Begleiter, die auf der Rückreise von ihrer Ural-Expedition in St. Petersburg Station gemacht hatten. Sie hatten sich zur Zeit der Cholera in Orenburg aufgehalten. Wie wenig dort das öffentliche Leben von der Anwesenheit der Epidemie beeinträchtigt wurde, zeigt die Tatsache, daß die Expedition erst in St. Petersburg erfuhr, daß sie in einem Seuchengebiet gewesen war.[23]

Im Sommer 1830 riefen die Nachrichten über den Ausbruch der Pariser Juli-Revolution in Rußlands offiziellen Kreisen große Bestürzung hervor. Immerhin ging mit dem Sturz des Bourbonen Karl X. ein Stützpfeiler derjenigen politisch-staatlichen Ordnung Europas verloren, die 1815 mit den Beschlüssen des Wiener Kongresses und der Bildung der „Heiligen Allianz“ errichtet worden war.

Zar Nikolaus I. erklärte sofort seine Absicht, Frankreich als „Hort und Quelle der revolutionären Verwirrungen Europas“ zu bekämpfen. Zunächst wurde allen in Rußland lebenden Franzosen das Tragen der Trikolore verboten. Französische Schiffe in russischen Häfen, die die neuen Nationalfarben als Flagge führten, mußten sofort auslaufen. An den Grenzen sollten derartige Fahrzeuge zurückgewiesen und notfalls durch scharfe Schüsse zur Umkehr gezwungen werden. Der russische Botschafter in Paris erhielt den unausführbaren Befehl, dafür zu sorgen, daß alle in Frankreich lebenden Russen das „politisch verseuchte Land“ verließen. Franzosen durften

[23] Theodor Schiemann, *Geschichte Rußlands unter Kaiser Nikolaus I.*, Bd. 3: *Kaiser Nikolaus im Kampf mit Polen und im Gegensatz zu England und Frankreich. 1830–1840,* Berlin 1913, S. 1 f.; *Mittheilungen über die morgenländische Brechruhr VII,* in: *Magazin der ausländischen Literatur…*, 20 (1830), S. 409–443, 415.

nur nach strenger Kontrolle ihrer politischen Gesinnung die Grenze nach Rußland überschreiten.[24]

Ausnahmslos alle ausländischen Zeitungen wurden zunächst verboten. Offiziell stellte man den Sturz Karls X. als freiwilligen Thronverzicht dar. Lange ließ sich aber eine derartige Täuschung nicht aufrechterhalten. Seit der zweiten Augustwoche wurde eine – wenn auch reaktionär verfärbte – Berichterstattung über die Ereignisse in Frankreich zugelassen.[25]

Am 25. August kam es im Sog der Juli-Revolution in Brüssel zu einem Aufstand gegen die Herrschaft des Hauses Oranien. Die europäischen Großmächte hatten auf dem Wiener Kongreß Belgien und Holland zu dem „Vereinigten Königreich der Niederlande" unter König Wilhelm I. zusammengeschweißt. Dieses Staatsgebilde an der Grenze zum revolutionsverdächtigen Frankreich sollte im Westen die Rolle eines konservativen Bollwerks spielen.

Am 8. September traf der russische General Diebitsch im Auftrag des Zaren in Berlin ein, um zum Krieg gegen die „Hydra der Revolution" zu drängen. König Friedrich Wilhelm III. hatte jedoch kurz vorher, in der Nachfolge von England und Österreich, den „Bürgerkönig" Louis Philippe de jure anerkannt und zeigte sich auch aus anderen Gründen wenig kriegslustig.

Da es in der Rheinprovinz und in Berlin bereits zu Tumulten gekommen war, glaubte Preußen, sich vor allem darauf einrichten zu müssen, die Ruhe im eigenen Land wiederherzustellen. In Österreich, wo Metternich Unruhen in den italienischen Besitzungen fürchtete, war es ähnlich. Dazu kam, daß der preußische Staat, mit ca. 180 Millionen Reichstalern hoch verschuldet, genötigt war, den Provinzen mehrere Millionen Reichstaler an Steuern nachzulassen.[26] Der Zar blieb also mit seinen kriegerischen Absichten allein. Am 1. Oktober 1830 sah er sich gezwungen, den „schändlichen Ursurpator" Louis Philippe ebenfalls anzuerkennen. Ein Kommentar des russischen Außenministers Nesselrode macht die Motive der europäischen Regierungen deutlich: „Wenn die Verbündeten der Ansicht

[24] Th. Schiemann, *Kaiser Nikolaus...*, S. 10 ff.

[25] *A. a. O.*, S. 2, Peter Hoffmann, *Die russische Regierung und die revolutionären Ereignisse des Jahres 1830*, in: *Die französische Julirevolution von 1830 und Europa*, hrsg. von Manfred Kossok und Werner Loch, Vaduz 1985, S. 261–268, 263.

[26] Werner Gronemann, *Die Haltung Preußens in der belgischen Frage 1830–32*, Phil. Diss., Berlin 1928, S. 9.

sind, daß die Anerkennung des Herzogs von Orleans als König die einzige Möglichkeit ist ... in diesem Lande die monarchische Macht zu erhalten und Europa vor Erschütterungen zu bewahren, die der sozialen Ordnung drohen, dann handelt Ihre Kaiserliche Majestät nicht isoliert von Ihren Bundesgenossen. Aber der Kaiser möchte diese Mächte darauf hinweisen, daß eine solche Anerkennung durchaus zu gefährlichen Folgen führen könnte. Man darf nicht aus den Augen verlieren, daß dieses Zugeständnis an den revolutionären Geist möglicherweise weitere Zugeständnisse notwendig machen kann."[27]

Weit mehr beunruhigte den Zaren jetzt die belgische Angelegenheit. Am 27. September unterlagen die holländischen Truppen nach heftigen Straßenkämpfen und mußten sich aus Brüssel zurückziehen. Es bildete sich eine provisorische Regierung, die daranging, einen selbständigen belgischen Nationalstaat zu schaffen, in dem neben dem gutsbesitzenden Adel eine liberale Bourgeoisie die Führung haben sollten. Mitte Oktober traf in England, Österreich, Preußen und Rußland das offizielle Hilfsgesuch des Königs der Niederlande ein. Wieder war es Nikolaus I., der als einziger erklärte, er wolle König Wilhelm militärische Hilfe bringen. Nicht Belgien wolle er bekämpfen, sondern die allgemeine Revolution, die, wie er richtig voraussah, schneller als man glaube, auch Rußland bedrohen werde.[28]

Eine zur Vermittlung zwischen Belgien und Holland in London zusammengetretene Konferenz der europäischen Großmächte hatte am 10. November einen Waffenstillstand vereinbart. Der Zar nutzte diese Phase, um die militärische Intervention, die er nach wie vor plante, vorzubereiten. Der Friede von Adrianopel, der den türkisch-russischen Krieg beendete, lag kaum ein Jahr zurück, die russischen Truppen waren in einem ausgesprochen heruntergekommenen Zustand. Dennoch erfolgte in ganz Rußland eine großangelegte Mobilisierung des Militärs, was von ausländischen Beobachtern als ungewöhnlich und besorgniserregend empfunden wurde.[29] Nikolaus' Absicht war es, die russischen Truppen mit in Warschau stationiertem Militär zu vereinigen. Das so gebildete Heer sollte dann über Tilsit und Königsberg nach Berlin marschieren. Der Zar hoffte, die so

[27] Zit. nach P. Hoffmann, *Die russische Regierung...*, S. 264.

[28] Th. Schiemann, *Kaiser Nikolaus...*, S. 27.

[29] *A. a. O.*, S. 29, Beilage zur *AZ*, Nr. 269 vom 26. 9. 1830.

vor vollendete Tatsachen gestellten Preußen zum Anschluß bewegen zu können.[30] Die Realisierung dieses Plans scheiterte an zwei Umständen: endgültig an dem Ende November in Warschau ausbrechenden Aufstand der Polen gegen die russische Herrschaft; vor allem aber absorbierte die seit Monaten in Rußland wütende Cholera auch in den obersten Regierungs- und Militärkreisen alle Aufmerksamkeit und erforderte für die Bekämpfung einen großen Teil der Truppen.

Die Weiterverbreitung der Cholera in Rußland

Als die Epidemie im Gouvernement Orenburg Ende des Jahres 1829 erloschen war, glaubten die Medizinalbehörden Rußland gänzlich cholerafrei. Aber überraschend zeigte sich die Seuche im Januar 1830 wieder im Gouvernement Kasan, nördlich von Orenburg. Offensichtlich verlief aber auch diese Epidemie undramatisch. Aufgeschreckt wurden Bevölkerung und Behörden erst im Juni 1830, als die Cholera in der an Persien grenzenden Provinz Schwirwan ausbrach und auch die angrenzenden Provinzen befiel. Nachrichten des russischen Innenministeriums zufolge soll dieser Seuchenzug bis Ende Oktober ungefähr 11 000 Menschen das Leben gekostet haben, etwa 21 600 waren bis dahin erkrankt.[31]

Außerdem folgte die Cholera dem Lauf des Flusses Kura und brach am 27. Juli/8. August in der zwischen zwei steilen Bergketten des Kaukasus gelegenen georgischen Hauptstadt Tiflis aus. Ein Augenzeuge dieser Epidemie, der französische Konsul Gamba, berichtet von dem außerordentlich stürmischen Verlauf, den die Cholera hier angenommen hatte. Die Erkrankten stürzten plötzlich bewußtlos zu Boden, oft erfolgte der Tod nach wenigen Stunden. Schleunigst errichtete man temporäre Hospitäler, aber die durch den Ukas aus dem Jahre 1823 vorgeschriebene Behandlung mit Aderlaß, Opium und Kalomel zeigte keinerlei Erfolge. Überdies waren gleich zu Beginn der Epidemie vier der neun ansässigen Ärzte gestorben. Je vier Sträflinge schleppten die Verstorbenen auf Tragbahren fort und

[30] Th. Schiemann, *Kaiser Nikolaus...*, S. 28 f.

[31] [Wilhelm August] Bremer, *Geschichtliche Nachrichten über die Verbreitung der asiatischen Cholera in Rußland.* Aus officiellen Petersburger Zeitungen mitgeteilt, in: *Hufelands Journal,* 72 (1831), 2. St., S. 105–125, (III), S. 110.

schütteten sie samt ihren Kleidern in die Gräber. Die Einwohner flohen größtenteils in die Berge.[32]

Gleichzeitig grassierte die Cholera auch in den beiden großen Stromgebieten des Don und der Wolga. An der Westseite des Kaspischen Meeres entlangziehend, brach sie Mitte Juli abermals in Astrachan aus, verlief diesmal aber wesentlich heftiger als 1823. Ein Privatschreiben spricht von über 1200 Krankheits- und mehr als 400 Todesfällen innerhalb der ersten zehn Tage.[33]

Anfang August erschien die Seuche in der Wolgastadt Saratow. Diese Epidemie ist im deutschsprachigen Raum bekanntgeworden durch die Tagebücher zweier Pfarrer der dort ansässigen deutschen Kolonistengemeinden.[34] Die Gouvernements-Hauptstadt Saratow hatte etwa 27 000 Einwohner, die sich aus Russen, Tataren und Deutschen zusammensetzten. Durch die Haupterwerbszweige Schiffahrt, Fischerei sowie Handel mit persischen und indischen Waren war die Stadt im erhöhten Maße choleragefährdet. Große Beunruhigung in der Bevölkerung hatte bereits die Nachricht von dem Seuchenausbruch in Astrachan ausgelöst. In den ersten Augusttagen meldeten Boten, die Cholera sei bereits in Zarizyn und Duboska. Der stellvertretende Gouverneur reiste mit mehreren Ärzten, darunter dem Spitalarzt, sofort dahin ab, um „dem Übel in der Ferne zu begegnen und ihm den Eintritt nach Saratow zu wehren". Aber schon am selben Abend wurden drei Schiffer ins Spital gebracht, die von Astrachan kommend mit einem Boot auf der Wolga nach Saratow gelangt waren, angeblich sind sie sogar cholerakrank auf dem Kaspischen Meer von ihrer Mannschaft ausgesetzt worden. Alle drei starben am nächsten Tag. Gleichzeitig häuften sich die Cholerafälle zunächst in den Häusern direkt an der Wolga, dann griff die Seuche auf die ganze Stadt über.

[32] *Das Ausland* vom 20. 11. 1830, S. 1296. – Gamba schätzt die Zahl der Toten bis Anfang September auf ca. 5000, was übertrieben erscheint, in der *Preußischen Staatszeitung*, Nr. 300 vom 29. 10. 1830 ist von 2222 Erkrankten und 1575 Verstorbenen bis Ende September die Rede.

[33] *Vossische Zeitung* vom 26. 10. 1830, *Preußische Staatszeitung*, Nr. 355 vom 4. 12. 1830.

[34] Huber, *Rettung von der Cholera. Tagebuch aus Saratow vom 10. bis 31. August 1830*, Dessau 1831; *Nachrichten über die Cholera morbus und ihre schrecklichen Verheerungen im Jahre 1830*. Mitgetheilt von zwei evangelischen Pastoren im Gouvernement Saratow, Basel 1831.

Polizeidiener erfüllten die ihnen von den Ortsbehörden mündlich gegebenen Instruktionen „buchstäblich und grob“. Sie gingen von Haus zu Haus und fragten nach Kranken. Wer aus dem „gemeinen Volk“ irgendwelche verdächtigen Anzeichen aufwies, wurde mit Gewalt ins Spital geschleppt, das bald hoffnungslos überfüllt war. Für einen Seuchenausbruch waren keinerlei Vorkehrungen getroffen, in den ersten Tagen waren fast alle Ärzte abwesend, und es fehlte an Medikamenten. Später zeigte sich auch hier wie schon in Tiflis die staatlich vorgeschriebene Heilmethode als wirkungslos. Wer fliehen konnte, tat es. Die meisten „nicht in Diensten stehenden Herrschaften“ zogen auf das Land, fast alle Dienstboten, Tagelöhner und Manufakturarbeiter, meist Leibeigene aus den umliegenden Dörfern, zerstreuten sich in die nähere und weitere Umgebung. Von der Gemeinde der Wolgadeutschen, ursprünglich 550 Personen, verblieben nach einer Woche nur noch etwa 150. Mit dieser Restgemeinde hielt der Kolonistenpfarrer Huber in der Kirche das Abendmahl. Er bezeichnete dies als ein „wahres Todesmahl“, unmittelbar danach trieb die Epidemie auf ihren Höhepunkt zu. In den folgenden Tagen kam kaum ein Erkrankter mit dem Leben davon.

Ende August ebbte die Seuche wieder ab. Sie hatte in der Stadt reichliche Ernte gehalten: Nach Angaben Hubers starben 2170 Menschen, Saratow verlor also etwa 8% seiner Bevölkerung.[35]

Die Maßnahmen der russischen Regierung

Die Nachrichten über die Verheerungen in Astrachan und Saratow, die in St. Petersburg beim Kriegsminister Tschernyschew und in der berüchtigten „3. Abteilung“, der Geheimpolizei des Grafen Benckendorff, zusammenliefen, versetzten die dortigen Behörden in Alarmbereitschaft. Diese steigerte sich noch, als auch der Orenburger Gouverneur den Wiederausbruch der Cholera in seinem Departement meldete.

Zar Nikolaus I. wurde durch einen Bericht seines Innenministers Graf Sakrewski vom 28. August/2. September über die Verbreitung der Cholera im russischen Reich informiert. Dieses Schreiben, das am 16./28. September durch die St. Petersburger Presse auch einem größeren Publikum bekannt wurde, berichtet über die schon ergriffenen und noch zu ergreifenden, teilweise an den Verordnungen aus

[35] Huber, *Rettung...*, S. 3 ff.

dem Jahre 1824 orientierten Maßnahmen. Sakrewski hatte sofort nach Bekanntwerden der Cholera-Ausbrüche an die Militärgouverneure der betroffenen Gebiete sowie an den Ataman der Donkosaken eine Anzahl Exemplare der vom St. Petersburger Medizinalrat im Jahre 1823 erarbeiteten Vorschläge geschickt. Nach Astrachan und Saratow wurden Ärzte gesandt und die vakanten Chirurgenstellen im südlichen Kaukasus neu besetzt. Die Militärgouverneure und Senatoren in Astrachan und Orenburg erhielten den Befehl, mit ihrer „ganzen Autorität auf die Vertilgung der Cholera hinzuwirken". Trotz dieser Maßnahmen machte die Seuche reißende Fortschritte, laut Sakrewski habe die Erfahrung jedoch gezeigt, daß sie *nicht* ansteckend sei, weder durch Berührung der Kranken noch durch Waren.

Als ein Hindernis für die Bekämpfung der Cholera erwies sich die große Entfernung der Hauptstadt St. Petersburg, „der Quelle aller Entscheidungen und aller verlangten Hilfe", von den Seuchengebieten. Auch konnten sich die Gouverneure untereinander schlecht verständigen, da die Departments zu weit auseinander lagen. Aus diesen Gründen schlug Sakrewski vor, eine mobile Kommission zur Bekämpfung der Cholera zu bilden. Den Leiter sollte der Zar selbst bestimmen und ihm ausgedehnte Vollmacht erteilen, damit er sofort alle der jeweiligen Situation angepaßten Maßnahmen ergreifen könne. Die Zivil- und Militärbehörden der von der Cholera ergriffenen Provinzen müßten „ohne Verzug alles in Ausführung bringen, wozu sie vom Chef dieser Kommission aufgefordert werden". Dieser wiederum verpflichtete sich, den Behörden über seine Tätigkeit Rechenschaft abzulegen und die nötigen Hilfsmittel herbeizuschaffen. Der Kommission sei ein Medizinal-Komitee zur Seite zu stellen, bestehend aus mindestens vier Zivil- und Militärmedizinalbeamten. Ein Teil dieses Komitees müsse sich als „besondere medicinische Fakultät" mit der theoretisch-wissenschaftlichen Seite der Cholera beschäftigen. An Orten, wo sich die Einrichtung zusätzlicher Lazarette als notwendig erweise, dürfe der Chef der Kommission die Häuser der Einwohner für diesen Zweck „requirieren". Für den Pflegedienst würden zuerst Soldaten von der inneren Garde abkommandiert. Im Notfall sei es den Ortsbehörden auch gestattet, Männer und Frauen von den Bürgern, Kolonisten oder Kronbauern heranzuziehen. Sie sollten eine Tagegeld von zwanzig Kopeken erhalten.

Als Sitz der Kommission schlug Sakrewski die Stadt Saratow vor. Alle von der Regierung in die verschiedenen Choleragebiete gesandten Ärzte mußten sich zuerst dorthin begeben. Kein Arzt könne sich einem solchen Befehl entziehen, ohne sich strafbar zu machen. Zur Bestreitung der Kosten sollte dem Kommissionschef aus dem Schatz der Krone eine Summe von 50 000 Rubel angewiesen werden.[36]

Ein auf Geheiß des Zaren zusammengetretenes Minister-Komitee billigte diese Vorschläge. Sakrewski selbst wurde, worauf er natürlich spekuliert hatte, zum Chef der Cholerakommission ernannt. Sobald diese aus Zivil- und Militärbeamten gebildet war, machte sie sich am 4./16. September mit dem Innenminister zu einer Rundreise in die von der Seuche heimgesuchten Gebiete auf.[37]

Mit seinen rigiden Befehlen wurde Sakrewski bald zum Schrecken sowohl der Bevölkerung als auch der Lokalbehörden. Ein Zivilgouverneur bekam von ihm folgendes Schreiben: „Erfahrungen haben gezeigt, daß Aderlassen das zuverlässigste und sicherste Mittel zur Heilung der Cholera ist. Daher trage ich Ihnen auf ... sogleich genaue Nachrichten über alle in Ihrer Statthalterschaft befindlichen verabschiedeten Feldscherer und Barbiere einzuziehen, auch über andere sowohl leibeignen als freien Standes, welche sich mit Aderlassen und Setzen von Blutegeln, oder überhaupt mit chirurgischen Verrichtungen beschäftigen ... damit sie, wenn die ersten Anzeichen der Krankheit sich irgendwo zeigen ... Hülfe leisten können. Zu dem Ende haben sie ihnen die Pässe abzunehmen, und Namensverzeichnisse von ihnen an die Städtevorsteher und Kreishauptleute zu versenden, mit dem strengen Befehle, sich nicht von ihren jetzigen Aufenthaltsörtern, ohne Befehl oder Erlaubniß der Polizei zu entfernen."[38]

[36] *Bericht des Grafen Sakrewski, Minister des Innern, an den Kaiser, vom 28. August/9. September 1830,* in: V. A. Riecke, *Mittheilungen...*, Bd. 1, Anlage, S. 152–163. – Arsenij Andrejewitsch Sakrewski (geb. 1783) erhielt seine Erziehung im Kadettencorps Grodno. Er wurde Adjutant beim Kommandanten Kamenski, der ihm zu seiner militärischen Karriere verhalf. An dessen Seite kämpfte er in vielen Schlachten, in den Befreiungskriegen vor allem in Deutschland und Frankreich, bei der Einnahme von Paris 1812 war er dabei. 1823 wurde er zum Generalgouverneur von Finnland ernannt, 1825 zum General im Generalstab. 1828 machte ihn der Zar zum Innenminister, als welcher er sich wegen seines rigiden Formalismus schnell zum „Behörden-Schreck" entwickelte. Ende 1831 entlassen, lebte er 15 Jahre im Ruhestand. Ende der 1840er Jahre erhielt er das Amt des Militärgouverneurs von Moskau, das er elf Jahre lang in despotischer Manier ausübte. Er war ein vehementer Gegner der Aufhebung der Leibeigenschaft. Als diese ins Gespräch kam, trat er 1859 endgültig zurück. Während einer Europareise starb er im Januar 1865 in Florenz.

[37] V. A. Riecke, *Mittheilungen...*, Bd. 1, S. 125, 163.

[38] *Sammlung Kaiserlich-Russischer Verordnungen zur Verhütung und Unterdrükkung der Cholera,* übersetzt von J. A. E. Schmidt, Leipzig 1831, S. 3.

Von unterwegs wurden die Kernpunkte der Abwehr- und Hilfsmaßnahmen (Sperren, Lazarette, Quarantäne) durch Rundschreiben an die Gouverneure betroffener und noch nicht betroffener Gebiete angeordnet: Aus Moskau, und präziser wenige Tage später aus Pensa, befahl Sakrewski Mitte September, ein Haus unverzüglich zu sperren, sobald jemand darin an der Cholera erkrankt oder gestorben war. Die Hintertür sollte mit einem Verschlag zugenagelt, vor die Vordertür ein Wachposten gestellt werden. Während der Erkrankte selbst sofort in ein Hospital oder Lazarett gebracht werden mußte, wurden die gesunden Hausgenossen auf diese Weise sechs Tage lang eingeschlossen. Starb der Kranke noch im Haus, verdoppelte sich für die Mitbewohner die Quarantänezeit. Während dieser sollten mindestens dreimal täglich die Räume mit Wacholder durchräuchert werden.

Die Verantwortung für die Versorgung mit Lebensmitteln und die Fütterung des zum Hause gehörenden Viehs legte Sakrewski den Ortsbehörden auf. Dazu bestellte Kommissare sollten ein Verzeichnis von denjenigen Armen anlegen, die mangels anderer Möglichkeiten während der Sperrzeit auf Kosten des Staates verpflegt werden müßten. Das hierfür notwendige Geld konnte bis zu einer Summe von 5000 Rubeln aus der Kasse der Landessteuer entnommen werden. Adlige ernannte Sakrewski zu Oberaufsehern, die darüber wachen sollten, daß alle Vorschriften genau erfüllt wurden.[39]

Die Behörden wurden verpflichtet, wenn es die örtlichen Verhältnisse erlaubten, eigene Friedhöfe für die Choleratoten anzulegen. War dies nicht möglich, mußte für sie auf den gewöhnlichen Friedhöfen ein besonderer Platz abgetrennt werden. Innerhalb von 24 Stunden hatte die Beerdigung in einem möglichst tiefen Grab zu erfolgen, welches anschließend mit ungelöschtem Kalk zugeschüttet werden sollte. Alle Kleider und Schuhe des Verstorbenen waren auf Geheiß Sakrewskis außerhalb des Ortes zu verbrennen. Für den Fall, daß sich die Cholera in einer Ortschaft an mehreren Stellen gezeigt hatte, befahl der Innenminister, diese vollständig durch einen Kordon abzusperren, bei größeren Städten nur die befallenen Viertel.[40]

Aus der Stadt Wladimir erhielten mehrere Gouverneure die Anweisung, geeignete Gebäude zu Kontumaz-Anstalten, in Rußland „temporäre Observationshäuser" genannt, herzurichten. Diese Häuser mußten am Ende eines Sperrkordons liegen und durch einen Schlag-

[39] *A. a. O.*, S. 15, 17 f., 27.
[40] *A. a. O.*, S. 18, 28.

baum abgesondert werden. Alle Straßen des Gouvernement, die nicht auf das Quarantänehaus führten, sollten aufgegraben, vorhandene Brücken abgetragen werden. Gastwirte und Hausbesitzer an den auf eine Kontumaz-Anstalt zulaufenden Wegen mußten sich durch ihre Unterschrift verpflichten, keinen Durchreisenden aus „angesteckten Gegenden“, ganz gleich von welchem Stande oder Beruf, ein Nachtlager zu gewähren oder auch nur zum Ausruhen aufzunehmen. Ausnahmen waren nur möglich, wenn aus einem Billett, ausgestellt in einem Observationshaus, hervorging, daß die auf vierzehn Tage festgesetzte Quarantänezeit absolviert worden war. Reisende ohne solche Billette wurden von der Ortsobrigkeit zur Zwangsquarantäne abtransportiert.[41] An die Bevölkerung erging die „Ermunterung“, alles Nötige zur Verpflegung der in den Quarantäne-Anstalten Festgehaltenen herbeizuschaffen.[42]

Am 3./15. Oktober veröffentlichte die *Petersburger Zeitung* einen Rechenschaftsbericht Sakrewskis über die Ergebnisse seines „Feldzuges“ gegen die Seuche. Über die Kontagiosität hieß es darin jetzt, ihrer schnellen Verbreitung wegen müsse die Krankheit ansteckend sein.[43] Vier Wochen zuvor hatte man noch in der *Petersburger Zeitung* die Versicherung Sakrewskis lesen können, die Seuche sei *nicht* ansteckend, was vor allem dem städtischen Publikum noch in frischer Erinnerung war. Diese Widersprüchlichkeit bei den den Abwehrmaßnahmen zugrundeliegenden Motiven löste in der Bevölkerung, aber auch bei den dienstverpflichteten Beamten einige Verwirrung aus und verstärkte mancherorts die Zweifel an deren Notwendigkeit.[44]

Die Cholera in Moskau

Schon im August 1830, als die schweren Seuchenausbrüche in Astrachan und Saratow bekannt wurden, ordnete der Kriegsgeneral-

[41] *A. a. O.*, S. 22, 30.

[42] *A. a. O.*, S. 23.

[43] V. A. Riecke, *Mittheilungen...*, Bd. 1, S. 166 f.

[44] *A. a. O.*, Bd. 3, S. 78. – Vielleicht ist der Meinungsumschwung Sakrewskis auf den Einspruch des Zaren hin erfolgt. Die *AZ*, Nr. 295 vom 22. 10. 1830 druckte folgende Erklärung Nikolaus' ab: „Ich habe mich schon früher darüber geäußert, daß ich der Meynung, daß gar keine Quarantaine-Maassregeln nöthig seyen, nicht beistimmen kann, da es außer allen Zweifel ist, daß diese Krankheit sich durch die angesteckte Luft mittheilt, daher möchte das freie Durchlassen von Leuten, die entweder schon krank sind, oder den Krankheitsstoff in sich tragen ... gefährlich werden.“

Gouverneur von Moskau, Fürst Dimitri W. Golizyn, von sich aus, ohne Anweisung Sakrewskis, die ersten Schutzmaßnahmen für die alte Hauptstadt an:

Um das gesamte Moskowiter Gouvernement ließ er einen Militärkordon ziehen. In der Umgebung wurden vier Durchgangsstellen in Form von Kontumaz-Anstalten eingerichtet, eine davon im Kloster des heiligen Sergej. Die Beamten erhielten die etwas unbestimmte Weisung, Menschen sowie Warentransporte nur mit der größten Vorsicht durchzulassen. Alle übrigen nach Moskau führenden Straßen sperrte man völlig und verwandelte die Nebenwege in Gräben. Die Brücken über die das Gouvernement umgrenzenden Flüsse wurden abgebrochen, Fähren sollen sogar vernichtet worden sein.[45]

Selbst diese radikalen Maßnahmen verhinderten nicht, daß vom 16./28. September an, kurz nach dem Eintreffen Sakrewskis in der Stadt, die ersten Cholerafälle in Moskau auftraten. Eines der ersten Opfer verstarb in der Universitätsklinik, daraufhin wurden die Universität und die Schulen geschlossen.[46]

Sofort berief Golizyn den Großen Rat ein, welcher aus dem Metropoliten Philaret, Senatoren, hohen Zivil- und Polizeibeamten, Mitgliedern der medizinischen Fakultät, Großkaufleuten und Militärs bestand. Es wurde beschlossen, ein aus zwei Abteilungen bestehendes „Conseil" zu bilden. In die erste Abteilung, „Kommission zur Bildung von Nachrichten über die Cholera-Kranken" genannt, wurden Militär- und Zivilbeamte gewählt, die zweite setzte sich aus zwanzig Ärzten zusammen, die sich jeden Vormittag zur Beratung versammelten.

Jeder der zwanzig Moskauer Stadtteile wurde unter die Aufsicht eines „Conseil"-Mitgliedes, „Cholera-Kommission" genannt, gestellt, welches gemeinsam mit einem Gehilfen Erkundigungen über jeden einzelnen Cholerafall einzuholen hatte.[47] Für den Fall, daß die Kapazität der vorhandenen Hospitäler nicht ausreichen sollte, bekam jeder Stadtteil ein Lazarett mit 20 bis 25 Betten. Aus einem Privatschreiben aus Moskau erfährt man:

[45] F. C. M. Marcus, *Rapport sur le choléra-morbus de Moscou,* Moskau 1832, S. 64 f., Beilage zur *AZ,* Nr. 313 vom 9. 11. 1830; G. Sticker, *Die Cholera...,* S. 116.

[46] Alexander Herzen, *Mein Leben. Memoiren und Reflexionen,* Bd. 1: *1812–1847,* Berlin 1962, S. 166.

[47] F. C. M. Marcus, *Rapport...,* S. 67; J. R. Lichtenstädt, *Rußland 1829,* Tabellen-Anhang; V. A. Riecke, *Mittheilungen...,* Bd. 1, S. 124.

„Mehrere reiche Herrschaften haben ihre schönen Palais freiwillig und unentgeltlich zu Krankenhäusern und Armenwohnungen hergegeben und einrichten lassen, um die Unglücklichen durch Reinigung und Pflege vom Tode zu erretten. Sobald dieses edle Opfer bekannt wurde, so wurden Bettstellen, Betten, Leinenzeug, Kleider und Hausgeräth von allen Seiten herbeigesandt, diesen Unglücklichen auch Bequemlichkeit zu verschaffen, denn es ziehen ganze Familien, durch Unglücksfälle verarmt, dort ein."

Ein Graf spendete der Polizeibehörde 21 000 Rubel für die Armenversorgung.[48] Alexander Herzen, zu dieser Zeit Student in Moskau, erzählt in seiner Autobiographie, die Einrichtung der Lazarette habe hier die Regierung keine Kopeke gekostet, alles sei von gespendetem Geld bestritten worden. Zudem habe sich eine große Anzahl junger Leute freiwillig zu unbezahltem Pflegedienst gemeldet.[49]

In zweimal täglich erscheinenden Bulletins konnte sich die Bevölkerung über den neuesten Stand der Erkrankungs- und Todesfälle auf dem laufenden halten. Die erste Nummer, erschienen am 23. September/5. Oktober, wollte beruhigen: Normalerweise stürben in Moskau jeden Tag 30 Menschen, in den letzten sechs Tagen seien aber „durch ein sonderbares Zusammentreffen von Umständen" nur 15 Menschen gestorben, woraus man ersehen könne, daß Moskau selten so gesund gewesen sei wie jetzt.[50] Vierzehn Tage später meldete das Bulletin aber bereits 1091 Erkrankte und 467 Todesopfer.[51]

Zu Beginn der Epidemie galt jedes Anzeichen von Unpäßlichkeit als Cholera, die Betroffenen landeten unbarmherzig in den Lazaretten. Auf diese Weise versammelte sich dort eine Menge Betrunkener, die man von der Straße aufgelesen hatte, aber nach Aussage des Staatsrats von Loder, Mitglied der medizinischen Abteilung des „Conseils", auch Greise im Alter von 85 bis 105 Jahren, die ihren Verwandten lästig geworden waren. Gerüchte, man werde in den Hospitälern lebendig begraben, liefen durch die Stadt. Mit Gewalt holten Polizeibeamte aus den Läden alles Obst, das sie ergattern konnten, und schütteten es vor den Stadttoren in eigens dafür ausgehobene, tiefe, mit Kalk gefüllte Gruben. Für den 25. September/

[48] *Vossische Zeitung* vom 14. 12. 1830, Privatschreiben aus Moskau vom 26. 11. 1830.

[49] A. Herzen, *Mein Leben...*, S. 167.

[50] W. A. Bremer, *Geschichtliche Nachrichten...*, in: *Hufelands Journal*, 71 (1830), 11. St., S. 122–130, (I), S. 124.

[51] *Preußische Staatszeitung*, Nr. 300 vom 29. 10. 1830.

7. Oktober ordnete der Metropolit Philaret für alle Kirchen Moskaus Bittgottesdienste und Prozessionen an, um die Befreiung der Stadt von der Seuche zu erflehen.[52] Der Metropolit selber schickte, umgeben von Volk und geistlichen Würdenträgern, im Freien vor dem Kreml seine Gebete in den Himmel.[53] Aber auch das konnte die Einwohnerschaft nicht mehr beruhigen. In den oberen Schichten gab es nicht nur aufopferungsvollen Enthusiasmus, sie waren auch die ersten, die die Flucht ergriffen: „Die Adelichen packen sich in Wagen und reisen in ganzen Karawanen fort, und so sind in wenig Tagen die Straßen auffallend leer geworden; das deutsche Theater wurde neulich geschlossen, weil um 6 1/2 Uhr noch kein Billet genommen war; genug, ein panischer Schrecken hat sich eines großen Theils der Menschen bemächtigt."[54]

Wenig später zogen Scharen von Fabrikarbeitern und Dienstboten, bei Seuchenausbruch aus ihrer Stellung entlassen, in die umliegenden Dörfer, wo sie zumeist auch herstammten. Wie in Rußland üblich, handelte es sich auch in Moskau bei diesen Bevölkerungsgruppen oft um leibeigene Bauern, die sich nur vorübergehend in der Stadt aufhielten. Innerhalb von zwölf Tagen sollen etwa 60 000 Menschen die alte Hauptstadt verlassen haben.[55] Die Stimmung in dem verlassenen Moskau schildert ein Augenzeuge: „Die zurückgebliebenen Bewohner schlossen sich in ihren Häusern ein. Niemand betrat ohne die äußerste Notwendigkeit die Straße, niemand machte Besuche. Die bedrückende Grabesstille der Moskauer Straßen unterbrach von Zeit zu Zeit nur das Rumpeln großer viersitziger Wagen, die von zwei mageren Pferden zu einem der provisorischen Cholera-Lazarette geschleppt wurden. In dem Wagen quälte sich entweder ein Sterbender oder lag schon eine entstellte Leiche. Um diese unglücklichen Equipagen auffälliger zu machen, hatte man auf die hinteren Wagentritte zwei Polizeisoldaten postiert ... Ein düsteres

[52] Th. Schiemann, *Kaiser Nikolaus...*, S. 32, V. A. Riecke, *Mittheilungen...*, Bd. 1, S. 127; Heinz Müller-Dietz, *Friedrich Joseph Haass als Arzt in Moskau*, Berlin 1980, S. 45 f; Justus Christian v. Loder, *Über die Cholera-Krankheit*, Königsberg 1831, S. 19.

[53] A. Herzen, *Mein Leben...*, S. 169. – Herzen vergißt nicht darauf hinzuweisen, daß Philaret im Jahre 1825 an derselben Stelle um die Hinrichtung der Dekabristen gebetet hatte.

[54] Schreiben aus Moskau vom 7. 10. 1830, in: Beilage zur *AZ*, Nr. 306 vom 2. 11. 1830.

[55] Th. Schiemann, *Kaiser Nikolaus...*, S. 32; *Preußische Staatszeitung*, Nr. 323 vom 21. 11. 1830; Nr. 324 vom 22. 11. 1830. – Manche Privatschreiben sprechen sogar von 100 000 Flüchtlingen.

Bild boten diese alten Kutschen. Den zaghaften, verängstigten Fußgänger zwangen sie, sich in das Tor des nächstbesten Hauses zu werfen, um der Begegnung mit diesen Behältnissen eines schrecklichen Todes zu entgehen."[56]

Angst vor Ansteckung legte sich lähmend über die ganze Stadt, so daß selbst das Demonstrieren von Angstfreiheit Anstoß erregte. Der Arzt Friedrich Joseph Haass, Cholera-Kommissar in einem Moskauer Stadtteil, versuchte durch sein Verhalten, Behauptungen über die gefährliche Ansteckungskraft der Seuche, die er von den obersten Behörden in die Welt gesetzt sah, außer Kraft zu setzen. Mit diesen, vor allem aber mit Innenminister Sakrewski, lag er als Gefängnisarzt ohnehin seit längerer Zeit im Streit über Reformen im Strafvollzug.

Ohne die geringsten Berührungsängste, von denen mittlerweile ein großer Teil des Pflegepersonals befallen war, näherte er sich bei seinen Hausinspektionen und in den Lazaretten den Erkrankten. Ohne sich, wie vorgeschrieben, mit Chlorgas durchräuchern zu lassen, begab er sich unmittelbar von der Behandlung kommend in die tägliche Ärztekonferenz. Während er als Cholera-Arzt in der Bevölkerung immer beliebter wurde, erregte er bei den Kollegen mit seinem Verhalten den größten Unwillen. Es sei geradezu ein Verbrechen, auf diese Weise die Ansteckung in der Stadt herumzutragen, warf man ihm vor. Kriegsgeneral-Gouverneur Golizyn, obwohl persönlich kein fanatischer Anhänger der Ansteckungstheorie, ermahnte ihn schriftlich, „die ängstlichen Gefühle der Kollegen und Mitbürger ein wenig zu schonen".[57]

Bald mischte sich in das lähmende Entsetzen der Bevölkerung auch ein anderes Element. Unter den in der Stadt gebliebenen unteren Schichten begann es beträchtlich zu gären: Auf Befehl Sakrewskis hatte man zu Markt ziehenden Bauern vor den Stadttoren den Einlaß verwehrt, so daß viele Lebensmittel knapp und teuer wurden.

[56] Zit. nach H. Müller-Dietz, *Friedrich Joseph Haass...*, S. 46.

[57] *A. a. O.*, S. 49; Lew Kopelew, *Der heilige Doktor Fjodor Petrowitsch. Die Geschichte des Friedrich Joseph Haass. Bad Münstereifel 1780 – Moskau 1853*, Hamburg 1984, S. 112 f. – F. J. Haass studierte in Jena und Wien Philosophie, Mathematik und Medizin. In Wien wurde er von der dort weilenden Zarenfamilie als Hausarzt engagiert und kam 1802 nach Moskau, wo er bald ein gesuchter Augenarzt war. 1827 lernte er das Elend der nach Sibirien zur Zwangsarbeit Verbannten kennen. Von da an widmete er sich bis an sein Lebensende vorrangig der Aufgabe, deren Lebensbedingungen auf den Transportmärschen und in den Gefängnissen zu verbessern. Sein Grab wird bis in die Gegenwart in Moskau in großen Ehren gehalten.

Das größte Mißtrauen erregten aber die Lazarette, in denen die Kranken wie in einem dunklen Loch, den Polizeiorganen ausgeliefert, zu verschwinden schienen. Um einem drohenden Tumult vorzubeugen, beschloß Zar Nikolaus I., Bedenken von Senatoren und Ärzten zum Trotz, persönlich in Moskau zu erscheinen. Am 29. September/11. Oktober traf er dort ein. Eine riesige Menschenmenge empfing ihn mit Hurra-Rufen. In offener Kutsche fuhr der Zar mehrmals durch die Straßen der Stadt, der Volksmenge zuwinkend. Gardekavalleristen und Leibkosaken vertrieben Bittsteller, die sich dem Wagen nähern wollten.[58] Für diese „Kühnheit" und den „Heldenmut", sich in eine verseuchte Stadt begeben zu haben, ließ sich Nikolaus I. im In- und Ausland feiern. Das deutsche Publikum konnte folgenden Kommentar zu der Reise des Zaren nach Moskau in der Presse lesen: „Europa bewunderte Katharina II., die sich die Pocken einimpfen ließ, um unseren Vätern ein aufmunterndes Beispiel zu geben. Was wird es jetzt sagen, wenn es vernimmt, wie bereitwillig Nikolaus ist, Mühen und Gefahren mit allen seinen Unterthanen zu theilen!"[59]

Als erste Maßnahme verfügte der Zar am Tage nach seiner Ankunft, daß das Verlassen von Moskau nur noch bis sechs Uhr abends des folgenden Tages möglich sein solle, von da an würden die Stadttore geschlossen werden. Wegen der schon spürbaren Teuerung sollten allerdings Ausnahmen für diejenigen gemacht werden, die mit Lebensmitteln und anderen „unentbehrlichen Bedürfnissen" kämen. Des weiteren gestattete der Zar Cholerakranken, die den Arzt und die Heilmittel aus eigener Tasche bezahlen konnten, sich zu Hause behandeln zu lassen. Die übrigen mußten weiterhin in die Lazarette. Der um die Stadt gezogene Militärkordon erschien Nikolaus unzulänglich, er ließ ihn daher durch weitere Soldaten verstärken. Zwischen den Posten wurden geladene Kanonen aufgestellt. Wer sich beim Durchschleichen erwischen ließ, sollte vor ein Kriegsgericht gestellt und gegebenenfalls erschossen werden.[60]

Zufrieden mit seinen durchgreifenden Maßnahmen, verließ Nikolaus am 12./19. Oktober Moskau, jedoch nicht ohne sich der vor-

[58] Th Schiemann, *Kaiser Nikolaus...*, S. 32 f.; L. Kopelew, *Der heilige Doktor...*, S. 114 f.

[59] *AZ* vom 7. 11. 1830; Th. Schiemann, *Kaiser Nikolaus...*, S. 33.

[60] W. A. Bremer, *Geschichtliche Nachrichten...*, I, S. 124; Theodor Zschokke, *Moskau und Petersburg beim Ausbruch der Cholera morbus*, Aarau 1832, S. 25 ff.

schriftsmäßigen zweiwöchigen Quarantäne zu unterziehen.[61] Wieder in Petersburg angekommen, erfuhr der Zar, daß die Zahl der Choleraopfer in Moskau weiterhin anstieg. Beleidigt degradierte Seine Majestät daraufhin den Oberarzt des Hospitals mit den meisten Sterbefällen zum Feldscher. Der „Erfolg" zeigte sich sofort: Fünf Tage lang kam aus den Lazaretten keine Todesmeldung mehr. Dann befahl der Zar, sämtliche zwanzig Moskauer Stadtteile durch Kordons untereinander zu isolieren. Kriegsgeneral-Gouverneur Golizyn versuchte ihm diesen Unsinn auszureden. Erst nach langer Unterredung zeigte sich Nikolaus so weit entgegenkommend, daß nur noch der am stärksten verseuchte Stadtteil Twer völlig abgesperrt werden sollte. Golizyn, der wegen dieser Maßnahme einen Volkstumult befürchtete, zögerte die Ausführung so lange hin, bis sie sich durch das Abklingen der Epidemie bei Wintereinbruch erübrigte. An seinem Namenstag, dem 6./18. Dezember, ließ Nikolaus alle Kordons im Moskowiter Gouvernement aufheben.

Die Moskauer Kaufmannschaft hatte wegen des darniederliegenden Wirtschaftslebens derartige finanzielle Einbußen erlitten, daß sie nicht in der Lage war, Handelsgeschäfte für die nächste Schiffahrtssaison einzuleiten. Auf dringendes Bitten hin gewährte ihnen der Zar wenigstens für einige Monate einen Bankkredit.[62] Nicht nur in Moskau, sondern auch in weiten Teilen des russischen Reiches standen die Fabriken still, der Handel stockte. Kriegsminister Tschernyschew sprach in einem Brief an Diebitsch von einer „furchtbaren Verlegenheit, wie Rußland sie in neuerer Zeit noch nicht erlebt hatte".[63] Einige Lokalbehörden beklagten sich, die Absperrungsmaßnahmen hätten größeres Unheil hervorgebracht als die Epidemie selber.[64] Dazu kam noch, daß sich Organe der Obrigkeit auf Kosten der Bevölkerung bereicherten: Die Moskauer Polizei entließ nur gegen Geldzahlung aus den Hospitälern. Glänzende Geschäfte machten sie mit den Betrunkenen, die, aus dem Rausch erwacht, sich schleunigst aus der Umgebung der wirklich Cholerakranken entfernen wollten. Daß

[61] *Preußische Staatszeitung*, Nr. 298 vom 27. 10. 1830, Beilage zur *AZ*, Nr. 315 vom 11. 11. 1830, in dem Privatschreiben wurde diese „Tat" wieder als „ein nie gesehenes Beispiel der Selbstverleugnung" gefeiert.

[62] *A. a. O.*, S. 36 f.; *Vossische Zeitung* vom 14. 12. 1830, Privatschreiben aus Moskau vom 26. 11. 1830.

[63] Th. Schiemann, *Kaiser Nikolaus...*, S. 37.

[64] *A. a. O.*, S. 35, Anm.

kordonstehende Soldaten, trotz aller Strafandrohung, für einen Geldbetrag jeden durchließen, war ein offenes Geheimnis. Der schlesische Arzt Ernst Barchewitz hat es selbst miterlebt:

„Der Bewohner Moskaus, der Bedürfnisse hatte, die ihm die Stadt nicht bot, erschien des Morgens am Cordon und ward als Eindringling über denselben hinausgewiesen; abends mit seinen erkauften Vorräthen zurückkehrend, ward er als Flüchtling in die Stadt zurückgetrieben. Dies geschah anfangs mit Einzelnen und kostete 20, auch 25 Silberkopeken; später gelangten kleine Gesellschaften von 20 bis 30 Menschen aus und in die Stadt, und zahlten auch nicht mehr."[65]

Bedeutende Einnahmen fielen auch dem Klerus zu. Auf dem Höhepunkt der Epidemie wurden aus der Moskauer Bevölkerung täglich bis zu 300 Prozessionen gefordert, die ein Geistlicher mit dem Bildnis der Mutter Gottes anzuführen hatte. Apotheker, die zu Hilfeleistungen auf das Land geschickt wurden, preßten den Bauern Bescheinigungen über erfolgreiche Behandlungen ab. Sie erzählten in der Dörfern, der Zar würde den von der Seuche schwer betroffenen Gemeinden Spanndienste und Abgaben erlassen, und erreichten damit, daß auch cholerafreie Dörfer entsprechende Zeugnisse ausstellten.[66] Die Apotheker konnten auf Belohnung ihres „Eifers" hoffen: Nikolaus geizte nicht mit Orden, Ehrenabzeichen und Rangerhöhungen für besondere Verdienste bei der Bekämpfung der Cholera.[67]

Anfang 1831 war die Seuche in Moskau so gut wie erloschen, es traten nur noch Einzelfälle auf. Bei den mit Ausbruch der Cholera eingetretenen Zuständen, vor allem der großen Fluchtbewegung, konnte das tatsächliche Ausmaß der Epidemie natürlich kaum erfaßt werden. So ist es kein Wunder, daß die statistischen Nachrichten einzelner Moskauer Behörden erheblich voneinander abweichen. In der deutschen Presse kursierte ein im Februar 1831 verfaßter amtlicher Abschlußbericht, in dem von 8731 Cholerakranken und 4543 Todes-

[65] Ernst Barchewitz, *Über die Cholera. Nach eigenen Beobachtungen in Rußland und Preußen,* Danzig 1832, S. 61; siehe auch Th. Zschokke, *Moskau und Petersburg...*, S. 19; Th. Schiemann, *Kaiser Nikolaus...*, S. 35.

[66] *Ebda.*

[67] Außerordentliche Beilage zur *AZ,* Nr. 223 vom 9. 12. 1830, Nr. 228 und 229 vom 13. 12. 1830. – Keine Auszeichnung erhielt F. J. Haass, dafür erlangte er aber als Choleraarzt eine solche Popularität in der Bevölkerung, daß er noch 17 Jahre später, bei der Cholera-Epidemie von 1848, vom Generalgouverneur aufgefordert wurde, die Stadtteile zu bereisen und die Bevölkerung zu beruhigen (H. Müller-Dietz, *Friedrich Joseph Haass...*, S. 51).

opfern die Rede ist.[68] Am 31. März 1831 wurde, nachdem sich wochenlang kein Krankheitsfall mehr ereignet hatte, in allen Moskauer Kirchen mit einem Dankgottesdienst das Ende der Epidemie gefeiert.[69]

Bereits im Frühjahr 1830 war die Cholera auch nördlich von Moskau in der Gegend von Perm ausgebrochen, seit dem Herbst dieses Jahres grassierte sie südlich und westlich der Stadt. Ende des Jahres zeigte sie sich auf der Krim und in der Ukraine, vor allem in Odessa griff sie heftig um sich. Erst ein Jahr zuvor hatte die Stadt auch unter der Pest zu leiden gehabt. Über diesen Zug der Cholera liegen jedoch nur spärliche Berichte vor. Spätestens im Februar 1831 schien aber auch in diesen Gegenden die Epidemie zunächst einmal erloschen zu sein.[70]

In St. Petersburg hatte man schon während der Moskauer Epidemie damit begonnen, sich auf einen Seuchenausbruch vorzubereiten: Mit Geldern der Kaufmannschaft und privaten Spenden (bis Anfang 1831 kamen 91 000 Rubel zusammen) wurden Lazarette eingerichtet, Wohlhabende verbarrikadierten sich mit gehorteten Lebensmitteln in ihren Wohnungen, angeblich drängte sich das Volk noch stärker als in gewöhnlichen Zeiten in die Kneipen. Zudem wurde St. Petersburg mit einem doppelten Militärkordon umgeben. Die Strenge, mit der die Kontumazvorschriften gehandhabt wurden, erlangte in ganz Rußland Berühmtheit: Es dauerte über fünfzig Tage, bis man alle Sperrlinien überwunden hatte und in die Stadt gelangen konnte. Auf diese Tatsache verwiesen die Behörden stolz als Grund, weshalb die Stadt von dem Seuchenzug des Jahres 1830 verschont geblieben sei.[71]

[68] Beilage zur *AZ,* Nr. 49 vom 18. 2. 1831; *Preußische Staatszeitung,* Nr. 43 vom 12. 2. 1831; W. A. Bremer, *Geschichtliche Nachrichten...,* III, S. 118, das vom „Conseil" in Moskau herausgegebene Bulletin verzeichnete bis zum 19. Februar 6551 Cholerakranke, von denen 3700 starben, 2335 genasen und 16 noch krank waren. – Die Einwohnerzahl Mosaus schwankte zwischen 250 000 und 300 000, zur Zeit der Epidemie lag sie mit Sicherheit noch niedriger. Demnach waren 2,5 bis 3,5% der Bevölkerung erkrankt und etwa 1,5% der Moskauer Einwohner an der Seuche gestorben.

[69] Beilage zur *AZ,* Nr. 107 vom 17. 4. 1831 und Nr. 148 vom 28. 5. 1831.

[70] *Cholera orientalis. Extrablatt zum allgemeinen Repertorium der gesammten medicinisch-chirurgischen Journalistik,* hrsg. von Carl Ferdinand Kleinert, 3 Bde., Leipzig 1831/32, Bd. 1, S. 21; *Die Pest zu Odessa im Jahre 1829,* in: *Magazin der ausländischen Literatur...,* 20 (1830), S. 297–301. – Bei dieser Seuche erkrankten 239 Menschen und starben 180, es wurden auch Kordon- und Häusersperren durchgeführt.

[71] G. Sticker, *Die Cholera...,* S. 117; E. Barchewitz, *Über die Cholera...,* S. 36; Th. Schiemann, *Kaiser Nikolaus...,* S. 32.

DRITTES KAPITEL

Die Cholera in Polen

Der polnische Aufstand und der russisch-polnische Krieg bis zum Cholera-Tod von General Diebitsch

Trotz der katastrophalen Verhältnisse, die die Cholera und ihre Bekämpfung in Rußland verursacht hatten, gab der Zar seine kriegerischen Pläne nicht auf. Er ließ den Kriegsminister Tschernyschew nach Berlin melden, daß die russischen Truppen bis zum 1. Januar 1831 marschbereit seien, was – keiner wußte es besser als der Kriegsminister selbst – in der Realität vollkommen unmöglich war. Nach wie vor fand Nikolaus bei seinen mit innenpolitischen Problemen beschäftigten Bundesgenossen Österreich und Preußen keinerlei Unterstützung. Bei dem preußischen Gesandten am Zarenhof, von Schöler, beklagte er sich bitter über die mangelnde Kriegsbereitschaft Friedrich Wilhelms III. Von Schöler berichtete nach Berlin seinen Eindruck, daß der Zar offensichtlich fest entschlossen sei, Preußen zu einem Krieg zu nötigen.

In allen drei Teilen des im Jahre 1815 in Wien zerstückelten Polen hatte die polnische nationale Bewegung durch die Juli-Revolution starken Auftrieb erhalten; im russisch-polnischen Warschau ebenso wie im preußischen Posen und im österreichischen Galizien. Metternich bat Rußland um militärische Unterstützung für die Truppenkonzentration an der galizischen Grenze, die der Zar mit den Worten ablehnte: „Sie wollen mich für die Aufrechterhaltung der Ruhe in einem Lande verantwortlich machen, dessen Sie infolge Ihres Systems der Bedrückung nicht sicher sind. Ich werde mir diese Mühe ersparen."[1]

Daß die nationale Erhebung in Warschau zum Ausbruch kommen könnte, hatte man in Rußland offensichtlich nicht erwartet. Seit

[1] Th. Schiemann, *Kaiser Nikolaus...*, S. 38.

„Kongreß-Polen" entstanden war, versuchten die Zaren – vor Nikolaus schon Alexander I. –, diesen polnischen Rest zu einer russischen Provinz zu machen. Auf dem Wiener Kongreß zugestandene verfassungsmäßige Rechte, wie zum Beispiel die Pressefreiheit, waren nie wirklich gewährt worden. Im Herbst 1830 gingen in Warschau Gerüchte um über die Absicht des Zaren, in Frankreich und Belgien einzumarschieren und dabei die polnische Armee als Vorhut gegen Paris marschieren zu lassen. Dies mag den Ausschlag gegeben haben, den Aufstand nicht länger hinauszuschieben.

Am Abend des 29. November 1830 stürmten etwa zwanzig junge adlige Zöglinge der Warschauer Militärschule das Schloß des Großfürsten Konstantin, eines Bruders des Zaren und Oberbefehlshabers der polnischen Armee. Diesem war es jedoch gelungen, sich seiner drohenden Ermordung durch die Flucht zu entziehen.

Unter dem Adligen Adam Czartoryski bildete sich in Warschau eine nationale Regierung, die versuchte, mit dem Zaren über die Bildung eines selbständigen polnischen Staates zu verhandeln, wovon dieser natürlich nichts wissen wollte. Der polnische Reichstag sprach daraufhin am 25. Januar 1831 der Dynastie Romanow die polnische Königskrone ab, Polen hatte sich somit endgültig von Rußland losgesagt. St. Petersburg fühlte sich zum Krieg herausgefordert: Anfang Februar 1831 überschritt russisches Militär die Grenze nach Polen. Den Oberbefehl hatte General Diebitsch, der sich zu Beginn des Aufstands noch in kriegstreibender Mission in Berlin aufgehalten hatte.

Die zahlenmäßig überlegenen Angreifer (ca. 170 000 Russen gegen 60 000 Polen) bereiteten am 25. Februar in einer Schlacht in der Nähe von Warschau der Armee der Aufständischen eine Niederlage. Aber zu einer Einnahme Warschaus ließ sich dieser Sieg nicht nutzen: Unter den russischen Soldaten wütete heftig die Cholera, so daß sich die Angreiferarmee zunächst wieder zurückziehen mußte. Am 26. Mai gelang es den Rusen von neuem, die Polen nahe der Stadt Ostrołęka anzugreifen und zu schlagen. Aber auch jetzt waren die Aufständischen noch nicht endgültig besiegt, die polnische Armee konnte sich in das gut befestigte Praha bei Warschau zurückziehen.

Der Zar, nach dessen Vorstellungen Warschau schon längst eingenommen und Polen als Provinz Rußland einverleibt sein sollte, ließ von St. Petersburg aus Diebitsch wegen seiner „Zaghaftigkeit" als Oberbefehlshaber absetzen und schickte als Nachfolger General Paskewitsch nach Polen. Davon erfuhr Diebitsch jedoch nichts mehr: Er erlag am 10. Juni im russischen Hauptquartier der Cholera, die nach wie vor in der russischen Armee herrschte.[2]

Spätestens seit Anfang April zeigten sich die ersten Cholerafälle auch in der polnischen Armee. Der polnische General Skrzynecki hatte schon einige Male seine Besorgnis in dieser Beziehung nach Warschau gemeldet, aber die neue Nationalregierung wollte keine Gerüchte über das Vorhandensein der Cholera aufkommen lassen und behauptete, es bestehe keinerlei Seuchengefahr. Seit dem 10. April, nachdem sich polnische und russische Regimenter bei Iganie eine fast zwölfstündige Schlacht geliefert hatten, kamen sowohl unter den polnischen Soldaten als auch bei den etwa 1600 russischen Kriegsgefangenen plötzliche Todesfälle und seltsame Krankheitserscheinungen vor. Betroffen waren vor allem diejenigen Truppen, welche die Nacht nach der Schlacht auf dem sumpfigen Boden des Kampffelds, ohne Nahrungsmittel, zum Trinken nur über das Wasser des Sumpfes verfügend, zubringen mußten. Wieder meldete General Skrzynecki seinen Choleraverdacht nach Warschau. Die Regierung schickte sofort eine ärztliche Kommission, deren Mitglieder jedoch keine Spur der Cholera entdecken wollten, sondern Nervenfieber und ähnliches diagnostizierten. Aber schon am folgenden Tag traten bei den meisten Erkrankten die typischen Symptome mit solcher Heftigkeit auf, daß am Vorhandensein der Cholera kein Zweifel mehr bestehen konnte. Dies wurde auch einige Tage später von vier aus Frankreich angereisten Ärzten bestätigt.[3]

[2] Th. Schiemann, *Kaiser Nikolaus...*, S. 41 f.; Anneliese Gerecke, *Das deutsche Echo auf die polnische Erhebung von 1830*, Phil. Diss., Wiesbaden 1964, S. 10 ff.; Theodor Stürmer, *Der Tod des Kaiserlichen General-Feldmarschalls Grafen Diebitsch Salbalkansky*, Berlin-Posen-Bromberg 1832, S. 8, 13, 27 f.; Friedrich von Smitt, *Geschichte des Polnischen Aufstandes und Krieges in den Jahres 1830 und 1831. Nach authentischen Quellen*, 2 Bde., 2. Aufl., Berlin 1848, Bd. 1, S. 251 ff., Bd. 2, S. 241 f., 277 f. – Johann Karl Friedrich Graf von Diebitsch (geb. 1785 im schlesischen Groß Leipe) war im Jahre 1801 als Offizier aus preußischen in russische Dienste gewechselt. 1812 schloß er mit General York die Konvention von Tauroggen. Im russisch-türkischen Krieg erzwang er den Übergang über den Balkan, was ihm den Grafentitel und den Beinamen „Salbalkansky" einbrachte.

[3] Carl Julius Remer, *Beobachtungen über die epidemische Cholera*, gesammelt in Folge einer in amtlichem Auftrage gemachten Reise nach Warschau, und mit höheren Orts eingeholter Genehmigung, Breslau 1831, S. 43 ff.; V. A. Riecke, *Mittheilungen...*, Bd. 3, S. 126 ff.

Die Cholera in Warschau

Kurz darauf, am 20. April, brach die Epidemie unter der Warschauer Bevölkerung aus. Hier wütete bereits seit einiger Zeit in allen Gesellschaftsschichten der Typhus, weshalb Tag und Nacht brennende Misthaufen in der Stadt rauchten. Die Cholera griff nach dem Augenzeugenbericht des Breslauer Arztes Carl Julius Remer vor allem „in den engen, dumpfigen und unreinlichen Straßen, welche neben dem Ufer der Weichsel liegen", um sich. Manche Häuser sollen ganz ausgestorben gewesen sein.

Der von der Ansteckungskraft der Seuche überzeugte Warschauer Gouverneur wollte die Stadt durch einen Kordon absperren, was ihm jedoch von der Nationalregierung verboten wurde. Um wenigstens jeden Kontakt der Einwohner mit der Armee zu unterbinden, ordnete er an, die cholerakranken Soldaten auf dem Flußwege an Warschau vorbei in ein Militärlager außerhalb der Stadt zu transportieren.

Für die Bevölkerung gab das Warschauer Medizinal-Kollegium eine Broschüre heraus. Die darin enthaltenen Empfehlungen hinsichtlich der Heilmittel, der diätetischen und hygienischen Vorbeugungsmaßnahmen sowie die angeordneten Polizeimaßnahmen waren den russischen Bestimmungen entlehnt. Häusersperren etc. standen in Warschau jedoch nur als Vorschriften auf dem Papier, um die tatsächliche Ausführung konnten sich die Behörden nicht kümmern, die Kriegssituation und die gleichzeitig herrschende Typhus-Epidemie verhinderten eine Fixierung auf die Cholera.[4] Als aber bekannt wurde, daß Feldärzte aus Angst vor Ansteckung den Dienst an Cholerakranken verweigerten und die Zahl der Erkrankten immer weiter anstieg, hielt man es in Warschau für notwendig, ein aus Zivil- und Militärärzten bestehendes „Central-Sanitäts-Comitée" zu bilden, welches Anfang Mai vom Innenministerium zu allen Verfügungen und Maßnahmen zur Bekämpfung der Cholera ermächtigt wurde.

Dieses Komitee sorgte als erstes dafür, daß die Transporte in das Militärlager, in dem die Sterblichkeit auch bei Leichterkrankten

[4] Karl Christian Hille, *Beobachtungen über die asiatische Cholera*, gesammelt auf einer nach Warschau im Auftrage der K. S. Landesregierung unternommenen Reise, Leipzig 1831, S. 23 f.; V. A. Riecke, *Mittheilungen...*, Bd. 3, S. 138. – Da in Warschau, wie in Polen überhaupt, keine Krankenlisten geführt wurden, ist das Ausmaß der Epidemie nicht zu ermitteln (hierzu C. J. Remer, *Beobachtungen...*, S. 51).

außerordentlich groß war, eingeschränkt wurden. Im Stadthospital trennte man für Cholerakranke eine eigene Abteilung ab, ein weiteres Lazarett wurde im Osten der Stadt errichtet. Die jüdische Bevölkerung baute einen Schuppen auf dem Hof ihres Spitals zum Cholerahospital um. Die Regierung stiftete einen Fond von 6000 Gulden und gewährte weitere 44 000 Gulden Kredit zur Unterstützung der armen Bevölkerung. Jeder anerkannt Arme, der cholera- oder typhuskrank war, erhielt unentgeltlich Medikamente.[5]

Die polnische Hauptstadt hatte sich mittlerweile zu einem internationalen Ärzte-Treffpunkt entwickelt. Am 18. Juni meldete die Warschauer Staatszeitung, in der Stadt befänden sich nicht nur Ärzte aus allen Gegenden Europas (Paris zum Beispiel schickte gleich sechs Mediziner), sondern auch aus Asien, Afrika und Amerika. Aus London war Mitte Juni, einer ausdrücklichen Einladung folgend, der Arzt Charles S. Searle eingetroffen. Fünfzehn Jahre lang hatte er im Dienst der Ostindischen Kompagnie Cholerakranke in Indien, vor allem in der Gegend um Madras, behandelt. Durch mehrere Werke über die Cholera und ihre Behandlung wurde er in der Ärzteschaft ganz Europas bekannt. Die Ostindische Kompagnie beurlaubte ihn für drei Monate, um, wie die offizielle Begründung hieß, „der polnischen Nation einen Beweis ihrer Theilnahme zu geben".[6]

Die Weiterverbreitung der Cholera in Polen und in die russischen Ostseeprovinzen. Ihre Annäherung an die preußischen Grenzen

In einem Bericht, den der polnische General Skrzynecki am 8. Juli an die Nationalregierung schickte, heißt es: „Die vom russischen Heere an unsere Gränzen gebrachte unglückliche Krankheit zeigt sich immer sogleich da, wo sich nur dessen Schaaren blicken lassen."[7] Dies war offensichtlich nicht nur eine feindselige Anschuldigung. Mehrere nach Polen gereiste ausländische Ärzte machten

[5] K. Ch. Hille, *Beobachtungen...*, S. 21, 25 f.

[6] *Allgemeine medicinische Zeitung*, Jg. 1831, S. 847, 956. – Die beiden bekanntesten Werke von Charles Searle sind: *Cholera Pathologically and Practically Considered*, Madras 1828 und *Cholera, its Nature, Cause and Treatment, with Original Views*, London 1830 (deutsch Berlin 1831).

[7] V. A. Riecke, *Mittheilungen...*, Bd. 3, S. 124.

unabhängig voneinander die Beobachtung, daß die Cholera während des Frühlings 1831 in denjenigen Gegenden ausbrach, die von den russischen Truppenzügen berührt wurden.[8]

Für den von der sächsischen Regierung nach Polen gesandten Arzt Karl Christian Hille begann mit dem russisch-polnischen Krieg sogar eine „neue Epoche der Seuche“, jetzt sei endgültig die Hoffnung verschwunden, daß sich die Cholera wieder in ihre Heimat zurückziehen oder sich wenigstens auf Rußland beschränken werde.[9] Hille hielt die russischen Grenzstädte Brest-Litowsk und Grodno, beide Sammelpunkte der Truppen, für die Ausgangsorte, von wo aus die Cholera nach Polen verschleppt wurde.

Den Nachrichten zufolge waren mehrere russische Soldaten in Brest an der Seuche erkrankt, die hier seit Anfang 1831 herrschte. Nachkommende russische Kavallerieabteilungen wurden, damit sie den „Ansteckungsstoff“ nicht aufnahmen, vom kommandierenden General im Galopp durch den Ort gejagt.[10] Gleichzeitig erschien die Cholera in dem Brest gegenüberliegenden polnischen Städtchen Terespol. Im Laufe des Monats wurden mehrere Orte an der von Brest nach Warschau führenden Landstraße befallen. Russische Truppen, unter ihnen schon viele Cholerakranke, waren hier entlanggezogen.

Ebenfalls dem russischen Truppenzug folgend, kam die Epidemie Ende April von Grodno in die im nordöstlichen Polen liegende Stadt Augustów und breitete sich auch in der umliegenden Woiwodschaft aus. Im Mai näherte sie sich bis auf einige Meilen der Grenze nach Ostpreußen. Südlich und südöstlich von Warschau wütete sie vor allem im Krakauer Gouvernement. Südwestlich, diesseits der Weichsel, brach die Cholera Ende Mai in Petrikau aus. Hier war die Sterblichkeit außerordentlich groß, weil der Seuchenausbruch die Stadt völlig unvorbereitet traf. In aller Eile wurden Militär-Pferdeställe in Lazarette umgewandelt. Für das Problem der Armenversorgung fand man nur die rabiate Lösung, die ärmsten Familien aus der Stadt zu verweisen. Anfang Juli griff die Epidemie in dem Wallfahrtsort Częstochowa sowie in dem eineinhalb Meilen davon entfernten, unmit-

[8] K. Ch. Hille, *Beobachtungen...*, S. 1 f., [Scipion Pinel,] *Über die Cholera im Königreiche Polen*. Aus einem Sendscheiben des Dr. Scipion Pinel, der Zeit zu Warschau, an C. F. von Graefe, in: *Journal der Chirurgie und Augenheilkunde*, 15 (1831), S. 691–695, 16 (1831), S. 268–279.

[9] K. Ch. Hille, *Beobachtungen...*, S. 1.

[10] C. J. Remer, *Beobachtungen...*, S. 46.

telbar an der schlesischen Grenze liegenden Dorf Lobodna um sich. Erntearbeiter, von Warschau aus in ihre Heimat entlassen, gerieten in den Verdacht, die Cholera hier eingeschleppt zu haben. Westlich von Warschau traten Cholerafälle in der Umgebung der Landstraße nach Kalisch auf. In Kalisch selbst, dicht an der Grenze zum Großherzogtum Posen gelegen, brach die Seuche Ende Juni aus.[11]

Schon seit dem 20. Mai hatte sich die Cholera in der an der Mündung der Düna gelegenen Seehandelsstadt Riga, der Hauptstadt der russischen Ostseeprovinz Livland, gezeigt. Auf welche Weise sie dort hingekommen war, ließ sich nicht genau ermitteln. Im benachbarten Kurland erscheinende Zeitungen verdächtigten Flußschiffer, die auf ihren mit Getreide beladenen Barken aus dem Innern Rußlands angekommen waren. Andere Stimmen hielten eine Einschleppung aus dem Nachbargouvernement Litauen für wahrscheinlich. Erwähnt werden in diesem Zusammenhang Transporte von polnischen Kriegsgefangenen, die russische Soldaten durch Riga führten. Seit sich im April 1831 die nationalen Unruhen auf Litauen ausgedehnt hatten, kam es auch in dieser Gegend zu Kampfhandlungen zwischen russischen und polnischen Soldaten.

In den ersten Tagen verheimlichte man in Riga wegen der Handelsinteressen in der Stadt die Krankheit und warf die Choleraleichen in die Düna, bis sich, als schließlich täglich mehr als hundert Menschen erkrankten, die Existenz der Seuche nicht mehr verbergen ließ. Der Zar ließ 50 000 Rubel für „dürftige Witwen und Waisen“ der Stadt anweisen. Zwanzig Sträflinge kamen in den Hospitälern als Krankenwärter und auf den Friedhöfen als Totengräber zum Einsatz. Ihnen wurde Begnadigung beim Erlöschen der Seuche zugesichert.

Aber die Rigaer Ärzteschaft und Stadtverwaltung entschieden sich bald dafür, die Cholera als nicht ansteckend anzusehen. Es gab weder Häusersperren noch wurde der Verkehr mit den umliegenden Ortschaften unterbrochen. Bis zu ihrem endgültigen Erlöschen Mitte August erkrankten nach offiziellen Angaben 4917 Menschen (ca. 8% der zur Zeit der Epidemie aus ca. 40 000 Einwohnern und etwa 20 000 Fremden bestehenden Bevölkerung), 1913 Personen starben (ca. 3% der Bevölkerung). Über ein Drittel der Erkrankungen und etwa die Hälfte der Todesfälle ereigneten sich in den ersten drei Wochen nach Ausbruch der Krankheit.

[11] K. Ch. Hille, *Beobachtungen...*, S. 2 ff.; V. A. Riecke, *Mittheilungen...*, Bd. 3, S. 152 ff.

In der übrigen Provinz Livland verlief die Cholera recht glimpflich. Von Ende Mai bis Anfang Juli kamen bei einer Gesamtbevölkerung von ca. 600 000 Menschen nur 180 Cholerafälle vor, von denen die allermeisten, nämlich 150, auf den Kreis Riga entfielen. In der südlich angrenzenden Provinz Kurland hatte vor allem die Hauptstadt Mitau unter der Epidemie zu leiden. Sie brach hier, wie in Riga, Ende Mai aus, die ersten Opfer waren Soldaten. Bis zum 21. Juli erkrankten 855 Menschen (ca. 7% der Bevölkerung), 455 starben (fast 4% der Bevölkerung). Im Unterschied zu Livland wurden von den Kurländern mehrere Sperr- und Quarantänemaßnahmen getroffen: In Mitau gab es eine achttägige Häusersperre, auf allen Wegen in der Provinz errichtete man Schlagbäume, die nur mit Gesundheitspässen Versehene passieren durften. Eine Maßnahme, die sich jedoch nur auf Zivilpersonen anwenden ließ, die vielen Truppenzüge und Transporte von Kriegsgefangenen blieben davon unberührt. Dennoch breitete sich die Cholera in den ländlichen Gebieten Kurlands nicht weiter aus, hier traten nur vereinzelte Cholerafälle auf.

Gleichzeitig herrschte die Seuche auch in der kleinen Stadt Polangen an der baltischen Ostseeküste, die auch in schrecklicher Weise von den Kriegshandlungen in Mitleidenschaft gezogen wurde. Ein Teil der Einwohner war deshalb bereits geflohen. Zunächst grassierte die Cholera nur unter den russischen Truppen, griff aber auch bald auf die Bevölkerung über. Vor allem unter den zurückgebliebenen ärmeren Bewohnern, die in den Trümmern der fast völlig abgebrannten Stadt hausten, forderte sie ihre Opfer.[12] Mit dem Wüten der Epidemie in dieser Grenzstadt war seit Ende Mai auch der äußerste Nordosten der preußischen Monarchie von der Cholera bedroht.

[12] V. A. Riecke, *Mittheilungen...*, Bd. 3, S. 155 ff.; vgl. auch [Heinrich Bidder], *Erfahrungen über die Verbreitungsweise der Cholera.* Bericht des Hofraths Dr. Bidder, Inspector der Kurländischen Medicinal-Verwaltung, an die Königlich-Preußische Immediat-Commission zur Abwehr der Cholera, in: *Magazin für die gesammte Heilkunde,* 36, NF 12 (1831), S. 139–197; L. Dyrsen/B. F. Baerens (Hrsg.), *Beobachtungen und Erfahrungen über die epidemische Cholera in Protokollextracten der Versammlung sämmtlicher Ärzte Rigas zur Zeit der daselbst herrschenden Cholera-epidemie,* Riga-Dorpat 1831.

VIERTES KAPITEL

Die staatlichen Abwehrmaßnahmen in Mitteleuropa

Erste Sicherungsvorkehrungen der österreichischen Regierung

Schon im Herbst 1830 hatte die russische Regierung angeregt, die wissenschaftliche Beschäftigung mit der Cholera zu einer gesamteuropäischen Angelegenheit zu machen: „Die allmähliche Verbreitung derselben bedroht ganz Europa mit den schrecklichsten Folgen. Die russische Regierung, berücksichtigend das allgemeine Wohl, hält es für nöthig, alle Ärzte in Rußland, Deutschland, Ungarn, England, Schweden, Dänemark und Italien aufzufordern, diese epidemische Krankheit zu untersuchen und zu beschreiben." Abhandlungen darüber sollten bis spätestens 1./13. September 1831 beim Medizinalrat in St. Petersburg eingegangen sein, für die beste war eine Prämie von 25 000 Rubeln ausgesetzt.[1] Die Tatsache, daß weder die französische noch die niederländische Regierung angesprochen wurde, erklärten sich spöttische Zeitgenossen damit, daß diese „mit dem noch gefährlicheren Gift der Revolution angesteckt" seien.[2]

Neben Rußland sahen es nun auch die beiden anderen absolutistischen Monarchien Österreich und Preußen als ihre Aufgabe an, ein „Bollwerk" gegen die Seuche zu bilden. Im November 1830 setzte die österreichische Regierung das preußische Außenministerium über schon ergriffene Maßnahmen in Kenntnis. Metternich hatte die Bildung einer Kommission angeordnet, die sich aus Mitgliedern der Geheimen Hof- und Staatskanzlei, der Königlich-Ungarischen sowie der Königlich-Siebenbürgischen Hofkanzlei, des Hofkriegsrats und der Wiener Medizinischen Fakultät zusammensetzte. Dieses Gremium unterbreitete Kaiser Franz I. „zweckdienliche Mittel", welche

[1] Der Aufruf erging in verschiedenen europäischen Zeitungen, z. B. auch in der Beilage zur *AZ*, Nr. 285 vom 12. 10. 1830.

[2] *Das Ausland*, Nr. 297 vom 24. 10. 1830, S. 1188.

am 21. November Gesetzeskraft erhielten: Ihnen gemäß wurden die Sperrlinien an den russischen Grenzländern verstärkt oder neu errichtet, aus Choleragegenden kommende Personen durften erst nach einer Quarantänezeit, wie sie für Pestverdächtige zweiten Grades vorgeschrieben war, die Grenze passieren. Für russische Briefe war eine sorgfältige Durchräucherung vorgeschrieben. Die Wiener Medizinische Fakultät erhielt den Auftrag, eine Anleitung zur Behandlung der Krankheit auszuarbeiten, zwei Ärzte wollte man auf Staatskosten nach Rußland schicken. Mit diesen Maßnahmen war, wie es hieß, „nicht nur jeder Gefahr für den Gesundheitszustand der Bewohner des Österreichischen Kaiserstaates in dieser Beziehung nach aller Möglichkeit vorgebeugt, sondern sie können auch dem übrigen Europa, für welches der Österreichische Kaiserstaat gleichsam die Vorhuth gegen solche einbrechenden Seuchen bildet, zur vollen Beruhigung dienen".[3]

Vier Wochen später erschien in Wien und Budapest eine weitere Instruktion, in welcher ausdrücklich betont wurde, daß die Cholera in sanitätspolizeilicher Hinsicht als Pest zu betrachten sei. Für ihre Ansteckungsfähigkeit lägen „viele und auffallende Beweise" vor, obwohl diese von „vielen Ärzten noch nicht bis zur vollen Evidenz erwiesen zu seyn scheint, ja sogar von verschiedenen, besonders Englischen Ärzten gänzlich geläugnet wird".[4]

Die Maßnahmen der preußischen Regierung

Am 6. November 1830 fragte das preußische Außenministerium beim Innenminister an, ob man, falls sich die russischen Maßnahmen als ungenügend herausstellen sollten, eigene Vorkehrungen gegen die Ausbreitung der Cholera treffen wolle. Auch England habe seine sämtlichen Zoll- und Quarantänebehörden „zur strengsten Beobachtung der Vorsichtsmaßnahmen gegenüber Ankömmlingen aus Rußland" angehalten.[5]

[3] Geheimes Staatsarchiv Preußischer Kulturbesitz, Berlin-Dahlem (im folgenden GStA PK zitiert), Rep. 77, Tit. 247, Nr. 1, Bd. 1, Bl. 37 f.

[4] Georg Sticker, *Bekämpfung der asiatischen Cholera vor hundert Jahren,* in: *Klinische Wochenschrift,* 9,1 (1930), S. 612–616, 613; Abdruck der Instruktion in: *Hufelands Journal,* 72 (1831), 2. St., S. 125–136.

[5] GStA PK, Rep. 77, Tit. 247, Nr. 1, Bd. 1, Bl. 3.

Innenminister Gustav von Brenn trug dieses Problem in einem Brief vom 19. November Kultusminister Altenstein vor.[6] Er fragte, ob es Preußen nicht möglich sei, ähnliche Maßnahmen an den Grenzen zu ergreifen, wie sie von der Österreichischen Regierung getroffen würden. Darauf erwiderte Altenstein, dies sei zwar sehr zu wünschen, aber aus folgenden Gründen seiner Ansicht nach unausführbar: „Österreich besitzt bereits vollständig eingerichtete Quarantäne-Anstalten und seine Militär-Verfassung an den Grenzen des Reichs macht es ihm möglich, einen Sanitäts-Cordon zu ziehen und mittelst desselben auf die strenge Befolgung der gegebenen Medizinal-Gesetze wachen zu lassen, ohne welche gleichzeitige Maaßregel jedes Bemühen, Krankheiten auf polizeilichem Wege abzuhalten, nur fruchtlos sein kann und ohne den Zweck zu erreichen, blos den Handel erschwert, die Staatskassen mit enormen Auslagen belastet, und den Unterthan unnütz quält."[7]

Am 20. November meldete das Oberpräsidium von Posen, die Cholera sei bereits nach Litauen eingedrungen. Eine Anfrage in Warschau habe ergeben, daß man in Polen an keinerlei Sicherheitsmaßnahmen denke. Der Generalkonsul in Warschau, Schmidt, berichtete am selben Tag von einer erneuten Intensivierung der Epidemie in Rußland. Jetzt blieben auch nicht mehr, wie früher, die höheren Schichten von der Krankheit verschont.[8]

Aus diesen Meldungen folgerte Altenstein, daß die von Rußland ergriffenen Maßregeln nicht mit der „erforderlichen Strenge" durchgeführt würden und sich auch als ungeeignet erwiesen hätten, die Seuche im eigenen Lande einzudämmen. Er sah sich gezwungen, doch einige „vorläufige Einleitungen" zu treffen. Deshalb beauftragte er den Geheimen Ober-Medizinalrat Johann Nepomuk Rust, sich mit den Mitgliedern der zum Kultusministerium gehörenden wissenschaft-

[6] Gustav Freiherr von Brenn (1772–1838) war von 1825–1830 Regierungspräsident in Merseburg. Von 1830–1835 fungierte er als „Minister des Innern und der Polizei". Von 1835 an war er nur noch für das Gewerbewesen als ein Ressort des Innenministeriums zuständig. – Karl Freiherr vom Stein zum Altenstein (1770–1848), ehemaliger preußischer Finanzminister und Zivilgouverneur von Schlesien, leitete seit 1817 das neu gegründete „Ministerium für geistliche, Unterrichts- und Medizinalangelegenheiten". Ende 1838 schied er wegen Krankheit aus dem Dienst.

[7] GStA PK, Rep. 77, Tit. 247, Nr. 1, Bd. 1, Bl. 34 f. – Das Schreiben Brenns wird nur in der Antwort des Kultusministers erwähnt.

[8] *A. a. O.*, Bl. 59 f., 80.

lichen Deputation für das Medizinalwesen zu treffen. Sie sollten sich „über die wahre Natur der Krankheit gemeinschaftlich beraten" und alle erforderlichen Polizeimaßnahmen und Instruktionen ausarbeiten.[9]

In einem früheren Brief an Brenn hatte Altenstein seine Absicht ausgesprochen, „einige einsichtsvolle, mit der Medizinal-Polizei vertraute Ärzte" zur Berichterstattung nach Rußland zu schicken, damit er sich von dem Verlauf der Epidemie und den dort getroffenen Maßnahmen ein genaueres Bild machen könne, als es aufgrund der vorliegenden Nachrichten möglich sei.[10] Vier Ärzte wurden hierzu auserwählt: Johann Christoph Albers, Kreisphysikus im ostpreußischen Regierungsbezirk Gumbinnen, und Dr. Quincke aus Berlin, die die Cholera unter wissenschaftlich-theoretischem Aspekt beobachten sollten, sowie Edmund Dann, ebenfalls aus Berlin, und Ernst Barchewitz aus Schmiedeberg im Riesengebirge, die sich mit der praktisch-therapeutischen Seite zu befassen hatten. Am 10. Dezember 1830 genehmigte König Friedrich Wilhelm III. diese Reisen und

[9] *A. a. O.*, Bl. 34 R, 35, Schreiben Altensteins an Brenn vom 24. 11. 1830. – Johann Nepomuk Rust wurde 1775 auf Schloß Johannisberg zu Jawornik in Österreichisch-Schlesien geboren. Die ihm vorbestimmte militärische Laufbahn brach er bereits als Siebzehnjähriger ab. Statt dessen studierte er zunächst Rechtswissenschaft in Wien, anschließend in Prag Medizin. Im Jahre 1802 war er Lehrer für Anatomie, Chirurgie und Geburtshilfe in Olmütz. 1803 wurde er ordentlicher Professor im damals österreichisch besetztem Krakau, wo er bis zum Jahre 1809 blieb. Er promovierte erst 1808 zum Dr. med. In Krakau errichtete er eine medizinisch-chirurgische Anstalt und ein chirurgisches Museum; er führte dort auch die Pockenschutzimpfung ein. In den Jahren 1805 und 1809 wirkte er bei der Bekämpfung von Epidemien, vermutlich Pocken und Fleckfieber, mit. 1810 kam er nach Wien, wo er die Stelle eines Primar-Chirurgen im Allgemeinen Krankenhaus erhielt. 1815 ging er auf das ihm während des Wiener Kongresses von der preußischen Regierung gemachte Angebot ein, als Militärarzt in den preußischen Staatsdienst zu treten. Nach den Befreiungskriegen wurde er außerordentlicher Professor zunächst an der Berliner medizinisch-chirurgischen Akademie für das Militär, ab 1818 auch an der Universität. Außerdem war er Erster Wundarzt an der Charité, seit 1821 vortragender Rat im Kultusministerium und seit 1829 Präsident des von ihm geschaffenen Kuratoriums für Krankenhausangelegenheiten. 1834 wurde er Leibarzt des Kronprinzen, 1840, bei dessen Thronbesteigung, Erster Königlicher Leibarzt. Wegen zunehmender Augenschwäche lebte er seit 1838 überwiegend auf seinem Landgut Klentsch in Schlesien. Hier starb er am 9. 10. 1840.

[10] GStA PK, Rep. 77, Tit. 247, Nr. 1, Bd. 1, Bl. 5 R, Schreiben vom 12. 11. 1830.

wies Finanzminister von Maaßen an, dafür eine Summe von vier- bis fünftausend Reichstalern zur Disposition zu stellen.[11]

Unterdessen fand das erste Treffen der von Altenstein ins Leben gerufenen Cholera-Kommission statt. Vertraut waren die Anwesenden nach eigenen Aussagen mit Berichten über die Choleraausbrüche in Indien seit dem Jahre 1817 sowie mit den Nachrichten über die Astrachaner Epidemie von 1823 und die Orenburger des Jahres 1829. Die Meldungen über den diesjährigen Seuchenzug in Rußland erschienen ihnen zwar ungenau und voller Widersprüche, jedoch waren die wichtigsten von Graf Sakrewski befohlenen Maßnahmen durch Übersetzungen der Ukasse bekannt.[12] Das Resultat ihrer Beratung legte die Kommission am 13. Dezember dem Innenminister vor. Ausdrücklich wurde als Prämisse festgestellt, daß die Cholera kontagiöser Natur sei. Dafür spreche ohne Zweifel das Folgende:

„1. Die Krankheit herrscht zu gleicher Zeit in sehr verschiedenen und sehr weit entlegenen Gegenden in der Krim, an den Ufern des Schwarzen Meeres, und in Moscau, Kasan und Kiew. Dies wäre nicht möglich, wenn sie lediglich von der Beschaffenheit der Atmosphäre abhinge, da diese in so verschiedenen Himmelsstrichen sehr verschieden sein muß. Sie kann also nicht die Ursache einer und derselben in so verschiedenen Gegenden herrschenden Krankheit sein...

2. Mehrere glaubwürdige und erfahrene englische Ärzte haben hiermit übereinstimmend die indische Cholera für contagiös erklärt, namentlich Steuart und Philips in ihrem 1819 in Bombay ... erschienenen aus den Rapporten von 14 britischen Ärzten zusammengesetzten Berichten ... und es spricht in der That auch ihre allmählige und ungeheure Verbreitung dafür...

[11] *A. a. O.*, Bl. 82. – Johann Christoph Albers (1795–1857), späterer Direktor der Berliner Tierarzneischule. Er galt als enger Vertrauter von J. N. Rust. – Edmund Dann (1805–1851) stammte aus Danzig. Nach seiner Rückkehr aus Rußland leitete er im Sommer 1831 in seiner Heimatstadt ein Cholera-Lazarett. Anschließend habilitierte er sich und wurde erster Dozent für Ohrenheilkunde an der Berliner Universität. – Eugen Ernst Heinrich Barchewitz wurde 1785 in Oels bei Breslau geboren. Sein Medizinstudium absolvierte er in Halle. Von 1806 bis zu seinem Tod im Jahre 1852 wirkte er als Arzt in der Leineweberstadt Schmiedeberg (Riesengebirge). Nach 1831 wurden ihm zahlreiche Angebote gemacht, in den russischen Staatsdienst zu treten, die er aber alle ablehnte. 1838 ernannte ihn der König zum Hofrat. – Über Quincke ließen sich keine biographischen Angaben ermitteln.

[12] GStA PK, Rep. 77, Tit. 247, Nr. 1, Bd. 1, Bl. 86, Schreiben an Brenn vom 13. 12. 1830 (Bl. 84–90 R); Übersetzung der russischen Ukasse: Bl. 104 ff.

3. Ebenso haben auch namhafte russische Ärzte ... die im Jahre 1823 in Astrachen ausgebrochene Cholera für ansteckend erklärt und es nicht für zweifelhaft gehalten, daß sie mit Schiffen nach Astrachan gekommen ist. – Nicht weniger sind andere russische Ärzte, namentlich von Rang, im Jahre 1829 der Meinung, daß auch diese eine contagiöse Natur gehabt habe.
4. Die indische Cholera zeigt keine Abhängigkeit von der individuellen Disposition der Menschen, wie das bei Krankheiten der Fall ist, welche von er Beschaffenheit der Atmosphäre und ähnlichen allgemein verbreiteten schädlichen Einflüssen herrühren. Nach den letzten Berichten findet dies auch in Rußland statt, wo sie bereits auch auf die Individuen höherer Stände übergegangen ist. Sie befiel jedes Alter, Geschlecht und Temperament; alle Menschenracen, Indier, Chinesen, Malayen, Araber, Neger, Türken und Europäer; sie hing nicht von der Temperatur der Luft ab, denn die Verheerungen fanden in jeder Jahreszeit ... statt. Sie beschränkte sich nicht bloß auf feuchte Gegenden, sondern zeigte sich auch in Gebirgsgegenden, wie in Nepal, auf den höheren Punkten von Isle de France, in den Sandwüsten Arabiens; noch auf schlechte Nahrung, wie die Fische des Ganges, und den schlechten Reis ... von dem man die Krankheit hat herleiten wollen ... sie verbreitete sich nicht durch die Winde, sondern nahm vielmehr oft eine den Winden entgegengesetzte Richtung, wie z. B. als sie sich aus Bengalen nach Dekkan ... verbreitete. Eben auf solche Weise verhalten sich aber contagiöse Krankheiten, deren Ursache, das Contagium, von den genannten Verhältnissen mehr oder weniger unabhängig ist und eine bei weitem allgemeiner verbreitete, bei den meisten Menschen stattfindende Empfänglichkeit vorfindet.
5. Wenn auch die Cholera ursprünglich, in ihrem Vaterlande Ostindien eine aus atmosphärischen Einflüssen hervorgegangene, nicht contagiöse Krankheit gewesen sein sollte, so würde dieses doch keineswegs der Annahme einer jetzt und in anderen Ländern statt findenden ansteckenden Beschaffenheit derselben entgegenstehen."

Als überzeugendster Beweis für die Kontagiosität galt der Kommission die Tatsache, daß das von einem dreifachen Kordon umgebene St. Petersburg bislang verschont geblieben war, während die Epidemie in weniger gesicherten Gebieten immer weiter um sich griff.

Nicht sicher war man sich, mit welchem Kontagium der „Ansteckungsstoff" der Cholera mehr Ähnlichkeit hatte: mit dem des Typhus oder mit dem der Pest. Wäre das erstere der Fall, brauchte man keine strengen Abwehrmaßnahmen, da die einbrechende Winterkälte den Ansteckungsstoff unschädlich machen würde. Sollte es sich bei der Cholera jedoch um eine Abart der Pest handeln, bei der statt der Drüsen die Verdauungsorgane ergriffen würden und statt der Beulen Durchfall und Erbrechen aufträten, seien scharfe Sicherheitsvorkehrungen an den Grenzen nötig, denn dann müßte man davon ausgehen, daß das Kontagium sehr lange an Personen und Gegenständen haften bleibt. Da aber die Errichtung und Unterhaltung womöglich sogar mehrerer Sanitätskordons ungeheure Kosten verursachen würde, dürften derartige Maßregeln „nicht ohne den vollsten Beweis ihrer unvermeidlichen Nothwendigkeit" getroffen werden. So wurde den vier im Auftrag des preußischen Staates nach Rußland reisenden Ärzten die Klärung dieser Frage zu einer Aufgabe von „höchster Wichtigkeit" gemacht, posttäglich sollten Berichte darüber eingehen.[13]

Als vorläufige Maßnahmen, solange diese Berichte noch nicht vorlägen, schlug man die Einführung von Gesundheitsattesten für Reisende aus Choleragebieten vor sowie die Errichtung einer Sanitätsbeobachtungslinie und die Vorbereitung eines Grenzkordons. Verhaltensanweisungen für die Bevölkerung und weitere Schutz- und Hilfsmaßregeln sollte der Vorsitzende der Kommission, Rust, zusammen mit Ober-Medizinalrat Behrnauer in einer Instruktion ausarbeiten.[14]

Die Entscheidung, daß die Cholera wie die Pest unmittelbar von Mensch zu Mensch übertragbar zu sein hatte, war also schon vor der Abreise der vier Ärzte nach Rußland gefallen. Dabei hatte sich die Kommission ausgerechnet auf die Autorität englischer Ärzte, der klassischen Vertreter des Antikontagionismus, berufen. In der von Steuart und Philips 1819 herausgegebenen Gutachtensammlung wird angesichts der ungewohnten Wanderbewegungen von der Kontagiosität der Cholera lediglich als Möglichkeit gesprochen. Ein Jahr später erklärte der Gesundheitsrat von Kalkutta aufgrund von etwa hundert ärztlichen Berichten die Seuche für nicht unmittelbar ansteckend.[15] Zudem war den Versammelten bekannt, daß sowohl bei der

[13] GStA PK, Rep. 77, Tit. 247, Nr. 1, Bd. 1, Bl. 86–87; Edmund Dann, *Bericht über die im Auftrage eines Hohen Königl. Preuß. Ministerii Behufs der Untersuchung der Cholera nach Rußland unternommenen Reise*, in: *Archiv für medizinische Erfahrung*, Jg. 1832, I, S. 118–208 und 302–378, 119.

[14] GStA PK, Rep. 77, Tit. 247, Nr. 1, Bd. 1, Bl. 88.

[15] Zit. nach: *Magazin der ausländischen Literatur...*, 4 (1822), S. 261 f.

Astrachaner Epidemie 1823 als auch bei der Orenburger von 1829 die ortsansässigen Ärzte jede Übertragbarkeit durch Ansteckung geleugnet hatten. Auf Kontagiosität beharrte jedesmal der weit vom Schauplatz entfernte St. Petersburger Medizinalrat. Im März 1831 berichtete der reisende Cholera-Arzt Johann Christoph Albers, daß dies bei der Moskauer Epidemie ebenso der Fall gewesen sei.[16]

Sein Kollege Ernst Barchewitz erzählte aus Petersburg von einem Fall staatlich verordneter kontagiöser Gesinnung, den er von dem Chef des Zivil-Medizinalwesens, Joseph Rehmann, gehört hatte. Dieser habe den Bericht eines Arztes aus einer Stadt, in der die Cholera heftig um sich griff, erhalten. Der Berichterstatter hatte darauf bestanden, keine Ansteckung von Mensch zu Mensch beobachtet zu haben. Rehmann erteilte ihm daraufhin schriftlich eine „derbe Zurechtweisung". Bald darauf traf die Versicherung des Arztes ein, er habe seine Meinung über die Kontagiosität gänzlich geändert.[17] Wie der schlesische Arzt Lichtenstädt berichtete, hatten auch in St. Petersburg selbst viele Ärzte nicht den Mut, den Behörden gegenüber ihre antikontagionistische Gesinnung zu vertreten, oftmals sprachen sie sich gegen die eigene Überzeugung für eine direkte Ansteckungsfähigkeit der Seuche aus.[18] In Preußen galt bald der Obermedizinalrat Johann Nepomuk Rust als die treibende Kraft, die Kontagiosität auch hier zum Staatsdogma machen zu wollen.[19]

Im Januar 1831 brachen die vier preußischen Ärzte zu ihrer Rußlandreise auf. Am 20. dieses Monats unterrichteten Albers und Quincke Minister von Altenstein über ihre Ankunft in der litauischen Hauptstadt Wilna. Von einem Handlungshaus dieser Stadt wurde ihnen durch Vermittlung des Oberpräsidenten der Provinz Preußen

[16] [Johann Christoph Albers,] *Auszug aus einem amtlichen Berichte des Königl. Preuß. Regierungs- und Medicinal-Raths Dr. Albers, Moskau, den 9./21. März 1831,* in: *Magazin für die gesammte Heilkunde,* 34 (1831), S. 382–400, 389.

[17] E. Barchewitz, *Über die Cholera...,* S. 35 f.

[18] J. R. Lichtenstädt, *Rußland 1829,* S. 98. – Jeremias Rudolph Lichtenstädt wurde 1792 im schlesischen Groß-Glogau geboren. 1823 erhielt er in Breslau den Lehrstuhl für Medizin und Chirurgie, im Herbst 1830 ließ er sich als Arzt in St. Petersburg nieder. Er starb 1849 in Breslau.

[19] Carl Ignatius Lorinser, *Eine Selbstbiographie.* Vollendet und herausgegeben von seinem Sohn Franz Lorinser, 2 Bde., Regensburg 1864, Bd. 2, S. 13; *Freimüthige Beleuchtung des Benehmens der Berliner verordnenden Contagionisten,* Berlin 1831, S. 5; Adolf Streckfuß, *500 Jahre Berliner Geschichte. Vom Fischerdorf zur Weltstadt,* 2 Bde., 4. Aufl., Berlin 1886, Bd. 2, S. 7.

Theodor von Schön ein Kredit von 1000 Reichstalern überreicht. Die gleiche Summe hatte von Schön der Gumbinner Regierungs-Hauptkasse als Reisekosten-Vorschuß überwiesen, den sich alle vier Ärzte teilen mußten.

Ihre Forschungen über das Wesen des Cholera-Kontagiums wurden jedoch dadurch erschwert, daß die Seuche zu dieser Zeit fast überall in Rußland – vorübergehend, wie sich zeigte – am Erlöschen war. Albers berichtete, Krankheitsfälle träten jetzt fast nur noch in einer einzigen, hauptsächlich von Juden bewohnten Stadt südwestlich von Moskau auf. Beruhigend erschien ihm, daß sich die Seuche „mehr in der Richtung gegen die Kaiserlich Österreichische als gegen unsere Grenze" bewege.[20]

Im März und April wurde der Cholera-Alarm in Preußen vorerst wieder gemildert. Die vier Ärzte waren nach Moskau gereist, wo es Barchewitz gestattet wurde, ein Lazarett zu leiten. Als hier die Epidemie im März erloschen war, zogen Albers und Quincke weiter die Wolga entlang, wo sie Gerüchten zufolge noch herrschen sollte. Aber schon bald meldete Albers: „So ist in diesem Augenblicke meines Wissens, ganz Rußland von der Cholera frei; in der letzten Zeit hat sich die Krankheit noch an mehreren Orten, aber schwach und nur kurze Zeit gezeigt."[21]

Anfang März wurde den Oberpräsidenten der Provinzen Preußen, Schlesien und Posen vom preußischen Innenministerium mitgeteilt, daß für Preußen nach dem Verschwinden der Cholera in Rußland zur Zeit kein Anlaß mehr zur Besorgnis und damit auch keine Notwendigkeit „für Handel und Verkehr lähmende und das Publikum unnötig aufregende Abwehrmaßnahmen" bestehe. Andererseits aber mache „die Furchtbarkeit der Seuche" eine dauernde Vorsicht zur Pflicht. Aus diesem Grunde sollten an den Grenzen dieser drei Provinzen alle Vorbereitungen getroffen werden, um bei einem erneuten Erscheinen der Seuche Quarantäne-Anstalten und Sanitätskordons unverzüglich in Betrieb setzen zu können.[22]

[20] GStA PK, Rep. 77, Tit. 247, Nr. 1, Bd. 1, Bl. 178–179.

[21] [J. Ch. Albers,] *Auszug...*, S. 399; [ders.,] *Fernere Nachrichten über die Cholera. Auszug aus einem Briefe des Regierungs- u. Medizinalraths Dr. Albers, Nischney-Novgorod, den 6./18. April 1831,* in: *Magazin für die gesammte Heilkunde,* 34 (1831), S. 407–415, 408.

[22] GStA PK, Rep. 77, Tit. 247, Nr. 1, Bd. 1, Bl. 192–194, Schreiben vom 5. 3. 1831.

Ende April erfuhr man in Preußen von dem Choleraausbruch in Warschau. Jetzt befahl König Friedrich Wilhelm III. den drei Oberpräsidenten die sofortige Ausführung der eingeleiteten Maßregeln.[23] Am gleichen Tag setzte der König durch eine Kabinetts-Ordre die „Immediat-Kommission zur Abwehrung der Cholera" ein. Den die drei Grenzprovinzen kommandierenden Generälen von Roeder (Posen), von Ziethen (Breslau) und von Krafft (Königsberg) teilte er mit:

„Ich habe, um bei dem Ausbruche der Cholera im Königreich Polen die Anwendungen, welche wegen den Maaßregeln zur Verhütung der Einschleppung und Verbreitung dieser Krankheit zu treffen sind, in eine Hand zu legen, und die erforderliche Beschleunigung derselben zu bewirken, eine besondere Kommission für die Leitung dieser Angelegenheiten niedergesetzt und meinen General-Adjutanten, den General-Major v. Thile an deren Spitze gestellt. Die erforderlichen Anordnungen an die betreffenden Behörden werden von ihm erlassen werden. Ich habe ihn angewiesen, in den Fällen wo eine militärische Mitwirkung nothwendig wird, sich mit den in den betreffenden Provinzen commandirenden Generalen in unmittelbare Verbindung zu setzen, und überlaße Ihnen auch Ihrer Seits alle in dieser Angelegenheit zu machende Mittheilungen direkt an den General v. Thile gelangen zu lassen, welcher solche demnächst zur Kenntniß des Kriegsministers bringen wird."[24]

Diese Immediat-Kommission hatte ihren Sitz in Berlin. Mitglieder waren folgende Regierungs- und Ministerialräte: Ober-Medizinalrat Rust, Regierungsrat Trüstedt sowie Geheimrat Michaelis für das Ministerium der geistlichen, Unterrichts- und Medizinalangelegenheiten, Major von Below für das Außenministerium, für das Kriegsministerium der Geh. Finanzrat Windhorn, Oberregierungsrat Behrnauer für das Innenministerium und Regierungsrat Peuchen für das Ministerium für Handel und Gewerbe. Diese Männer waren für die Organisation aller die Cholera betreffenden Maßnahmen zuständig und sollten darüber ständigen Kontakt zu ihren Ministerien halten.

Nach russischem Vorbild war dieser Kommission eine aus Ärzten bestehende „technische Abteilung" beigeordnet. Ihr gehörten der Armen-Stabsarzt und Geh. Ober-Medizinalrat von Wiebel, Professor

[23] GStA PK, Rep. 77, Tit. 247, Nr. 3, Bl. 1.
[24] GStA PK, Rep. 76 VIII C, Nr. 24, Bl. 8.

Wagner und die Medizinalräte Klug, Koenen, Horn und Link an. Aufgabe dieser Abteilung war es, „technische Grundsätze" für die Abwehr und die Therapie der Cholera auszuarbeiten. Alle wissenschaftlichen Resultate sollten „ohne Verzögerung" der Immediat-Kommission mitgeteilt werden. Ein Einfluß auf zu treffende sanitätspolizeiliche Maßnahmen wurde dieser Abteilung jedoch nicht zugestanden. Der bekannte Berliner Augenarzt Graefe, ebenfalls berufen, lehnte aus diesem Grunde seine Mitarbeit in der „technischen Abteilung" ab.[25]

Die erste Fassung der Instruktion, mit deren Abfassung die Kommissionsmitglieder Rust und Behrnauer im Dezember 1830 beauf-

[25] GStA PK, Rep. 77, Tit. 247, Nr. 3, Bl. 1 R, 2, Schreiben vom 3. 5. 1831; GStA PK, Rep. 76 VIII C, Nr. 3, Bl. 7–8 R, 16, Schreiben vom 10. 5. und 1. 6. 1831. – Carl Ferdinand von Graefe (1787–1840) wurde 1810 als o. Professor und als Direktor des klinisch-chirurgisch-augenärztlichen Instituts berufen. Seit 1820 gab er das *Journal für Chirurgie und Augenheilkunde* heraus, das während der Cholerazeit zum Sammelbecken antikontagionistischer Stimmen wurde; Ernst H. Horn (1774–1848), seit 1821 o. Professor für Psychiatrie an der Charité; Ernst Ludwig von Koenen (1770–1853), seit 1816 Regierungs-Medizinalrat; Johann Christoph Klug (1775–1856), seit 1828 Direktor der wissenschaftlichen Deputation für das Medizinalwesen; Heinrich Friedrich Link (1767–1851), o. Professor für das Fach Naturgeschichte an der medizinischen Fakultät, Direktor des Botanischen Gartens; Heinrich Sabatier Michaelis (1791–1857), enger Freund von C. F. von Graefe, Mitarbeiter an dessen Journal; Karl Wilhelm Wagner (1793–1846), seit 1826 Professor für Staatsarzneikunde an der Berliner Universität. 1832 gründete er eine praktische Unterrichtsanstalt für dieses Fach. Seit 1828 bzw. 1829 hatte er außerdem das Amt des Kriminal- und Stadtphysikus inne; Johann Wilhelm von Wiebel (1767–1847), seit 1822 Chef des Militär-Medizinalwesens und Erster Generalstabsarzt. Nach Hufelands Tod 1836 wurde er Erster Königlicher Leibarzt. Alle in die Immediat-Kommission berufenen Mediziner waren Mitglieder der wissenschaftlichen Deputation für das Medizinalwesen. – Ludwig Gustav von Thile (1781–1852) hatte 1806/07 an der Schlacht von Jena und Auerstedt sowie an der Belagerung von Danzig teilgenommen. Dafür bekam er den Orden „pour le mérite". Auf Scharnhorsts Empfehlung wurde er 1812 vortragender Adjutant beim König, den er auch auf den Wiener Kongreß begleitete. 1816 trug er ein Duell aus, gab daraufhin seine Stellung auf und mußte eine einjährige Festungshaft verbüßen. Während dieser wandelte er sich durch intensives Bibelstudium zum Pietisten. Nach seiner Freilassung wurde er in Potsdam Inspektor der Landwehr. 1818 erfolgte die Ernennung zum Generalmajor, 1832 diejenige zum Generallieutnant. In den 1820er und 30er Jahren hatte er an dem Aufblühen des christlichen Vereinslebens regen Anteil, er war Präsident der Haupt-Bibelgesellschaft. Seine pietistische Gesinnung brachte ihm die Freundschaft Friedrich Wilhelms IV. ein. Dieser machte ihn 1841 zum Geheimen Staats- und Kabinettsminister und zum Minister des Schatzes. Nach der Revolution von 1848 zog er sich ins Privatleben zurück.

tragt wurden, war Anfang April 1831 fertiggestellt. Eine modifizierte Fassung, die *Instruction über das bei der Annäherung der Cholera, so wie über das bei dem Ausbruche derselben in den Königlich-Preußischen Staaten zu beobachtende Verfahren,* erlangte am 5. Juni 1831 Gesetzeskraft. In den Kernpunkten unterschied sie sich nicht wesentlich von den russischen und österreichischen Anordnungen, legte die Einzelheiten aber mit weitaus größerer Akribie fest: Sollte sich die Cholera einem preußischen Orte bis auf eine Entfernung von zehn Meilen nähern, war dieser sofort unter die „sorgfältigste sanitätspolizeiliche Aufsicht" zu stellen. Zu diesem Zweck müßten aus der Bevölkerung besondere Schutzkommissionen gebildet werden, die in den Dörfern die Schulzen, in den Städten Polizeibeamte und mindestens einen Arzt als Mitglieder haben sollten (§ 1). Sofort nach Ausbruch der Epidemie mußte der Ort mit einem Kordon umzingelt werden.

Jeder Kontakt mit Bewohnern abgesperrter Gegenden, mit den Erkrankten selbst, ja sogar mit „infizierten" Gegenständen war streng verboten. Betten und Kleidung des Kranken mußten desinfiziert und bei „Wertlosigkeit" verbrannt werden. Der § 17 sah vor, das Haus, in dem jemand an der Cholera erkrankt war, sofort durch Wächter abzusperren. Bei größerer Gefahr sollte dazu eine „hinreichende Anzahl von Militär" bereit gehalten werden. Alle Straßen und Plätze waren nach § 6 „auf das Sorgfältigste" zu reinigen. Alles dasjenige mußte entfernt werden, „durch dessen Ausdünstung die Luft verunreinigt werden könnte". Auch die Straßenrinnen sollten geputzt und der „gehörige Abfluß" erhalten werden. Die Mitbewohner eines Cholerahauses oder einer solchen Wohnung hatten eine 20tägige Quarantäne zu absolvieren. Diejenigen Bewohner, „die sich etwa schon daraus entfernt hatten, sind wiederum aufzusuchen und mit abzusperren" (§ 23). Aber auch jeder andere, der verdächtigt wurde, in irgendeiner Weise mit Cholerakranken in Berührung gekommen zu sein, sollte in Quarantäne genommen werden.

Gassendiener hatten die Abgesperrten mit Lebensmitteln zu versorgen und bei der Übergabe jede Berührung sorgfältig zu vermeiden. Das Geld war vor dem Empfang mit Essig zu reinigen. Handelte es sich bei den Abgesperrten um anerkannt arme Personen, mußten nach § 25 die Kommunen die Verpflegungskosten übernehmen. Die Errichtung von Lazaretten regelte § 13, der § 16 ordnete an, daß Apotheken die notwendigen Arzneimittel (Blutegel, Kalomel, Kampfer, Melisse, Pfefferminze etc.) bereithalten sollten.

Seit Anfang Mai konnte man nur noch mit Gesundheitsattesten die Grenze nach Preußen überschreiten, wobei die in Rußland, Polen oder Galizien ausgestellten Atteste keine Gültigkeit hatten (§ 7). Gleichzeitig wurde längs der preußisch-polnischen Grenze mit der Aufstellung des Sanitätskordons begonnen. Dieser setzte an der nördlichsten Spitze Ostpreußens nahe dem Städtchen Nimmersatt ein und zog sich an der Grenze des Großherzogtums Posen entlang bis nach Berun, den an Galizien stoßenden südlichsten Punkt Schlesiens. Hier schloß sich der preußische Kordon fast unmittelbar an denjenigen an, den Österreich bereits im Januar 1831 gegen Rußland errichtet hatte. Dieser umzog Galizien und die Bukowina, führte um die Moldau herum zu den Donaumündungen, dann weiter westlich das rechte Ufer der Donau entlang bis nach Belgrad und an die Dalmatinische Küste. Die Gesamtlänge beider Grenzlinien betrug über 6000 km.[26]

In den ersten zwei Wochen sorgten Zollaufseher und Gendarmen, mancherorts mit Hilfe aus der Bevölkerung der Grenzdörfer, für die Durchführung der Sperre. Sie wurden am 20. Mai von dem eintreffenden Militär abgelöst. Jetzt wurde sich der Kordon in folgender Weise gebildet: Längs des Flusses Prosna, der in einem großen Teil der Provinzen Schlesien und Posen die Grenzscheide nach Polen darstellte, wurde die erste Wachlinie aufgestellt. Im Abstand von etwa tausend „Schritten" zimmerte man aus Brettern Hütten zusammen, in die je sechs Mann Besatzung einzogen. Immer zwei von ihnen sollten des öfteren Patrouillengänge jeweils nach links und rechts unternehmen, um die Gegend zu beobachten und den Kontakt mit den benachbarten Wachhütten aufrechtzuerhalten. Zur „Erleichterung der Aufsicht" waren alle Brücken und Stege über die Prosna unpassierbar gemacht worden.

Einige Kilometer landeinwärts bildeten Patrouille reitende Soldaten eine zweite Linie. Eine dritte bestand aus Militär-Einheiten, die sich in den Dörfern der Grenzkreise einquartiert hatten. Der Stab hielt sich in den nächstgelegenen Städten auf, ebenso die Reserve-Mannschaften. Diese lösten alle zwölf Tage die in den Dörfern einliegenden Truppen ab, welche ihrerseits alle sechs Tage die äußerste, sich in den Wachhäusern befindende Linie ersetzten. Außer an dafür vorgesehenen Eingangspunkten, an denen man Quarantäne-

[26] G. Sticker, *Die Bekämpfung*..., S. 61.

häuser einrichtete, durfte niemand die erste Linie überschreiten. Wurde auf mehrmaliges Zurufen nicht reagiert, sollte scharf geschossen werden. Der Kordon war mit zwölf Kontumazanstalten ausgestattet. In jeder hatte eine Direktion, bestehend aus einem Offizier, einem Arzt und einem höheren Zollbeamten, die Verantwortung für die gesetzestreue Abwicklung des Kontumaz-Verfahrens.

Der Chef der Immediat-Kommission, Ludwig Gustav Thile, hielt die gesamte gegen Rußland, Polen und Galizien gerichtete Grenzsperre für unzulänglich. Seiner Ansicht nach war es nicht möglich, die erforderliche Truppenstärke aufzubringen. Als Abhilfe schlug er vor, hauptsächlich für nächtliche Patrouillengänge die in einem Umkreis von bis zu zwei Meilen im Grenzgebiet wohnende Bevölkerung hinzuzuziehen. Der Lohn sollte zweieinhalb Silbergroschen pro Person betragen.[27] Der Innenminister stimmte dem zu, hielt aber die vorgeschlagene Geldentschädigung für zu gering: Da man bei der Bevölkerung kein Eigeninteresse an den Sicherheitsmaßnahmen voraussetzen könne, sei es motivierender, die Entlohnung dem normalen Tagelöhnersatz von fünf Silbergroschen anzupassen.[28] Davon wollte aber Finanzminister Karl Georg von Maaßen nichts wissen. Seiner Ansicht nach sollte man diesen „Grenzdienst" den Einwohnern ohne Geldentschädigung zur Pflicht machen, „denn es ist hier von einer Hülfsleistung zur Abwendung einer Gefahr die Rede, die zwar allerdings die ganze Monarchie, aber doch zunächst die Grenzdistrikte bedroht und wozu wohl unzweifelhaft jeder Unterthan, der den bedrohten Punkten zunächst wohnt, verpflichtet ist". Würde man diesen Dienst als Tagelöhnerwerk ansehen, ließen sich mit Sicherheit Hauswirte und wohlhabende Bewohner von Menschen der ärmeren Klasse vertreten, womit dem Grenzdienst schlecht gedient wäre. Außerdem könnte man den Lohn aus der Staatskasse gar nicht bezahlen.[29] Bei dieser Regelung blieb es dann auch bis zur Aufhebung der Kordons.

[27] GStA PK, Rep. 76 VIII C, Nr. 38, Bl. 1–4, Schreiben Thiles an Brenn vom 31. 5. 1831.

[28] *A. a. O.*, Bl. 6 u. R., Schreiben vom 3. 6. 1831.

[29] *A. a. O.*, Bl. 7, Schreiben vom 6. 6. 1831 an Thile, Bl. 8 u. R, Schreiben desselben Datums an Brenn. – Karl Georg von Maaßen (1764–1837) war bis 1818 Generalsteuerdirektor der preußischen Regierung. Im Jahre 1830 wurde er Geh. Staats- und Finanzminister.

Die von seiten des Staates getroffenen Maßnahmen gab die Immediat-Kommission in der *Preußischen Staatszeitung* bekannt.[30] Zu diesem Zeitpunkt hatten Gerüchte über das Grassieren der Cholera in Polen große Unruhe in der Bevölkerung, vor allem in den Ostprovinzen und Berlin, erregt. Alle in- und ausländischen Nachrichten über die Verbreitung der Seuche seien einer sorgfältigen Prüfung unterzogen worden, hieß es in dem Artikel. Das Resultat habe ergeben, daß die Krankheit mit einer zur Gewißheit gesteigerten Wahrscheinlichkeit zu den kontagiösen gehöre. Aber „im Vertrauen auf die Thätigkeit und Umsicht der Behörden" könne man der Gefahr mit der größten Ruhe entgegensehen.

Drei Wochen später, in der Ausgabe vom 19. Mai, wurden die Vorschriften bekannt gemacht, die an dem mittlerweile fertiggestellten Grenzkordon gelten sollten: Von der Quarantänepflicht befreit waren Menschen, die aus cholerafreien beziehungsweise aus solchen Orten kamen, wo die Seuche seit mindestens vierzig Tagen erloschen war. Eine zehntägige Kontumaz mußten diejenigen ableisten, die aus Gegenden anreisten, die weniger als zehn Meilen von Choleragebieten entfernt lagen, oder aus Orten, wo die Epidemie vor mehr als zwanzig, aber noch nicht vierzig Tagen aufgehört hatte. Die volle Quarantänezeit von zwanzig Tagen wurde Reisenden aus „verseuchten" Gebieten auferlegt. „Giftfangende" Gegenstände, wozu zum Beispiel Bett- und Schreibfedern, Flachs, Hanf, rohe Häute, Leder, Pelze, Wolle oder Leinen gerechnet wurden, sollten durchräuchert werden. „Woll-Vieh" mußte vor dem Grenzübertritt geschwemmt und anschließend noch mehrere Tage in der Kontumaz-Anstalt festgehalten werden.

Um die „landesväterliche Fürsorge" vor der Bevölkerung zu rechtfertigen, berief sich die Immediat-Kommission jetzt nicht mehr auf die Autorität britischer und russischer Ärzte, sondern auf „wissenschaftliche Akribie" und „Erfahrung". Welche Erfahrungen und Ergebnisse den Anordnungen wirklich zugrunde lagen, ist jedoch nicht immer erkennbar. So hatten zum Beispiel die nach Rußland gereisten Ärzte Barchewitz und Dann am 22. Januar 1831 aus Wilna geschrieben, in Rußland sei niemals beobachtet worden, daß Waren Träger eines Kontagiums sein könnten. Sie verwiesen in ihrem Brief auf ein entsprechendes Gutachten russischer Ärzte, das die *Insterburger Zeitung* am 4. Dezember 1830 abgedruckt hatte. Selbst der

[30] *Preußische Staatszeitung*, Nr. 123 vom 4. Mai 1831.

Rust nahestehende, von der Ansteckung von Mensch zu Mensch überzeugte Johann Christoph Albers hatte sich dafür ausgesprochen, ohne daß diese „Erfahrung“ irgendeine Berücksichtigung gefunden hätte.[31]

Mit dem Näherrücken der Cholera trat zu der Vorstellung der Kontagiosität ein weiterer Faktor: die „individuelle Disposition“, deren angebliches Fehlen in dem Protokoll der ersten Cholerakonferenz vom 13. Dezember 1830 noch als Beleg für die Ansteckungskraft angeführt wurde. So schreibt Thile in dem oben erwähnten Zeitungsartikel vom 19. Mai 1831: „Es ist eine Eigenthümlichkeit der gegenwärtig in den Nachbarländern herrschenden Cholera, daß sie nicht wie die pestähnlichen Seuchen, in Folge bloßer Berührung jedes Individuum fast ohne Ausnahme ergreift, sondern daß zur Aufnahme des Contagii derselben eine besondere Empfänglichkeit und Prädisposition für die Krankheit gehört. Die Cholera zeichnet sich dadurch auf eine zur besonderen Beruhigung gereichende Weise von anderen ähnlichen Seuchen aus und es kömmt bei ihr zugleich mehr, als bei allen übrigen, auf die Beobachtung einer angemessenen Diät und Lebensweise an, um sich vor der Ansteckung zu bewahren.“

[31] GStA PK, Rep. 77, Tit. 247, Nr. 1, Bd. 1, Bl. 180 R; J. Ch. Albers, *Auszug*..., S. 396.

FÜNFTES KAPITEL

Die sozialen und politischen Verhältnisse in den Provinzen Schlesien, Posen und Preußen vor dem Seuchenausbruch

Der Einfluß der französischen Juli-Revolution

Die Sogwirkung der Juli-Revolution in Frankreich zeigte sich auch in Berlin. Im September des Jahres 1830 kam es an mehreren Abenden zu Straßenschlachten zwischen Angehörigen des Volkes, meist Handwerksgesellen, und Polizisten. Anlaß war die am 16. September erfolgte Verhaftung von neun arbeitslosen Schneidergesellen, die sich bei einem Lebensmittelhändler versammelt hatten. Der herbeigerufenen Garnison gelang es erst am 21. September, den Tumulten ein Ende zu machen. Verletzte gab es auf beiden Seiten, über zweihundert Menschen wurden verhaftet. In mehreren Flugblättern, die die Polizei beschlagnahmte, wurde direkter Bezug auf die Juli-Revolution genommen.[1] Die Berliner Vorfälle veranlaßten Innenminister Gustav von Brenn, am 4. Oktober 1830 ein Rundschreiben an die Präsidenten sämtlicher preußischer Regierungsbezirke zu schicken: „Wenngleich ich überzeugt bin, daß bei der Aufregung, welche in der Folge der neuesten Ereignisse in Frankreich bereits unsere Länder ergriffen und selbst auf einzelnen Punkten der Preußischen Monarchie, wiewohl in anderer Gestalt sich gezeigt hat, das Präsidium die Wichtigkeit seines Berufs ganz erkennen und eifrigst bemüht seyn wird, in seinem Wirkungskreise den Gefahren dieser bewegten Zeit möglichst vorzubeugen, so glaube ich doch die Aufmerksamkeit desselben speziell auf einige Gegenstände lenken zu müssen." So sollten die Regierungspräsidenten ihren untergeordneten Beamten

[1] Karl Obermann, *Die Volksbewegung in Berlin in den Jahren 1830–1832,* in: *Berliner Heimat,* Jg. 1956, H. 3, S. 12–18, 13.

die „strenge Befolgung der bestehenden Vorschriften über die Paß- und Fremdenpolizei" zur Pflicht machen und sie zur besonderen Wachsamkeit in bezug „auf die einzelnen Ausländer" aufrufen.[2]

Wie die russische, so versuchte auch die preußische Regierung zu verhindern, daß „revolutionäre Ideen" ins Land „eingeschleppt" wurden. Am 11. November 1830 ordnete ein weiteres Rundschreiben des Innenministers an die Regierungspräsidenten entsprechende „Quarantäne-Maßnahmen" an. Punkt 1 setzte fest, daß Pässe, welche von den Behörden der „im Aufruhre begriffenen Theile des Königsreichs der Niederlanden ausgestellt sind", keine Gültigkeit haben sollten. Reisenden aus Frankreich, Kurhessen, Hessen-Darmstadt, dem Königreich Sachsen sowie den „Großherzoglich Sachsen Weimarschen, den Herzoglich Sachsen Altenburgischen und den Fürstlich Reußischen Landen" sollte der Grenzübertritt zwar gestattet werden, aber sie waren verpflichtet, den Bestimmungsort ihrer Reise anzugeben. Dorthin konnten sie mittels eines Zwangspasses unmittelbar verwiesen werden, wenn der Verdacht entstanden war, daß sie „in schädlicher Absicht, namentlich auch, um die öffentliche Ruhe zu stören", unterwegs waren. Bei ihrer Ankunft wurden sie dann unter polizeiliche Aufsicht gestellt. Wollten sich „diesseitige Unterthanen" nach Frankreich oder in die Niederlande begeben, mußten die Paßbehörden in allen Fällen den angegebenen Zweck der Reise prüfen. Sollte der „Verdacht einer unerlaubten Absicht" aufkommen, durfte der Paß nur mit Genehmigung des Innenministeriums ausgestellt werden. Am Schluß des Rundschreibens war ausdrücklich die Geheimhaltung dieser Maßnahmen angeordnet.[3]

Die „ungetheilte Aufmerksamkeit der Polizei-Behörden auf alles, was zur Erhaltung der öffentlichen Ruhe und Sicherheit beitragen, so wie auf das, was solche stören kann", wurde bereits in dem ersten Rundschreiben des Innenministers vom 4. Oktober 1830 gefordert. Zu diesem Zweck verpflichtete von Brenn die Regierungspräsidenten, wenigstens die wichtigsten Punkte ihres Bezirks regelmäßig zu bereisen und sich an Ort und Stelle von dem Zustand der öffentlichen Sicherheit und Ruhe zu unterrichten. Um dem in der Bevölkerung herrschenden Mißtrauen zu begegnen, sollte jeder Bittende oder Beschwerdeführer selbst gehört und jeder Antrag sofort untersucht werden. Der Innenminister verlangte „bis auf weiteres" von

[2] GStA PK, Rep. 77, Tit. 504, Nr. 1, Bl. 5.
[3] GStA PK, Rep. 77, Tit. 500, Nr. 1, Bd. 1, Bl. 19–21.

den Regierungspräsidenten wöchentliche Berichte über den in ihrem Departement herrschenden „Zustand der öffentlichen Ruhe und Ordnung".[4]

Die Provinz Schlesien

Die Provinz Schlesien gliederte sich in das nordwestliche Niederschlesien, eingeteilt in die Regierungsbezirke Liegnitz und Breslau, und das südwestliche Oberschlesien, welches mit dem Regierungsbezirk Oppeln identisch war.

Die Tiefebene Niederschlesiens war von gutsherrlicher Landwirtschaft geprägt. Die ländlichen Unterschichten lebten überwiegend als „Gärtner", das heißt als Gutsarbeiter, die ein eigenes kleines Stück Land besaßen. Weberei und Flachsspinnerei waren typische Nebengewerbe der Bauernfamilien. Viele Gutsbesitzer hatten sich wegen der sinkenden Getreidepreise auf Schafzucht spezialisiert. Wolle entwickelte sich zu einem bedeutenden landwirtschaftlichen Produkt, für das der jeden Frühling und Herbst stattfindende Breslauer Wollmarkt bis zum Beginn des Eisenbahnzeitalters die wichtigste Absatzmöglichkeit blieb.

Im Riesengebirge, Eulengebirge und anderen Teilen der Sudeten waren die Weberfamilien ansässig, deren elende Lebenssituation erst im Jahre 1844 die Bürger der preußischen Monarchie aufschrecken sollte. Da sie keine Landwirtschaft mehr betrieben, waren sie zwar von keinem Gutsherrn abhängig, dafür aber auf die mittlerweile nicht mehr gewährleistete Abnahme ihrer Produkte durch Kaufleute und Verleger angewiesen. Das Textilgewerbe befand sich seit Jahren in einer Dauerkrise, die bekanntlich dadurch hervorgerufen wurde, daß die in häuslicher Handarbeit gefertigte Ware mit der auf den Markt drängenden englischen Maschinenarbeit in bezug auf Preis und Qualität nicht konkurrieren konnte. Zudem war der schlesische Handel generell wegen des aufgrund zahlreicher Staatsanleihen sehr geringen Geldumlaufs nahezu zum Erliegen gekommen.

Der oberschlesische Regierungsbezirk Oppeln teilte sich in zwei Teile: Das östlich der Oder gelegene Gebiet, die sogenannte polnische Seite, bestand aus den zehn Kreisen Kreuzburg, Rosenberg,

[4] GStA PK, Rep. 77, Tit. 504, Nr. 1, Bl. 5 und R.

Lublinitz, Beuthen und Pless, die an Polen grenzten, sowie Ratibor, Tost, Groß-Strehlitz, Rybnik und Oppeln. Die Kreise Ratibor und Oppeln setzten sich auch noch auf der westlichen Oderseite fort.

Die kleinbäuerliche Bevölkerung östlich der Oder war noch bis 1848 zu Robotdiensten verpflichtet. Sie lebte dicht zusammengedrängt in Holzhäusern, die in der Regel nur aus einer engen Stube und einem Stall bestanden und außer den Familienangehörigen oft noch Einlieger beherbergten. Massive Häuser und gepflasterte Straßen gab es nur in Oppeln und Ratibor, in den Landstädten belegte man die Gassen mit Holzbohlen.

Der Reichtum an Erzen, Steinkohle und Holz hatte auf der polnischen Seite viele industrielle Unternehmen hervorgebracht. In allen Kreisen standen Hochöfen, Pottaschesiedereien oder Glashütten. Die größte industrielle Bedeutung kam dem Kreis Beuthen zu. Für diese Gegend typisch war die Erscheinung des feudalen Industrieunternehmers: Viele der Hütten und Bergwerke wurden von Großgrundbesitzern errichtet und betrieben. Die Arbeiterschaft rekrutierte sich meist aus dem „landlosen Landgesinde".

Das Gebiet westlich der Oder, die sogenannte deutsche Seite, bestand, außer aus Teilen der Kreise Oppeln und Ratibor, aus den sechs Kreisen Falkenberg, Grottkau, Neiße, Neustadt, Leobschütz und Kosel. Hier lebte die Bevölkerung überwiegend von der Landwirtschaft. Neben Getreide (Hafer, Hirse, Roggen) wurden vor allem Kartoffeln angebaut, die außer als Nahrungsmittel dem weitverbreiteten Brennereigewerbe dienten. Industrielle Unternehmen gab es wesentlich weniger als auf der polnischen Seite, sie konzentrierten sich fast ausschließlich auf die Kreise Leobschütz und Neiße.[5]

Der Oppelner Regierungspräsident Theodor Gottlieb von Hippel befolgte getreulich die Aufforderung des Innenministers, wöchentliche Berichte einzusenden. So schilderte er am 15. Oktober 1830 die „Gesinnungen der verschiedenen Volksklassen und Stände": Der

[5] Konrad Fuchs, *Vom Dirigismus zum Liberalismus. Die Entwicklung Oberschlesiens als preußisches Berg- und Hüttenrevier. Ein Beitrag zur Wirtschaftsgeschichte Deutschlands im 18. und 19. Jahrhundert*, Wiesbaden 1970, S. 117 ff.; Alois M. Kosler, *Die preußische Volksschulpolitik in Oberschlesien, 1742–1848*, Breslau 1929, S. 47, 50 f.; Wilhelm Treue, *Wirtschafts- und Technikgeschichte Preußens* (= Veröffentlichungen der Historischen Kommission zu Berlin, Bd. 56), Berlin 1984, S. 361 ff.; Seew Wolffsohn, *Wirtschaftliche und soziale Entwicklungen in Brandenburg, Preußen, Schlesien und Oberschlesien in den Jahren 1640–1853. Frühindustrialisierung in Oberschlesien*, Frankfurt/M. usw. 1985, S. 195 ff.

unterste Stand der Bauern sprach zu drei Fünfteln nur polnisch und war im allgemeinen gegen die Geistlichen und die Obrigkeit sehr „folgsam“, so lange keine „entgegengesetzte äußere Anregung“ eintrete. Geschehe dies aber, wie zum Beispiel in den vergangenen Jahren wegen der Regulierung der bäuerlichen Verhältnisse, dann hätten „Winkel-Consulenten“ unter den polnisch sprechenden Schullehrern und Unterbeamten großen Einfluß auf diese Bevölkerungsgruppe. Hippel fand, auch die gegenwärtige Zeit biete Gründe zu großer Besorgnis in dieser Beziehung: „Die Erndte ist den allgemeinen Befürchtungen nach in einem Drittel unseres Departements mittelmäßig, in zwey Dritteln schlecht ausgefallen. Eben so mittelmäßig und schlecht sind die Kartoffeln geraten, und für die Einbringung derselben ist die dauerne nasse Witterung höchst ungünstig. – Die Hüttenwerke – die einzigen Fabriken Oberschlesiens – werden, was Eisenvorrat betrifft, nur mittelmäßig, Zinkhütten aber gar nicht betrieben.“

Überhaupt waren alle Gewerbe neben der Landwirtschaft wegen „Mangel an Geldumlauf und Kredit nur auf den nothwendigsten Betrieb beschränkt“. Zu der Angst vor einer Hungersnot war nun noch die Angst vor der Eintreibung der persönlichen Steuern getreten. Als unbedingt notwendige Maßnahmen schlug von Hippel vor,

- öffentliche Arbeitsbeschaffungsmaßnahmen überall dort einzuführen, wo man die größte Not für die unterste Volksklasse erwarten müsse und wo solche Projekte zugleich von „bleibendem Nutzen“ seien;
- Milde und Schonung bei der Eintreibung der Steuern walten zu lassen und auch in weiterer Zukunft nicht auf Erleichterungen bei der Steuererhebung zu verzichten;
- der Bevölkerung direkt durch Getreide- und Kartoffellieferungen zu helfen.

Der Regierungspräsident erwähnte den Versuch, für die Notleidenden einen Hilfsverein zu gründen, bei dem „gänzlichen Mangel eines Kaufmannsstandes“ in Oberschlesien war dies jedoch wenig erfolgversprechend. Seine Existenz würde aber die „bedürftigste Klasse“ überzeugen, daß ihre Not nicht unbeachtet bliebe.

Auch in den Städten klagte man über Geldmangel und „nahrungslose Zeiten“. Besonders schlechte Stimmung herrschte im Adelsstand, welcher sich nicht mit der Verringerung seines Wohlstands abfinden wollte. Die Adligen waren meist treue Anhänger des königlichen Hauses, „für das sie ihr Leben wohl zu opfern bereit wären“.

Aber die Behörden haßten sie geradezu, weil sie ihnen die Mißachtung des königlichen Willens unterstellten. Die vielen öffentlichen Äußerungen in dieser Richtung fand der Regierungspräsident von höchst nachteiligem Einfluß auf den „großen Haufen".[6]

Eine Woche später berichtete von Hippel dem Innenminister, er habe die Kreisstädte Groß-Strehlitz, Kosel, Ratibor und Pless sowie die dazugehörigen Landkreise bereist: „Die Erndte ist wirklich schlechter ausgefallen, als ich zu finden erwartete, und es ist in den genannten Gegenden nur an den wenigsten Orten die Saat und ein Überschuß zum Unterhalte genommen worden." Im allgemeinen fehlte sogar das Saatgetreide oder es war so verunreinigt, daß es zur Aussaat nicht mehr taugte. Viele Wintersaaten konnten deshalb nicht bestellt werden. Manche kauften das Saatgetreide aus anderen Gegenden, vor allem aus dem Mährischen Gebirge. Um sich das dafür nötige Bargeld zu verschaffen, hatten einige Teile ihres Viehbestands oder ihrer Kartoffeln an Brennereibesitzer versetzt. Andere kauften von größeren Grundbesitzern, die Kredit gaben. Die Kartoffeln, nach Hippel das wesentlichste Nahrungsmittel in Oberschlesien, hatten in zwei Dritteln der besuchten Kreise eine mittelmäßig gute Ernte ergeben. Den größten Notstand sah der Regierungspräsident daher erst für das kommende Frühjahr voraus.

In bezug auf die in der Bevölkerung herrschende Stimmung merkte von Hippel an, daß in den Landkreisen Pless und Rybnick wegen der engen kirchlichen Verbindung der katholischen, meist polnisch sprechenden Einwohner zu Krakau „von jeher kein guter Geist geherrscht hat". Gutsbesitzer und andere „Halbgebildete" schürten diese Stimmung noch, um, unter dem Vorwand, dem Volke zu dienen, Vorteile für sich zu erlangen. Die Kreisversammlung in Pless habe eine Petition um Steuerermäßigung eingereicht, eine ebensolche werde auch im Rybnicker Kreis vorbereitet. Sehr gut sei dagegen

[6] GStA PK, Rep. 77 Tit. 507, Nr. 4, Bd. 1, S.(!) 4–13. – Theodor Gottlieb von Hippel (1775–1843) wuchs in Königsberg im Hause seines seinerzeit berühmten Onkels, des gleichnamigen Schriftstellers und Kriegsrats, auf. Er studierte Jura und Kameralwissenschaft. In jungen Jahren war er mit dem Dichter E. T. A. Hoffmann befreundet. Hippel gilt als der Verfasser des im März 1813 unter dem Namen des Königs gedruckten Aufrufs „An mein Volk". Nach den Befreiungskriegen wurde er Regierungspräsident in Marienwerder, im Jahre 1823 übernahm er dieses Amt in Oppeln. Die letzten Lebensjahre verbrachte er in Bromberg.

der „Geist" der Bürgergemeinden in den Städten Pless, Oppeln und Ratibor.[7]

Auch in späteren Berichten machte sich von Hippel oft zum Zeugen des „guten und treuen Sinnes des hiesigen Volkes". Am 20. Dezember 1830 meldete er jedoch dem Innenminister, „daß die bürgerlichen Erschütterungen in Polen ... nachtheilig auf den ganzen Zustand eines Departments wie Oberschlesien wirken müßten". Deutlich habe sich diese Revolution auf den „commerziellen Kredit" ausgewirkt, der in enger Verbindung mit dem Betrieb des oberschlesischen Berg- und Hüttenbaus stehe: Als reich geltende Gutsbesitzer wie der Graf von Reden fingen an, ihren Hüttenbeamten das Gehalt zu kürzen und den Betrieb ihrer Werke einzuschränken. Damit verbunden war die Entlassung von mehreren hundert Arbeitern, die nur zum kleinen Teil „angesessen" waren, das heißt ein eigenes Haus und Land besaßen, und deshalb mit ihren Familien „dem bittersten Mangel bloß gegeben" wurden. Die seit Anfang Dezember beobachteten Truppenkonzentrationen an der Grenze vergrößerten die Spannung: „Jedermann frägt, gegen welchen Feind sie gerüstet seyn sollen."[8]

Als in Preußen der Warschauer Aufstand bekannt wurde, ging man sofort daran, die Festungstore in Thorn (Westpreußen), Posen, Glogau (Niederschlesien) und dem oberschlesischen Kosel in einen verteidigungsfähigen Zustand zu versetzen. Kriegsminister Karl von Hake ordnete am 7. Dezember die Stationierung sämtlicher auf volle Kriegsstärke gebrachter Linientruppen des 1., 2., 5. und 6. Armee-Korps an. Auch die gesamte Landwehr ersten Aufgebots hatte sich in ihren Stammquartieren zu versammeln. Die Mannschaft des zweiten Aufgebots mußte „zur Vertheidigung ihres und ihrer Mitbürger Eigenthum gegen Streitereien und Plünderungen" in den Grenzgebieten zu Polen einen bewaffneten Grenzkordon bilden.[9]

„Nur der unverehelichte Landwehrmann oder Soldat freute sich der beßern Nahrung und Kleidung. Der Familienvater sieht dem Aufmarsche mit Schrecken entgegen", schrieb von Hippel dem Innenminister. Er fuhr fort: „Unverkennbar haben auch die Erzählungen über

[7] *A. a. O.*, S. 31–34, Schreiben vom 22. 10. 1830.

[8] *A. a. O.*, S. 63–65.

[9] GStA PK, Hist. Abt. II 2.4.1, Abt. 1, Nr. 8560, Bl. 3 und R, 7 R, Schreiben des Kriegsministers vom 7. 12. und 12. 12. 1830. – Karl von Hake (1768–1835), Kriegsminister von 1820 bis 1833.

die Volksaufstände in fremden Ländern auf die Zuversicht gewirkt, den eigenen Nothstand durch Trutz und Gewalt gegen die Obrigkeit vielleicht verbessern zu können. In den deutschen Provinzen kann die Obrigkeit durch unmittelbare Belehrungen und Befehle auf das Volk wirken. Wo *nur* polnisch gesprochen wird, wie von drey Fünfteln der Bewohner von Oberschlesien, ist dies unmöglich." In den Schenken würden zunehmend Verwünschungen gegen „Ketzer, gegen Steuererhebung, gegen die Gutsherren pp." laut. Mehrere Schneider, zur Landwehr einberufen, um Kleidungsstücke anzufertigen, kehrten, unzufrieden mit dem Soldatensold, „ohne Urlaub" zu ihren Familien zurück.[10]

Seit Anfang 1831 machte der Regierungspräsident immer drängender auf die herrschende wirtschaftliche Not aufmerksam. Am 28. Februar schickte er einen Bericht des Landrats des Kreises Neustadt, Baron von Seherr, mit. Demnach herrschte dort die größte Niedergeschlagenheit. Der „Nahrungsstand" entwickelte sich immer bedenklicher, da die geringen Erträge der letzten Ernte weitgehend aufgezehrt waren. Die Bettelei nahm jeden Tag zu, die Kräfte der Geduld und des Vertrauens waren auf das äußerste gespannt.[11]

Vorher schon hatte von Hippel auf den Notstand der Kreise auf der östlichen Oderseite hingewiesen.[12] Am 25. April schrieb er: „Im Beuthener Kreise wird am meisten über Mangel an Arbeit und Erwerb geklagt, weil im Bergbau und Hüttenbetriebe bedeutende Ersparungen eingetreten sind, und die früher so viel Gewinn bringenden Zinkhütten fast gänzlich aufgegeben werden."

Die zahlreichen Arbeiterfamilien, die sich hier zur Zeit der hohen Zinkpreise angesiedelt hatten, waren jetzt alle erwerbslos. Das genaue Ausmaß des Notstands ließ sich aber nicht ermitteln, „weil das Eindringen in ihre Hauswirthschaften sie zu dem Glauben an noch mehr Hülfe von Seiten des Staates aufregen würde, wozu ihnen keine Hoffnung gemacht werden kann".

Die Landräte klagten schon seit einiger Zeit über ihre Schwierigkeiten, die Klassensteuer einzuziehen. Die Hauptkasse des Regierungsbezirks wies einen Rückstand von 19 600 Reichstalern an direk-

[10] GStA PK, Rep. 77, Tit. 507, Nr. 4, Bd. 1, S. 65–68, Schreiben vom 20. 12. 1830 (Hervorhebung im Original).

[11] *A. a. O.*, S. 147, 150–153. – Wahrscheinlich handelt es sich um Hans Freiherr von Seherr-Thoß.

[12] *A. a. O.*, S. 146, Schreiben vom 21. 2. 1831.

ten Steuern auf. Vom Kreis Rybnik standen noch 1172 Reichstaler an Grund- und Gewerbesteuer aus. Der Kreis Pless hatte sich für gänzlich zahlungsunfähig erklärt. Theodor Gottlieb von Hippel schloß seinen Report vom 25. April: „Sollte die Cholera, wie nicht zu erwarten, oder der Typhus von Polen her in Oberschlesien eindringen, so bieten ihnen Armuth, Unreinlichkeit und Niedergeschlagenheit der Gemüther in den Polnischen Kreisen ein unabsehbares Feld zur Verheerung."

Eine Woche später appellierte er an von Brenn: „Es ist des unentbehrlichen Grenzverkehrs wegen dringend zu wünschen, daß eben so wenig der Typhus wie die Cholera Veranlassung zur völligen Grenz- und Handelssperre werden mögen."[13]

Die Provinz Posen

Bevor die Provinz Posen bei den ersten beiden polnischen Teilungen von 1772 und 1793 zu Preußen kam, bildete sie einen Teil des Königreichs Polen. 1807 wurde sie dem Großherzogtum Warschau einverleibt und dadurch erneut polnisch. Nach der Auflösung des Großherzogtums auf dem Wiener Kongreß fiel der größte Teil dieses sogenannten Großpolen (ohne Kalisz) wiederum an Preußen und bildete als „Großherzogthum Posen" eine neue Provinz. Diese war in die beiden Regierungsbezirke Posen mit 17 Kreisen und Bromberg mit neun Kreisen eingeteilt.

Genauere Angaben über die Sprach- und Nationalitätenverteilung der polnisch-deutsch-jüdischen Mischbevölkerung existieren erst seit den 1840er Jahren. Wie in Schlesien stimmten aber die sprachlichen Verhältnisse mit den konfessionellen dahingehend überein, daß die vorrangig deutsch Sprechenden überwiegend evangelisch, die vorrangig polnisch Sprechenden fast alle katholisch waren. So setzte sich im Jahre 1831 die etwa eine Million Einwohner umfassende Bevölkerung zu über 64% aus Katholiken (Polen), zu knapp 29% aus Evangelischen (Deutschen) und zu fast 7% aus Juden zusammen. Damit war die Provinz Posen, zusammen mit dem oberschlesischen Regierungsbezirk Oppeln, das Gebiet des preußischen Staates mit den meisten polnischen Einwohnern.

[13] *A. a. O.*, S. 157, 160, 171–175.

Die Polen unterlagen trotz ihrer quantitativen Überlegenheit und entgegen den Zusagen des Königs bei der Einverleibung der Provinz den Einschränkungen einer nationalen Minderheit. Ihre Sprache galt als nicht gleichberechtigt, alle höheren administrativen Posten wurden mit preußischen Beamten besetzt.

Von den in Preußen ansässigen Juden lebten nahezu 40% in der Provinz Posen. Sie wohnten vorwiegend in den Städten, wo sie mindestens 30 bis 50% der Einwohner ausmachten. Anders als in den anderen Provinzen, durfte hier diese Bevölkerungsgruppe bis 1847 ihren Wohnort nicht frei wählen.[14]

Auch auf anderen Gebieten setzten die im übrigen Preußen schon vor 1815 wirksamen Reformen in Posen nur allmählich ein. So konnte mit der Bauernbefreiung erst im Jahre 1823 begonnen werden, zwei Jahre später wurde die allgemeine Schulpflicht eingeführt, die in den alten Provinzen seit Ende des 18. Jahrhunderts galt. Die drei Gesetze zur Einführung der Gewerbefreiheit folgten erst 1833. Vorher waren die Gewerbetreibenden, vor allem das Dorfhandwerk, von den Gutsbesitzern abhängig gewesen, die außerdem auch Zwangs- und Bannrechte für die Brauereien und Brennereien besaßen. In zwei Dritteln aller Städte mußten die Einwohner den Gutsherrn gewerbliche und persönliche Abgaben, zum Beispiel Judengelder, zahlen.

Als es noch polnisch war, hatte das Posener Gebiet zu den wirtschaftlich entwickeltsten Regionen gehört. Vor allem Tuchmacher- und Leinewebermanufakturen blühten auf. Die Eingliederung in den preußischen Staat brachte es aber mit sich, daß diesen Industrien durch die russischen Schutzzollgesetze der Jahre 1815 bis 1822 ihre traditionellen Märkte in Rußland und Polen verlorengingen. Nur der Holz- und Getreidehandel mit Polen wurde durch diese Zollgesetze nicht beeinträchtigt, die Städte Bromberg und Posen waren wichtige Umschlagplätze. Insgesamt prägte jedoch die Landwirtschaft den Charakter dieser Provinz. Es herrschte noch der Grundbesitz des polnischen Kleinadels vor, bäuerliches Eigentum war mit dem Wirksamwerden der Agrarreformen erst im Entstehen.[15]

Die Mehrzahl der Angehörigen des polnischen niederen Adels stand der preußischen Herrschaft ausgesprochen feindlich gegen-

[14] Karl Heink Streiter, *Die nationalen Beziehungen im Großherzogtum Posen (1815–1848)*, Bern usw. 1985, S. 16 ff., 35 ff.

[15] *A. a. O.*, S. 20 ff., 33.

über. Das Ereignis der französischen Juli-Revolution wurde von ihnen freudig begrüßt. Viele Posener Edelleute hielten sich zu dieser Zeit in Paris auf, einige hatten sich als aktive Barrikadenkämpfer hervorgetan, andere waren von Lafayette empfangen worden. Man befürchtete in Berlin nicht ganz unberechtigt, daß von Posen Unruhen ausgehen könnten.[16]

Für den Fall, daß sich irgendwelche Anzeichen für einen Aufstand im Großherzogtum zeigen sollten, wurde der Kommandierende General des 5. Armeekorps in Posen, Friedrich Eberhard von Roeder, am 14. September 1830 ermächtigt, eigenständig militärische Maßnahmen zu treffen. Als Anfang Oktober Oberpräsident Johann Friedrich Theodor von Baumann starb, erhielt er überdies, bis zur Ernennung eines neuen Oberpräsidenten, polizeiliche Befugnisse. Nachdem Ende November in Warschau der Aufstand ausgebrochen war, erschien es der preußischen Regierung ratsam, die verwaiste Oberpräsidentenstelle schleunigst wieder zu besetzen. Am 6. Dezember berief der König Eduard Flottwell, bis dahin Regierungspräsident von Marienwerder, in dieses Amt. Er traf in der Nacht zum 8. Dezember in Posen ein und setzte sich am gleichen Tag mit dem Kommandierenden General in Verbindung.[17]

Die wöchentlichen Berichte an den Innenminister, die vor dem Eintreffen Flottwells der kommissarische Oberpräsident Zencker verfaßt hatte, geben ein deutliches Bild von den Schwierigkeiten der preußischen Behörden mit der polnischen Bevölkerung: Mehrere „Einsaßen" der Provinz seien dem preußischen Gouvernement nicht zugetan, hieß es am 20. Oktober. Zwei Wochen später schrieb Zencker, die ganze Provinz würde von einer großen Anzahl Bettelmönche „politischer Zwecke wegen" durchzogen. Am 16. November warnte er, daß „Vorbereitungen zur Wiederherstellung eines für sich bestehenden polnischen Reiches" im Gange seien.[18]

Die allgemeine Unzufriedenheit war im Kreis Birnbaum, Regierungsbezirk Posen, besonders groß. Der gutsbesitzende Kleinadel,

[16] Th. Schiemann, *Kaiser Nikolaus...*, S. 43.

[17] K. H. Streiter, *Die nationalen Beziehungen...*, S. 53 f. – Eduard Heinrich Flottwell (1786–1865), späterer preußischer Finanz- und Innenminister. Von 1830 bis 1840 war er Oberpräsident von Posen. Im Jahre 1848 saß er in der Frankfurter Nationalversammlung.

[18] GStA PK, Rep. 77, Tit. 503, Nr. 1, Bd. 1, Bl. 12, 42; Theodor Schiemann, *Das Großherzogtum Posen während der polnischen Revolution 1830/31*, in: *Der Türmer*, 1,1 (1898/99), S. 517–522, bes. 519.

die Szlachta, konnte den „politischen Tod Polens nicht verschmerzen" und war enttäuscht über die Ergebnisse des letzten Provinziallandtages, der Anfang 1830 getagt hatte. Verschiedene Anträge des Adels zur Stärkung des Polentums in der Provinz (zum Beispiel Gleichstellung der polnischen Sprache, Reform der Kreisverwaltung) waren abgelehnt worden. Außerdem befürchtete die Szlachta finanzielle Verluste durch die Regulierung der bäuerlichen Verhältnisse, die zur Zeit im Gange war. Aber auch bei den polnischen Bauern herrschten „schmerzliche Gefühle" über die politische Gestaltung ihres „Geburtslandes". Zufrieden waren nach Zenckers Eindruck nur die Juden, trotz der Armut, in der viele von ihnen lebten.[19]

Von allen Bevölkerungsgruppen erregte die polnische Geistlichkeit das größte Mißtrauen der Behörden. Kurz nach dem Ausbruch des Warschauer Aufstandes hatte der aus Polen stammende Erzbischof von Posen und Gnesen, Marcin von Dunin, auf Aufforderung des Königs einen Hirtenbrief verfaßt, in dem er den Geistlichen riet, ihren Gemeinden zu predigen, daß es das größte Glück für ein Land sei, wenn seine Einwohner untereinander „Einigkeit, Eintracht und aufrichtige Anhänglichkeit an den Regierenden" bewahren würden, denn „Brüder, einander helfend, sind stark wie eine Stadt".[20]

Die in Alarmbereitschaft gesetzten preußischen Behörden machten diesen Hirtenbrief mitverantwortlich für die wachsenden Schwierigkeiten mit der polnischen Bevölkerung. Noch drei Monate später, im März 1831, schrieb Flottwell an von Brenn:

„Die darin enthaltene Anmahnung, daß Brüder sich untereinander helfen sollen, wird allgemein als eine der Insurrection im Königreich Polen günstige betrachtet, und die auffallende Erscheinung, daß in dem ganzen Hirtenbriefe des Königs Majestät nicht erwähnt, daß ferner das Verhältnis der Einwohner dieser Provinz zu dem Preußischen Königshaus nicht als eine aus den Gesinnungen der Treue, Liebe und Verehrung entspringende, sondern nur als eine auf äußerer

[19] GStA PK, Rep. 77, Tit. 503, Nr. 2, Bl. 77–78 R, 80; Schreiben vom 15. 11. 1830; K. H. Streiter, *Die nationalen Beziehungen...*, S. 54.

[20] Text des Hirtenbriefs in: Emil Knorr, *Die polnischen Aufstände seit 1830 in ihrem Zusammenhang mit den internationalen Umsturzbestrebungen*, Berlin 1880, Anlage 7, S. 282 f. – Marcin von Dunin (1774–1842) war erst wenige Monate zuvor von den preußischen Behörden in sein Amt eingesetzt worden. Ihm wurde zugetraut, daß er „die Tendenz der Regierung, deutsche Sprache, Sitte und Bildung" in Posen einzuführen, unterstützen würde (K. H. Streiter, *Die nationalen Beziehungen...*, S. 51).

Notwendigkeit beruhende Verpflichtung bezeichnet wird, ist nicht geeignet, um jenen Eindruck zu schwächen oder aufzuheben."[21]

Diese mißtrauische Auslegung konnte Gustav von Brenn nicht teilen. Sie erregte in ihm die „lebhaftesten Besorgniße" über die von Flottwell zu erwartende Behandlung der katholischen Angelegenheiten und der polnischen Untertanen.[22] Dennoch war die politische Einflußnahme des Klerus nicht zu leugnen.

General von Roeder schrieb an Gneisenau, der ab März 1831 das Kommando über die vier in Posen stationierten Armeekorps erhielt, daß die Gutsbesitzer, aber vor allem die Geistlichen, „die unter dem Schein der Religionsgeheimnisse, ohne Furcht, entdeckt zu werden, sich mit rastloser Thätigkeit bestreben, die unter den unteren Volksklassen schon sehr verminderte Sehnsucht nach dem Polenthum anzufachen und zu beleben, damit zugleich aber auch die davon unzertrennliche Abneigung gegen die preußische Regierung zu vermehren, und die im Beichtstuhl Gewissensscrupel mit dem Löschlüssel beschwichtigen".[23]

In der Stadt Posen und in anderen Orten der Provinz wurden in den Kirchen Messen für „das Glück der polnischen Waffen" gelesen. Der Propst zu Labuschin soll in einem Gasthaus vor versammelter Menschenmenge „den Polen ein Lebehoch gemacht und aufrührerische Reden geführt" haben. Bei dem Propst Senftleben in Bromberg fanden häufig Versammlungen von Anhängern der polnischen Erhebung statt. Der Propst selbst verschwand Mitte Juli nach Polen, wie es vor ihm schon andere Geistliche getan hatten. Angeblich sind auch mehrere „junge Leute aus den unteren Ständen" in den Beichtstühlen zum Grenzübertritt verleitet worden.[24] Bei den Behörden galt dies als Landesverrat, wiederholt ergingen amtliche Auforderungen zur Rückkehr, übergetretenen Gutsbesitzern wurde die Einziehung ihres Besitzes angedroht.[25] Anfang April 1831 setzten sich besonders viele Posener Polen in das Nachbarland ab. Der

[21] GStA PK, Rep. 77, Tit. 503, Nr. 5, Bl. 55 R, 56, Schreiben vom 17. 3. 1831.

[22] *A. a. O.*, Bl. 64, Schreiben vom 8. 4. 1831.

[23] Theodor Schiemann, *Aus Gneisenaus letzten Tagen*, in: *FBPG*, 24 (1911), S. 247–255, 251.

[24] GStA PK, Rep. 77, Tit. 503, Nr. 5, Bl. 57–58 R, 102, Schreiben vom 17. 3. und 19. 7. 1831.

[25] „Februarverordnung" vom 6. 2. 1831, „Aprilverordnung" vom 26. 4. 1831, vgl. Manfred Laubert, *Die Behandlung der Posener Teilnehmer am Warschauer Novemberaufstand von 1830/31*, Marburg 1954, S. 30 ff.

Bromberger Regierungspräsident Ludwig Christian von Colomb erklärte sich das folgendermaßen: „Auch hier ist die Stimmung seit Ostern, wo jeder Catholik beichten muß, ganz geändert. Ohne Zweifel sind dabei die katholischen Geistlichen, durch die Osterbeichte, sehr thätig gewesen, da aber jene Geistlichen im Finstern schleichen, so wird hinter die Wahrheit schwer zu kommen sein.“[26]

Möglicherweise hatte auch die Gefahr, die Polen von den näherrückenden russischen Truppen drohte, manchen zum Überschreiten der Grenze veranlaßt.[27] Etwa 3000 Männer aus dem Großherzogtum Posen hatten in den Reihen der polnischen Insurgenten mitgekämpft. Knapp die Hälfte war als Soldat der preußischen Armee übergelaufen, die übrigen setzten sich aus allen Schichten zusammen, wobei die adligen Gutsbesitzer sowie Handwerksgesellen den größten Anteil hatten. Die Bevölkerung vor allem der Grenzkreise Schildberg, Pleschen und Wreschen des Regierungsbezirks Posen unterstützte die Aufständischen mit Geldspenden sowie Material- und Waffennachschub.[28]

Diese Tatsache kann aber nicht darüber hinwegtäuschen, daß gerade in Posen die größte Armut herrschte. Sie war in den „niedersten Volksklassen“ so „grenzenlos“, daß die Stände es auf dem zweiten Landtag Anfang 1830 für ihre Pflicht hielten, dem König „ehrfurchtsvoll“ eine Bitte vorzulegen: Er möge in Fällen, in denen es in der Familie nicht wenigstens drei arbeitsfähige Personen gibt, die jedem Haushalt der untersten Volksklasse mit einem Reichstaler und 15 Silbergroschen auferlegte Klassensteuer auf 15 Silbergroschen ermäßigen.[29]

Aus der Sicht des Regierungsbeamten Zencker hieß es am 6. November 1830: „Wie in jeder größeren Stadt gibt es auch in Posen viele arme Menschen, besonders unter den Juden, und diese Klasse Menschen ist hier fauler und liederlicher als in anderen Provinzen, weil sie weniger Bedürfnisse hat und solche sich mit weniger Arbeit beschaffen kann. Eigentlich arbeitslos sind nur die arbeitsunfähigen, die allerdings der Kommune sehr lästig werden.“ Die Arbeiten an der Festung, die nach dem Warschauer Aufstand forciert wurden, zögen

[26] GStA PK, Rep. 77, Tit. 503, Nr. 5, Bl. 41, Schreiben vom 10. 4. 1831.

[27] K. H. Streiter, *Die nationalen Beziehungen...*, S. 55, Anm. 10.

[28] *A. a. O.*, S. 54.

[29] *Der zweite Landtag des Großherzogtums Posen im Jahre 1830,* Posen 1832, S. 37.

„eine Menge Gesindel“ aus allen Gegenden des Staates herbei, welches mit „Arbeiten anfinge und mit Vagabundieren endige“.[30]

Die städtischen Bürger klagten über den Verfall der Gewerbe in den meisten Städten und über den lastenden Steuerdruck. Notorische Armut herrschte auch auf dem Lande. Wie Zencker schrieb, fiel es den meisten Bauern schwer, in Notzeiten „ohne die gewohnte Leitung und Hilfe des Grundherrn“ ihre Selbständigkeit zu behaupten. Viele waren durch die hohen Regulierungskosten ruiniert, noch bevor sie Eigentümer eines in der Regel auf das gesetzliche Minimum reduzierten Grundstücks geworden waren. Verhängnisvoll erschien es ihm auch, daß die Posener Bauernschaft mit keiner anderen „Industrie“ als mit der einfachsten Landwirtschaft vertraut war.[31]

Die ländlichen Wohnverhältnisse beschreibt der Bromberger Medizinal- und Regierungsrat Ollenroth als außerordentlich armselig. Die „über alle Begriffe schlechten, größtentheils barackenartigen oder ruinenhaften Gebäude“ waren gewöhnlich aus Lehm und Holz und nur notdürftig mit Stroh bedeckt. Nicht selten lagen die Häuser in Erdkuhlen so vertieft, daß „die Jauche durch die Fensterscheiben in die Wohnungen drang“. In den Stuben stand vor allem im Winter der Qualm, da es für die Lehm- oder Ziegelöfen keinen Abzug gab und die ohnehin winzigen Fenster nicht zum Öffnen eingerichtet waren.

Die Ernährungsgewohnheiten und Gesundheitsverhältnisse beschreibend, fährt der Medizinalrat fort: „Die gewöhnliche Nahrung des gemeinen Mannes sind Sauerkohl und Erdoffeln, wenn es hoch kommt Brot, Speck, Schweinefleisch, feste und grobe Mehlklöße, Milch, Butter, Käse, Heringe ... Zwiebeln, Knoblauch und besonders an Fasttagen Lein- und Rüböl.“ Durch lange Lagerung an ungeeigneten Orten wurden diese Lebensmittel aber häufig im verdorbenen Zustand gegessen. Die Kleidung der niederen Volksklasse war „dürftig und unsauber“. Die Pelzmütze fehlte selten, wogegen die Fußkleidung sehr vernachlässigt wurde. Bei derartigen Lebensverhältnissen erschien es nicht verwunderlich, daß die Gesundheit dieser Menschen auf das höchste gefährdet war. Krankheiten des Lymph- und Hautsystems, Skrophulosis, Grind, Krätze, Flechten, Syphilis, der

[30] GStA PK, Rep. 77, Tit. 503, Nr. 1, Bd. 1, Bl. 44.

[31] GStA PK, Rep. 77, Tit. 503, Nr. 2, Bl. 77–79 R.

endemische Weichselzopf und vor allem Wechselfieber waren an der Tagesordnung. Aber „Armuth, Vorurtheile und Aberglaube" lehrten die ärztliche Hilfe verachten, vorgezogen wurde „die kluge Frau, der prahlende Pfuscher und das geweihete Wasser". Daß deshalb der Tod hier früher als anderswo eintrat, wunderte den Medizinalrat nicht.[32]

Die Provinz Preußen

Wegen der Agrarkrise der 1820er Jahre wurde im Jahre 1824 auch Ostpreußen der Regierung des westpreußischen Oberpräsidenten Theodor von Schön anvertraut. Beide Teile bildeten bis 1877 die Provinz Preußen, das Oberpräsidium befand sich in Königsberg. Verwaltungsmäßig gliederte sich die Provinz in die Regierungsbezirke Danzig und Marienwerder (Westpreußen) sowie Königsberg und Gumbinnen (Ostpreußen). Die Bevölkerung setzte sich aus verschiedenen Volksgruppen zusammen, wegen der bruchstückhaften Statistik kann ihr jeweiliger Anteil jedoch nur annähernd bestimmt werden. Sprache und konfessionelles Bekenntnis stimmten hier weniger überein als in Oberschlesien und Posen. Im Jahre 1837 bedienten sich in den beiden westpreußischen Regierungsbezirken zwei Drittel der Einwohner hauptsächlich der deutschen Sprache (auch die Juden wurden darunter gezählt), die übrigen sprachen polnisch. Im Regierungsbezirk Marienwerder konzentrierte sich das deutsche Sprachgebiet auf die Kreise Deutsch-Krone, Schlochau, Marienburg und Rosenberg. Im Regierungsbezirk Danzig war die slawische Bevölkerung (Polen und Kaschuben) in den Kreisen Karthaus, Neustadt und Stargard in der Mehrzahl, während in den Kreisen Danzig (Stadt- und Landkreis), Elbing und Marienburg fast nur deutsch gesprochen wurde.[33]

[32] Johann Carl Friedrich Ollenroth, *Die asiatische Cholera im Regierungsbezirk Bromberg während des Jahres 1831*. Nach amtlichen Quellen bearbeitet und mit den eigenen Beobachtungen und Erfahrungen versehen, Bromberg 1832, S. 11 f.

[33] Peter Boehning, *Die nationalpolnische Bewegung in Westpreußen 1815–1871. Ein Beitrag zum Integrationsprozeß der Polnischen Nation*, Marburg 1973, S. 17, Tabelle S. 18; Horst Mies, *Die preußische Verwaltung im Regierungsbezirk Marienwer-*

Den Nordosten Ostpreußens bewohnten um 1830 über 125 000 Litauer. Die meisten lebten in den Dörfern des Kurischen Haffs und der Nehrung (Kreise Heydekrug und Memel des Regierungsbezirks Gumbinnen) und ernährten sich oft mühsam vom Fischfang. Im Südosten, im Gebiet der ostpreußischen Seenplatte, wohnten etwa hunderttausend Masuren, die einen polnischen Dialekt sprachen, aber evangelisch waren. Sie lebten vor allem in den Kreisen Neidenburg, Ortelsburg, Sensburg, Lötzen, Lyck und Angerburg.[34]

Preußisch-Litauen und Masuren gehörten zu den ärmsten Gebieten der Provinz. In den masurischen Ortschaften mit ihren sandigen, wenig ertragreichen Böden war die allgemeine Armut so groß, daß selbst die besser gestellten Einwohner nicht in der Lage waren, die königlichen und städtischen Abgaben aufzubringen, mitunter wurden sie erst durch Zwangsmittel dazu gebracht. In der Chronik der Stadt Passenheim heißt es: „Der Wohlstand ist hier höchst traurig und die Geldnoth hat den höchsten Grad erreicht, weil weder Handel noch Gewerbe einen Fortgang findet. Auch selbst der Garnhandel ... hat fast ganz aufgehört, und hierzu kommt noch, daß sowohl der Flachs, als auch alle Getreidegattungen, Kartoffeln und übrige Gemüse total mißrathen sind und die ärmere Klasse unmöglich ohne Beihülfe das Leben fristen kann."[35]

Neben Ackerbau und Viehzucht war der auf Flößen betriebene Holz- und Getreidehandel mit Rußland der wichtigste Wirtschaftszweig der Provinz Preußen. Die größten Umschlagplätze befanden sich in den Städten Tilsit, Memel und Königsberg. In diesem Geschäft sahen die preußischen Medizinalräte bis in das 20. Jahrhundert hinein eine große Gefahr für die Einschleppung der Cholera aus Rußland, zumal die Schiffer und Flößer wegen ihrer nicht seßhaften Lebensweise für die Behörden schwer zu erfassen waren.

Für die ländliche Bevölkerung spielten die Wochen- und Jahrmärkte, auf denen außer landwirtschaftlichen Produkten auch mit Holz- und Textilarbeiten gehandelt wurde, eine wichtige Rolle. So bezahlten masurische Ortschaften einen großen Teil ihrer Abgaben

der (1830–1870) (= Studien zur Geschichte Preußens, Bd. 17), Köln-Berlin 1972, Tabelle, S. 18.

[34] Richard Pape, *Beiträge zur Entwickelung des allgemeinen Wohlstandes in Ostpreußen seit dem Anfange des 19. Jahrhunderts*, Oec. Diss., Tübingen 1909, S. 11 f.

[35] Zit. nach Max Toeppen, *Geschichte Masurens*, Danzig 1870 (ND Aalen 1969), S. 442 f.

von dem Erlös, den ihre Webereien und Flachsspinnereien auf dem Jahrmarkt in Lyck einbrachten.[36]

Seit der Einführung der russischen Schutzzölle blühte in den Grenzkreisen, wie übrigens auch in Posen und Schlesien, der Schmuggel, vornehm „Seitenhandel" genannt. Die Stadt Gollub im Kreis Strasburg (Reg.-Bez. Marienwerder) lebte bis zum Jahre 1848 davon. Von dort aus gingen fast jede Nacht Waren im Werte von sieben- bis achttausend Reichstalern über die Grenze, hauptsächlich Spiritus, Salz, Heringe und Eisenwaren. Aber auch die Strasburger und Golluber Tuchmacher und Nagelschmiede gründeten ihre wirtschaftliche Existenz auf diesen „Export". Die Schuhmacher des Kreises arbeiteten für die polnischen Jahrmärkte.

Nach Aussage des Golluber Bürgermeisters versorgte sich fast das gesamte russisch-polnische Department Płock mit preußischen Waren. Die Kaufleute von Gollub und Dobrzyn konnten es sich leisten, den russischen Grenzbeamten einen Monatslohn von sechs- bis achthundert Rubeln zu zahlen.[37]

Auch an der litauischen Grenze wurde bis zum polnischen Aufstand des Jahres 1863 lebhafter Schmuggel betrieben. Das Salz war in Rußland so billig, daß die preußischen Grenzbewohner es vorzogen, sich dieses Nahrungsmittel von dort und nicht aus den Salzmagazinen ihres Staates zu besorgen. Bewohner ganzer Dörfer taten sich zusammen und zogen nachts, mit Stöcken und Flinten bewaffnet, über die Grenze. Die russischen Grenzbeamten ließen sie für eine Flasche Schnaps passieren, aber auf dem Rückweg kam es häufig zu Kämpfen mit den preußischen Grenzern, wobei Todesfälle auf beiden Seiten keine Seltenheit waren.

Die Warschauer Erhebung des Jahres 1830 erregte in manchen Grenzkreisen wegen der gerüchtehaften Berichterstattung und dem Aufgebot der Landwehr einige Unruhe. So dachten im Kreis Strasburg deutschsprachige Einwohner, die Polen wollten Westpreußen überfallen, und flohen. Anders als in Posen brachte jedoch die polnischsprachige Bevölkerung der nationalen Bewegung zumindest in den 1830er Jahren noch keinerlei Sympathie entgegen.[38]

[36] *A. a. O.*, S. 443.

[37] Hans Plehn, *Geschichte des Kreises Strasburg*, Leipzig 1900, S. 298 ff.

[38] P. Boehning, *Die nationalpolnische Bewegung…*, S. 28; H. Plehn, *Geschichte…*, S. 310.

Die Maßnahmen der Oberpräsidenten zum Schutze der Provinzen

Nach Aussage des Oppelner Medizinalrates Lorinser strebte vor allem der schlesische Oberpräsident Theodor von Merckel „nach dem Ruhme, seine Provinz vor der asiatischen Geißel zu bewahren".[39] Am 31. Dezember 1830 hatte er bereits sämtliche Grenzzollämter angewiesen, auf alle aus Rußland kommenden Personen achtzugeben. Diese sollten bei Verdacht einer Cholerainfizierung so lange festgehalten werden, bis die nächste Polizeibehörde informiert war und über weiteres entschieden hatte.[40]

Merckel erfuhr von dem Ausbruch der Cholera in Warschau von seinem Posener Amtskollegen Flottwell. Sofort fühlte er sich verpflichtet, „ungesäumt und auf dem kürzesten Wege" Nachrichten darüber einzuholen. Zu diesem Zweck schickte er den Breslauer Arzt Carl Julius Remer nach Warschau. Einige Wochen später beauftragte von Merckel die ebenfalls aus Breslau stammenden Ärzte Pulst und Schnitzer, die Epidemie im gesamten Königreich Polen beziehungsweise in Galizien zu beobachten.[41]

Die Aufstellung des Grenzkordons, zu dem teilweise das aufgrund des polnischen Aufstands stationierte Militär verwendet wurde, gab der Oberpräsident mit den Worten bekannt, zur Sicherung der Provinz seien jetzt Maßregeln notwendig, „welche Erfahrung, Vernunft und Wissenschaft" gegen derartige Krankheiten vorschrieben. Ende Mai 1831 waren die Kontumaz-Anstalten Landsberg im Rosenberger Kreis und Berun Zabrzey im Kreis Pless fertig eingerichtet, bis dahin blieb die schlesische Grenze, außer für den Briefverkehr, für etwa zwei Wochen vollständig geschlossen.[42]

[39] C. I. Lorinser, *Eine Selbstbiographie...*, Bd. 2, S. 15.

[40] GStA PK, Rep. 77, Tit. 247, Nr. 1, Bd. 1, Bl. 123.

[41] GStA PK, Rep. 76 VIII C, Nr. 136, Bl. 1, Schreiben an Altenstein und Brenn vom 30. 4. 1831; Pulst, *Die asiatische Cholera im Königreich Polen. Ein Versuch ihre Heilung nach rationellen Principien zu begründen.* Auf eigene, während einer amtlichen Reise in Polen gesammelte Erfahrungen und Ansichten gestützt, Breslau 1831; Adolph Schnitzer, *Die Cholera contagia beobachtet auf einer in Folge höheren Auftrags in Galizien während der Monate Mai, Juni, Juli und im Beuthener Kreise in Oberschlesien im August gemachten Reise,* Breslau 1831.

[42] *Amtsblatt der Preußischen Königlichen Regierung zu Königsberg,* Nr. 19 vom 11. 5. 1831, Nr. 21 vom 25. 5. 1831.

An der Posener Grenze befanden sich die Kontumaz-Anstalten Strzelno im Kreis Wreschen und Podzamcze im Ostrzeszowschen Kreis, auch diese waren Ende Mai fertiggestellt. Verständlicherweise machte aber gerade in dieser Provinz die Grenzbewachung die größten Schwierigkeiten. Der alte Gneisenau riet dringend dazu, hier nicht die Zivilbevölkerung dazu heranzuziehen.[43]

Oberpräsident Theodor von Schön teilte am 27. April dem Staatsminister von Lottum in Berlin mit, daß die Choleraausbrüche in den polnischen Grenzstädten Loinza und Czychanowic ihn sehr beunruhigten. In Loinza befand sich das Hauptquartier der Russen. Von Schön argwöhnte, daß man „von russischer Seite die Sache nicht mit der nothwendigen hohen Wichtigkeit" behandle. Um näheres zu erfahren, hatte er den Landrat von Berg und den Kreisphysikus von Johannisburg, Johann Joachim Schnuhr, beauftragt, sich sofort in dieses Gebiet zu begeben. Sie sollten vor allem auskundschaften, ob die Seuche auch schon unter der Zivilbevölkerung herrsche und wenn ja, unter welcher Klasse von Einwohnern. Für den Fall, daß wirklich Gefahr vorhanden sei, bevollmächtigte von Schön die beiden, eine Grenzsperre für die Kreise Ortelsburg, Johannisburg, Lyck und Oletzko anzuordnen.[44]

Die Einrichtung der Kontumaz-Anstalten des offiziellen Grenzkordons war am 18. Mai abgeschlossen. Sie befanden sich

- im Regierungsbezirk Marienwerder nahe der Stadt Thorn und im Franziskanerkloster bei Strasburg;
- im Süden des Regierungsbezirks Königsberg in Rapieken bei Neidenburg, im Osten in Laugallen und Nimmersatt bei Memel;
- im Regierungsbezirk Gumbinnen in Dlottowo bei Johannisburg, in Eydkuhnen bei Stalluppönen und in Schmalleningken auf dem rechten Memelufer.

Als Ende Mai die Cholera in Riga ausbrach, wurden auch in den Häfen Memel und Pillau Quarantäne-Anstalten eingerichtet.

[43] Anhang zum *Amtsblatt der Preußischen Königlichen Regierung zu Posen,* Nr. 20 vom 17. 5. 1831; GStA PK, Rep. 76 VIII C, Nr. 23, Bl. 9 R, Schreiben Gneisenaus an Ziethen vom 1. 5. 1831.

[44] GStA PK, Rep. 76 VIII C, Nr. 105, Bl. 9, Verfügung vom 16. 4. 1831; Rep. 76 VIII C, Nr. 24, Bl. 2 und R. – Karl Friedrich Heinrich Graf von Wylich und Lottum (1767–1841), preußischer Militär. Seit 1823 war er als Kabinettsminister betraut mit dem Vortrag beim König über allgemeine Landesangelegenheiten.

Für den Regierungsbezirk Königsberg bestimmte die Departmentsregierung, daß diejenigen, die den Kordon zu umgehen versuchten, nach Maßgabe des Pestedikts vom 28. August und 10. September 1770 mit „sehr strenge(n) Leibesstrafen" zu rechnen hatten, welche bei denen, die nachweislich aus „angesteckten" Orten kamen oder „wohl gar schon infiziert sind bis zur Todesstrafe geschärft werden sollen". Das gleiche wurde denen angedroht, die „Einschleichern" oder Schmugglern Hilfe leisteten. Zudem war es bei Strafe verboten, sich im Grenzdistrikt (vier Meilen diesseits des Kordons) außerhalb der „Feldflur" seines Wohnorts ohne Legitimation aufzuhalten. Wurden außerhalb der Grenzkreise „eingeschlichene" Personen entdeckt, so waren sie in „abgelegene, menschenleere ... Gebäude unterzubringen, aus aller Gemeinschaft und Berührung mit anderen Leuten zu setzen und strenge zu bewachen", bis der Landrat, zu dem sofort ein reitender Bote geschickt werden sollte, weiter über die Angelegenheit bestimmte. Damit derartige Fälle gar nicht erst vorkämen, sollte im Grenzbereich jedes Dorf oder Vorwerk Sicherheitswachen bilden, „welche Tag und Nacht auf etwanige sich über die Grenze geschlichene und in den Ort ankommende Fremde aufzupassen" hatten.[45]

Die Landräte forderte der Oberpräsident auf, ihre obligatorischen Fahrten durch den Kreis jetzt noch häufiger durchzuführen und dabei auf die Ortsbehörden fortgesetzt persönlich einzuwirken. Diese wiederum sollten, unterstützt durch „brave Männer aus der Nation", über den Gesundheitszustand der Bevölkerung wachen. In polnischer, litauischer und deutscher Sprache gedruckte „Anweisungen zur Erhaltung der Gesundheit" wurden an die Einwohner verteilt. Da ihm das Grassieren der Cholera in den polnischen Grenzorten doch zu gefährlich für seine Provinz erschien, befahl von Schön am 18. Mai allen Landratsämtern, sofort mit der Einrichtung der Kreis- und Orts-Sanitätskommissionen zu beginnen.[46] Zudem wurden nach § 34 der von der Immediat-Kommission erarbeiteten Instruktion sämtliche Vieh- und „Kram"-Märkte in den Grenzkreisen ausgesetzt.[47]

[45] Außerordentliche Beilage Nr. 4 und 6 zum *Amtsblatt der Preußischen Königlichen Regierung zu Königsberg,* Nr. 19 vom 11. 5. und Nr. 20 vom 18. 5. 1831.

[46] GStA PK, Rep. 76 VIII C, Nr. 105, Bl. 12–14, 21, Schreiben vom 17., 21. und 24. 5. 1831.

[47] Außerordentliche Beilage Nr. 6 zum *Amtsblatt der Preußischen Königlichen Regierung zu Königsberg,* Nr. 20 vom 18. 5. 1831.

SECHSTES KAPITEL

Die Cholera in den Provinzen Preußen, Posen und Schlesien

Der Ausbruch der Epidemie in Danzig

Nachdem im Mai 1831 bereits drei isolierte Cholerafälle auf preußischem Boden vorgekommen waren (sie betrafen einen von Polen nach Stallupönen gereisten Drechslergesellen, einen Schuhmacher aus dem Grenzdorf Pillupönen und einen Gendarm der Kontumaz-Anstalt Dlottowo), erfolgte der eigentliche Ausbruch der Seuche in dem weit hinter der Absperrungslinie liegenden Danzig. Hier hatte der „Felsenglaube" an den Militärkordon die Bürgerschaft zu keinerlei Eile bei den Vorkehrungsmaßnahmen veranlaßt. Wie einen „eingeschlichenen Dieb bei der Nacht" empfand man die plötzlich anwesende Seuche.[1]

Am 31. März meldete Regierungspräsident Johann Carl von Rothe dem Innenminister, daß sich vor drei Tagen bei mehreren Männern, die in Neufahrwasser an der Weichselmündung mit Baggerarbeiten beschäftigt waren, Spuren einer „höchst verdächtigen Krankheit" gezeigt hätten. Kreis-Physikus Dr. Lenz diagnostizierte Cholera.[2] Alle stammten aus Dörfern auf der Nehrung: Heinrich Gram, 31 Jahre, hatte am Montag, dem 23. Mai, gesund seine Wohnung in Cronenhoff verlassen, versehen mit der Wochenration von Brot und Butter.

[1] [Karl Wilhelm] Wagner, *Die Verbreitung der Cholera im Preußischen Staate; ein Beweis ihrer Contagiosität. Nach amtlichen Quellen bearbeitet,* in: *Cholera-Archiv,* hrsg. von einem ärztlichen Verein, 3 Bde., Berlin 1832/33, Bd. 2, S. 127–280, 137 f.; [Wilhelm Schumacher,] *Geschichte der Cholera in Danzig im Jahre 1831,* [Danzig 1831], S. 6, 10. – Wilhelm Schumacher (1800–1837), gelernter Sattler und Gelegenheitsdichter, gründete im Cholerajahr 1831 das *Danziger Dampfboot,* eine seinerzeit weit bekannte *Zeitschrift für Geist, Humor, Satire, Poesie, Welt- und Volksleben, Kunst, Literatur und Theater,* die bis 1879 bestand.

[2] GStA PK, Rep. 77, Tit. 247, Nr. 2, Bd. 1, Bl. 1. – J. C. von Rothe (1771–1853), westpreußischer Regierungspräsident von 1825 bis 1840.

„Sonnabend Abends 5 Uhr kam er wie gewöhnlich nach Hause, klagte über nichts, trank Kaffee, und bald darauf etwas saure Milch mit Wasser, er war kein Branntweintrinker oder Schlemmer anderer Art, die Arbeit war er gewohnt ... Etwa gegen 9 Uhr ging er ohne andere Klagen als etwas Leibweh zu Bette.“ Um Mitternacht setzten die Symptome ein: „Der Kranke sprach wenig, fühlte das Herannahen des Todes und mit ziemlicher Gelassenheit schickte er seine Frau zu seiner Grundherrschaft, um derselben anzuzeigen, daß er sterben würde, indem er auf die Magengegend hindeutete, woselbst er seinen Tod fühlte. Unter Zuckungen starb er Morgens 8 Uhr.“

Seinen Kollegen Gottfried Klammer aus Nickelswalde, 28 Jahre, hatte die Cholera bereits am Freitag bei der Arbeit befallen, er wurde in seinen Heimatort transportiert. Außerdem erkrankten Michel Lars aus Schnakenburg, 47 Jahre, und Constantin Benkendorff, 30 Jahre, aus Einlage, alle starben. Die Häuser dieser Männer wurden von einem Militärkommando umstellt.[3] In der Stadt argwöhnte man hinter dieser Meldung übertriebenen Amtseifer, aber am 29. Mai zeigte sich die Seuche auch innerhalb der Ringmauern.

Das auf sumpfigem Boden erbaute Danzig lag an zwei Flüssen, der Mottlau und der Danziger Weichsel, einem Mündungsarm des Hauptflusses. Aus der Danziger Weichsel sowie aus dem vor der Stadt in die Mottlau mündenden Radaune-Fluß versorgten sich die Einwohner mit Trinkwasser, das in hölzernen Kanälen zugeführt wurde. Die Stadt hatte die Form eines Ovals, dessen Längsachse von Südwesten nach Nordosten führte. Ein Vorort befand sich außerhalb der Mauern zwischen dem Festungsgraben und den äußeren Befestigungsanlagen, den Wällen. Den eigentlichen Stadtkern, die „Rechtstadt“, bewohnten die begüterten Einwohner. Wegen der für die Stadt typischen Terrassen vor jedem Haus, den sogenannten Beischlägen, waren hier die meisten Straßen so eng, daß ein Wagenverkehr nicht möglich war und Ärzte und Krankenträger alle Wege zu Fuß machen mußten. Die unteren Schichten wohnten an den beiden Enden des Ovals: Das südwestliche Ende, die „Niederstadt“, war der tiefstliegende Stadtteil mit den meisten Kanälen, die stehendes, mit grünem Schlamm überdecktes Wasser führten. Die Straßen waren hier relativ breit, die vielen Gärten gaben diesem Distrikt einen länd-

[3] GStA PK, Rep. 76 VIII C, Nr. 112, Bl. 15–18, Bericht des Kreisphysikus Lenz vom 30. 5. 1831.

lichen Charakter. Am engsten und am dichtesten bebaut war die „Altstadt“, das nordöstliche Ende. Hier brach die Epidemie aus.

Als ersten traf es den 52jährigen Holzarbeiter Klutt, der nach einigen Wochen gesund aus der Kontumaz entlassen wurde. Der nach ihm erkrankte 46jährige Schutenschiffer Koss, wohnhaft im Eimermacherhof, einer Tagelöhnersiedlung, starb, ebenso alle zehn folgenden Erkrankten.[4] Regierungspräsident von Rothe meldete „gehorsamst“ nach Berlin, „daß alle Vorkehrungen getroffen werden, um die Anordnungen der hohen Ministerial-Instruktion vom 5ten v. Monats zur Ausführung zu bringen und das Übel auf den möglichst engen Raum zu beschränken, wobei ich voraussetze, daß mir vorläufig die Disposition über eine Summe von 8–10 000 Rthl. freistehen wird, um diejenigen Ausgaben zu bestreiten, zu welchen sich in den betreffenden Kommunen keine baaren Mittel finden“. Das Geld wurde ihm von der Regierungs-Hauptkasse bewilligt.[5]

Als erste Maßnahme trat die 21tägige Häusersperre ein. Wilhelm Schumacher beschreibt: „Hausthüren und Fensterladen wurden meistens vernagelt ... auf der Hausthüre aber erblickte man ein großes Kreuz mit weißer Farbe gemalt, und einige Schritte von derselben einen Strohbesen gepflanzt, neben welchem der Sperrwächter ... mit einem bündigen Knüttel versehen, paradirte. Diese Wächter bestanden in der ersten Zeit aus der Hefe des Volks, robuste, achtschrötige Leute; selbst Observaten dienten bei diesem Korps der Knüttelgarde. Ging man nun an so einem Hause vorüber, aus dem hin und wieder ein Cholera-Arrestent in nicht zierlichem Negligée durch eine zerbrochene Fensterscheibe hervorlugte, dann wurde das Gemüth wahrhaft von allen Schrecknissen der Cholera erfüllt! ... Wenn man die Straße betrat, verging keine Minute, die nicht aufs Neue an das

[4] Louis Stromeyer, *Skizzen und Bemerkungen von einer Reise nach Danzig und dessen Umgebung im August und September 1831, im Auftrage der Kgl. Hannov. Immediat-Commission unternommen,* Hannover 1832, S. 4; Eduard Otto Dann, *Die Cholera-Epidemie in Danzig während des Sommers 1831,* Danzig 1831, S. 188 f.; W. Schumacher, *Geschichte der Cholera...*, S. 8. – Georg Friedrich Louis Stromeyer (1804–1876) studierte in Göttingen und Berlin Medizin. 1828 ließ er sich in Hannover als Arzt nieder. 1838 erhielt er den Lehrstuhl für Chirurgie in Erlangen, vier Jahre später nahm er einen Ruf nach Freiburg an. 1848 wurde er Professor in Kiel sowie Generalstabsarzt der schleswig-holsteinischen, später auch der hannoverschen Armee. Seinerzeit war er ein bekannter Kriegschirurg, als welcher er vor allem in den Feldzügen von 1866 und 1870/71 hervortrat.

[5] GStA PK, Rep. 77, Tit. 247, Nr. 2, Bd. 1, Bl. 1 R–4.

Unglück erinnerte ... hier ein neuer Erkrankungsfall auf freier Straße; bald wieder begegnete man ... den Trägern, die einen Kranken, der vielleicht schon im Verscheiden lag, im Korbe aus seiner Wohnung trugen, und dabei gemächlich Tabak schmauchten, gewöhnlich auch einen lebhaft rohen Diskours führten. Nahte Vormittags die 11. Stunde, dann suchten alle Blicke nur einen Gegenstand: den Tagesbericht der Sanitätskommission über die Zahl der neuen Erkrankungs- und Todesfälle."

Die Stadtregierung untersagte die Tanzmusik, nach Schumacher ein „zerschmetterndes" Verbot für die niedere Volksklasse einer See- und Handelsstadt. Theater, Fabriken und Geschäfte wurden geschlossen.

Auf dem Holm, einer Insel in der Weichsel, eröffnete man am 1. Juni ein Lazarett. Wie schon in Moskau, wurde auch hier anfangs jeder, der sich bei dem unbedeutendsten Unwohlsein erwischen ließ, dorthin „verschleppt" und kam ohne die obligatorische dreiwöchige Quarantäne nicht davon: „Diese Insel wurde gleichsam als ein Ort der Verdammniß betrachtet, von dem, wenn man ihn einmal betreten müsse, keine Rückkehr mehr möglich sei und nur ein qualvoller Tod und ein schauderhaftes Grab zu erwarten stehe. Die abentheuerlichsten Gerüchte von dieser Schreckens-Insel kreuzten sich im Munde des Volkes, und in der That war die Einrichtung und Lage des Holms ganz dazu geeignet, Entsetzen und Furcht vor ihm zu erwecken ... Die Militairwache auf demselben war mit scharfen Patronen versehen. Ungelöschter Kalk wurde in Masse nach der Insel gefahren, man wußte zugleich, daß derselbe zur Füllung der Gruben benutzt wurde, in welchen man die nackten Leiber schichtete. Täglich erhob sich vom Holm aus ein mächtiger Qualm, und selbst Flammen konnte man bemerken. Da hieß es dann: ‚Seht doch, dort auf dem Holm werden jetzt wieder Leichen verbrannt, da wird sich gewiß so mancher Scheintodte dabei befinden!'"

Daß die Kleidungsstücke der Verstorbenen mitgenommen und verbrannt wurden, und außerdem die Totengräber, „rohe und ungebildete Leute, von den Hinterbliebenen Trinkgelder erpreßten, verschärfte die Abneigung natürlich noch".[6]

[6] W. Schumacher, *Geschichte der Cholera...*, S. 10–16.

Erste Erfahrungen mit der Anwendung der Instruktion

Am 1. Juni berichtete Regierungspräsident von Rothe der Immediatkommission, daß sich die Seuche in Danzig nur sehr mäßig verbreite. Sie beschränkte sich hauptsächlich auf fünf Straßen in der Altstadt. Rothe hoffte deshalb, die Epidemie auch ohne Stadtsperre unter Kontrolle zu bringen. Dringend warnte er davor, diese Maßnahme einzuleiten, ohne vorher einen ausreichenden Vorrat an Lebensmitteln bereitzustellen. Jedoch fühlte sich der Regierungspräsident hierfür nicht verantwortlich, dies müsse ein Gegenstand „höherer Vorsorge" sein. Außerdem würden, um der Instruktion gerecht zu werden, in Danzig dringend mehrere Ärzte gebraucht.[7]

Ohne auf die beiden letzten Punkte einzugehen, befahl die Berliner Immediat-Kommission am 5. Juni, augenblicklich mit der Zernierung anzufangen. Und damit nicht genug, auch alle befallenen Stadtteile und Straßen sollten noch extra abgesperrt werden.

Mit vielen Argumenten versuchte Rothe, dies abzuwenden. Er verwies darauf, daß bei keiner der 86 Personen, die bis zum 8. Juni erkrankt waren, eine Ansteckung nachgewiesen werden konnte, alle, die die Kranken besucht hatten, waren bisher gesund geblieben. In der „durchaus unverproviantirten Stadt" würde im Falle einer Absperrung auch den Gesunden der Erwerb ihrer täglichen Nahrung entzogen werden. Der Regierungspräsident befürchtete aus diesem Grund „Exceße des Pöbels", die nur durch Blutvergießen unterdrückt werden könnten. Doch noch nicht einmal die Garnison war hinreichend mit Proviant ausgestattet: „Die vorgängige Herbeiführung eines genügenden Vorrats wird daher unerläßlich, da der Verkauf durch Rastelle, deren doch höchstens bei jedem Thore eines angelegt werden kann ... gänzlich außer Stande ist so viel durchzuschaffen, als zur täglichen Nothdurft für 60 000 Menschen erfordert wird, das sieht hier jedermann ein. Alles ist in einem sehr gespannten Zustande, und spricht von der Sperre der Stadt als einer evident gefährlichen Maaßregel, der bessere Theil der Einwohner vertraut den erlauchtesten väterlich gesinnten obersten Behörden, und ist gewiß, daß es zu keinen gefährlichen Maaßregeln kommen wird. Der gemeine Mann aber unterhält sich laut davon, und erhitzt sich ... schon jetzt mit Leidenschaftlichkeit. Wie schnell eine zu enge

[7] GStA PK, Rep. 77, Tit. 247, Nr. 2, Bd. 1, Bl. 6 und 7; Rep. 76 VIII C, Nr. 118, Bl. 2 R.

gezogene Sperre alles in Flammen setzen würde, läßt sich ohne Besorglichkeit nicht vorhersehen. Bloße Bekanntmachungen und Verordnungen sind hier eher schädlich als nützlich, so lange nicht mit Zuverlässigkeit versichert werden kann, daß die Besorgniß grundlos sei. Inzwischen geschieht mittelst des persönlichen Einflußes die Beruhigung der Gemüther mit gebührender Sorgfalt."

Zudem bemerkte Rothe, daß sich das Erscheinungsbild der Cholera in Danzig offensichtlich erheblich von dem in Asien unterschied und war der Meinung, „daß wir in Preußen zeitweise an Übeln leiden von ausgedehnterer Sterblichkeit als diese modifizierte Cholera". Er appellierte an die Herren Brenn und Thile, schleunigst „Ärzte höheren Rufes" nach Danzig zu beordern, damit diese Fragen vor Ort wissenschaftlich geklärt werden könnten.[8]

Das Innenministerium beriet sich über das Schreiben des Regierungspräsidenten. Am 10. Juni gab Brenn von Thile den Vorschlag bekannt, „die Maaßregeln wegen der engeren Absperrung Danzigs den Local- und Provinzial-Behörden ... zu überlassen, zur Sicherung der übrigen Provinzen gegen die Gefahr der Ansteckung durch Reisende und sonstigen Verkehr aber einen Cordon an der Seeküste in der Gegend von Oliva bis nach Dirschau und von hier, der Weichsel folgend, bis nach Thorn zu ziehen, wo er sich an den Grenzkordon anschließen würde".

Die Verantwortung für die Ausführung wurde Theodor von Schön übertragen. Thile sollte sich wegen der erforderlichen Truppen an den in Posen stationierten General Gneisenau wenden.[9] Bis zu deren Eintreffen umringten in einem Radius von einer halben bis einer Meile „Bauern und Bäuerinnen ... mit abwehrenden Spießen" die Stadt.[10]

Einige Tage später gab von Rothe einen weiteren Bericht ab: „Wir haben aber bemerkt, daß je vertrauter man mit dem Uebel wird, desto mehr auch die Ängstlichkeit sich verliert, und große Hoffnung zurückkehrt, dies läßt sich aber nur von dem Uebel selbst sagen, denn traurig ist das Bild, was die Stadt in ihrer jetzigen Verlassenheit und Ausschließung darbietet, die Gewerbsthätigkeit stockt mehr und mehr, die Anzahl derer, die um Hülfe rufen, wächst, auch die Preise der Lebensmittel gehen in die Höhe. Die Verordnungen vom 5. April

[8] GStA PK, Rep. 76 VIII C, Nr. 118, Bl. 1–2 R, 45 (Zitat Bl. 2), beide Schreiben vom 8. 6. 1831.

[9] *A. a. O.*, Bl. 5.

[10] W. Schumacher, *Geschichte der Cholera...*, S. 13.

durchschneiden fast alle Verhältnisse, oder gestalten sie so, daß das Publikum nicht weiß wie es seine Angelegenheiten ordnen solle und wir oft aufgerufen werden, die gesetzliche Verfassung mit dem gänzlich veränderten Zustande der Dinge in Einklang zu bringen. Die Aufrechthaltung des Marktverkehrs hat bis jetzt noch das Uebelste abgewendet...

Die Besorgniß, welche das Publikum bewegt, wird von Zeit zu Zeit durch Bekanntmachungen in der Berliner Staatszeitung mit einer betrübenden Gleichgültigkeit gegen ihre Gefahren, angefacht...

Wir müssen noch eines anderen höchst drückenden Bedürfnisses wiederholend erwähnen. Schon unterm 1. Juny stellten wir den großen Mangel an Ärzten, zur Versorgung der vielen medizinischen öffentlichen Anstalten vor, und baten um die schleunige Absendung mehrerer Ärzte nach Danzig. Die Folge dieses Mangels ist gewesen, daß das große Krankenhaus auf eine höchst unbefriedigende Weise hat versehen werden müssen, und daß das Publikum die Abführung von Kranken daher mit sehr bedenklichen Augen ansieht. Beide Physiker waren gestern vor Erschöpfung erkrankt, und werden ... auf kürzere oder längere Zeit ihrer Wirksamkeit entzogen."[11]

Vor allem bei der Finanzierung stieß die Durchführung der Instruktion an ihre Grenzen. Bis zum 15. Juni hatten in Danzig die verordneten Maßregeln fast 3000 Reichstaler verschlungen. 180 Häuser waren bis dahin gesperrt, über 500 darin eingesperrte Menschen mußten verpflegt werden, hierzu wurden 380 Reichstaler aufgewendet. Fast ebensoviel hatte die Besoldung des Pflegepersonals und die Versorgung der Lazarettpatienten gekostet. Für den weiteren Verlauf der Epidemie sah der Regierungspräsident die Fortführung der Maßnahmen nicht mehr gewährleistet.

Zwar hatte die Königliche Regierung 4000 Reichstaler überwiesen, wovon 1000 als Vorschuß galten, aber gleichzeitig erklärt, daß sie zu weiteren Überweisungen nicht in der Lage sei. Auch die Kämmerei-Kasse sah sich außerstande, Geld zur Verfügung zu stellen. Bei der Aufstellung des Etats hatte man mit diesem „außerordentlichen Fall" nicht gerechnet, durch die Lähmung des Handels und des Gewerbes, die bereits mit der Grenzsperre infolge des polnischen Aufstandes einsetzte, waren die Einnahmen bedeutend geschmälert worden. Die noch vorhandenen Geldmittel brauchte man vollständig zur Unter-

[11] GStA PK, Rep. 77, Tit. 247, Nr. 2, Bd. 1, Bl. 28, Schreiben vom 14. 6. 1831.

haltung der Armenanstalten und für die „Polizei-Ordnung". Anleihen konnten nicht aufgenommen werden, ohne den Stadthaushalt „in den äußersten Miß-Credit und das Verderben zu bringen". Die Kommunal-Steuer zu erhöhen, war in dieser Zeit unmöglich. Von Rothe sah sich deshalb gezwungen, die Immediat-Kommission zu bitten, die nötigen Gelder anzuweisen, damit die vorschriftsmäßig gebildete Königliche Orts-Sanitäts-Kommission weiterhin ihres Amtes walten konnte. Von Thile bewilligte am 7. Juli noch einmal 500 Reichstaler.[12]

Mittlerweile hatte die Stadt Danzig in allen größeren Zeitungen der Monarchie zur „Wohlthätigkeit" aufgerufen. Die Zahl der eingesperrten Individuen betrug jetzt über 900 und stieg noch immer: „In einigen Familien sind beide Eltern von der Cholera hingerafft; die unglücklichen Kinder sind nicht allein hülflos zurückgeblieben, sondern müssen auch noch zur Verhütung des Verschleppens der Krankheit abgesperrt werden; andere Familien, die nichts als das Bett besitzen, muß dasselbe, weil der Cholerakranke darauf gelegen, abgenommen und vernichtet werden, kurz, es ist ein Verhältniß eingetreten, daß Aller Hülfe und lindernde Mitwirkung in Anspruch nimmt. Unter diesen Umständen wenden wir uns vertrauensvoll an unsere Mitunterthanen des wohlwollendsten und gnädigsten Königs, mit der Bitte: Sammlungen zur Versorgung der unglücklichen Abgesperrten und zur Unterstützung der hülflosen Hinterbliebenen zu veranstalten."[13]

Innenminister Brenn äußerte gegenüber Kultusminister von Altenstein seine tiefe Mißbilligung der blamablen Tatsache, daß sich keiner der „ausgezeichneten" Ärzte aus Berlin persönlich nach Danzig begeben hatte. In der Bevölkerung grassierte dort die Ansicht, ein solcher hätte doch bestimmt bald ein wirksames Heilmittel gefunden.[14] Ein Dr. Heinrich Schulz, von Hufeland vorgeschlagen, wurde zwar nach Bekanntwerden des Seuchenausbruchs nach Danzig beordert, hatte aber, laut einer Aktennotiz, „seinen Entschluß zurückgenommen".[15] Der Innenminister beauftragte am 7. Juli den

[12] GStA PK, Rep. 76 VIII C, Nr. 41, Bl. 1 und R, 6.
[13] *Vossische Zeitung* vom 23. 6. 1831.
[14] GStA PK, Rep. 76 VIII C, Nr. 26, Bl. 42 und R, Schreiben vom 7. 7. 1831.
[15] GStA PK, Rep. 76 VIII C, Nr. 13, Bl. 93, Notiz vom 13. 6. 1831.

Medizinalrat Wilhelm August Bremer, der dann auch tatsächlich die Reise antrat.[16]

Aber inzwischen hatte sich in Danzig eine Wendung der Dinge ergeben, als am 1. Juli die aus Rußland zurückkehrenden Ärzte Ernst Barchewitz und Edmund Dann, aus Königsberg kommend, in der Stadt eintrafen.

Barchewitz hatte sich aufgrund seiner Erfahrungen als Lazarettleiter in Moskau zu einem überzeugten Antikontagionisten entwickelt: „Ohne Furcht berührte er die Kranken, war immer und überall zur Hilfe bereit und sprach manch kräftiges Wort wider das Nutzlose und Unheilbringende der Häuser- und Wohnungssperre, gegen die der Magistrat und die Kaufmannschaft bereits kräftig opponierten." Auf seine Veranlassung hin wurde das Lazarett auf dem Holm, das wegen des langen Transportweges vielen zum Verhängnis geworden war, geschlossen. Am 8. Juli eröffnete man in der Stadt zwei neue Hospitäler, die Edmund Dann und sein Vater Eduard Otto Dann leiteten. Außerdem legte man, ebenfalls in der Stadt, einen Cholerafriedhof an, Kalk wurde bei den Beerdigungen nicht mehr verwendet.[17]

Mit dem allmählichen Nachlassen der Seuche im Laufe des Monats Juli wurden die Sperrmaßnahmen immer drückender empfunden. Fast täglich gingen Beschwerden des Regierungspräsidenten über die Häusersperren bei der Immediat-Kommission ein. Er bat darum, wenigstens die Dauer der Quarantäne zu verkürzen und ganz auf

[16] GStA PK, Rep. 76 VIII C, Nr. 26, Bl. 44–46 R. – Wilhelm August Bremer (1787–1850), Direktor der königlichen Schutzblattern-Impfanstalt in Berlin.

[17] E. O. Dann, *Die Cholera-Epidemie...*, S. 186 ff.; W. Schumacher, *Geschichte der Cholera...*, S. 26. – Ernst Barchewitz blieb den Einwohnern Danzigs lange Zeit in dankbarer Erinnerung. Bei seiner Abreise überreichte ihm die Kaufmannschaft einen Silberpokal (W. Schumacher, *Geschichte der Cholera...*, S. 29). – Justus Christian von Loder (1753–1832), ein Leibarzt des Zaren, schrieb am 10. 5. 1831 aus Moskau an Hufeland: „Die von Ihrer Regierung hergeschickten Ärzte haben Gelegenheit genug gehabt, diese Krankheit genau zu beobachten ... keiner aber von ihnen ... hat sich den Zweck seiner Reise so ernstlich angelegen seyn lassen als der Dr. Barchewitz ... Die anderen *Alle, zusammengenommen,* haben bey weitem dasjenige nicht gethan, was er allein gethan hat; davon bin ich ein Zeuge: man wird sich daher auf *seine* Berichte am meisten verlassen können", Heinrich von Knorre, *Justus Christian Loder in Moskau. 12 ungedruckte Briefe Loders an Christian (!) Wilhelm Hufeland aus den Jahren 1807 und 1831,* in: *Wissenschaftliche Zeitschrift der Friedrich-Schiller-Universität Jena,* 7 (1957/58), math.-naturw. Reihe, H. 4/5, S. 419–447, 441 (Hervorbebung im Original).

diese verzichten zu dürfen, wenn der Kranke sofort in ein Lazarett geschafft worden sei.[18]

Die Danziger Stadtverordneten hielten am Freitag, dem 4. Juli, mit 48 Anwesenden eine außerordentliche Versammlung ab. In dem an Thile geschickten Protokoll baten sie mit Hinweis auf die große Zahl der „ärmeren Einwohner-Klassen", die bald wegen des Geldmangels der Kommune ihrem Schicksal preisgegeben werden müßten, unverzüglich alle „inneren Sperren" aufzuheben.[19]

Thile lehnte die Anträge ab. Wiederholt bekräftigte er in den nächsten Tagen diese Entscheidung. Seine Begründung lautete, die allgemeinen Bestimmungen der Immediat-Kommission dürften nicht verletzt werden.[20]

Rothe wies am 10. Juli noch einmal nachdrücklich darauf hin, daß die Besoldung der Wärter und die Verpflegung der abgesperrten Personen – mittlerweile über 1000 – einen täglichen Aufwand von mehr als 300 Reichstalern verursache. „Höheren Orts" war der Kommune noch nicht einmal die Erstattung der Kosten in Aussicht gestellt worden. Im Gegenteil, es erging die Anweisung, diese Vorschüsse durch Erhöhung der Mahl- und Schlachtsteuer wieder einzuziehen. „Es kommt noch hinzu, daß die nicht wegzuleugnende Erfahrung, daß in den jetzt verflossenen 6 Wochen kein einziger ... Fall, wo die Krankheit bei einem oder dem anderen Individuum durch Ansteckung entstanden ist, thatsächlich nachgewiesen werden kann, ihren Eindruck auf das Publikum nicht verfehlt hat. Man empfindet mit täglich steigendem Widerwillen den Druck einer Maßregel, zu der die selbst erlebten Ereigniße ... keinen Grund darbieten. Man betrachtet die abgesperrten Personen ... als fruchtlose Opfer, deren Unglück, einen ihrer Angehörigen an dieser verderblichen Krankheit verloren zu haben, obendrein noch der Verlust ihrer Freiheit auf eine geraume Zeit verbittert, und auf eine empfindliche Art vermehrt wird. Statt daß die Behörde daher bei den Häusersperren eine allgemeine Unterstützung hätte erwarten können, stößt sie dabei überall auf Widerstreben, da Niemanden ihr Zweck einleuchten will, und sie noch viel weniger als eine schützende Maßregel anerkannt wird."[21]

[18] GStA PK, Rep. 77, Tit. 247, Nr. 2, Bd. 2, Bl. 27 R.
[19] *A. a O.*, Bl. 151.
[20] *A. a. O.*, Bl. 111–113, Schreiben vom 6. 7. 1831.
[21] GStA PK, Rep. 76, VIII C, Nr. 35, Bl. 11.

Als nach drei Wochen die ersten in den „verseuchten" Wohnungen Eingesperrten lebend, ohne an der Cholera erkrankt zu sein, wieder zum Vorschein kamen, erschien der Ansteckungsglaube der Bevölkerung endgültig unglaubwürdig.[22]

Inzwischen hatte die Orts-Kommission die Danziger Ärzte aufgefordert, ihre Erfahrungen mit der Epidemie bekanntzugeben. Die Mediziner hielten ihre Versammlung am gleichen Tag ab wie die Stadtverordneten, siebzehn Gutachten waren das Ergebnis. Zwölf Ärzte erklärten die Seuche für nicht ansteckend und wollten die Häusersperren abgeschafft wissen. Allenfalls die Reinigung der Krankenstuben hielten sie für notwendig. Die meisten waren auch gegen jede Sperrung der Landesgrenzen, allerdings sprachen sich fünf, ansonsten antikontagionistische Ärzte für eine Grenzsperre gegen Rußland aus, da dort die Cholera offensichtlich anders sei als in Preußen. Nur vier, die zu den „vom Staate angestellten Medicinalpersonen" gehörten, verteidigten die Kontagiosität, hatten aber, wie sie selbst zugaben, nie eine direkte Ansteckung beobachtet. Ein Dr. Müller konnte sich zu keinem Urteil über die Natur der Seuche entschließen.

Zu diesen Gutachten fertigte Barchewitz, von der Orts-Kommission gebeten, noch ein weiteres an. Alle wurden nach Berlin an den Chef der Immediat-Kommission geschickt.[23] Barchewitz wies vor allem auf die in Rußland wie in Danzig beobachteten schädlichen Auswirkungen der Häusersperren hin: Wie in vielen preußischen Städten bewohnten auch in den Danziger Stadtteilen Altstadt und Niederstadt ganze Familien ein einziges niedriges und feuchtes Zimmer, in dem „Tageslicht und frische Luft zu den Kostbarkeiten" gehörten: „In solchen Localen befanden sich hier zahlreiche Familien abgesperrt, mußten jede Bewegung an freier Luft entbehren, mußten die Hände unthätig in den Schooß legen und sich als Arrestanten betrachten, fühlten jetzt wohl verdreifachte Angst vor der Cholera, denn sie mußten ja, den gelehrten Behauptungen zufolge, befürchten, wirklich infiziert zu sein; – waren noch dazu in demselben Stübchen, in welchem der Cholerakranke gestorben war, und hatten

[22] W. Schumacher, *Geschichte der Cholera*..., S. 30.

[23] GStA PK, Rep. 76 VIII C, Nr. 35, Bl. 11 R–15, Protokoll vom 4. 7. 1831; L. Stromeyer, *Skizzen*..., S. 8.

fortwährend die Stelle seines Lagers und gewiß auch das verzerrte Bilde des Sterbenden vor Augen."[24]

Wie Barchewitz sagte, konnten sich in einer großen Stadt die gesperrten Häuser zu „Kontagiums-Herden" auch ganz anderer Krankheiten entwickeln, ganz abgesehen davon, daß sich die Wahrscheinlichkeit, an der Cholera zu erkranken, für die Eingesperrten eher vergrößerte als verringerte. In russischen Städten hatte man später ohne Nachteil auf die Häusersperre verzichtet. Barchewitz verwies auch auf die Inkonsequenz, daß sich in Danzig Ärzte und Krankenwärter keinerlei Quarantäne unterziehen mußten. Zudem war es seiner Ansicht nach gar nicht möglich, ein Haus so zu sichern, daß „die Sperrung nicht blos illusorisch werden sollte".[25] Dies bestätigte sich in der Stadt vielfach, zum Beispiel beobachtete der aus Hannover angereiste Arzt Louis Stromeyer: „Die ganze Häusersperre wurde übrigens in Danzig nur als eine Comödie betrachtet, da fast jedes Haus eine Hinterthür hat, die nicht gesperrt wurde. Bei einigen Häusern war man sogar so gefällig, bloß die Hinterthür zu sperren, damit Handel und Wandel nicht leide. Wo es an Hinterthüren fehlte, bediente man sich des Weges über die Dächer, wenn der Wächter sich nicht durch eine Kleinigkeit abfinden lassen wollte. Mitunter ließen sich auch ganz andere Leute absperren, für diejenigen, welche mit den Kranken in Berührung gekommen waren."[26]

Aufgrund dieser Gutachten hatte die Orts-Kommission eigenmächtig genehmigt, die Häuser nicht mehr abzusperren. Der pflichtbewußte Regierungspräsident sah sich aber, da ihm die Rückendekkung aus Berlin fehlte, gegen seine Überzeugung gezwungen, die Sanitäts-Kommission wiederum zur „strengen Ausführung" der Sperren aufzufordern.

Oberpräsident von Schön, der mit Barchewitz Kontakt aufgenommen hatte, vermittelte, indem er, ohne in Berlin anzufragen, gestattete, die Häusersperre auf zehn Tage zu reduzieren. Außerdem forderte er von Thile weitere Geldmittel für Danzig, drang darauf, sofort mindestens sechs Chirurgen zweiter Klasse aus Berlin kommen zu lassen, und schlug vor, die Kontumaz-Zeit am Grenzkordon auf

[24] W. Schumacher, *Geschichte der Cholera...*, S. 18.
[25] GStA PK, Rep. 76 VIII C, Nr. 35, Bl. 42 und R, Schreiben ohne Datum.
[26] L. Stromeyer, *Skizzen...*, S. 9.

zehn bis zwölf Tage zu reduzieren. Der Kordon an sich sollte seiner Meinung nach aufrechterhalten werden.[27]

Aber auch dieser wurde, wie der Danziger Stadtkordon, alles andere als konsequent gehandhabt. In einem Zeitungsbericht der Regierung Königsberg wird der Grenzkordon als „nützlich und wohlthätig" beschrieben, könne jedoch keineswegs als ausreichend betrachtet werden. Polnischen Juden, „angelockt von Handelsgewinn", gelinge es immer wieder, sich durchzuschleichen. Mehreren „Subjekten" war es sogar geglückt, ohne Legitimationskarte von Polen nach Königsberg zu gelangen, so daß sich die Stadt genötigt sah, vor dem Sackheimer Tor eine Kontumaz-Anstalt einzurichten.[28] Die Regierung Marienwerder beschwerte sich ebenfalls, daß ständig polnische Einwohner die Grenzsperre zu umgehen wüßten. Zudem blieb es der Bevölkerung nicht verborgen, daß auch im kordonstehenden Militär täglich mehrere Cholerafälle auftraten.[29]

Der oberschlesische Regierungspräsident von Hippel berichtete ebenfalls, daß die polnische Bevölkerung jenseits der preußischen Grenze, für die der „kleine Grenzverkehr" lebensnotwendig sei, den Sinn des Kordons nicht verstehen könne. Im Mai war es deswegen zu einer Schießerei zwischen polnischen Bauern und preußischem Militär gekommen.[30] Im gleichen Monat wurden in Ostpreußen bei Sczwidden ein polnischer Hirte und bei Schirwindt ein polnischer Jude, die trotz Zuruf nicht umkehrten, von preußischen Soldaten erschossen.[31]

Dagegen gingen aus der preußischen Grenzbevölkerung Gesuche ein, den Kordon durch weitere Linientruppen zu verstärken. Die Landwirtschaftliche Gesellschaft für Litauen wandte sich mit einer solchen Bitte im Namen von Einwohnern eines Dorfes bei Gumbinnen an den König: Täglich kämen Ereignisse vor, die bewiesen, „daß die dermalige Grenzbesetzung der Gewalt und List, von der Gegenseite angewendet, mit Erfolg nicht entgegenzutreten vermag". So hielten beispielsweise Ende Mai mehrere Personen, die mit drei

[27] GStA PK, Rep. 76 VIII C, Nr. 35, B. 12, 43–44, Schreiben Rothes und Schöns vom 10. 7. und 11. 7. 1831.

[28] GStA PK, Rep. 76 VIII C, Nr. 24, Bl. 21 R, 23 R.

[29] GStA PK, Rep. 76 VIII C, Nr. 118, Bl. 45 R.

[30] GStA PK, Rep. 76 VIII C, Nr. 24, Bl. 29–30 R, Immediat-Zeitungsbericht der Regierung Oppeln pro Mai 1831.

[31] *Preußische Staatszeitung,* Nr. 156 vom 7. 6. 1831; *Amtsblatt der Preußischen Königlichen Regierung zu Danzig,* Nr. 23 vom 8. 6. 1831.

Wagen aus Polen kamen, die „schwache Patrouille" so lange fest, bis die Wagen die Grenze passiert hatten.[32]

Einige Bürger aus dem masurischen Oletzko fürchteten vor allem Plünderer, die sich den polnischen Aufständischen angeschlossen hatten. Der Bürgermeister schrieb an Thile: „Wir sind hier in steter Gefahr, unser Eigenthum und Leben zu verlieren. Die polnischen Rebellen oder sogenannten Krakusen sind bereits unweit Oletzko eingefallen und haben die beiden preußischen Dörfer Borzümmen und Pissanitzen geplündert. Murawken und Dubenigken haben sie gedroht anzuzünden ... Vorgestern war ich in Dienstgeschäften in Muransken und habe mich überzeugt, daß die Leute bereits alles gepackt haben, um, falls unsere geringe Landwehrmannschaft sich zurückziehen muß, hierher nach Oletzko zu fliehen, indessen haben die Rebellen gedroht, auch Oletzko und Lyck anzuzünden. Da überdies die Cholera bereits in Dlottowo auf Preußischem Gebiet ist, so ist bei jedem von uns der Tod ganz nahe gerückt. Vielleicht haben Sie Bekanntschaft mit dem Herrn General v. Witzleben! Stellen Sie ihm doch das dringende einer soliden Grenzbesetzung vor! Bleibt diese so höchst unvollkommen und mangelhaft wie jetzt, dann ist Preußen vor der Cholera nicht zu retten! ... Wenn unser hochverehrter Monarch es wüßte, wie wenig für Seine guten Absichten hier getahn wird, die Sache würde sich gewiß bald ändern."[33]

Der Kreis-Physikus Dittmer aus dem westpreußischen Strasburg (er starb zwei Monate später an der Cholera) wandte sich am 10. Juni an die Immediat-Kommission. Ihm war bekannt geworden, daß die Seuche in dem unweit von Strasburg gelegenen polnischen Judenstädtchen Droblin grassierte: „Wir scheinen hier in Bezug auf die Grenzsperre vergessen zu werden, wenigstens klagen die Civil- und Militärvorgesetzten, daß es ihnen, ungeachtet aller dringenden Eingaben noch nicht gelungen ist, eine zweckmäßige ... Sperre zu bewirken. Es ist die Sperre durch Bauern versucht worden, aber sie war ungenügend, da es auf keine Weise zu verhüten war, daß unsere Bauern mit den Polen fraternisierten. Es ist jetzt die dringendste Gefahr für uns da. Die Cholera, nur 9 Meilen entfernt, hält unsere Schacherjuden nicht ab, bei Tage und Nacht Felle und andere Artikel aus Polen durch die weiten offenen Grenzräume mitzubringen, andererseits kommen die Polen aber des Nachts nach Preußen und

[32] GStA PK, Rep. 76 VIII C, Nr. 96, Bl. 4 und R, Schreiben vom 30. 5. 1831.

[33] *A. a. O.*, Bl. 6 und R, Schreiben vom 30. 5. 1831.

kaufen hier Tabak und andere ihnen nützliche Waaren ein. Außer diesem Comerz kommen des Nachts ... Überläufer nach Preußen und werden oft erst im zweiten und dritten Kreis hinter der preußischen Grenze ergriffen." Er schloß sein Schreiben mit der Behauptung, die Grenzkreise seien dem Vordringen der Cholera schutzlos preisgegeben.[34]

Auf Druck aus den höheren Bevölkerungsschichten beschwerten sich Anfang Juni der Magistrat und die Stadtverordneten aus Elbing darüber, daß die Stadt Danzig nach dem Seuchenausbruch noch immer nicht abgesperrt sei. Sie sahen die Stadt in zweifacher Hinsicht bedroht: außer aus der Nachbarstadt auch deshalb, weil hier ständig Fuhren mit Verpflegung für die russische Armee verladen wurden. Diese Transporte bedeuteten zwar für Elbing eine wichtige Erwerbsquelle, erforderten aber gleichzeitig einen regen Verkehr mit den „verseuchten" polnischen Ortschaften. Die Stadtverordneten baten deshalb, sich im Gegensatz zu den Interessen der Gewerbetreibenden wissend, „um strenge Maßregeln an den Grenzen der inficirten Länder und Orte".[35]

Auch die Innenabteilung der Königsberger Regierung machte den Danzigern Vorwürfe: „Wir haben geglaubt, daß nach den Ministerial Instruktionen vom 5. April entweder Danzig selbst oder doch ein Umkreis um die Stadt unverzüglich gesperrt werden würde. Wir haben aber nicht nur nichts davon in Erfahrung bringen können, sondern bemerken müssen, daß die Stadt für alle Reisende fortgesetzt offen sei. Wir glauben ferner, daß die Behörden sich nicht mit den verschiedenartigen Theorien der Ärzte zu befassen haben, welche darüber streiten, ob die Cholera morbus contagiös oder epidemisch sey ... Wir haben geglaubt, daß dies alles außer der Beurtheilungssphäre der Polizei-Behörden liege, und daß diese für die Sicherung resp. ihres Landes, ihrer Provinz ... durch strenge und verständige Anwendung der vorgeschriebenen Maaßregeln sorgen müssen."[36]

Da man sich in Danzig damit begnügen würde, lediglich einige Häuser zu sperren, erachtete es die Königsberger Regierung für notwendig, die Brücken über Nogat und Weichsel unzugänglich zu machen und keine Reisenden aus Danzig ohne Quarantäne in die

[34] *A. a. O.*, Bl. 18–19.
[35] *A. a. O.*, Bl. 1, 33–34, Schreiben vom 3. und 13. 6. 1831.
[36] GStA PK, Rep. 76 VIII C, Nr. 115, Bl. 3–4, Schreiben vom 13. 6. 1831.

Stadt einzulassen. Die Orts-Kommission war bereits in Tätigkeit. Man bat Thile um Genehmigung der ergriffenen Maßnahmen.[37]

Wie ihre Kollegen in Elbing sahen auch die Königsberger Stadtverordneten in dem Grenzverkehr mit Rußland und Polen eine große Gefahr für die Stadt. Zur Verpflegung der russischen Armee hatte sich eine von Königsberg bis zur polnischen Grenze führende „sehr lebhafte" Handelsstraße gebildet. Eigentlich bestand die Anweisung, daß die preußischen Fuhrleute die Ladung an einer bestimmten Stelle des Grenzverlaufs deponieren und die russischen Soldaten sie abholen sollten, nachdem sich die Preußen entfernt hatten. Aber das wurde weitgehend ignoriert. Da sich der größte Teil der einheimischen Fuhrleute an diesen Transporten beteiligte, hielten die Stadtverordneten Königsberg für „unmittelbar durch Ansteckung bedroht". Als äußerst gefährlich sahen sie auch das viele in der Stadt zirkulierende russische Papiergeld an, welches „keine Spur von Reinigung" aufwies. Sie schätzten die Bedrohung so hoch ein, daß auch dem König die „gehorsamste Bitte" vorgelegt wurde, „die Grenzen gegen Pohlen und Rußland völlig zu sperren und so lange die Cholera-Pest daselbst wüthet diesen Handelsverkehr zur Verproviantirung der Kaiserlich-Russischen Armee bei harter Strafe zu untersagen".[38] Tatsächlich jedoch gedieh dieses grenzüberschreitende Gewerbe täglich mehr, während in der übrigen Provinz „für den gewerblichen und bürgerlichen Verkehr die größten und lästigsten Beschränkungen angeordnet" wurden. In Königsberg eröffnete man zu diesem Zweck sogar eine neue Bäckerei.[39]

Jedoch nicht nur gewinnsüchtige Geschäftsleute setzten sich über die gesetzlichen Bestimmungen hinweg. Entgegen aller Neutralitätsbeteuerung war dies auch die preußische Realpolitik. Nahe der westpreußischen Stadt Thorn befand sich ebenfalls ein Versorgungsdepot mit Lebensmitteln und Munition. Mitte Juli gelang es den Russen, von hier aus in einer tagelangen Operation mit preußischer Hilfe die Weichsel zu überqueren. Damit wurde die Erstürmung Warschaus, durch die der Aufstand Anfang September zusammenbrach, möglich gemacht. In dem Immediat-Zeitungsbericht der Regierung Marien-

[37] GStA PK, Rep. 76 VIII C, Nr. 24, Bl. 63, Immediat-Zeitungsbericht der Regierung Königsberg vom 4. 7. 1831.

[38] GStA PK, Rep. 76 VIII C, Nr. 96, Bl. 45–48.

[39] *A. a. O.*, Bl. 74, Schreiben des Königsberger Magistrats an den König vom 4. 7. 1831.

werder hieß es, alle in bezug auf die Cholera-Abwehr erlassenen Vorschriften hätten bei diesem Manöver „große Verletzungen erlitten".[40]

Mitte Juni war der russische General Paskewitsch, der Nachfolger von Diebitsch, in Memel eingetroffen, mit ihm etwa 300 Russen aus den Ortschaften jenseits der preußischen Grenze. Von Memel aus griffen sie die russisch-litauische Stadt Polangen an. Ein russischer Pope gab ihnen öffentlich auf dem Memeler Marktplatz zu diesem Unterfangen seinen Segen. Polangen wurde dabei zu einem erheblichen Teil in Schutt und Asche gelegt.

Am 12. Juli erschien der polnische Offizier Anton von Gielgud nach der Schlacht von Ostrołęka mit seiner Truppe an der Grenze zur preußischen Monarchie. Nahe der Ortschaft Schnaugsten übergab er dem wachhabenden Soldaten ein Schreiben, daß er, „genöthigt durch die Umstände", beschlossen habe, sich mit seiner etwa 2000 Mann starken Armee-Abteilung unter den Schutz des preußischen Staates zu stellen. Nach der Einwilligung des Memeler Landrats überschritten am folgenden Abend drei polnische Korps (zwei weitere Generäle hatten sich angeschlossen) die Grenze. Aber während des Übertritts wurde Gielgud von einem polnischen Leutnant als Verräter erschossen, seinen Leichnam beerdigten später preußische Bürger. Sämtliche Soldaten wurden in einem auf freiem Feld errichteten Zeltlager unter Quarantäne gestellt. Kurz darauf brachten die Preußen bei Packmohnen im Kreis Tilsit ein weiteres polnisches Korps in einem derartigen Lager unter.[41]

Für übergetretene Russen galten jedoch keine Quarantänevorschriften: Eine Kabinetts-Ordre vom 15. Juni 1831 gestattete ihnen den ungehinderten Aufenthalt in den Grenzkreisen, zum Verdruß

[40] Immediat-Zeitungsbericht der Regierung Marienwerder pro Juli 1831, zit. nach K. W. Wagner, *Die Verbreitung...*, S. 164 ff. (Fußnote); Lech Trzeciakowski, *Preußische Polenpolitik im Zeitalter der Aufstände (1830–1864)*, in: *Jahrbuch für die Geschichte Mittel- und Ostdeutschlands* (im folgenden *JGMOD* zitiert), 30 (1981), S. 96–110, 104 f.

[41] W. von Dankbahr, *Der Uebertritt der polnischen Corps von Gielgud, Chlapowski und Rybinski auf das Königlich Preußische Gebiet, ihr Aufenthalt daselbst und die angeordnete Entfernung derselben*, Königsberg 1832, S. 1 ff.; Johannes Sembritzki, *Geschichte des Kreises Memel. Festgabe zum Andenken an die 34jährige Verwaltung des Kreises durch Geheimen Reg.-Rath Cranz*, Memel 1918, S. 233 ff. – Im August kam es im Lager Packmohnen zu einer Meuterei, weil die gesetzliche Quarantänezeit abgelaufen war und die Preußen die Polen nicht entlassen wollten. Im Frühjahr 1832 gingen die meisten der Insassen, vor allem die Offiziere, nach England oder Frankreich ins Exil.

mancher Einheimischer. So schrieb der Landrat des oberschlesischen Kreises Lublinitz an Oberpräsident von Merckel, daß ein „sichtlicher Widerwille“ gegen diese Ordre bestehe. 130 „solcher Menschen“ waren bereits hier angekommen und erwarteten von der Bevölkerung, vor allem des Ortes Woischnik, „Schutz und Schirm“. Allgemein herrschte der Glaube, daß hierdurch das Land in kurzem verpestet sein werde. Der Landrat sah sich außerstande, „dieser Mißstimmung eine andere Richtung zu geben“. Er bat, schleunigst den Befehl zu erlassen, „daß von jetzt an, die Russen eben so wenig, als die Polen hier eingelassen werden dürfen. Von dieser hohen Verfügung hängt Alles Wohl, vom Gegenteil Alles Unglück ab!“[42]

Die Konsequenzen des Eindringens der Cholera in das preußische Staatsgebiet. Der Seuchenausbruch in St. Petersburg

Noch nachdem die Epidemie in Danzig ausgebrochen war, am 31. Mai, hatte von Thile dem Innenminister gegenüber betont, eine konsequente Grenzsperre sei das sicherste Mittel, um die Cholera abzuhalten. Die dafür aufzuwendenden Kosten schätzte er gering ein im Verhältnis zu denen, die entstehen würden, wenn sich die Epidemie im Landesinneren verbreiten sollte.[43]

Dementsprechend führte der Seuchenausbruch in Danzig zu einer erheblichen Verschärfung der Situation an der preußischen Ostgrenze. Nur noch alle fünf Tage wurden auf legalem Wege Einreisende aus Rußland und Polen in den Kontumaz-Anstalten aufgenommen. Die Königliche Hafen-Polizei-Kommission zu Pillau machte bekannt, daß jedes Schiff beim Ansegeln seine Nationalflagge zeigen müsse und erst auf Anweisung des Lotsen einlaufen dürfe. Für den Fall der Mißachtung hatte die auf den Festungsbauten aufgestellte schwere Batterie den Befehl, scharf zu schießen.[44]

Am 15. Juni erließ der König ein siebzehn Paragraphen umfassendes *Gesetz wegen Bestrafung derjenigen Vergehungen, welche die Übertretung der – zur Abwendung der Cholera – erlassenen Verord-*

[42] GStA PK, Rep. 76 VIII C, Nr. 136, Bl. 90 und R, Schreiben vom 3. 7. 1831.
[43] GStA PK, Rep. 77, Tit. 247, Nr. 1, Bd. 3, Bl. 22.
[44] K. Ch. Hille, *Beobachtungen...*, S. 124; *Preußische Staatszeitung*, Nr. 157 vom 8. 6. 1831.

nungen betreffen. Darin wurde das Hintergehen der Patrouillen als „Landesschädigung" bezeichnet, die mindestens eine mehrjährige Festungshaft, wenn nicht die Todesstrafe nach sich zog (§ 2). Zuchthaus von zwei Monaten bis zwei Jahre waren für das heimliche Beerdigen von Choleraleichen sowie für das Nicht-Melden von Krankheitsfällen vorgesehen. Das gleiche Strafmaß stand auf den Widerstand gegen die Häusersperren (§§ 7 u. 8).[45]

Da man in Berlin tiefes Mißtrauen hinsichtlich der vorschriftsmäßigen Erfüllung der Instruktion hegte, schickte von Thile Anfang Juli zwei Mitglieder der Immediat-Kommission nach Danzig und Königsberg: den Berliner Professor und Stadtphysikus Karl Wilhelm Wagner sowie „einen dem Hofe nahestehenden höheren Offizier", Major von Below. Sie erhielten den Auftrag, den seit dem 24. Juni aufgestellten Kordon sowie sämtliche sanitätspolizeiliche Einrichtungen zu inspizieren.[46]

Inzwischen war aber ein Ereignis eingetreten, durch welches den Kontagionisten eines ihrer wichtigsten „Beweismittel" verlorenging: Am 14. Juni brach die Cholera in dem wohlverpackten St. Petersburg aus, und zwar mit einer Heftigkeit, wie sie weitgereiste Cholera-Ärzte in ganz Europa nicht gesehen hatten. Die unteren Gesellschaftsschichten konnten diesen urplötzlichen Ausbruch in der aufwendig geschützten Hauptstadt nicht mit der proklamierten Ansteckungstheorie in Einklang bringen. Viele glaubten nicht an die Existenz der Krankheit. Der „erzürnte Pöbel" zog am 22. Juni zum Zentralkrankenhaus am Heumarkt. Ein gerade ankommender Krankenwagen wurde überfallen, der Kranke „befreit" (er konnte nie wieder aufgefunden werden), binnen kurzer Zeit hatte sich das Hospital in einen Trümmerhaufen verwandelt. Die wildgewordene Menge trug die Kranken und Toten hinaus, alle Ärzte wurden verletzt, einer kam ums Leben.

Wie vor einem dreiviertel Jahr in Moskau, schien auch jetzt die persönliche Anwesenheit des Zaren vonnöten. Die Menge verlangte auch lautstark danach, da die Ärzte und die Polizei die Cholera „gemacht" hätten. Zar Nikolaus erreichten die Nachrichten von die-

[45] Z. B. im *Amtsblatt der Preußischen Königlichen Regierung zu Bromberg*, Nr. 26 vom 1. 7. 1831.

[46] GStA PK, Rep. 77, Tit. 247, Nr. 1, Bd. 3, Bl. 98; [Theodor von Schön,] *Weitere Beiträge und Nachträge zu den Papieren des Ministers und Burggrafen von Marienburg, Theodor v. Schön*, Berlin 1881, S. 268, 293.

sen Vorfällen in seiner Sommerresidenz am Finnischen Meerbusen. Fast gleichzeitig erfuhr er, daß sein Bruder, der Großfürst Konstantin, der seit dem polnischen Aufstand ein Flüchtlingsdasein geführt hatte, in Witebsk an der Cholera gestorben war.

Mit imposantem Gefolge posierte der Zar vor etwa 5000 Menschen auf dem Heumarkt, wo er eine eindringliche Strafrede hielt: „Bedenkt, was ihr getan habt, ihr seid nicht Franzosen und nicht Polen. Ihr seid Russen." Anschließend zwang er die Menge, niederzuknien und Gott um Verzeihung zu bitten.

Der Auftritt des Zaren zeigte aber nicht die erhoffte Wirkung. In der Aufregung hatte er vergessen, die Cholera zu erwähnen. Seine Rede legte man dahingehend aus, daß die Franzosen und Polen etwas mit der Epidemie zu tun hätten. So wurden alle nach europäischer Mode gekleideten Menschen, die man für Angehörige dieser Nationen halten konnte, auf der Straße als „Giftmischer" angegriffen und zur Polizei geschleppt. Besonders übel erging es denjenigen, die „Beweismittel" wie Chlor oder Essig (von der Regierung als Schutzmittel empfohlen) mit sich führten.

Die Situation entspannte sich erst in der zweiten Juliwoche, als das Volk begann, in großen Scharen die Stadt zu verlassen und in die Heimatdörfer zu ziehen. Die Seuche jedoch machte vor diesen Auswanderzügen nicht halt, viele Menschen erlagen ihr unterwegs.[47]

Barchewitz, der St. Petersburg kurz vor dem Choleraausbruch verlassen hatte, kommentierte: „Wenn auch Petersburg nicht verschont bleiben konnte von der Epidemie, so ist es vielleicht ein Unglück zu nennen, daß sie nicht einige Monate früher dahin gelangte, wahrscheinlich würden anderen Staaten viele Millionen an Geld und nicht wenig Menschen erspart worden sein, die nun eine Maaßregel wiederholten, welche so sicheren Schutz gewährt zu haben schien."[48]

Die Berliner Immediat-Kommission gab sich jedenfalls nicht die Blöße, den Ansteckungsglauben fahrenzulassen. Die *Preußische Staatszeitung*, die ihre Leser am 18. Juli ausführlich über diese Vorfälle unterrichtete, hatte sich mittlerweile zu einem Organ zur Verbreitung dieses staatlichen Dogmas entwickelt. Eine schauerliche Ansteckungsanekdote jagte die andere: Hafenarbeiter bei Danzig hätten sich an einer aus Riga stammenden Ladung Hanfballen

[47] Th. Schiemann, *Kaiser Nikolaus...*, S. 144 ff.
[48] E. Barchewitz, *Über die Cholera...*, S. 62.

angesteckt und seien auf der Stelle tot umgefallen, der bloße Anblick eines „infizierten“ Tuches hätte die Cholera übertragen, usw.[49]

Die Weiterverbreitung der Cholera

Ländliche Gebiete Ost- und Westpreußens. Elbing und Memel

Eine unmittelbar von Danzig ausgehende Infektionskette hatte sich offenbar nicht gebildet. Die umliegenden Ortschaften der Danziger Höhe, die einen hohen kaschubischen Bevölkerungsanteil hatten, sowie Städte wie Marienburg und Dirschau blieben bis Ende Juli, teilweise auch bis Ende August verschont. War die Seuche aber einmal ausgebrochen, wütete sie oft sehr heftig: So verlor das Vorwerk Subkau, wo die Cholera vom 30. Juli bis zum 29. August herrschte, 93 von seinen noch nicht einmal 600 Einwohnern. Drei Häuser starben ganz aus.[50]

Anfang Juli zeigten sich vereinzelte Cholerafälle in mehreren Grenzdörfern des Regierungsbezirks Marienwerder. Am 15. Juli wurde die Stadt Graudenz befallen, wo der Schiffer Schulz in einem Gasthaus an der Weichsel starb. Ende Juli erschien die Seuche in Strasburg und Gollub. Bereits am 19. und 20. Juli war sie in den Dörfern Klein Nieczweken und Piasken bei Thorn ausgebrochen, und zwar zu der Zeit, als der russische Weichselübergang stattfand. Amtlichen Nachrichten zufolge soll die Epidemie jedoch durch eine Frau aus Piasken eingeschleppt worden sein, die sich durch den Kordon nach Polen zu schleichen gewußt hätte. Auf dem Rückweg kam sie, schon erkrankt, bei einem Bauern in Nieczweken unter. In Thorn selbst zeigte sich die Cholera am 24. Juli.[51]

In Ostpreußen wurde zunächst Elbing am 11. Juli befallen. Das erste Opfer war ein 14jähriger Junge, George Labs, der, aus dem Ort Lupushorst in Begleitung seiner jüngeren Schwester heimkehrend, während der Überfahrt mit der Fähre auf der Nogat erkrankte. Er mußte am anderen Ufer liegenbleiben, bis seine Schwester die Mutter aus Elbing geholt hatte. Zu Hause starb er am 16. Juli. Seine Mutter gab folgendes zu Protokoll: „Ihr Sohn sey ein sehr schwächlicher

[49] Z. B. *Preußische Staatszeitung,* Nr. 160 vom 11. 6. 1831.

[50] L. Stromeyer, *Skizzen*..., S. 24.

[51] K. W. Wagner, *Die Verbreitung*..., S. 142, 163 f.

Knabe gewesen, der die Tabaksfabrik besucht, und am 11. von ihr zu ihrer bei dem Krämer Krück in Lupushorst dienenden Tochter nach einer kleinen Unterstützung geschickt worden sey, da sie so arm, daß sie ihr Kind fast stets, wie auch am 11., nüchtern habe fortschicken müssen. Von Ellerwald sey sie genöthiget gewesen, ihren kranken Sohn auf dem Rücken nach Hause (1/2 Meile) zu tragen, sie jedoch, so wie ihre beiden Kinder und ihre Tochter in Lupushorst mit ihrer Herrschaft seyen noch bis heute ganz gesund geblieben."[52]

Dennoch breitete sich die Cholera in der Stadt aus. Es starben der Schiffsknecht Jansen, der die letzte Nacht unter freiem Himmel auf einer Insel in der Nogat zugebracht hatte, und der Schuhmacher Drewes, ein „Trunkenbold", der kurz zuvor in seinem „gewöhnlichen Zustande" von seiner Frau nach Hause geholt worden war. Manche von den Erkrankten mußten sich Anschuldigungen gefallen lassen, die Seuche eingeschleppt zu haben, so der Krämer Hensel, der „heimlich" in Danzig gewesen sein sollte, und die 78jährige Witwe Kassner, die für die Schiffer die Wäsche wusch.[53]

Am 19. Juli wurde mit der Zernierung der Stadt begonnen, die Nogat galt als natürlicher Grenzverlauf. Den Kordon, der „nicht ohne Lücken" war, bildete zum größten Teil die Landbevölkerung. Die ursprünglich vorgesehenen Truppen wurden plötzlich nach Königsberg beordert, da dort die Seuche inzwischen ebenfalls ausgebrochen war.[54]

Bereits Anfang Juli hatte sich die Cholera in litauischen Dörfern gezeigt, die an der Grenze nach Rußland lagen. Die Verbreitung blieb jedoch gering. Der erste Fall einer Erkrankung ereignete sich in dem aus vier verstreuten Bauernhöfen bestehenden Dorf Koegsten bei Memel. Der zufällig anwesende Kreischirurg entdeckte in einem der Häuser eine alte Frau und einen jungen Mann mit den auffälligen Symptomen. Er gab davon sofort in Memel Bescheid. Der Landrat Auerswald, der Major Buddenbrook sowie der Befehlshaber der dor tigen Truppen eilten in Begleitung des Kreis-Physikus daraufhin nach Koegsten, wo sich in der Zwischenzeit ein weiterer Krankheits-

[52] [E. Barchewitz,] *Auszug aus einem Berichte des Herrn Dr. Barchewitz über die Cholera zu Elbing. Zunächst zur Beherzigung der Orts-Sanitäts-Commission zu Köln*, hrsg. von Daniel Karl Theodor Merrem, Köln 1831, S. 9.

[53] *A. a. O.*, S. 8 f.; K. W. Wagner, *Die Verbreitung...*, S. 140.

[54] GStA PK, Rep. 76 VIII C, Nr. 120, Bl. 36, Bericht der Elbinger Sanitätskommission vom 19. 7. 1831; K. W. Wagner, *Die Verbreitung...*, S. 141 f. (Fußnote).

fall ereignet hatte. Es erging der Befehl, sowohl den Hof als auch das ganze Dorf mit Soldaten zu umstellen. In dem Bericht, den Thile von der Königsberger Regierung darüber erhielt, heißt es: „Dieses unglückliche Ereigniß ist höchst beunruhigend, da es bei den in jener Gegend auf äußerste gespannten Gemüthern leicht theils den Glauben an die durch den Militär-Cordon bezweckte Sicherung, deren Zulänglichkeit schon immer bezweifelt wurde, ganz vernichten wird, theils die sehr unzufriedene Stimmung, welche dadurch angeregt worden ist, daß man auf Befehl des Herrn Oberpräsidenten ... nicht in allen Fällen die strengen Sicherungs-Vorschriften gegen ... Reisende aus Rußland zur Ausführung gebracht hat, bis zu einer gefährlichen Höhe treiben kann."

Der etwas ängstliche Regierungspräsident August Werner Meding schloß diese Mitteilung mit einer Anfrage. Königsberg werde jetzt von drei Seiten bedroht: von Polen, Danzig und Elbing, ob es nicht ratsam sei, bei weiterer Annäherung der Seuche die Königliche Regierung zu evakuieren, da diese im Falle einer Stadtsperre in ihrer Aufgabe nur behindert sein werde?[55]

Noch bevor die Seuche Königsberg erreichte, brach sie am 17. Juli in der Hafenstadt Pillau aus, hier starb ein norwegischer Matrose. Zwei Tage später war sie in Tilsit. In der Stadt Memel und in der zugehörigen Vorstadt Vittel erschien sie am 18. Juli. Nach Karl Wilhelm Wagner, dem Berliner Kordon-Inspektor, war der „auf keine Weise zu unterbindende Kontakt" der Memeler Bevölkerung mit dem Quarantänelager der polnischen Soldaten in der Gemarkung des Nachbarortes Schernen an dem Seuchenausbruch schuld. Von aus Memel kommenden Personen hatte Wagner gehört, „wie die Weiber aus Vittel des Morgens nach Schernen wanderten, sich heimlich ins polnische Lager schlichen, um Victualien und dergleichen zu verkaufen, und Abends heimkehrend sich die Cholera mitbrächten, an der sie Tags darauf stürben".[56]

Der Königsberger Bürgerkrieg

Königsberg, die zweite Hauptstadt der preußischen Monarchie, war aus den Teilen Altstadt, Löbenicht, der morastigen Pregelinsel

[55] GStA PK, Rep. 76 VIII Ċ, Nr. 26, Bl. 29–31 R.
[56] K. W. Wagner, *Die Verbreitung...*, S. 157.

Kneiphof sowie dem alten Schloßbezirk zusammengewachsen. Jeder Stadtteil war in Bezirke, die „Freiheiten", unterteilt; dazu gehörten vier Vorstädte. Die Stadt war von einem Wall umgeben, der auch den Schloßteich und einiges Ackerland einschloß; er enthielt sieben Stadttore. Im Westen befand sich der Kneiphof, der als der „bessere" Stadtteil galt. Ein ausgesprochener Armenbezirk war der östlich, im Löbenicht gelegene Bezirk Sackheim.

Gleich nach Bekanntwerden des Seuchenausbruchs in Danzig waren außer der schon erwähnten Orts-Sanitäts-Kommission auch acht Bezirks-Kommissionen gegründet worden. Im Artillerie-Schirrhaus hatte man ein Lazarett für etwa hundert Cholera-Kranke eingerichtet.

Der Ausbruch der Epidemie erfolgte in einer dem Kneiphof vorgelagerten „Armenkolonie", dem „Dey'schen Hof". Das sumpfige Grundstück grenzte in nördlicher Richtung an die „Kneiphöfische Holzwiese", die anderen Seiten waren von Wasser eingeschlossen: Zwei Seiten umfloß der Pregel, im Osten befand sich ein Graben, der gewöhnlich im Sommer austrocknete. Seit Jahren war er nicht mehr gereinigt worden; zur Zeit des Seuchenausbruchs füllten ihn „Schlamm und Schmutz aller Art" aus, der sich bis an die Fenster des anstoßenden Hauses türmte.

Die sechs kleinen Häuser hatten – bis auf eines, das „Bretterhaus" – nur eine Wohnebene, die Räume waren eng gebaut. Das „Winkelhaus", eingeklemmt zwischen zwei parallele Gebäude, bestand nur aus einem einzigen winzigen Zimmer. Die zur Wiese hin gelegenen Wohnungen erhielten kaum Tageslicht, da das aufgestapelte Holz meist die Höhe der Häuser überragte.

Zum Zeitpunkt des Seuchenausbruchs drängten sich hier 136 Menschen (zumindest waren so viele Namen amtlich bekannt), viele hatten lediglich eine Schlafstelle. Die meisten gehörten zur Bevölkerungsgruppe der Tagelöhner, in Königsberg „Sackträger" genannt.

Das sogenannte Bretterhaus bestand aus zwei Stockwerken. Hier gab es auch drei kleine Dachkammern, die alle das Schuhmacherehepaar Meinert gemietet hatte. Sie selbst wohnten in der mittleren Stube. Seit etwa Mitte Juli teilten sie diese noch mit einem „Schlafburschen", dem ehemaligen Schiffer Hoffstädt aus Pillau, der jetzt im Rufe eines Vagabunden stand.

Von den beiden anderen Kammern, Augenzeugen zufolge eher Verschläge, wurde die eine von den „sehr dürftigen" Arbeitsleuten Brosche (der Mann hatte die Schwindsucht) und ihrem zehnjährigen

Sohn bewohnt. In der anderen lag ein altes „unverehelichtes Frauenzimmer“ namens Malessa. In dem Bericht des Königsberger Professors Karl Ernst von Baer ist zu lesen, sie litte „körperlich an Schwindsucht und geistig an Blödsinn“. Früher hatte sie auch einige Jahre im Irrenhaus verbracht und lebte jetzt, ebenso wie die Familie Brosche, vom Armengeld. Die Frau erkrankte am 20. Juli an der Cholera. Erst am folgenden Tag holten die Nachbarn einen Arzt herbei. Dieser fand die Kranke bereits dem Tode nahe, „als ein wahres Bild des Elends, mit Lumpen nothdürftig bedeckt“. Am Abend starb sie.

Dieser erste Cholerafall wurde noch nicht als solcher angezeigt. von Baer verdächtigte den Schuhmacher Meinert, dem Arzt im Hinblick auf seinen „Eigennutz als Vermieter“ falsche Symptome geschildert zu haben, damit die alte Frau nicht in ein Lazarett überführt werde.

Am Todestag der Frau Malessa erkrankte auch Frau Brosche. Kurz vorher hatte sie zusammen mit Frau Meinert „mit großem Ekel“ das Zimmer der verstorbenen Nachbarin gereinigt und den Leichnam abgewaschen. Die ersten Krankheitssymptome traten bei ihr jedoch schon zwei Tage vorher, nach dem „Genuß“ eines verfaulten Fisches, auf. Diesen hatte die Frau, die das Armengeld mit Lumpen- und Knochensammeln aufzubessern versuchte, ihrer Familie als Mahlzeit mitgebracht. Da ihr Mann sich weigerte, davon zu essen, bereitete sie ihn mit „Convent und Zwiebeln“ so zu, bis sich sein Geruch verloren hatte. Frau Brosche starb am 23. Juli, Mann und Sohn blieben von der Cholera verschont. Bereits am Abend des 22. Juli wurde das Dachgeschoß des „Bretterhauses“ durch Wächter abgesperrt.

Am folgenden Tag erkrankten gleichzeitig mehrere Menschen: zuerst Frau Meinert, dann im ersten Stock des „Bretterhauses“ die Arbeitsfrau Bohn, der Goldarbeiter Klappul aus dem „Winkelhaus“ und die Arbeitsfrau Miemisch. Jetzt wurde der ganze Hof mit Militär umstellt und zusätzlich mit einem Zaun umgeben. Eine Militär-Kommission besorgte die Lebensmittelversorgung.

Tags darauf ergriff die Cholera noch einmal sieben Menschen, am 27. Juli kam der letzte Erkrankungsfall vor. 18 der 136 Bewohner wurden von der Epidemie befallen (13%): zehn Frauen, vier Männer und vier Kinder.

Als die schnell aufeinanderfolgenden Cholerafälle bei der Königlichen Regierung ruchbar wurden, ordnete Oberpräsident von Schön an, alle Zimmer des Grundstücks zu lüften und zu reinigen. Der in dem Graben liegende Unrat wurde mit ungelöschtem Kalk überschüttet.[57]

In Begleitung des Leiters der Abteilung des Innern, Johann Friedrich Ewald, stattete der Oberpräsident persönlich dem Dey'schen Hof einen Besuch ab. Ewald rief ihm diesen Gang einige Zeit später in einem privaten Brief in Erinnerung. Er hatte sich am Sonntagmorgen des 24. Juli vor Ort überzeugt, daß der Hof vorschriftsmäßig abgesperrt war und sich dann zur Berichterstattung auf das Schloß begeben:

„Auf der Regierung ... fand ich viele Mitglieder versammelt: alle waren erschrocken und rathlos. Da ging ich zu Ihnen, Sie waren eben im Begriff auszugehen ... Nach kurzer Meldung sagten Sie mir, Sie wollten auf die Regierung und in den Dey'schen Hof gehen, wohin ich Ihnen folgen möchte. Im großen Konferrenzzimmer, Vormittags 1/2 10 Uhr, fanden wird den Präsidenten Meding, den Polizeipräsidenten Schmidt, den R[egierungs]-Rath Hagen und mehrere andere Mitglieder ... Ein Arzt war nicht darunter, zumal Meding ein paar Tage vorher dem Medizinalrath Dr. Kessel Hausarrest gegeben hatte, weil er sich vorher unterstanden hatte, auf meinen Rat nach Elbing zu gehen, um dort die Cholera zu studiren. Als S. Exc. von Ihrem Vorsatz sprachen, in den Dey'schen Hof zu gehen, und die Versammlung aufforderten, Sie zu begleiten, da wurden die Gesichter lang, doch traten alle Anwesenden den Weg (zum Tode) getrost an. Eine Menge Subalterner strömte aus allen Zimmern hinzu und liefen mit. –

Auf der großen zur Schloßwache führenden Treppe erklärte Meding, er habe mit dem Dr. Elsner eine Konferenz verabredet, und

[57] [Karl Ernst] von Baer, *Bericht über den Ausbruch der epidemischen Cholera in Königsberg und Pillau,* in: *Verhandlungen der physikalisch-medicinischen Gesellschaft zu Königsberg über die Cholera,* 3 Hefte, Königsberg 1831/32, H. 1, S. 42–91, 71 ff.; GStA PK, Rep. 76 VIII C, Nr. 115, Bl. 40–44. – Karl Ernst von Baer wurde 1792 auf einem Landgut in Estland geboren. Er studierte an der neugegründeten Universität Dorpat Medizin und kam nach Aufenthalten in Würzburg und Berlin (Studien in Zoologie und Embryologie) 1817 nach Königsberg. Hier wurde er unter K. F. Burdach Prosektor im anatomischen Institut. 1822 erhielt er den Lehrstuhl für das Fach Zoologie. 1827 gelang ihm die Entdeckung des Säugetiereies. Im Jahre 1834 siedelte er nach St. Petersburg über, wo er über 30 Jahre als prominentes Mitglied der Akademie der Wissenschaften wirkte. Er gründete die kaiserlich-russische geographische und entomologische Gesellschaft und veranlaßte die Herausgabe der *Beiträge zur Kenntnis des russischen Reiches.*

müsse deshalb zurückbleiben. S. Exc. entließen ihn gnädigst. Nun ging der Zug von mindestens 30 Personen den Schloßberg, die Schmiedegasse, den Kneiphof entlang zum Dey'schen Hof. Es war aber wunderbar zu schauen, wie an jeder der vielen Straßenecken fortgesetzt einer nach dem anderen von jenen tapferen Begleitern ausriß. Am Dey'schen Hofe angekommen, bestand S. Exc. Leibgarde nur noch aus dem P. P. Schmidt, dem R. R. Hagen und mir. Am äußeren Thore des Hofes sagte Hagen zu mir mit einem wahrhaft schmerzlichen Gesicht, ‚aus Rücksicht für seine Familie könne er nicht hineingehen,' worauf ich ihm erwiderte, er möge nur nach Hause, wo möglich hinter den Ofen gehen. Das Thor öffnete sich, und wir drei gelangten in den inneren Verschlag; hier erklärte mir der P. P. Schmidt: ‚bis hierher habe ihn seine Pflicht geführt, weiter zu gehen, habe er keine Lust.'

Nun öffnete sich die Pforte und ein rothwangiger, pausbackiger Chirurg zeigte sich mit einer ungeheuren Tabakspfeife und fragte, wer so kühn wäre, hier Einlaß zu begehren? Ich sagte ihm, wen er vor sich habe, und daß S. Exc. die Kranken sehen wollten. Er warnte nur, ließ aber doch gewähren, und führte S. Exc. in die Krankenstuben, blies aber fortgesetzt große Tabakswolken auf Sie und mich mit dem Bedeuten, daß solcher Dampf uns vor der Ansteckung schützen werde.

S. Exc. gingen durch mehrere Zimmer, traten an die Betten der Kranken, trösteten sie. Insbesondere war der Anblick einer an der Cholera stark erkrankten Frau, die in jedem Arme ein krankes Kind hielt, höchst erschütternd. Nach Verlauf einer halben Stunde kehrten Sie zurück.

Auf dem Rückwege begegnete uns der alte Generalarzt Kranz und der Kreis-Physikus Dr. v. Treyden: sie sprangen aus ihren Wagen, und eilten auf S. Exc. zu. Jener machte Ihnen freundlich und herzlich gemeinte Vorwürfe darüber, daß Sie sich der Ansteckung ausgesetzt hätten, und wenn Sie erkrankten oder gar stürben, die Provinz ihres Hauptes und Leiters verlustig gehen würde. Sie aber lachten ihn aus. Darauf holten beide Ärzte große Flaschen mit Chlorwasser aus dem Wagen, und wuschen uns auf offener Straße zum großen Gaudium der herbeieilenden Straßen Jugend."[58]

[58] Th. von Schön, *Weitere Beiträge...*, S. 298 ff.; siehe auch ders., *Aus den Papieren des Ministers und Burggrafen von Marienburg, Theodor v. Schön*, 6 Bde., Berlin-Halle, 1875–1883, Bd. 3/2, S. 94 f. – Theodor von Schön (1773–1856) pflegte während seines Studiums der Rechts- und Staatswissenschaften in Königsberg persönlichen Umgang

Während man noch dabei war, den Zaun um den Dey'schen Hof zu errichten, erschien die Cholera plötzlich jenseits des Pregel in der Altstadt, der Schuhmacher Kröhnert in der Holzgasse fiel ihr zum Opfer. Dieser 74jährige, fast blinde Mann wohnte mit zwei Greisinnen, der Schuhmacher-Witwe Häding und der Schneider-Witwe Braun, zusammen in einem Zimmer. Da er an Fußgeschwüren litt, konnte er es nur selten verlassen. Schon seit längerem tat er das nur noch, um sich beim Armenverein seine Unterstützung abzuholen; vor acht Wochen war dies das letzte Mal der Fall. Die beiden alten Frauen erzählten, er hätte sich „täglich in Branntwein berauscht".

An verschiedenen Stellen in der ganzen Stadt traten jetzt Cholerafälle auf. Schleunigst wurden zu dem schon bestehenden Lazarett noch zwei weitere eingerichtet: eines in der Hartungschen Stiftsschule in der Altstadt, das andere in der Sackheimer Armenschule. Die dorthin führenden Straßen machte man durch hohe Bretterwände für das Publikum unpassierbar.

Die Königsberger physikalisch-medizinische Gesellschaft mietete sich ein Lokal, wo die Mitglieder täglich von zehn bis zwölf Uhr mittags zur Beratung zusammenkamen. Auch die übrigen Ärzte der Stadt wurden dazu eingeladen. Diese Gesellschaft richtete für plötzlich in der Nacht Erkrankte einen Notfalldienst ein, der von zehn Uhr abends bis sechs Uhr früh zu erreichen war.[59] Bis zum

mit Kant. An den Stein-Hardenbergschen Reformen hatte er wesentliche Mitarbeit geleistet, so geht das Oktoberedikt von 1807 auf ihn zurück. Seine ständigen nonkonformen Bestrebungen, z. B. die Forderung nach Einführung von „Nationalständen" und Volksvertretungen führten im Jahre 1842 zu seiner Entlassung. – Johann Friedrich Ewald (1786–1849).

[59] K. E. von Baer, *Bericht über den Ausbruch...*, S. 82 ff.; Karl Friedrich Burdach, *Rückblick auf mein Leben,* Leipzig 1848, S. 391; Karl Faber, *Die Haupt- und Residenzstadt Königsberg i. Pr.*, Königsberg 1840, ND Wiesbaden 1971, S. 269 f. – K. F. Burdach (1776–1847) studierte in Leipzig Medizin und habilitierte sich auch dort. Anschließend ging er nach Wien, wo er den Begründer der „Medicinischen Polizey", Johann Peter Frank, kennenlernte. 1811 erhielt er in Dorpat eine Professur für Anatomie, Physiologie und gerichtliche Medizin. 1814 wurde er an die Königsberger Albertina berufen. Hier baute er mit von Baer die anatomische Sammlung auf. Er verfaßte zahlreiche, an Schelling orientierte naturphilosophische Schriften. Wie auch Th. von Schön war er Mitglied der Königsberge Freimaurerloge. – Karl Faber (1773–1853), Archivar in Königsberg.

27. Juli wurden offiziell 28 Cholerakranke registriert, von denen 15 bereits gestorben waren.[60]

Aus der Königsberger Ärzteschaft hatte sich, noch bevor die Seuche in der Stadt ausgebrochen war, eine tatkräftige Opposition gegen den Kontagionismus und das „Rustsche Edikt" gebildet. Ihren entscheidenden Impuls dazu hatten die Mediziner von Barchewitz erhalten, der, aus Moskau kommend, sich einige Tage in Königsberg aufgehalten und Bericht erstattet hatte. Die Ärzte Johann Jakoby und Ernst Burdach, die im Juni aus dem polnischen Augustów beziehungsweise Russisch-Litauen zurückkehrten, bestätigten die Wahrnehmung Barchewitz', daß die Cholera nichts unmittelbar Ansteckendes an sich habe.[61] Die Opposition rührte aber auch daher, daß sich die Königsberger Mediziner als „Fachmänner" nicht genügend gewürdigt fühlten. So sagt Karl Friedrich Burdach, Mitglied der Orts-Sanitäts-Kommission: „Dem Urtheile der ärztlichen Behörden der Provinz wurde nichts überlassen; das Medicinal-Collegium und die medicinische Facultät wurden ganz außer Acht gelassen, weder befragt, noch irgendwie beauftragt, noch auch nur von den Ereignissen in Kenntnis gesetzt. Alle Anordnungen waren im Voraus vom Ministerium gemacht, und die Immediat-Commission ... richtete ihre Befehle bloß an die bürgerlichen Behörden."[62]

Auch Oberpräsident Schön traf anfangs der Vorwurf, die Cholera als „reine Angelegenheit von Regierungsbeamten" zu behandeln. So wollte er es den Mitgliedern der seit über zwanzig Jahren in Königsberg existierenden physikalisch-medizinischen Gesellschaft nicht

[60] GStA PK, Rep. 76 VIII C, Nr. 115, Bl. 41, Bericht der Regierung Königsberg vom 27. 7. 1831.

[61] Th. von Schön, *Weitere Beiträge...*, S. 169 f. – Johann Jacoby, *Bemerkungen über die gegenwärtige Cholera-Epidemie in Polen (vorgelesen in der medicinischen Gesellschaft zu Königsberg den 9. Juli 1831)*, in: *Verhandlungen der physikalisch-medicinischen Gesellschaft...*, H. 1, S. 92–112; Ernst Burdach, *Bericht an die medicinisch-physikalische Gesellschaft (!) über eine auf hohen Befehl unternommene Reise nach dem russischen Litthauen*, in: *a. a. O.*, H. 1, S. 113–129. – J. Jacoby (1805–1877) war ein politisch aktiver jüdischer Arzt. Man sagte ihm nach, daß er mehr wegen des Aufstandes als wegen der Cholera nach Polen gegangen sei. Von ihm stammen die anonymen „Vier Fragen, beantwortet von einem Ostpreußen" (1841), die für das Recht der Bevölkerung auf eine Verfassung eintraten. – Ernst Burdach (1801–1876), ein Sohn von Karl Friedrich Burdach, studierte Medizin in Königsberg und habilitierte sich 1829 als Privatdozent. In den 1830er Jahren war er Prosektor im anatomischen Institut, 1844 erhielt er den Lehrstuhl für Anatomie.

[62] K. F. Burdach, *Rückblick...*, S. 385.

gestatten, die Akten über die laufende Korrespondenz mit Berlin und die eingehenden Meldungen über Choleraausbrüche einzusehen, allenfalls die Verhandlungsprotokolle der Stadtverordneten und des Magistrats durften auf dem Büro des Bürgermeisters in Augenschein genommen werden. Erst durch Burdachs Verhandlungsgeschick wurde dies geändert.[63]

Am 19. Juli ging bei der Orts-Sanitäts-Kommission ein Antrag ein, den 28 Ärzte unterschrieben hatten. Darin heißt es: „Da unter den obwaltenden Umständen Alles darauf ankommt, die unvermeidlichen Schrecknisse der Cholera nicht noch zu vergrößern, da bekanntlich nichts so sehr zu epidemischen Krankheiten disponirt, als Furcht, und nichts so sicher davor präservirt, als Gemüthsruhe, so hoffen die unterzeichneten Ärzte Königsbergs ... ein geneigtes Gehör zu finden, wenn sie sich erlauben, ihr Bedenken über einige derselben auszusprechen, die, ohne ihrem Zweck zu genügen, nur dazu dienen können, die Gemüther mit Schrecken zu erfüllen. Wir rechnen dahin besonders die Sperrung der inficirten Häuser und das Verfahren bey Begräbnissen." Der Antrag schloß mit den Worten: „Der in Danzig gemachte Versuch ist so übel ausgefallen, daß wir dringend bitten müssen, Königsberg nicht zu einem zweiten Versuch derselben Art herzugeben. Mit uns bittet die gesammte Bevölkerung Königsbergs, die schon jetzt vor Häusersperre und Kalkgruben weit mehr, als vor der Cholera selbst, sich abängstigt. Die Sicherheit der übrigen Monarchie wird durch unsere Vorschläge um so weniger gefährdet, da sie sich ja durch allgemeine Sperren und Quarantainen nach Belieben sichern kann. – Wir Ärzte sind es, von denen man, wenn der gefürchtete Augenblick gekommen ist, die größte Aufopferung, die höchste Hingebung verlangt: man möge uns nicht im Voraus aller Freudigkeit, alles Vertrauens zu unserm schweren Beruf durch die Vorstellung berauben, daß wir durch Bedingungen, die nicht in der Cholera selbst liegen, verhindert werden, die Kranken in dem kurzen Zeitraum zu behandeln, wo sie noch heilbar sind; möge man unseren Mitbürgern nicht eine traurige Anwendung des alten Spruchs aufdringen, daß es besser sey, in die Hand Gottes zu fallen, als in die Hände der Menschen!"[64]

[63] *A. a. O.*, S. 398.

[64] [Georg H. Hirsch,] *Antrag an die Sanitätskommission zu Königsberg, eingereicht am 19. Juli 1831,* abgefaßt von Dr. Hirsch, in: *Verhandlungen der physikalisch-medicinischen Gesellschaft...*, H. 1, S. 1–9.

Der Magistrat wagte nicht, dieser Eingabe stattzugeben, da sie gegen die „höheren Orts“ erlassenen Vorschriften verstieß.[65]

Am Tage nach seinem Besuch im Dey'schen Hof rief Oberpräsident von Schön eine Versammlung ein, an der die Chefs sämtlicher Behörden, der Magistrat, die Stadtverordneten sowie „hervoragende“ Ärzte (auch Burdach senior) teilnahmen. Wohl unter maßgeblicher Beeinflussung der Ärzte und des Oberpräsidenten einigte sich die Versammlung schließlich darauf, die „tollen Rust'schen Vorschriften“ in Königsberg nicht mehr anzuwenden, sondern eigene, den Gegebenheiten angepaßte Sicherungsmaßnahmen einzuleiten.

Das berüchtigte Protokoll, welches bei seinem Eintreffen in Berlin einiges Entsetzen auslöste, verfaßte der Präsident des Oberlandesgerichts, Zander, alle Anwesenden hatten unterschrieben. Man erklärte darin, die Cholera habe in der Provinz Preußen bereits solche Fortschritt gemacht, daß die Ausführung der Instruktion weder möglich noch ratsam sei. Deshalb wurde die folgende, neun Paragraphen umfassende Regelung beschlossen:

Nach § 1 galten beim Verlassen der Stadt die Quarantänevorschriften nur noch für Personen, die sich in „Cholera-Häusern“ aufgehalten hatten. Alle anderen erhielten von den Bezirks-Kommissionen anstandslos Legitimationskarten, die sie berechtigten, sich ohne vorherige Kontumaz an jeden beliebigen Ort der Provinz Preußen zu begeben. Jedoch sollte die Karte in jedem Nachtquartier von den zuständigen Behörden visiert werden (§§ 2–4). Zudem war es ab sofort gestattet, aus allen Gegenden der Provinz Lebensmittel nach Königsberg zu bringen. Nur sollten diejenigen, die solche Ware vom Lande einführten, im Besitz einer gültigen Legitimationskarte sein. Diese berechtigte auch zu einer quarantänefreien Rückkehr, solange der Inhaber nicht in ein Cholera-Haus geriet oder selbst an der Seuche erkrankte. Die Lebensmittel durften in der Stadt auf den gewöhnlichen Marktplätzen gehandelt werden. Ausweichplätze sollten erst angewiesen werden, wenn die Cholera dort in unmittelbarer Nähe ausgebrochen war (§§ 5–9).[66]

Am folgenden Tag, dem 26. Juli, verfügte die Königliche Regierung zwei weitere entscheidende Abweichungen von der Instruktion: Von diesem Tag an wurde es in Königsberg jedem Cholerakran-

[65] GStA PK, Rep. 76 VIII C, Nr. 115, Bl. 49 R, Bericht vom 27. 7. 1831.

[66] GStA PK, Rep. 76 VIII C, Nr. 96, Bl. 129; Th. von Schön, *Weitere Beiträge...*, S. 297.

ken freigestellt, sich zu Hause oder in einem Lazarett behandeln zu lassen. Die Choleratoten durften in gewöhnlicher Manier, ohne Polizei-„Schutz", zu jeder Tageszeit auf allen Friedhöfen beigesetzt werden.[67] Gegenüber dem Chef der Immediat-Kommission begründete man diese Änderungen mit folgenden Erfahrungen: „Solange die Cholera Preußen bedroht, also seit länger als einem Vierteljahre, ist von allen Seiten her Alles gethan worden, um das Bild dieser gewiß furchtbaren Krankheit mit den grellsten und abschreckensten Farben auszumalen, ist alles gethan worden, um die Gemüther anzuspannen und aufzuregen und das Volk durch die Schilderung des furchtbar drohenden Feindes aus der schläfrigen Indolenz, mit welcher es jede noch nicht ganz nahe Gefahr gleichgültig zu betrachten pflegt, aufzuwecken und bereitwillig zu machen, jede Vertheidigungs-Waffe gegen das andrängende Übel zu ergreifen, denn es war Zweck, Preußen *zu sichern gegen das Einschreiten* der Krankheit."

Dieses Ziel war „die Quelle" gewesen, der alle Maßnahmen „höheren Orts" entsprungen waren. Auch die Königsberger hatten nach diesem Prinzip „redlich mitgehalten". Nun aber war keine Gefahr mehr von außen abzuwehren: „Sie ist plötzlich, wie mit einem Zauberschlage, mitten unter uns erschienen." Als am 23. Juli der Choleraausbruch in der Stadt amtlich wurde, ließ man zwar nicht den vorschriftsmäßigen, einen Radius von drei Meilen umfassenden Kordon ziehen, stoppte aber den Aus- und Einreiseverkehr durch Schließung der Tore.

„Es war unmöglich! Hunderte von Fremden, welche wenige Tage vorher, viele, welche am selben Tag hergekommen waren, bestürmten die betreffenden Behörden und erlangten Erlaubniß zur Rückreise, die um so weniger verweigert werden konnte, da die meisten Fremden durchaus nicht darauf eingerichtet waren, 20 Tage hier zu verweilen, da sich eine Menge Gutsbesitzer aus der Umgebung mit ihren Familien darunter befanden, deren Anwesenheit zu Hause bei der bevorstehenden Erndte durchaus nothwendig war. Es *mußte* ihnen gestattet werden zurückzureisen und so war die erste Überschreitung der Instruktion geschehen. Dennoch blieb für alle *Bewohner* Königsbergs die Stadt am 24.ten gesperrt...

[67] *Cholera-Zeitung*, hrsg. von den Ärzten Königsbergs, 2., verm[ehrte] Aufl., Königsberg 1832, S. 92 (künftig zitiert als: *Königsberger Cholera-Zeitung*); K. F. Burdach, *Rückblick...*, S. 392.

Das Gerücht von dem Ausbruche der Cholera hier hatte sich mit reißender Schnelligkeit in die Umgebung verbreitet. Man wußte, daß nach den bestehenden Verordnungen niemand, der hier einging, die Stadt wieder verlassen durfte.

Die so lange vorbereiteten furchtbaren Bilder schwebten jetzt dicht vor den Augen der Landbewohner und keiner nahte den Thoren, um nicht etwa hier zurückgehalten, fern von den Seinigen der Gefahr Preis gegeben zu werden.

Die Kartoffeln, das Hauptnahrungsmittel der ärmeren Klasse, stiegen an diesem einem Tage von 1 Rht. 2 Sgr. pro Scheffel bis auf die enorme Höhe von 2 Rht. 20 Sgr., die Butter der Stein von 5 Rht. auf 9 Rht., die anderen Lebensmittel im Verhältniß, und das Fleisch ging nach Versicherung der Schlächter, wenn sie kein neues Schlachtvieh herbeiholen könnten, völlig zu Ende ... Tausende von Menschen, welche mit dem Stocken des Handels hier fast jede Quelle des Erwerbs verloren haben, sahen sich der größten Noth ausgesetzt. Es fanden, besonders auf der Vorstadt, Versammlungen des Volkes statt, die um so gefährlicher drohten, da Königsberg bis auf die geringe Zahl von etwa 1000 Mann gänzlich von Militär entblößt ist, die Anwesenheit dieser kleinen Garnison aber die Bildung der Bürger-Sicherheits-Commission nicht gestattet hatte."[68]

Die Milderung beziehungsweise Aufhebung der Instruktion wurde der Bevölkerung erst verspätet bekannt gegeben: Nach Aussage Burdachs ließ ein Regierungsmitglied den Druck des Plakats um zwei Tage hinauszögern.[69] Es konnte nicht verhindert werden, daß sich die vor allem in den unteren Schichten angestauten Spannungen am Donnerstag, dem 28. Juli, in einem Tumult entluden, welcher die höheren Schichten so in Angst und Schrecken versetzte, daß sogar das Thema „Cholera" für einige Tage in den Hintergrund geriet. Die Veranlassung gab folgendes:

In der Nacht zum 26. Juli erkrankte der Zimmergeselle Finkenstädt. Nach eigener Aussage gab ihm seine Frau als Medikament in Milch gekochten Kuhmist. Gegen vier Uhr morgens entschloß sie sich doch noch, einen Arzt zu holen. Dieser, Dr. Voigt, fand den Finkenstädt im fortgeschrittenen Stadium der Cholera. Er gab der Frau

[68] GStA PK, Rep. 76 VIII C, Nr. 96, Bl. 47–48 R (Hervorhebung im Original).

[69] K. R. Burdach, *Rückblick...*, S. 393.

eine Flasche Spiritus, womit sie dem Kranken die Gliedmaßen einreiben sollte, und verschrieb „braune Tropfen" zum Einnehmen. In ihrem „durch Schmerz und Kummer sehr aufgeregten Gemüthszustande" reichte Frau Finkenstädt aber aus Versehen ihrem Mann den Spiritus. Er schluckte einen Löffel davon und schrie gleich darauf: „Ach Gott, es brennt!", zwei Stunden später starb er.

Am Vormittag kam ein ehemaliger Apotheker, der jetzt Buchhalter beim Dienstherrn des Verstorbenen war, in das Haus und ließ sich die Medizin zeigen. Als er die Spiritusflasche sah, sagte er laut in die mittlerweile vor der Tür versammelte Menschenmenge: „Dann *mußte* er sterben!" In der Stadt grassierte daraufhin das Gerücht, Dr. Voigt habe den Zimmergesellen vergiftet. Frau Finkenstädt war der gleichen Ansicht. Sie verlangte von Voigt eine schriftliche Erklärung, daß dieser *nicht* an der Cholera gestorben sei und forderte die Erlaubnis, ihn durch Zimmergesellen auf dem gewöhnlichen Kirchhof begraben zu lassen. Voigt verließ heimlich die Stadt, weil ihm von allen Seiten zugetragen wurde, daß ihm der „Pöbel" nach dem Leben trachte.

Über den weiteren Fortgang des Geschehens heißt es in dem Bericht des Kriminal-Senats: „Gleich nach dem Tode des Finkenstädt fanden sich die Choleraträger nebst dem Polizei-Commisair ... im Sterbehaus ein und wollten die Leiche forttragen. Das ließ aber die Wittwe nicht zu, sie hatte vielmehr eine Begräbnisstelle auf dem Sackheimischen Kirchhofe besorgt, und durch den Zimmergesellen Sahm mehrere Zimmergesellen zum Begraben ihres Mannes einladen lassen. Es fanden sich dann gegen Abend etwa 20 an der Zahl im Sterbehause ein, bewachten die Leiche [die] Nacht über, daß sie nicht durch die Choleraträger fortgebracht würde, obgleich ein Cholera-Wächter vor das Haus gestellt war." Am folgenden Morgen erschienen zwei Polizeikommissare und gaben die von der Königsberger Regierung beschlossene Milderung der Instruktion bekannt. Ausdrücklich sagten sie den Zimmerleuten, daß von nun an jeder Choleratote auf jedem beliebigen Friedhof begraben werden dürfe. Diese bestanden aber darauf, „daß sie selbst die Leiche fortbringen würden, weil der Finkenstädt nicht an der Cholera verstorben, ein braver Mann sey und das ganze Gewerk es verlange".

Die Kommissare hinterbrachten diese Antwort einem Mitglied der Sanitäts-Kommission, dem Stadtrat Kühnast. Der gab die Anweisung, dies mit Gewalt zu verhindern und dazu militärische Hilfe zu holen. Erneut begaben sich die Polizisten zu dem Haus, in dem Finkenstädt gestorben war. Dort waren bereits Choleraträger, umgeben von Soldaten, angekommen, denen eine aufgeregte Menschenmenge gegenüberstand. Die Zimmergesellen beharrten auf ihrem Vorhaben und meinten, Gewalt könne sie nicht davon abbringen, da sie einige Hundert wären. Die Kommissare gaben schließlich nach, und unter Begleitung einer großen Volksmenge wurde der Leichnam zu dem Friedhof vor dem Königstor getragen.

Ebenfalls am 26. Juli war in der Langgasse im Löbenicht die zehnjährige Amalie Basch an der Cholera erkrankt und sollte am späten Nachmittag in ein Lazarett gebracht werden: „Wie hier gewöhnlich, hatten sich Neugierige vor ihrem Hause versammelt ... und bald war der Volkshaufen so groß, daß sich die dort fungirenden Polizey-Commissaire veranlaßt fanden, die Leute laut und wiederholt aufzufordern, nach Hause zu gehen. Viele gehorchten, nur eine Menge Brauhelfer entfernte sich nicht, vorgebend, daß sich auf diesem Platz an der Ecke der Tuchmacherstraße die Brauhelfer gewöhnlich des Abends versammelten und auf Arbeit warteten."

Die Polizisten holten die Militärwache herbei. Bei deren Annäherung entfernten sich alle bis auf den Brauhelfer Plaubitz, der immerfort entgegnete, „er müsse hier auf Arbeit warten". Die Kommissare nahmen ihn fest. Kaum war die Wache einige Schritte gegangen, als die übrigen Brauhelfer, auf Anstiftung eines gewissen Goerke, ihr nachliefen und sie umringten. Einem von ihnen gelang es, Plaubitz hervorzuziehen.

Unterdessen war das cholerakranke Mädchen gestorben und sollte durch Träger fortgebracht werden. Diesen Vorgang begleitete wiederum eine „große Menge Volk", die „der anordnenden Polizeybeamten ungeachtet, sangen, tanzten und Hurrah schrien".

Am folgenden Tag meldeten die Polizisten diese Vorfälle dem Inquisitoriat auf dem Schloß und verlangten „schleunige Untersuchung und Bestrafung". Die Brauhelfer Plaubitz und Goerke wurden für den folgenden Tag vorgeladen, pünktlich um zehn Uhr vormittags erschienen sie. Mit ihnen fanden sich mehrere Hundert ihrer Gewerksgenossen ein, sie warteten auf dem inneren Schloßplatz die Vernehmung ab. Nach und nach gesellte sich zu ihnen eine „große Menge Personen beyderley Geschlechts aus den unteren Volksklassen", auch Kinder waren dabei. Nach einer knappen Stunde wurden die beiden Brauhelfer straffrei entlassen und gingen fort. Die Menge folgte ihnen mit „Hurrahgeschrey" auf den äußeren Schloßplatz. Hier traf sie auf eine andere Volksmasse: Es waren diejenigen, die von dem Begräbnis des Zimmergesellen Finkenstädt zurückkehrten.[70] Jetzt eskalierte die Situation: Die Menge stürmte das Polizei-Büro, es wurde vollständig verwüstet.

Generallieunant von Krafft erteilte schließlich dem in Königsberg zurückgebliebenen Militär den Befehl, den Markt in der Altstadt zu „säubern": „Allein theils war das Kommando zu schwach, theils wurden die ... Pferde scheu, – so daß mehrmalige Angriffe der Kavallerie zurückgeschlagen und das Volk Meister des Platzes blieb. Nun rückten Abtheilungen des Garde-Landwehr-Batailons an ... Die Demolierung dauerte fort und erstreckte sich nunmehr auch in die Vorstadt, wo das Volk viele Fenster einwarf, Ärzte mißhandelte, zwei Apotheken gänzlich demolierte, und den Laden des Kaufmanns Michalski erbrach, um sich mit Waffen zu versehen. In der Vorstadt gelang es der dort Quartier haltenden Artillerie, mit dem Gebrauch ihrer Seitengewehre die Straße zu säubern. Aber auf dem Altstädtischen Markt hatte das Volk zu festen Fuß gefaßt. Endlich ließ der kommandirende General Feuer geben – allein obgleich viele der Aufrührer getödtet und verwundet wurden – sie blieben Meister des Platzes."

Unterdessen hatte sich eine bewaffenete Bürgergarde gebildet, der sich noch etwa hundert Studenten anschlossen. Ihnen gelang es, einen großen Teil der Aufständischen festzunehmen. Die übrigen ergriffen daraufhin die Flucht. Gegen acht Uhr abends war die „Ruhe" wiederhergestellt.[71]

[70] GStA PK, Rep. 84a, Nr. 4180, Bl. 19–22, Abschrift des Berichts des Kriminal-Senats vom 10. 1. 1832 [Bl. 9–29 R].

[71] GStA PK, Rep. 84a, Nr. 4718, Bl. 178–179 R, 1. Bericht des Oberlandespräsidiums vom 29. 7. 1831; K. Faber, *Die Haupt- und Residenzstadt...*, S. 275 f. Nach Angabe des Archivars wurden 5 Männer und eine Frau auf der Stelle getötet und 16 Personen schwer verwundet, von denen später noch ein Arbeitsmann starb. Über die Frau sagte er: „Diese Furie hielt noch nach dem Tode den Stein in der geschlossenen Hand, welchen sie gegen einen kommandirenden Offizier schleudern wollte, als die Kugel sie traf."

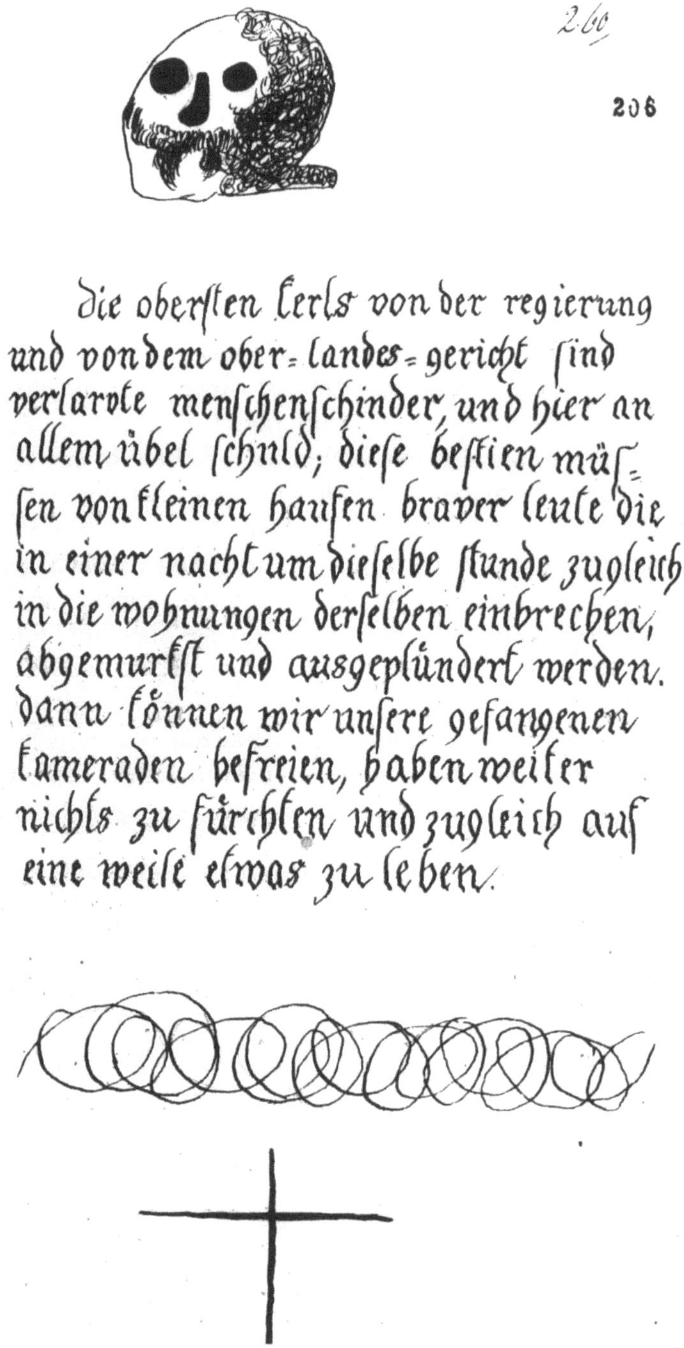

206

die obersten kerls von der regierung
und von dem ober=landes=gericht sind
verlarvte menschenschinder, und hier an
allem übel schuld; diese bestien müs=
sen von kleinen haufen braver leute die
in einer nacht um dieselbe stunde zugleich
in die wohnungen derselben einbrechen,
abgemurkst und ausgeplündert werden.
dann können wir unsere gefangenen
kameraden befreien, haben weiter
nichts zu fürchten und zugleich auf
eine weile etwas zu leben.

Abb. 1 Königsberger Flugblatt. Der Zettel wurde einige Tage nach dem Aufstand auf der Straße gefunden, GStA PK, Rep. 84a, Nr. 4178, Bl. 208.

Nach dem Ende des Tumults setzte eine spontan entstandene Bürger-Patrouille die Verhaftungen fort, so daß am späten Abend des 28. Juli etwa 350 „Ruhestörer" in verschiedenen Räumen des Schlosses eingesperrt waren. Noch in derselben Nacht wurden dreißig von ihnen, an Händen und Füßen gebunden, in die Festung Pillau transportiert, weitere siebzig kamen am folgenden Tag nach Tapiau. Von den übrigen ließ man 123 bald wieder frei, die anderen erhielten zum Teil mehrjährige Gefängnisstrafen. An 175 Aufrührern wurde eine „peinliche Untersuchung" vollzogen.[72]

In das entfernt liegende Berlin drangen zunächst nur verschwommene Gerüchte über die Königsberger Ereignisse. Thile befahl aber sofort, daß sich die Stadt wieder an die Instruktion zu halten habe. Daraufhin berief Schön Anfang August eine weitere Versammlung ein. An ihr nahmen auch die Berliner Inspektoren Professor Wagner und Major von Below teil. Der Oberpräsident fragte, ob und wie diese erneute Anordnung auszuführen sei. Die Reaktion beschreibt Johann Friedrich Ewald in dem oben zitierten Brief an Schön: „Es erfolgte eine feierliche Stille: Niemand beantwortete die Frage. E. Exc. wiederholten mit Nachdruck diese Frage. Auch darauf blieb die ganze Versammlung stumm. Nach einer Pause richteten E. Exc. zum dritten Male dieselbe Frage an die Anwesenden, die abermals schwiegen. Da erwiderte ich ohngefähr Folgendes: ‚Ausführbar ist freilich *Vieles.* Die angeordnete Maßregel läßt sich vielleicht auch in Königsberg ausführen. Dazu würde es aber eines Armeekorps von 15 000 Mann bedürfen, welche blutig gegen diejenigen braven Bürger agiren müßten, welche vor wenigen Tagen zur Aufrechterhaltung der Ordnung und zur Bezähmung des plünderungssüchtigen Pöbels sich bewaffnet hatten. Zu solchem Werke könne ich mich aber nicht hergeben, und bäte deshalb mich von meinen diesfälligen Funktionen zu entbinden.' Hierauf bekam die Versammlung Leben und Sprache, und alle erklärten nun einstimmig, daß die angeordnete Maßregel in Königsberg nicht ausführbar sey."[73]

Fortan gab es hier auch keine Häusersperren mehr, sondern nur noch Zimmersperren. Legitimationsbescheinigungen stellten die Ärzte jetzt jedem aus, der sie verlangte. Diese scheinbare Anwendung

[72] GStA PK, Rep. 84a, Nr. 4178, Bl. 179 R und 202, 2. Bericht des Oberlandespräsidiums vom 4. 8. 1831; GStA PK, Rep. 84a, Nr. 4180, Bl. 23 R; K. Faber, *Die Haupt- und Residenzstadt...*, S. 276 f.

[73] Th. von Schön, *Weitere Beiträge...*, S. 291 f.

der schon lange ad absurdum geführten Vorschriften ließ groteske Situationen entstehen. Der Magistrat der ostpreußischen Stadt Schippenbeil schickte den Stadtchirurgen nach Königsberg, wo er die Cholera studieren sollte. Dieser legte bei seiner Rückkehr dem Bürgermeister zwei Bescheinigungen vor: In der ersten attestierten ihm die Königsberger Lazarettärzte, daß er die Cholera in den Hospitälern aus eigener Anschauung kennengelernt und sich eine ausreichende Praxis in der Krankenbehandlung erworben habe. Die zweite Bescheinigung besagte, daß er mit keinem Cholerakranken in Berührung gekommen sei und deshalb ohne Quarantäne sowohl das Königsberger als auch das Schippenbeiler Tor passieren könne. Man beruhigte sich nach anfänglichem Schrecken in Schippenbeil wieder, als ersichtlich wurde, daß der Chirurg gesund blieb und weder den Bürgermeister noch sonst irgend jemanden angesteckt hatte.[74]

Unter dem Eindruck des Tumults schlug Karl Friedrich Burdach seinen ärztlichen Kollegen vor, eine „Cholera-Zeitung" herauszugeben. Ihr Zweck sollte darin bestehen, „falschen Gerüchten zu begegnen", „etwangige schiefe Berichte der Behörden zu verhüten" sowie die „übertriebene Besorgniß zu steuern". Die Idee fand Beifall, Burdach selbst übernahm die Redaktion.[75] Das Blatt erschien seit dem 6. August zweimal wöchentlich. Es wurde am 28. September, als die Seuche langsam zu erlöschen begann, wieder eingestellt. Die Artikel enthielten Belehrungen über das Wesen der Cholera, Vorschläge zu Heilmethoden und Nachrichten über den Stand der Epidemie in Königsberg und Umgebung.

Eines der wichtigsten Anliegen der Herausgeber war, die „kindische Scheu vor Ansteckung" zu bekämpfen. Dazu wurde gleich zu Anfang ein Auszug aus dem Bericht des Petersburger Arztes Karl Johann von Seidlitz über die Cholera des Jahres 1823 in Baku abgedruckt (siehe ZWEITES KAPITEL, S. 29–34). Obwohl die Redaktion die Behandlungsweise (kalte Wasserübergüsse) nicht empfahl, stellte sie den „Gemeinsinn" und die „ungefärbte Bruderliebe", mit der sich die persische Bevölkerung begegnete, für die Königsberger als Vorbild hin.[76]

[74] *Aus den Erlebnissen...*, S. 48.
[75] K. F. Burdach, *Rückblick...*, S. 394 f.
[76] *Königsberger Cholera-Zeitung*, S. 10 f.

Provinz Posen

Nachdem die Cholera in Danzig ausgebrochen war, bestand Oberpräsident Flottwell darauf, in der Stadt Posen die vorgeschriebenen Sicherheitsmaßnahmen einzuleiten: Die Orts-Sanitäts-Kommission wurde gebildet, Mitglieder waren der Oberbürgermeister Tetzler, der Stadt-Physikus, der Garnisons-Stabsarzt Trusen, der 2. Kommandant von Wilamowitz und der Oberregierungsrat von Tenspolde.

Wochen bevor die Cholera die Stadt erreichte, waren bereits fünf private Wohnhäuser in Lazarette umgewandelt worden. Aus der Bevölkerung hatten sich viele Frauen und Männer freiwillig zur Krankenpflege gemeldet. Zudem wurde Posen in zwölf Distrikte aufgeteilt, die je einem Arzt überantwortet wurden. Von der Orts-Kommission bestimmte Bürger waren seit dem Monat Juni unterwegs, um in einer jeweils festgelegten Anzahl von Häusern den Gesundheitszustand der Bewohner zu kontrollieren.

Posen liegt an der Mündungsstelle der beiden Flüsse Bogdanka und Zybina in die Warthe. Auf einer Anhöhe der westlichen Wartheseite lag die „Oberstadt", wie die erst in preußischer Zeit entstandene Neustadt genannt wurde. Hier waren die „besseren" Schichten zu Hause. Unterhalb dieser, in der Wartheniederung, befand sich die Altstadt oder „Unterstadt" mit ihren engen Häusern „mittelalterlichen Types". Beide Teile waren in den 1830er Jahren noch durch eine Erhebung, den Schloßberg, getrennt. In der Altstadt wohnte vor allem die jüdische Bevölkerung. Deren Höfe waren, im Unterschied zu denen der polnischen und deutschen Nachbarn, mit Springbrunnen und einer Quellwasserleitung ausgestattet. Auf der östlichen Seite der Warthe lagen die Vorstädte Wallischei (Chwaliszewo), Ostrowek, Schrodka, Zawade und St. Rochus. Die Wallischei wurde von der Warthe halbinselartig von drei Seiten umflossen. Vor allem in diesem Stadtteil waren viele Gebäude regelmäßig Überschwemmungen ausgesetzt. Alle Vorstädte hatten noch weitgehend dörflichen Charakter. Hier lebten vorwiegend die ärmsten Bevölkerungsschichten.[77]

Am Abend des 13. Juli erschien die Cholera in Posen: In der Vorstadt St. Rochus, genannt das „Städtchen", erkrankte der 24jährige

[77] Joseph Samter, *Zur Geschichte der Cholera-Epidemien in der Stadt Posen (1831–1873)*, in: *Zeitschrift der historischen Gesellschaft für die Provinz Posen*, 2 (1886), S. 283–312, 293 f.

Soldat Jablonski. Er wurde ins Garnisonslazarett gebracht, wo er am nächsten Morgen starb. Sowohl das ganze „Städtchen" als auch das Haus, in dem Jablonski mit 17 anderen Soldaten einquartiert gewesen war, wurden abgesperrt. Jablonskis Kameraden und sein Krankenwärter mußten drei Wochen lang Quarantäne halten.

Am Mittag des 16. Juli ereignete sich auf der Vorstadt Wallischei der nächste Cholerafall. Diesmal traf es den elfjährigen Sohn des Tagelöhners Zborowski. Dem Bericht der Orts-Kommission zufolge erkrankte er, nachdem er sich für den Erlös einer gestohlenen Katze Obst gekauft, es aufgegessen und anschließend in der Warthe gebadet hatte. Noch am selben Abend war er der Krankheit erlegen. In der folgenden Nacht befiel die Cholera in der Wallischei auch den Böttchergesellen Meida.

Acht Tage lang blieb die Epidemie auf diese Vorstadt beschränkt, bevor sie sich im eigentlichen Stadtkern auf der westlichen Wartheseite zeigte. Als sie dort ausbrach, wurde das „Städtchen" wieder entsperrt. Zu einem wahren Seuchenherd entwickelte sich das Posener Regierungs-Schloß. In dessen Räumen hatten 168 Menschen, meist Angehörige der Fürstenfamilie, ihre Wohnungen. 18 von ihnen starben innerhalb der ersten vier Wochen. Das Schloß sperrte man nach den ersten Krankheitsfällen sofort ab und errichtete darin ein eigenes Lazarett. Die Bewohner wurden über ein Rastel mit Lebensmitteln versorgt.

Auf Befehl der Immediat-Kommission begann am 18. Juli die Zernierung der Stadt. Truppen besetzten die in einem Umkreis von drei Meilen an der Peripherie liegenden Ortschaften. Den Bauern wurde zwar gestattet, auch ihre jenseits der Sperrlinie liegenden Felder zu bewirtschaften, man wies aber auf die strengen Gesetze hin, nach denen der Mißbrauch dieser „Freiheit" bestraft werden würde. In der Stadt Posen wurden alle Theater und Schulen geschlossen. Die Schankwirte durften keine „sitzenden Gäste" mehr bedienen.

Als vergeblich erwies sich der Versuch, eine „Einschleppung" der Seuche festzustellen. Der Gastwirt Danisch, in dessen Haus auf der Wallischei häufig „unerlaubter Verkehr von Polen aus dem Königreich" stattfand, geriet in Verdacht. Die polizeiliche Ermittlung erbrachte jedoch keine Beweise.[78]

[78] GStA PK, Rep. 77, Tit. 247, Nr. 8, Bl. 111–113, Bericht der Ortskommission vom 21. 8. 1831; GStA PK, Rep. 76 VIII C, Nr. 86, Bl. 21 und R, Bericht vom 17. 7. 1831.

Im Laufe des Monats Juli brach die Cholera in noch sechs weiteren Kreisen des Regierungsbezirks Posen aus (Obornick, Samter, Birnbaum, Pleschen, Wreschen und Adelnau). Heftig grassierte sie in den Ortschaften längs der Warthe und unter der auf Kähnen lebenden Schifferbevölkerung. Die südlichen, an Polen grenzenden Kreise Schildberg und Kosten wurden erst sehr spät, Anfang Dezember, befallen, als die Epidemie in der Stadt Posen bereits erloschen war. Der Kreis Fraustadt an der schlesischen Grenze blieb als einziger in der gesamten Provinz cholerafrei.[79]

In der Hauptstadt des zweiten Regierungsbezirks, Bromberg, war man seit Mitte Mai auf einen Seuchenausbruch gefaßt. Die Cholera herrschte bereits in dem eine halbe Meile entfernten polnischen Städtchen Słuczewo. Als erstes wurde das Schlachtergewerbe, eine „ergiebige Quelle öffentlicher Unsauberkeit", aus der Stadt entfernt. In aller Schnelle errichtete man auf einem außerhalb gelegenen freien Platz an der Brahe ein neues Schlachthaus. Alle vorgeschriebenen Einrichtungen (Orts-Kommission, Lazarette) traten ins Leben, es wurde „die strengste Fremden-Polizei" geübt. Dies erwies sich jedoch auch hier als ein fruchtloses Unterfangen: Vor allem seit dem Sommer, als das Getreide auf den beiderseitigen, an vielen Orten des Regierungsbezirks aneinanderstoßenden Grenzfeldern hoch stand, mußten sich die Bromberger Behörden mit dem Fortdauern des Grenzverkehrs abfinden.

Am 1. August brach die Cholera gleichzeitig in mehreren Dörfern des Departements sowie in der Stadt Bromberg aus. Hier war, ebenso wie in Posen, das erste Choleraopfer ein junger Soldat. Die Seuche befiel ihn, während er vor der Kontumaz-Anstalt Posten stand.

Die Epidemie griff in Bromberg jedoch nur zögernd um sich, erst eine Woche später erlag „eine dem Branntweintrinken sehr ergebene Frau", die Witwe Pawlikowska, der Cholera. Danach kam über zwei Wochen lang kein Krankheitsfall mehr vor. Die Stadt war bereits wieder entsperrt und für rein erklärt worden, als die Seuche am 18. August unter den im Garnisonslazarett liegenden Soldaten erneut ausbrach. Bis zum 7. September waren 54 Militärangehörige und 59 Personen aus der Zivilbevölkerung erkrankt, von denen 45 starben.

[79] K. W. Wagner, *Die Verbreitung...*, S. 172, 220 f.

Ungleich heftiger zeigte sich die Cholera in den umliegenden Ortschaften. In dem anderthalb Meilen nördlich von Bromberg gelegenen Dorf Zolondowo (146 Einwohner) war der 63jährige Zimmermann Dittmann das erste Opfer. Er erkrankte am 1. August morgens bei der Arbeit. Bis zum 11. September hatte hier die Seuche 28 Menschen ergriffen, von denen 23 starben. Ein weiteres Dorf, Sadke (Kreis Wirsitz), in sumpfiger Gegend am Rande des Netzebruchs gelegen, wird vom Bromberger Medizinalrat Ollenroth folgendermaßen beschrieben: „In 63 kleinen, engen, dumpfigen, größtentheils barackenartigen Häusern wohnen 450 Menschen eng zusammengedrängt und wer ... in den eigentlichen Wohnungen nicht Platz findet, sucht sich diesen in den Ställen, deren Beschaffenheit ... im richtigen Verhältniß zu den menschlichen Wohnungen stehet. Zwei Familien teilen nicht selten eine Stube, mit einem kleinen, engen, kellerartigen Alkoven. Ackerbau ist die einzige Erwerbsquelle der Dorfbewohner, welche durchweg zur katholischen Konfession gehören."

Hier gehörte der Schulze zu den ersten Cholera-Kranken. Aus diesem Grunde war die Dorf-Verwaltung für einige Tage gelähmt und der zuständige Landrat erhielt erst nach einer Woche Kenntnis von dem Seuchenausbruch. Sofort schickte er den Kreis-Physikus Leviseur dorthin, der am Morgen des 7. August eintraf. Er fand bereits acht Choleratote und 21 Erkrankte vor. Vier Wochen lang grassierte die Cholera in Sadke. Das Dorf verlor 47 Einwohner, 123 waren erkrankt.[80]

Provinz Schlesien

Die Seuche zeigte sich zuerst in dem oberschlesischen Grenzstädtchen Myslowitz an der Przemza, welche zu der Zeit Hochwasser führte. Am 20. Juli starb eine alte, in großer Armut alleinlebende Frau, Maria Dudzyk, deren Hütte unter Wasser stand. Zwei Tage später erlag der Schuhmachergeselle Daniel Singer der Seuche. Fast alle betroffenen Häuser stießen unmittelbar an die Przemza. Selbst bei gewöhnlichen Regenfällen drang das Flußwasser in die Stuben und

[80] J. C. F. Ollenroth, *Die asiatische Cholera...*, S. 9–32 (Zitat S. 29).

stand oft so hoch, daß die Bewohner die Räume durchwaten mußten.

Außerhalb der Stadt, auf freiem Felde, wurden eine „durch Hunger und schlechte Lebensweise entkräftigte Person" und ein Kartoffelhüter ergriffen. Insgesamt erkrankten bis Mitte September 28 der 1275 Einwohner, 14 starben, davon sieben bereits in der ersten Woche. Sofort traten Orts- und Häusersperren ein. Die Folge dieser hier äußerst rigide gehandhabten Maßnahmen war, daß an die 200 Familien vorübergehend zu Bettlern wurden.[81]

Wenig später erschien die Cholera in der Nähe der Industriestadt Beuthen. Zwei Soldaten aus dem Grenzkordon waren die ersten Kranken. Sie hatten einige Tage zuvor in der Nähe von Myslowitz zwei Ochsen aus der Przema geholt und diese, wegen des Verdachts, daß sie aus Polen stammen und infiziert sein könnten, zur Beuthener Kontumaz-Anstalt getrieben. Beide Soldaten genasen im städtischen Garnisonslazarett. In den folgenden Tagen grassierte die Seuche ausschließlich in dieser Anstalt, am 4. August wurden in der Vorstadt Blodwitzka die ersten Zivilbewohner befallen. Bis zum 21. September erkrankten 67 der knapp 3000 Einwohner, von denen 47 der Seuche erlagen.[82]

Ende Juli brach die Cholera auch in mehreren anderen Orten des Kreises Beuthen aus, verlief aber im allgemeinen recht milde. Heftig befallen wurde nur der Wallfahrtsort Deutsch-Piekar. Als hier die Epidemie am 6. September erloschen war, hatte sie 90 der nur 846 Einwohner befallen, von denen 41 starben.[83]

Oberpräsident von Merckel hatte bis dahin jedes Gerücht, daß in Schlesien Cholerafälle vorgekommen seien, nach außen hin energisch dementiert und auf den „guten Gesundheitszustand" der Provinz hingewiesen. Noch am 3. August sprach er in der Presse nur von der „bedenklichen Wendung", welche die Cholera im Großherzogtum Posen nehme. Aber bereits zwei Tage später blieb ihm nichts

[81] *Schlesische Cholera-Zeitung,* hrsg. von dem ärztlichen Comité für Schlesien, Nr. 1–12, Breslau 1831/32, S. 5 f.; *Beobachtungen bayerischer Ärzte über Cholera Morbus,* 3 Hefte, München 1832, H. 2: Georg Kaltenbrunner, *Über die Verbreitung der Cholera Morbus und den Erfolg der dagegen in den k. preußischen Staaten und k. k. österreichischen Staaten ergriffenen Maßregeln,* S. 275 (Tab.), 287; K. W. Wagner, *Die Verbreitung...,* S. 158.

[82] *Schlesische Cholera-Zeitung...,* S. 10 f., 18.

[83] *A. a. O.,* S. 18; G. Kaltenbrunner, *Über die Verbreitung...,* S. 275.

anderes übrig, als offiziell zuzugeben, daß auch seine Provinz nicht verschont geblieben war.[84]

Anfang August kamen die ersten Krankenmeldungen aus dem Kreis Pless. Es handelte sich jedoch „nur" um Einzelfälle, die sich in vier Dörfern ereigneten. Einer richtigen Epidemie war nur der Ort Groß-Chelm (984 Einwohner) ausgesetzt. Vom 19. August bis zum 4. Oktober erkrankten hier 42 Menschen, von denen nur zehn überlebten.

Anfang September wurde die Gegend um Ratibor befallen. Zuerst erschien die Seuche in der Ortschaft Bosatz, die, eng verbunden mit den beiden Nachbarorten Ostrog und Plania, auf dem östlichen Oderufer angesiedelt war. Nur der Fluß trennte diese Orte von der gegenüber liegenden Stadt Ratibor.

In Bosatz erkrankte am 2. September der Schulze und Färber M., drei Tage später starb er. Seine Witwe mußte eidesstattlich erklären, daß ihr Mann in letzter Zeit niemals in Beuthen, der nächsten infizierten Stadt, gewesen sei, wie es böse Gerüchte behaupteten. Eine Woche später erkrankte in demselben Haus ein Tagelöhner, der gewöhnlich den Schiffern bei der Arbeit half. Den Tag zuvor hatte er mehrere Stunden im Wasser gestanden und Holz gestapelt.

Von den zusammen ca. 2 400 Einwohnern dieser drei Orte wurden bis zum 20. Oktober 66 Menschen von der Epidemie ergriffen, von denen 47 starben. Auch auf der anderen Oderseite grassierte die Seuche vor allem in den tiefliegenden, überschwemmten Vorstädten. In Ratibor selbst, wo nach dem Ausbruch in Bosatz die Oderbrücke für jeden Verkehr unzugänglich gemacht wurde, starb am 21. September ein jüdischer Händler. Trotz der zehnwöchigen Dauer griff die Cholera hier, im Vergleich zu Posen und Westpreußen, nur mäßig um sich: Es gab 66 Kranke und 36 Todesopfer bei immerhin 5641 Einwohnern.

Die Cholera war jedoch nur eines unter mehreren Übeln. Die Dörfer Ostrog und Bosatz hatten bereits erhebliche Nachteile durch den Kordon erlitten, der Mitte August auch entlang der Oder errichtet worden war. Ihre Äcker lagen jenseits der Sperrlinie, so daß Ernte-

[84] Julius Stein, *Geschichte der Stadt Breslau im neunzehnten Jahrhundert,* Breslau 1884, S. 94 f. – Theodor von Merckel (1775–1846) regierte Schlesien eine Generation lang, von 1816 bis 1820 und wieder von 1825 bis 1845. 1844 befahl er den Militäreinsatz, mit dem der Weberaufstand im Eulengebirge niedergeschlagen wurde. Kurz darauf trat er von seinem Amt zurück.

und Wintersaatarbeiten nur mit großen Schwierigkeiten durchgeführt werden konnten. Dies sei aber nur der Vorbote „größerer, herberer Leiden" gewesen, schrieben Bauern an den Fürsten von Ratibor. Die am 10. September einsetzenden mächtigen Regengüsse hatten einen großen Teil der Ernte verdorben. Gleichzeitig war auch hier, wie im gesamten Odertal, der Fluß über die Ufer getreten. Durch das Leben in den überschwemmten Wohnungen erkrankten in beiden Dörfern viele Menschen, vor allem an den sogenannten kalten Fiebern. Medikamente wollte der Fürst jedoch nur für Cholerakranke zur Verfügung stellen.[85]

Am 1. September hatte die Epidemie auch den Regierungsbezirk Breslau erreicht. In Maltsch an der Oder wurde der 50jährige Schiffszimmermann Koch am Nachmittag tot auf seiner Schlafstelle, einem Heuboden, gefunden. Seinen Vermieter, den Schichtmeister Lehmann, traf der herbeieilende Kreis-Physikus ebenfalls sterbend an.[86]

In der Provinzhauptstadt Breslau wurde der Seuche seit langem mit bangen Erwartungen entgegengesehen. Viele reichere Familien hatten bereits im Sommer die Stadt verlassen. Die geographischen Verhältnisse waren für die Entstehung von Seuchen durchaus günstig: Breslau lag mit seinen sieben Vorstädten an beiden Ufern der Oder und der Ohlau, die mitten in der Stadt ineinander mündeten. Zwei Vorstädte (der Sand und der Bürgerwerder) lagen auf Inseln, die durch Arme der Oder gebildet wurden. Hier waren, wie auf dem Dom, einer weiteren Vorstadt, mittlere und höherer Schichten zu Hause, während die vier anderen Vorstädte hauptsächlich von den ärmeren Klassen bewohnt wurden. Anfang September gab es auch in Breslau, wie fast jedes Jahr, von beiden Flüssen ausgehende Überschwemmungen.

Die Orts-Sanitäts-Kommission wurde bereits am 1. Juli gebildet. Mitglieder waren: Stadtkommandant von Strantz, Regierungspräsident von Kottwitz, Polizeipräsident Heinke, der Direktor der städtischen Irrenanstalt, Medizinalrat Wilhelm Hermann Remer, dessen Sohn Carl Julius, der im Frühjahr die Cholera in Polen beobachtet hatte, Medizinalrat Wentzke sowie die Stadtverordneten Schmeidler

[85] *Schlesische Cholera-Zeitung...*, S. 90 f.; G. Kaltenbrunner, *Über die Verbreitung...*, S. 275 f., 280; GStA PK, Rep. 77, Tit. 247, Nr. 10, Bd. 1, Bl. 122–125 R, Bittschreiben an den Fürsten von Ratibor vom 10. 10. 1831; *a. a. O.*, Bl. 130–131 R, Schreiben der Sanitäts-Kommission von Ratibor vom 7. 10. 1831.

[86] *Schlesische Cholera-Zeitung...*, S. 51.

und Thun. Vorschriftsmäßig richtete man auch acht Bezirkskommissionen ein.

In der Ohlauer Vorstadt auf dem westlichen Oderufer entstand das erste Cholera-Lazarett, Mitte Juli wurde damit begonnen, das zum Kloster der Barmherzigen Brüder gehörende Hospital zu diesem Zweck herzurichten. Die Mönche machten von dem Angebot der Orts-Kommission, im Falle des Seuchenausbruchs Ersatzquartiere zu beziehen, keinen Gebrauch, sondern erklärten sich bereit, alle Kranken ohne Unterschied der Konfession zu pflegen. Sie bejahten auch die Frage, ob weibliche Kranke ebenfalls Aufnahme finden würden. Für diese wurde ein Nebenzimmer eingerichtet und Wärterinnen angelernt. Für Cholerakranke, die ihre eigene Ausstattung mitbringen und sich gegen Bezahlung pflegen lassen wollten, stellten die Mönche ihr Refektorium zur Verfügung. Auch die jüdische Gemeinde erhielt im Kloster einen eigenen Raum für ihre Cholerakranken. Ihrem Wunsch entsprechend wurde den Juden gestattet, eigene Krankenwärter anzustellen, die sie jedoch selbst entlohnen mußten.

Ein zweites Lazarett errichtete man im „Birnbaum", einem Tanzlokal in der Oder-Vorstadt auf der östlichen Flußseite. Anfang September mietete die Orts-Kommission in der Nikolai-Vorstadt (westliche Oderseite) und auf dem Hinterdom (östliche Seite) zwei Privathäuser für weitere Hospitäler.

Seit Anfang August patroullierten auf der Oder in Stadtnähe Wachschiffe, die außer der regulären Mannschaft noch einen Gendarm und drei Mann Militär an Bord hatten. Zu Lande versuchte sich Breslau nach dem Choleraausbruch in Posen durch verschärfte Bewachung der Stadttore sowie durch Quarantäne-Anstalten zu schützen. Der für den 4. Oktober vorgesehene Wollmarkt sollte nur mit Einschränkungen stattfinden: Das Einbringen „fremder", also nicht auf schlesischen Gütern gewonnener Wolle wurde verboten. Ebensowenig wollte man Wolle aus den bereits infizierten Kreisen Beuthen und Pless sowie aus dem Ort Maltsch dulden.[87]

Relativ spät, erst am 23. September, erschien die Cholera in Breslau. Sie ergriff zuerst eine 36jährige Frau, die Soldatentochter Johan-

[87] *Cholera-Blatt.* Als Beilage zu den Schlesischen Blättern hrsg. von Franz Mehwald, Nr. 1–30, Breslau 1831, S. 50 ff., 65 ff.; *Die Asiatische Cholera in Breslau während der Monate October, November, December 1831,* beschrieben von den in den öffentlichen Cholera-Hospitälern zu Breslau angestellt gewesenen Ober-Ärzten, Breslau 1832, S. 3 ff., 31; J. Stein, *Geschichte der Stadt Breslau...*, S. 95 f.

na Louise Karlsdorf aus der Oder-Vorstadt, dem berüchtigten Armenviertel. Den Ermittlungen zufolge verkehrten die dort Lebenden „wegen der Nähe der Oder viel mit Schiffern und die an der Straße nach Pohlen wohnen mit Fuhrleuten und Trödlern, deren Güter sie verladen und deren Päckerein und Effecten sie vertragen".[88] Johanna Karlsdorf soll schon einige Zeit „in großem Elend zugebracht, selbst Mangel an den nothwendigsten Bedürfnissen des Lebens gelitten und längere Zeit (14 Tage hindurch) bereits gekränkelt haben ... und obwohl sie ihre gewöhnliche Beschäftigungen fortgesetzt, so habe das nur mit großer Anstrengung geschehen können und in der Nacht habe sie auch auf ihrem Lager, in einer kalten, ungeschützten Bodenkammer, keine Ruhe finden können". Als sich ihr Gesundheitszustand weiter verschlimmerte, wandten sich ihre Mitbewohner, das Zimmerer-Ehepaar Schwichtchen, an den zuständigen Vorsteher der Bezirks-Kommission. Sie erhielten für sie einen Aufnahmeschein für das allgemeine Krankenhaus der Stadt, das Allerheiligen-Hospital.

Die Kranke machte sich zu Fuß dorthin auf den Weg, sank aber unterwegs vor einer Brantweinbrennerei zusammen und wurde von Krankenwärtern mit einer Trage geholt. Sie verstarb nach zwei Tagen. Während ihrer Krankheit jammerte sie fortwährend, „sie habe sich als Krankenwärterin für die Cholera-Lazarethe gemeldet und müsse nun die erste seyn, welche an dieser Krankheit leide und daran sterben werde".

Die Symptome hatten zwar deutlich auf Cholera hingewiesen, aber bei der Sektion des Leichnams ergaben sich für die Ärzte von dem „durch die Schriftsteller entworfenen Bilde dieser Krankheit vielfache Abweichungen". Die vier Mediziner, unter ihnen der nach Polen gereiste Dr. Pulst, entschlossen sich, den Todesfall als „nur der Cholera verdächtig" zu erklären. Sie begründeten dies damit, daß in der Gegend, in der die Frau erkrankt war, bisher kein weiterer ähnlicher Krankheitsfall vorgekommen war, und „daß gerade um diese Zeit sich die Cholera in Schlesien so vermindert hatte, daß die Herren Ärzte, welche die Oderufer bereiseten, keine verdächtigen Fälle längst derselben gefunden, daß sogar die gesperrte Ortschaft Maltsch von der Contumaz enthoben werden konnte; – endlich: daß nach öffentlicher Bekanntmachung von höchster Landesbehörde, sich in Schlesien nur noch *ein einziger* Cholerafall und zwar in Beuthen

[88] *Schlesische Cholera-Zeitung...*, S. 161.

befand; – so gebrach es durchaus auch an äußeren Gründen, die Krankheit der Karlsdorf als wahre Cholera anzusprechen."

Der leitende Arzt des Hospitals, Johann Joachim Ebers, begnügte sich damit, die Reinigung und Desinfektion aller von der Kranken benutzten Gegenstände sowie die „Vernichtung ihres ganz unbedeutenden Eigentums anzubefehlen".[89]

Die Hoffnung, daß sich die Cholera endgültig aus Schlesien zurückgezogen habe, ging nicht in Erfüllung: In der Nacht vom 28. auf den 29. September erkrankte die Wäscherin Johanna Schubert (43 Jahre), die in den letzten Tagen bis in die Nacht gearbeitet hatte. Sie kam ebenfalls in das Allerheiligen-Hospital. Hier wurde in der selben Nacht auch die 59jährige Eleonore Streit, die mit Johanna Karlsdorf in einem Zimmer gelegen hatte, von der Seuche ergriffen; beide Frauen starben.

Das Vorhandensein der Cholera ließ sich jetzt nicht mehr leugnen, zumal sie sich auch an den verschiedensten Stellen der Stadt, vor allem in Flußnähe, zeigte. Gleich in den ersten Tagen erkrankten drei der Barmherzigen Brüder, die jedoch genasen.

In der dritten Woche ihres Ausbruchs, vom 16. bis 22. Oktober, stieg die Epidemie mit 341 Erkrankungen und 185 Todesfällen auf ihren Höhepunkt, dann ließ sie deutlich nach, so daß im Dezember nur noch Einzelfälle vorkamen.[90]

Zur selben Zeit wie in der Provinzhauptstadt traten auch im Landkreis Breslau, in den Ortschaften des Odertals, Cholerafälle auf. Zuerst wurde am 1. Oktober die Ziegelei zu Zedlitz betroffen. Hier hatten die Woche über mehr als zwanzig, aus verschiedenen Orten der Umgebung stammende Arbeiter beiderlei Geschlechts ihr Quartier. Die Arbeiterin Weiß erkrankte, nachdem sie während der Überschwemmung kurz zuvor mehrmals durch tiefes Wasser gewatet war, um den Hausrat in Sicherheit zu bringen. Seitdem das Hochwasser zurückgegangen war, bewohnte sie, zusammen mit anderen, eine verschlammte und durchnäßte Stube. Hier mußte sie auch ihre Krankheit auskurieren, da sie „wegen beschränkter, unzulänglicher Wohnungsräume" nicht isoliert gelegt werden konnte und sich in unmittelbarer Nähe kein Lazarett befand. Die Frau überlebte. Drei Tage später erlagen jedoch die Arbeiter Kochante und Scholz der

[89] *A. a. O.*, S. 20 f.

[90] J. Stein, *Geschichte der Stadt Breslau...*, S. 96; *Die Asiatische Cholera...*, S. 33.

Seuche. Von den übrigen bekam niemand mehr die Cholera, obwohl viele von ihnen zur gleichen Zeit mit anderen Krankheiten, meist Wechselfieber, darniederlagen. Auch die Einwohner des Dorfes Zedlitz blieben von der Seuche verschont.

Die Epidemie zeigte sich noch in 17 anderen Ortschaften des Landkreises Breslau, verlief aber mit 39 Cholerakranken und 28 Todesfällen verhältnismäßig glimpflich.[91]

Ähnliches läßt sich über den oberschlesischen Kreis Oppeln sagen, in dem die Cholera gleichfalls am 1. Oktober ausbrach. Den Tagelöhner Neugebauer befiel die Seuche, während er mit drei Kollegen einen Oderkahn treidelte. In der Ortschaft Norok blieb er hilflos am Ufer liegen, seine Freunde hielten ihn für betrunken. Als sie nach etwa drei Stunden wiederkamen, fanden sie ihn tot. Zur Todesursache erklärte der Kreis-Physikus die Cholera.

Am 12. Oktober hatte die Epidemie die Stadt Oppeln erreicht, hier starb als erster der Schiffsknecht Michael Cibi unter der Oderbrücke auf seinem Kahn. Am gleichen Tag erkrankte der Schuhmacher Cyprian Woyzyk, drei Tage später seine Frau. Nach etwa sechs Wochen gab es in dieser Stadt (etwa 6000 Einwohner) 30 Cholerakranke und 17 Verstorbene. Im ganzen Kreis waren 85 Personen erkrankt, die Zahl der Todesopfer belief sich auf 55.[92]

Der westliche, an der österreichischen Grenze gelegene Teil Oberschlesiens wurde erst im November ergriffen. Mit Ausnahme der Stadt Neisse, wo die Epidemie am 19. des Monats ausbrach und 117 Todesopfer bei 207 Erkrankungen forderte, fand sie aber auch hier keine große Verbreitung. Die oberschlesischen Kreise Kreuzburg, Rosenberg, Lublinitz und Rybnik wurden im Jahre 1831 überhaupt nicht von der Cholera befallen. Vergleichsweise milde verlief die Epidemie in Niederschlesien. Im Regierungsbezirk Liegnitz kamen in lediglich sieben ländlichen Ortschaften und auf sechs Oderkähnen Choleraerkrankungen vor. Insgesamt erkrankten 34 Menschen, von denen jedoch 27 starben. Die Weberdörfer des Riesen- und Eulenge-

[91] GStA PK, Rep. 77, Tit. 247, Nr. 25, Bl. 69 R, Berichte an den König über den Stand der Cholera in den Provinzen, eingereicht von Thile am 31. 10. 1831; *Schlesische Cholera-Zeitung*..., S. 221 ff.

[92] GStA PK, Rep. 77, Tit. 247, Nr. 25, Bl. 69 R; G. Kaltenbrunner, *Über die Verbreitung*..., S. 281; K. W. Wagner, *Die Verbreitung*..., S. 231; *Schlesische Cholera-Zeitung*..., S. 58.

birges sowie das Hirschberger Tal, wohin sich viele Breslauer geflüchtet hatten, blieben gänzlich verschont.[93]

Die Anwendung der Instruktion: Weitere Erfahrungen und Konsequenzen

Fast überall ergaben sich große Schwierigkeiten bei dem Versuch, die Berliner Instruktion in die Praxis umzusetzen. So häuften sich seit Mitte Juli die an die Immediat-Kommission gerichteten Bitten und Beschwerden. Insbesondere kleinere Orte, die keine wohlhabenden und spendenfreudigen Einwohner hatten, waren oft gar nicht in der Lage, Schutzmaßnahmen zu ergreifen. Wie Regierungspräsident von Hippel berichtete, betraf dies in Oberschlesien fast alle Dörfer auf der linken Oderseite.[94]

In den anderen Provinzen klagte man über ähnliche Probleme. Bürger aus der Stadt Praust im Danziger Landkreis wandten sich an die Immediat-Kommission, weil sie sich durch die in Danzig bereits herrschende Cholera bedroht fühlten. In den meisten Ortschaften des Kreises waren Sanitäts-Kommissionen gebildet worden, die aber im Notfall nicht wirksam werden konnten, da es an Ärzten fehlte, es gab nur drei, die für das gesamte 19 Quadratmeilen große Gebiet mit einer ca. 50 000 Einwohner starken Bevölkerung zuständig waren. Vor allem aber fehlten mehreren Gemeinden die „baaren Geldmittel", um Lazarette oder Kontumaz-Anstalten einzurichten. Die bevorstehende Ernte nahm bei jedem Landwirt die vorhandenen Geldmittel in Anspruch. Dazu kam noch, daß viele Ortschaften des Kreises mit in den Danziger Kordon eingeschlossen waren, weshalb Handel und Gewerbe nahezu stillstanden.

Mit welcher Not die Stadt Danzig bereits zu kämpfen hatte, war offensichtlich noch nicht in das Umland gedrungen: „Wir haben uns nun zur Behebung dieser Mängel an die Königliche Regierung gewandt und die Zusicherung erhalten, daß durch Zuweisung von Ärzten dem Bedürfniß ... abgeholfen werden soll, sind aber dagegen mit unserem Antrage auf Bewilligung einer Summe von 1000 Rth.,

[93] K. W. Wagner, *Die Verbreitung...*, S. 222 ff., 230 ff. (nach seinen Angaben gab es im Regierungsbezirk Liegnitz 41 Erkrankte und 32 Verstorbene); *Schlesische Cholera-Zeitung...*, S. 265.

[94] GStA PK, Rep. 77, Tit. 247, Nr. 10, Bd. 1, Bl. 3 und R, Bericht vom 3. 7. 1831.

sey es als Unterstützung oder als Vorschuß, zurückgewiesen" worden. Dafür brachte man in Praust kein Verständnis auf, zumal das Gerücht umlief, der Danziger Kommune seien von Berlin aus bedeutende Summen überwiesen worden. Der Chef der Immediat-Kommission sollte nun Regierungspräsident von Rothe veranlassen, dem Kreis die tausend Reichstaler zu bewilligen. Thile lehnte dies ab.[95]

In der, wie es in einem Schreiben des Oberpräsidenten Flottwell hieß, „höchst armseligen, von guten Gebäuden ganz entblößten Umgegend von Posen" gab es aus diesem Grunde in den Dörfern kaum Möglichkeiten, Lazarette und Quarantänehäuser einzurichten. Auf ähnliche Schwierigkeiten stieß man in Ostpreußen in der Umgebung von Elbing, die nächsten Kontumaz-Anstalten befanden sich in den Städten Marienburg, Preußisch-Holland und Frauenburg.[96]

Als die Cholera in der Stadt Posen ausgebrochen war, richtete die Orts-Kommission von Fraustadt (Regierungsbezirk Posen) folgendes Schreiben an den König: „Die Nachrichten von der Verbreitung dieser furchtbaren Krankheit werden immer beunruhigender und ergreifen die Gemüther so gewaltig, daß wir uns verpflichtet gehalten, Lazarethe auch für unseren Ort einzurichten, indem es mehr als wahrscheinlich ist, daß auch wir jede Stunde von diesem verheerenden Uebel heimgesucht werden können. Unsere Mitbürger haben bereits durch Beiträge für diesen Zweck ihre Kräfte erschöpft, und wesentliche Gegenstände ... Decken, Nachtstühle, Kissen, Bettlaken und Handtücher sind wir außer Stande zu bezahlen." In dieser Stadt war auch eine „große Anzahl königlicher Beamter" der Seuchengefahr ausgesetzt. Außerdem mußten die Garnison, „beinahe 300 notorisch arme Familien" und das Gesinde dieser königlichen Beamten „menschenfreundlich berücksichtigt" werden. Die Bitte, diese Kosten als „hohes Gnadengeschenk" zu bewilligen, wurde ebenfalls abgeschlagen. Innenminister von Brenn, der für den König antwortete, gab zu, daß die getroffenen Maßnahmen „belobende Anerkennung" verdienen, der Staat könne aber für die Kosten nicht aufkommen.[97] Wie schon erwähnt, blieben Stadt und Kreis Fraustadt im Jahre 1831 cholerafrei.

[95] GStA PK, Rep. 76 VIII C, Nr. 41, Bl. 13–15 (Zitat Bl. 14 und R), Schreiben vom 15. 7. 1831.

[96] GStA PK, Rep. 76 VIII C, Nr. 86, Bl. 32; GStA PK, Rep. 76 VIII C, Nr. 120, Bl. 20 R, Berichte vom 25. und 10. 7. 1831.

[97] GStA PK, Rep. 77, Tit. 247, Nr. 8, Bl. 5 und R., Schreiben vom 28. 7. 1831, Bl. 57, Antwort von Brenns.

Alle von der Epidemie betroffenen größeren Städte beklagten sich, daß nicht genügend Militär für die Ortssperren zur Verfügung stand. Auch die Durchführung der Häusersperre bereitete Probleme, wie beispielsweise in Elbing wenige Tage nach Seuchenausbruch: „Die Absperrung der Häuser, deren Zahl sich jetzt bereits auf 52 beläuft erfordert eine bedeutende Mannschaft, deren Auftreibung bei der gänzlichen Muthlosigkeit schon jetzt sehr schwierig ist und mit jedem Tag schwieriger wird, besonders bei der sich hin und wieder schon stark äußernden Widerspenstigkeit, insbesondere auch bei den Reinigungs-Knechten oder Krankenwärtern im Hospital ... weshalb wir unterthänigst bitten, wenigstens einige Hundert Mann Militair zur Besetzung der erforderlichen Wacht-Posten anher beordern lassen zu wollen." Im selben Schreiben bat die Elbinger Sanitäts-Kommission um die Erlaubnis, die Häusersperre auf acht Tage zu verkürzen, wie es Oberpräsident von Schön bereits für Danzig gestattet hatte.[98]

Klagten insbesondere noch nicht betroffene Orte darüber, daß für die nötigen Sicherungsmaßnahmen nicht gesorgt werden könne, so überwogen aus Städten, in denen die Epidemie bereits ausgebrochen war, die Bitten um Milderung oder Aufhebung der Maßnahmen.

Als man in Danzig von den in Königsberg während der letzten Julitage gefaßten Beschlüsse erfuhr, trat die Sanitäts-Kommission zusammen, um ebenfalls Erleichterungen zu erwirken, „die das Publikum beruhigen, bey gutem Willen erhalten und die Ausgaben herabsetzen" sollten. Aber die Eigenmächtigkeit, mit der Königsberg gehandelt hatte, brachten die Danziger nicht auf: Am 29. Juli beantragte die Orts-Kommission, den freien Verkehr zu Wasser und zu Lande im Danziger Regierungsbezirk wieder herzustellen. Die Regelung der Häusersperre wollte man „zur Sicherung des gesunden Theils der Einwohner" in der Stadt beibehalten. Nach den Vorstellungen der Orts-Kommission sollte sie aber nur so lange dauern, bis der Kranke genesen, gestorben oder in ein Lazarett gebracht worden war. Dann würde die Wohnung gereinigt werden und könnte ohne Beeinträchtigung der Bewegungsfreiheit wieder bezogen werden. Geschähe dies auch an allen anderen Orten, wäre die Erteilung und „Abforderung" von Legitimationskarten überflüssig, da ohnehin nur

[98] GStA PK, Rep. 76, VIII C, Nr. 120, Bl. 20, 21 R (Zitat Bl. 21).

gesunde Personen in nichtabgesperrten Häusern miteinander verkehren könnten. Man rechnete in Danzig nicht mehr mit einem lange wirkenden Ansteckungsstoff. Der Brief schloß mit der Bitte „um die schleunigsten Befehle zur Aufhebung der äußeren Sperren, da der Andrang der Stromschiffer zur Abfahrt nach Danzig und Thorn nicht weniger groß ist als der der Handarbeiter, Handwerkergesellen und Gewerbearbeiter, die auswärts Arbeit und Verdienst suchen oder Geschäfte beendigen wollen, die der Drang der Zeitereignisse bisher aufzuschieben geboten".[99]

Auch wegen der Auswirkungen des stockenden Wirtschaftslebens, unter denen Danzig bereits seit über einem Monat litt, setzte der Vorsteher der Orts-Kommission am 30. Juli den Regierungspräsidenten unter Druck. Die Tagelöhner, die in der Stadt keinen Verdienst fanden, meldeten sich „haufenweise" im Danziger Werder zur Ernte, wurden aber alle wieder zurückgeschickt.

„Die städtischen Fleischer klagen über Mangel an Vieh und Bäcker haben wegen fehlender Hefe nicht backen können. Die Sperre schadet tausend mal mehr als die Krankheit, denn der Gesunde leidet mit der Zeit Mangel, betrübt sich hinsichtlich der Zukunft, und muß Gesellen, Burschen und Gesinde entlassen. Namentlich leiden die Gesunden durch mangelnden Absatz, und wenn nicht die Gesellen durch Lohnwache noch etwas verdient hätten, so würden schon Auftritte vorgekommen sein, die ich gerne verhindern möchte."

Die in Danzig festsitzenden Schiffer befanden sich in „Not und Jammer", da noch völlig ungeklärt war, wann und wohin sie absegeln könnten. Wie von Rothe aus demselben Brief erfuhr, verschlimmerten im Elbinger Kreis die kordonstehenden Soldaten und Zivilisten durch ihr willkürliches Gebaren noch die Nachteile der Sperrmaßnahmen. Durch ein „Mißverständnis" wurden Bauern aus sieben abgesperrten Dörfern nicht auf ihre Felder gelassen. So konnten die Kühe nicht gemolken und das Vieh nicht beaufsichtigt werden, ein Pferd war im Graben ertrunken. „Schlachtvieh ließ man nicht über die Nogat fahren, Medikamente für Frauenburg wies man zurück, und Güter von der Frankfurter Messe konnten nicht hierher kommen, weil man in Moeskenberg eine Civil-, in Fichthorst aber eine Militair-Sperre eingerichtet hatte. Der Zwischenraum durfte nicht betreten werden, folglich blieben die Wagen 1/4 Meile vonein-

[99] GStA PK, Rep. 76 VIII C, Nr. 118, Bl. 205 u. R.

ander. Bittere Klagen wurden geführt, ich reiste selbst hin, fand den Frachtwagen aus Frankfurt in Moeskenberg und den Wagen aus Elbing, der die gesunde Ware laden sollte in Fichthorst, und überzeugte das Civil, daß der Wagen bis zur Militair-Sperre abgehen und dort abladen müsse, was dann auch geschah."[100]

Der Regierungspräsident leitete das Schreiben an die Berliner Immediat-Kommission weiter. Hier waren einige Tage vorher auch heftige Beschwerden aus Posen eingetroffen. Oberpräsident Flottwell schrieb, daß die sofort nach Erhalt des Befehls eingeleitete Zernierung der Provinzhauptstadt „eine außerordentliche Aufregung in der Stadt, und insbesondere in der unteren Volksklasse, welche schon eine Hungersnoth vor Augen zu sehen glaubt, hervorgerufen, und sogar den Munizipalitätsrath zu einer sehr dringenden Vorstellung wegen dieser Maaßregel veranlaßt hatte".

Auch Flottwell gab zu bedenken, daß diese Maßnahme, die doch nicht konsequent durchzuführen sei, „von solchen Folgen begleitet sein werde, welche das vorhandene Übel leicht noch übersteigen könnten". Er hatte sich bereits mit den Generälen Gneisenau und Roeder zu Gesprächen über eine „wesentliche Modifikation" der Vorschriften, wenigstens für die großen Städte Danzig, Elbing und Posen, getroffen. Zudem schien es ihm erforderlich, dem im fernen Berlin sitzenden Chef der Immediat-Kommission die speziellen Schwierigkeiten seiner Provinz nahezubringen.

Die Tatsache, daß die „auf Nationalität und Familien-Verhältnisse gegründete" enge Verbindung mit Polen jede Grenzsperre zur Illusion machte, hatte sich von Anfang an auch in den anderen Grenzprovinzen als Problem herausgestellt. Der Oberpräsident argumentierte, daß deshalb bereits eine große Anzahl „Kontagiums-Träger" in der Provinz umherliefen und somit eine Stadtsperre die Ausbreitung der Seuche nicht mehr verhindern könne. In der Stadt Posen als dem „Centralpunkt der Militair- und Civil-Verwaltung" würde eine solche Maßnahme außerdem die Wirksamkeit aller Behörden lähmen. Vor allem bei der Militär-Verwaltung konnte man aber auf eine ununterbrochene Kommunikation mit den in der Provinz stationierten Truppen nicht verzichten. Verletzungen der Quarantänebestimmungen waren also unvermeidlich. Das ohnehin schon höchst unzufriedene

[100] *A. a. O.*, Bl. 206–207 (Zitat Bl. 206 R).

Publikum hätte dann eine neue, diesmal sehr berechtigte Ursache zur Beschwerde über augenscheinliche Inkonsequenz.[101]

Drei Tage vor dem Königsberger Aufstand fürchtete auch Flottwell „feindseelige Handlungen gegen das Gouvernement"; um so mehr, als hier ebenfalls die an den Grenzen zusammengezogenen Truppen zur „Erhaltung der Ordnung" nicht verfügbar waren. „Die Bevölkerung der Stadt Posen selbst besteht zum großen Theile aus Juden und solchen Gewerbetreibenden, welche nur in dem Handelsverkehre mit den Bewohnern der Provinz ihren Unterhalt finden, und welche also durch Absperrung in einen verzweifelungsvollen Zustand gerathen müßten, der sie am Ende zu den äußersten Versuchen, sich dieser Beschränkung zu entziehen, treiben muß. Es hat schon eine unendliche Mühe und Anspannung gekostet, die zur Unterdrückung der Krankheit in der Stadt selbst erforderlichen Anordnungen ohne Widerstand in Ausführung zu bringen, und es ist mir dies nur mit Hülfe des verständigeren und besser gesinnten Theils der Bürgerschaft, welcher sich allerdings sehr bereitwillig gezeigt hat, gelungen. Aber auch auf diesen Beistand muß ich Verzicht leisten, ich muß vielmehr befürchten, auch in diesen Männern bald Gegner zu finden, wenn ihnen durch eine, längere Zeit währende, Sperre die Mittel ihres Unterhalts genommen, oder doch sehr erschwert werden."[102]

Tatsächlich bedrohte bereits eine Lebensmittelknappheit die Stadt. Im Umkreis von zwei Meilen war der Boden besonders karg, seine Erträge konnten die Versorgung Posens nicht gewährleisten. Um den einzuschließenden Bezirk auszudehnen, reichte das vorhandene Militär nicht aus. Zudem protestierten dagegen die Großgrundbesitzer, die sich ihre Ländereien nicht von dem Kordon zerschneiden lassen wollten.

Sechs Rastelle sollten die Lebensmittelzufuhr wenigstens einigermaßen sicherstellen. Aber auch das erwies sich als keine glückliche Lösung. Die Einrichtung wurde als lästig und „fremdartig" empfunden. Angeblich fehlte es auch an „soliden Zwischenhändlern". Flottwell argwöhnte, daß deshalb „unfehlbar die ganze Sache in die Hände der Juden" gebracht und dadurch dem „ärmeren und zahlreicheren Theile der hiesigen Einwohner" die notwendigsten Lebensbedürfnisse „auf eine sehr bedenkliche Weise" verteuert würden. Da

[101] GStA PK, Rep. 76 VIII C, Nr. 68, Bl. 20–30 R, Bericht vom 25. 7. 1831

[102] *A. a. O.*, Bl. 31.

die Rastelle kaum in Anspruch genommen wurden, trat die befürchtete Teuerung auch wirklich ein. Gleich am ersten Tag blieb der Markt leer, die Preise für Roggen und Kartoffeln stiegen auf das Doppelte.[103]

Der Oberpräsident betonte von Thile gegenüber den „milden Verlauf" der Epidemie: In den ersten dreizehn Tagen nach Ausbruch waren in der Stadt durchschnittlich fünf bis sechs Menschen erkrankt, von denen mehr als die Hälfte überlebten. Die allgemeine Sterblichkeit war also nicht größer als in den zurückliegenden Jahren. Auch aus diesem Grunde erschien ihm die Stadtsperre unangemessen. Die Grenzsperre dagegen sollte trotz ihrer Unvollkommenheit „in der höchsten Strenge" fortdauern, ebenso die Häusersperre. Flottwell versprach, notfalls zu deren Durchsetzung „die Hülfsmittel der militairischen Macht so viel als möglich zu benutzen".[104] Wie aber die aus dem Großherzogtum Baden angereisten Ärzte Hergt und Sommerschu berichteten, wurden in der Praxis nur Wohnungssperren durchgeführt, die für die gesunden Mitbewohner statt zwanzig zunächst zehn, von den ersten Augusttagen an nur noch sechs Tage dauerten.[105]

Im Laufe des Monats Juli hatte die Cholera den Grenzkordon an vielen Stellen durchbrochen. Jetzt sollten im Innern des Landes errichtete Sperrlinien ihr weiteres Vordringen verhindern. Am 24. Juli befahl Thile, entlang mehrerer Flüsse Beobachtungslinien zu ziehen. Eine setzte westlich von Danzig in Pommern bei der Mündung der Leba in die Ostsee ein und folgte dem Verlauf dieses kleinen Flusses bis zur Quelle im westpreußischen Radaune-See. Eine zweite Linie begann an der Quelle der Brahe und verlief an Bromberg vorbei bis zur Mündung in die Weichsel. Hier traf sie mit einer dritten zusammen, die, beginnend an der Ostseemündung, auf der linken Weichselseite gezogen wurde.

Ausgehend von der Weichsel-Brahemündung nahe dem Ort Fordon setzte sich der Beobachtungsgürtel längs des Bromberger Kanals, der Netze und Warthe bis zur Odermündung bei Küstrin in

[103] *A. a. O.*, Bl. 31 R, 32. In den Amtsblättern wurde eine Zernierung im Umkreis von drei statt zwei Meilen bekanntgegeben.

[104] *A. a. O.*, B. 33, 34.

[105] Franz Hergt/Karl Sommerschu, *Berichte über die Cholera morbus*. Auf Befehl der Großherzoglichen Badischen Immediat-Kommission gedruckt, Karlsruhe 1831, S. 9 f.

der Neumark fort. An dieser Stelle begann die „Oder-Linie“, die sich in zwei Richtungen teilte: Die eine führte die linke Flußseite entlang bis nach Stettin und weiter auf dem östlichen Ufer des Stettiner Haffs nach Wollin. Die andere lief über Frankfurt/Oder und Crossen nach Oderberg in Oberschlesien. Um nicht das noch „ungeschützte“ Terrain zwischen Warthe, Oder und Obra „der Ansteckung preiszugeben“, wurde außerdem eine von der Mündung der Obra in die Warthe bis Tschicherzig (zwischen Züllichau und Grünberg) führende „vorgreifende Beobachtungslinie“ gezogen. Bei jedem Seuchenausbruch westlich des beobachteten Gebiets rückten Teile der Linie entsprechend vor.

Durch mehrere Verfügungen verwandelten sich bis zum 15. August alle Abschnitte dieses Gürtels in einen Sperrkordon, der nur unter den vorgeschriebenen Quarantänemaßnahmen passiert werden konnte. Eine Ausnahme bildete der von der Mündung der Netze in die Warthe nach Küstrin führende Teil, welcher zu diesem Zeitpunkt ganz aufgegeben wurde. Es waren nun alle östlich der Oder liegenden Landesteile durch militärische Bewachung von den westlichen abgetrennt.

Am 30. August, als sich die Cholera diesseits der Oder an verschiedenen Stellen der Provinz Pommern und im östlichen Brandenburg, in der Neumark, gezeigt hatte, wurde auch entlang des westlichen Elbe-Ufers eine Beobachtungslinie installiert. Sie setzte oberhalb des Ortes Mühlberg an der sächsischen Grenze ein und verlief bis Schnackenburg an der Grenze zum Königreich Hannover.[106] Bereits am 5. August hatte die Immediat-Kommission *Abändernde Bestimmungen zur Ausführung über das bei dem Ausbruche der Cholera zu beobachtende Verfahren vom 5. April (1. Juni) 1831* erlassen. Wie es in der Einleitung hieß, verstanden diese sich als Reaktion darauf, daß sowohl die Aufstellung des großen Grenzkordons als auch der neuen inneren Sperrlinie so viele „militärische Mittel“ in Anspruch genommen hatte, daß in den Provinzen Preußen und Posen die Ortssperren nicht mehr vorschriftsmäßig durchgeführt werden konnten. Den Provinzen wurden diese Änderungen als „Erleichterungen“ angekündigt.

Die betroffenen Städte wurden jedoch in der Erwartung, daß ihre Interessen bei dieser Neuregelung Berücksichtigung gefunden hät-

[106] K. W. Wagner, *Die Verbreitung...*, S. 167 ff.

ten, enttäuscht. Nach § 4 sollte der Kordon um Danzig „wegen dem großen Nutzen für die Provinz, welchen er bis jetzt unzweifelhaft bewährt hat", bestehen bleiben, ebenso der Kordon um die Stadt Posen. Alle übrigen, auf der östlichen Oderseite liegenden Orte der Provinzen Preußen, Posen und Schlesien dagegen „könnten einer größeren Einschließung nur unterworfen werden, so fern es nach den vorhandenen Mitteln thunlich ist und von den Ober-Präsidenten der Provinzen im Verein mit den kommandierenden Generälen für angemessen erachtet wird". In bezug auf die Legitimationskarten erlaubte die Immediat-Kommission keine Großzügigkeit. Sie wiederholte ausdrücklich das Verbot, denjenigen Reisepässe zu erteilen, die sich in Cholera-Häusern aufgehalten hatten oder mit Erkrankten in Berührung gekommen waren. Gestattet wurde, daß sich Orte freiwillig absperrten, wenn sie sich bedroht fühlten. Die Zernierung größerer Gebiete durfte jedoch nur unter der Leitung der Regierung oder der Kreisbehörden geschehen, da dann die Errichtung von Kontumaz-Anstalten erforderlich war und für Reisende notfalls Ersatzrouten ausgearbeitet werden mußten.

Die Königliche Fahr-, Schnell- und Reitpost durfte auf ihrem Wege nicht aufgehalten werden. Die Kuriere sollten selbst durch infizierte Orte eine Passage erhalten. Kommunen, in denen sich eine Poststation befand, konnten diese jedoch auf eigene Kosten nach außerhalb verlegen. Militär-Kommandos mußten „unter allen Umständen" durchgelassen und, wenn nötig, auch einquartiert werden. Ebenfalls freie Bahn hatten diejenigen Regierungs-Beamten, Landräte, Ärzte und Geistlichen, die „zur Beaufsichtigung der Cholera-Anstalten" abkommandiert waren. Nur sollten sie in infizierten Gegenden ihre Wagen geschlossen halten.

Kaum modifiziert wurde die Vorschrift der Häusersperre. Immerhin aber sollte eine bloße Wohnungssperre dann möglich sein, wenn der betreffende Raum einen eigenen Aus- und Eingang hatte. Wurde der Cholerakranke gleich in ein Lazarett gebracht, brauchten die gesunden Mitbewohner von jetzt an „nur" noch zehn Tage in der abgesperrten Wohnung zubringen. Starb aber der Patient, sollte es bei den ursprünglichen zwanzig Tagen bleiben. Auf zehn Tage verkürzte sich auch die Kontumaz-Zeit für die Hausgenossen, die keinen unmittelbaren Kontakt mit dem Kranken gehabt hatten.[107]

[107] Abdruck in den Amtsblättern, z. B. Anhang zum *Amtsblatt der Preußischen Königlichen Regierung zu Posen,* Nr. 33 vom 16. 8. 1831.

Da man vielerorts diese Regelungen als unzureichend ansah, wurde die Immediat-Kommission weiterhin mit Beschwerden überhäuft. Immer wiederkehrende Punkte waren Warnungen vor bereits brodelnden Tumulten und die Bitte, das in Königsberg praktizierte Verfahren übernehmen zu dürfen.

Am 14. August teilt Rothe dem Chef der Immediat-Kommission mit, daß wegen der zwar versprochenen, aber nun doch nicht eingetretenen Erleichterungen der Vorschriften „die Aufregung der Gemüther" in Danzig von Tag zu Tag zunehme. Da es aber Königsberg und Elbing erlaubt worden sei, auf die Sperrung ihrer Stadt zu verzichten, so müsse man „mit Recht besorgen, daß es einen höchst unangenehmen Eindruck auf die gereizte Stimmung hervorbringen wird, daß Danzig mit seiner Umgebung, nachdem es über 11 Wochen die bisherigen Beschränkungen mit Ergebung ertragen hat, denselben auch noch länger unterworfen bleiben soll".[108] Zudem hatte Thile am 5. August die von der Danziger Kaufmannschaft beantragte Milderung der Quarantänevorschriften für neu ankommende Schiffer abgelehnt.[109]

Am folgenden Tag erhielt der Regierungspräsident ein flehentliches Schreiben der Danziger Korporation der Gewerke, in dem noch einmal auf unbedingte Aufhebung der Sperren gedrungen wurde. Mittlerweile herrsche „Brodmangel" auch in den Familien, „die kürzlich noch der Wohlstand oder mindestens ein kärgliches Auskommen erfreute". Weiter heißt es: „So muß ein Blick auf die gelindern Maaßregeln, welche jetzt in Königsberg wider die Cholera getroffen worden, noch schmerzlichere Gefühle in uns erwecken. In Königsberg, wo kürzlich Unruhen vom ernsten Charakter Statt gefunden haben, steht es den Hinterbliebenen der an der Cholera Verstorbenen frey, den letzteren einen beliebigen Kirchhof zur Ruhestätte zu bestimmen. Uns vergönnt man nicht einmal den Cholera Kirchhof, wo die unglücklichen Mitglieder unserer Familien ruhen, zu besuchen, welches doch früher, als der Kirchhof schon Cholera-Leichen enthielt, gestattet wurde. Doch bey weitem noch vernichtender ist gegen Königsberg hier das Geschick des Lebendigen."[110]

108 GStA PK, Rep. 76 VIII C, Nr. 118, Bl. 234 R, 235.

109 GStA PK, Rep. 76 VIII C, Nr. 96, Bl. 92, Antrag auf Milderung der Quarantänevorschriften vom 20. 7. 1831, Bl. 94, Thiles Ablehnung.

110 GStA PK, Rep. 76, VIII C, Nr. 118, Bl. 250 und R.

Solchem wiederholten Drängen aus der Bevölkerung ausgesetzt, fühlte sich die Danziger Regierung außerstande, überzeugende Gründe für die Beibehaltung der Maßnahmen zu nennen. Rothe sah durch die Beschlüsse vom 5. August die Grundsätze der Verfassung, die jedem gleiche Behandlung vor dem Gesetz zusicherte, eklatant verletzt. Hilfesuchend wandte er sich an Theodor von Schön mit der Bitte, dieser möge sich nochmals bei der Immediat-Kommission für die Interessen Danzigs einsetzen.[111] Der Oberpräsident richtete Ende August zwei Schreiben an Thile, worin er ihm die Aufhebung des Danziger Kordons „anheimstellte", der seinen Zweck völlig verfehlt habe.[112]

Not und Lebensmittelknappheit herrschten mittlerweile auch in der Stadt Graudenz. Vor allem litt die Bevölkerung unter dem gänzlichen Mangel an Salz. Aus diesem Grunde wollten die Stadtverordneten den freien Verkehr auch zwischen infizierten Ortschaften wiederhergestellt haben. Außerdem baten sie darum, statt ganzer Häuser nur noch, wie in Königsberg, „das Gemach, worin der Kranke zum Herrn entschlafen ist", absperren zu dürfen.[113] Ähnliche Anträge stellten im Laufe des Monats August, mit Hinweis auf zunehmende Unruhe in der Bevölkerung, auch der Regierungspräsident Nordenflycht aus Marienwerder, sein oberschlesischer Amtskollege Hippel und der Polizeipräsident Heinke aus dem zu diesem Zeitpunkt noch cholerafreien Breslau.[114]

Aber die Immediat-Kommission ließ sich nicht erweichen und gestattete lediglich vage Modifikationen: Der Danziger Kordon mußte zwar bestehen bleiben, „jedoch nicht in der bisherigen Strenge, sondern in einer Weise, welche die möglichste Sicherung des am linken Weichsel-Ufer liegenden Theils der Provinz mit einer solchen Freiheit des Verkehrs für Danzig verbindet, wie damit nur irgend vereinbar ist". Die Flußschiffahrt auf der Weichsel wurde schließlich mit der Einschränkung freigegeben, nicht am linken Ufer anzulegen.[115] Ähnliches galt für Posen. In bezug auf diese Stadt hieß es,

[111] *A. a. O.*, Bl. 251 R.

[112] *A. a. O.*, Bl. 257.

[113] GStA PK, Rep. 76, VIII C, Nr. 96, Bl. 137–138.

[114] GStA PK, Rep. 77, Tit. 247, Nr. 2, Bd. 2, Bl. 30, 31; GStA PK, Rep. 77, Nr. 10, Bd. 1, Bl. 19 R; GStA PK, Rep. 76 VIII C, Nr. 26, Bl. 63.

[115] GStA PK, Rep. 76 VIII C, Nr. 118, Bl. 215 u. R, 236 R, Verfügungen vom 13. und 14. 8. 1831, bekräftigt am 22. 8. 1831.

die Sperre sei nur dazu da, die Frequenz des Verkehrs zwischen der Provinz und ihrer Hauptstadt zu beschränken. Sämtliche zur Stadt führenden Hauptstraßen waren jedoch frei benutzbar.[116]

Allgemein empfand man in den drei Ostprovinzen, daß wirkliche Hilfeleistungen gegenüber den restriktiven Anordnungen ins Hintertreffen gerieten. So konnte beispielsweise noch immer nicht das Problem des Ärztemangels gelöst werden. Zahlreiche Gesuche trafen vor allem aus den ländlichen Gebieten Westpreußens und Posens ein, nur wenigen gab die Immediat-Kommission statt. Einwohner der ostpreußischen Stadt Osterode, wo die Stelle des Kreis-Physikus seit dem Tode des letzten Amtsinhabers im Januar 1829 nicht mehr besetzt worden war, fürchteten, im Falle des Seuchenausbruchs mitsamt den 30 000 Einwohnern des Kreises sich selbst überlassen zu bleiben. Die Chirurgen, die jetzt uneingeschränkt in diesem Gebiet praktizieren könnten, hätten „im Laufe der letzten 2 1/2 Jahre leider nur zu viele Beläge dazu gegeben, wie bedauernswerth eine Gegend ist, die eines tüchtigen Arztes entbehrt".[117]

In Elbing, einer Stadt mit 20 000 Einwohnern, gab es fünf Ärzte. Zwei von ihnen kommandierte das Landratsamt in die umliegenden Dörfer ab. Zur Entlastung der drei verbliebenen forderte der Magistrat bereits im Juni sechs Mediziner aus Berlin an. Statt dessen wurde aber, als die Seuche wirklich ausgebrochen war, der einzige Arzt in Märkisch-Friedland (Westpreußen) von der Immediat-Kommission nach Elbing beordert. Erfolglos protestierten dagegen mehrere Einwohner des Ortes, die ihr frisch eingerichtetes Lazarett ohne Arzt als sinnlos empfanden.[118]

Wiederholt hatte Regierungspräsident Nordenflycht Anträge für alle Kreise seines Departements gestellt. Aber im Spätsommer, als bereits 87 Ortschaften des Regierungsbezirks Marienwerder infiziert, 2184 Menschen erkrankt und 1214 gestorben waren, war erst ein einziger Arzt im gleichnamigen Kreis eingetroffen. Dieser mußte jedoch, „da leider dem Trunk ergeben", nach wenigen Tagen wieder entlassen werden. Viele Menschen waren deshalb „unnötig ein Raub des Todes" geworden.[119]

[116] Anhang zum *Amtsblatt des Regierungs Bezirks Posen,* Nr. 33 vom 16. 8. 1831.

[117] GStA PK, Rep. 76 VIII C, Nr. 14, Bl. 51, Schreiben vom 16. 6. 1831.

[118] *A. a. O.*, Bl. 76–78, Schreiben vom 27. 7. 1831; GStA PK, Rep. 76 VIII C, Nr. 96, Bl. 1 R, 2, Schreiben vom 3. 6. 1831.

[119] GStA PK, Rep. 77, Tit. 247, Nr. 2, Bd. 2, Bl. 71, Schreiben vom 9. 9. 1831.

Die im selben Regierungsbezirk liegende Stadt Ostrowitt wurde täglich von den „unglücklichen“ Dörfern der Nachbarschaft, wo die Cholera seit der ersten Augusthälfte heftig grassierte, um ärztliche Hilfe angefleht, ohne diese Bitten erfüllen zu können. In diesem Fall gelang es Thile, wenn auch nicht in Berlin, so doch in der Rheinprovinz einen Arzt aufzutreiben: Dr. Hoffmann aus der Nähe von Kleve machte sich am 23. August auf den Weg.[120]

Nach mehreren erfolglosen Gesuchen drückt der Posener Oberpräsident Flottwell sein Befremden darüber aus, „daß, während hunderte von Ärzten aus allen Ländern und Nationen nach Warschau gereist sind, um dort in den Lazarethen Hülfe zu leisten, während von seiten unseres Gouverments Ärzte mit großen Kosten nach Moskau gesendet worden sind um die Natur der Krankheit dort zu studiren, während zahlreiche Schriften von Ärzten, welche die Cholera in ihren verschiedenartigen und immer räthselhaften Formen noch niemals gesehen haben, sich bemühen, das Publikum über das Verhalten dieser Krankheit zu belehren, während endlich die Regierungen entfernterer deutscher Länder ihre Ärzte hersenden ... sich keiner der vielen Ärzte in Berlin oder in anderen westlicher gelegenen großen Städten unseres Vaterlands sich dazu entschließt, durch eigene Wahrnehmung seine Ansichten und Kenntnisse über diese ganz Europa bedrohende und noch immer unerforscht gebliebenen Krankheit zu berichtigen, und dabei zugleich den leidenden Mitbrüdern, da wo sie es am meisten bedürfen, Hülfe und Beistand zu leisten“.[121]

Die Aussendung von Ärzten in die von Berlin weit entfernten Ostprovinzen war natürlich auch eine Kostenfrage. Fahrt und Unterkunft mußten erstattet werden, zudem unterzog sich kein Arzt umsonst einem solchen Dienst. Am 10. und 13. August bewilligte Thile den sich in Danzig aufhaltenden Medizinern Bremer, Barchewitz, Dann und Quincke sowie dem dortigen Kontumaz-Arzt Nollau die „zu ihrer Substistenz“ beantragten drei Reichstaler pro Tag.[122] In Schlesien wollte Oberpräsident Merckel dieses Problem auf eigene Faust lösen. Schon Ende Juni hatte er alle Ärzte, die sich „aus freiem Antrieb“ bei Annäherung der Gefahr den Behörden zur Verfügung stellen wollten, aufgerufen, sich persönlich oder schriftlich in Breslau

[120] GStA PK, Rep. 76 VIII C, Nr. 14, Bl. 164 R, 165.

[121] GStA PK, Rep. 76 VIII C, Nr. 76, Bl. 133 und R, Schreiben vom 19. 8. 1831.

[122] GStA PK, Rep. 76 VIII C, Nr. 14, Bl. 100 f., 110 f.

bei dem Regierungs-Medizinalrat Wilhelm Hermann Remer zu melden.[123]

Viele Gutsbesitzer und Kommunen wandten sich an die Breslauer Regierung, um sich Ärzte zu „sichern“. Da oftmals in finanzieller Hinsicht „ganz unausführbare Anträge“ gemacht wurden, gab Medizinalrat Wendt schließlich folgende Richtsätze bekannt: „Ein Candidat der Medizin, ein Wundarzt II. Classe und ein Zögling der med.-chirurg. Lehranstalt aus dem höheren Cursus erhalten für die Dienstleistungen während der Cholerazeit täglich einen Reichsthaler an Diäten, nebst freier Wohnung und Holz, junge promovierte Ärzte und Wundärzte I. Classe fordern in der Regel fünfzig bis sechzig Reichsthaler monatlich, und Ärzte, welche bereits einen Wirkungskreis verlassen müssen, erhalten drei bis vier Reichsthaler an täglichen Diäten, nebst Wohnung und Holz, und in einzelnen Fällen sind ihnen noch mehrere Emolumente und ganz freie Station zugesichert worden. Bei der Gefahr und bei dem Umfange von Pflichten, welche mit der Übernahme einer solchen Anstellung verbunden sind, wird kein billig Denkender über diese Sätze klagen, wenigstens darf ich nicht unbemerkt lassen, daß ich mich zu keiner Vermittlung hergeben werde, wo geringere Sätze, als die hier mitgetheilten, geboten werden.“[124]

Die Regelung der Kostenfrage

Ende Juli bekam Thile von Finanzminister Maaßen einen ärgerlichen Brief. Dieser hatte erfahren, daß der Chef der Immediat-Kommission einem Antrag von Oberpräsident Flottwell, der Stadt Posen tausend Reichstaler Vorschuß zu bewilligen, stattgegeben hatte. Einem ähnlichen Gesuch aus der Stadt Elbing hatte er ebenfalls zugestimmt. Der Finanzminister wies darauf hin, daß die Staatskassen, „deren Einnahmen bei der theilweisen Stockung des Verkehrs bedeutend zurückbleiben und durch die außerordentlichen Militair-Kosten erschöpft werden“, aus diesen Gründen keine Vorschüsse mehr gewähren könnten. Thile durfte in Zukunft nur noch in ganz dringenden Fällen derartige Anträge bewilligen. In der Regel sollten die Kommunen auf ihre eigenen „Hilfsmittel“ verwiesen und gegebe-

[123] *Amtsblatt der Preußischen Königlichen Regierung zu Breslau,* Nr. 26 vom 29. 6. 1831.

[124] *Schlesische Cholera-Zeitung...,* S. 21.

nenfalls genötigt werden, „sich den Geldbedarf, sei es durch Anleihe oder außerordentliche Auflagen, selbst zu verschaffen". Maaßen erinnerte daran, daß dies bereits in einer Kabinettsordre vom 12. Juli so geregelt worden sei, zu einem Zeitpunkt, als die mehrmaligen Zuwendungen an die Stadt Danzig sich bereits im Staatshaushalt bemerkbar machten.[125]

In diesem Sinne erging am 17. August ein *Reglement für die zur Abwehrung der Cholera aufzubringenden Kosten*, worin die bis dahin ausgebildete Praxis gesetzlich fixiert wurde: Demnach wollte der *Staat* übernehmen:

- die Kosten für die Kordons und Kontumaz-Anstalten, durch welche die Cholera „im Allgemeinen" ferngehalten oder „vermindert" werden sollte;
- diejenigen für die Errichtung und Unterhaltung der Wachbuden für die Grenz-Kommandos nötigen Kosten sowie die der militärischen Lazarette und
- die Besoldung der bei diesen Einrichtungen angestellten Beamten und Ärzte.

Den *Kommunen* wurde auferlegt:

- die Kosten für die Kordons und Kontumaz-Anstalten, „welche bloß die Sicherung des einzelnen Orts bezwecken";
- die Absperrung einzelner Häuser und Straßen;
- die Einrichtung und Unterhaltung der Lazarette und die Besoldung der Ärzte;
- die Verpflegung der in den Häusern eingesperrten Personen und
- die Kosten „zur Ausübung der Orts-Gesundheits-Polizei".

In den vom Staat finanzierten Quarantäne-Anstalten blieb es bei dem Tagessatz von fünf Silbergroschen pro Person. Unvermögende Personen mußten zurückgewiesen werden.[126]

Am 16. August erklärte auch die Stadt Königsberg, sie sei hochverschuldet und dem Bankrott nahe. Aus diesem Grunde könne man die Häusersperren, die mit den Bestimmungen vom 5. August wieder Pflicht geworden waren, nicht durchführen. Zur Zeit gebe es etwa 700 Cholerakranke in der Stadt, mit allen abzusperrenden Angehörigen und Hausgenossen müßten ca. 3500 Menschen öffentlich ver-

[125] GStA PK, Rep. 76 VIII C, Nr. 41, Bl. 26 und R, Schreiben vom 23. 7. 1831.

[126] Anhang zum *Amtsblatt der Preußischen Königlichen Regierung zu Posen*, Nr. 33 vom 16. 8. 1831.

pflegt werden.[127] Dieser erneute „Ungehorsam" erregte bei den Mitgliedern der Immediat-Kommission den größten Zorn. Man sprach sogar von Hochverrat. Als Haupt-„Rebell" galt Oberpräsident von Schön.[128]

In ihrer Einschätzung bestätigt fühlten sich die Berliner durch ein Schreiben aus der Stadt Braunsberg. Diese, erst Mitte September von der Seuche befallen, erlangte schon im Frühsommer durch ihre rigide Selbstabsperrung ostpreußische Lokalberühmtheit: Noch nicht einmal die Post wurde durchgelassen. Als man hier von den Königsberger Beschlüssen erfahren hatte, protestierte die Orts-Kommission bei Thile: „Mit einigem Stolz können wir es sagen, daß gewiß noch nie Befehle mit solcher Pünktlichkeit, Hingebung und Aufopferung spezieller Interessen seitens der Bürger excercirt worden sind, als die Seiner Königl. Hochverordneten Immediatkommission. Jeder fühlte den hohen Zweck, um dessentwillen er seine Privat-Vortheile hintansetzte, und – dem Himmel dank! – es gelang uns, trotz der drohenden Nähe und engen Handelsverbindung mit Elbing und Danzig, durch sorgsam aufgestellte Bürgerwachen und alle andere instruktionsmäßige Vorkehrungen unsere Stadt vor Einschleppung der verheerenden Krankheit zu bewahren. – Plötzlich brach am 22. July ... in Königsberg die Cholera aus. Es constituirte sich dort in Folge dessen eine Commission unter dem Vorsitze Sr. Excellenz des Hr. Oberpräsidenten v. Schön, die beyliegende Conferenz-Protokoll abfaßte, und uns übersendete, damit wir dem gemäß nunmehr unsere Maßregeln ändern." In diesem Protokoll seien Gesetze der Instruktion „theils umgestoßen, theils geändert", ohne daß man ersehen könne, wer den Königsbergern dazu die Vollmacht gegeben hatte. Die Orts-Kommission erklärte, daß die dort ausgestellten Legitimationskarten in Braunsberg keine Gültigkeit besäßen.[129]

Thile stellte eine Abordnung von Ministerialbeamten zusammen, die die Vorgänge in Königsberg untersuchen und erste juristische Schritte einleiten sollten. Vor der Abreise befahl der König diese Männer zu sich nach Charlottenburg. Friedrich Wilhelm III. hatte das Treiben der Kontagionisten von Anfang an mit Unbehagen betrachtet: „Die Geschichte wird viel Geld kosten und ich selbst werde der Dupe der Affaire sein." So bekamen die vor ihm stehenden Herren

[127] GStA PK, Rep. 76 VIII C, Nr. 115, Bl. 57–58 R.

[128] *Aus den Erlebnissen...*, S. 56.

[129] GStA PK, Rep. 76 VIII C, Nr. 96, Bl. 109–111, Schreiben vom 29. 7. 1831.

statt der erwarteten weiteren scharfen Befehle für die Behandlung der „Verräter" von ihm die Bemerkung zu hören: „Wird nicht Viel dabei herauskommen. Der Schön wird recht wohl gewusst haben, was er thut."[130]

Tatsächlich konnten die Berliner Beamten keinen großen Einfluß in Königsberg gewinnen und traten nach kurzer Zeit unverrichteter Dinge den Rückweg an. Inzwischen hatte man in Berlin die Aufmerksamkeit von Ostpreußen abgewendet. Die Immediat-Kommission konnte sich jetzt aus eigener Anschauung mit der Cholera beschäftigen, denn diese hatte am 31. August 1831 ihren Einzug in die preußische Hauptstadt gehalten.

[130] *Aus den Erlebnissen...*, S. 57; – Diese Äußerung des Königs kam deshalb völlig unerwartet, da bekannt war, daß er dem preußischen Oberpräsidenten nicht wohl gesinnt war (siehe Artikel über Th. von Schön in: *ADB*, Bd. 32, S. 783).

SIEBENTES KAPITEL

Die Cholera in Berlin

Die sozialen, wirtschaftlichen und hygienischen Verhältnisse in Berlin um 1830

Wie in dieser Zeit allgemein, so waren auch in Berlin die stadthygienischen Verhältnisse im modernen Sinne noch wenig entwickelt. Man hatte erst im Jahre 1823 begonnen, die Straßen innerhalb der Ringmauern zu pflastern. Mit Zuschüssen aus der Hundesteuer-Kasse wurden seit 1828 alle Straßen mit Bürgersteigen aus Granitplatten versehen. Die außerhalb der Mauer gelegenen Vorstädte entbehrten noch weiterhin jeglicher Straßenbefestigung.[1]

Küchenabfälle und der Inhalt der Nachttöpfe landeten gewöhnlich in den tiefen Rinnen, die sich zwischen Straße und Bürgersteig befanden und deren Lauf in die Spree oder in einen ihrer Seitenarme führte. Nach Adolph Streckfuß war der „pestilenzialische Geruch" selbst in den besseren Stadtvierteln kaum auszuhalten: „Dämme und Bürgersteige starrten vor Schmutz, und an heißen, trockenen Tagen lagerte über der ganzen Stadt eine dichte Staubwolke."[2] Auch die Art der Latrinenleerung trug zur Verunreinigung von Luft und Wasser das ihrige bei. Jede Nacht wurden etwa hundert mit Fäkalien gefüllte Eimer auf große Wagen geladen (nach einer Verordnung aus dem Jahre 1814 nicht vor 23 Uhr) und an bestimmte Stellen der Wasserläufe transportiert, in die sie entleert wurden. In den 1820er Jahren landeten in jedem Jahr etwa 200 000 derartiger Eimer allein von der

[1] Ilja Mieck, *Von der Reformzeit zur Revolution (1806–1847)*, in: Wolfgang Ribbe (Hrsg.), *Geschichte Berlins*, 2 Bde., München 1987, Bd. 1.: *Von der Frühgeschichte bis zur Industrialisierung*, S. 407–602, 506; Holtze, *Bilder aus Berlin vor zwei Menschenaltern*, in: *Schriften des Vereins für die Geschichte Berlins*, 35 (1898), S. 64–123, 81.

[2] A. Streckfuß, *500 Jahre...*, Bd. 2, S. 817; John von Simson, *Kanalisation und Städtehygiene im 19. Jahrhundert*, Düsseldorf 1983, S. 91 f.

Jungfernbrücke in der Spree. Die Wagen begleiteten etwa zwölf mit Laternen ausgerüstete Frauen, „Frauen der nächtlichen Arbeit", wie sie sich selbst nannten, oder „Nacht-Emmas". Ihre Aufgabe war es, die gefüllten Eimer von den Hausbesitzern abzuholen und ausgeleert wiederzubringen. Das Trinkwasser entnahm man in Berlin verständlicherweise nicht den Flüssen, zahlreiche Brunnen machten zu diesem Zweck das Grundwasser verfügbar.[3]

Auch hinsichtlich eines anderen Zeitphänomens, nämlich der großen Armut, welcher die unteren Schichten allgemein ausgesetzt waren, machte Berlin keine Ausnahme. Seit den 1820er Jahren wurde der Hauptwirtschaftszweig, das Textilgewerbe, der niedrigeren Produktionskosten wegen zunehmend in die ländliche Umgebung verlegt. Für die Berliner Spinnerei und Weberei bedeutete dies den Niedergang. Anfang 1831 nahmen die von Webern an die Armendirektion gestellten Unterstützungsanträge in starkem Maße zu.

Im Handwerk hatte die Einführung der Gewerbefreiheit im Jahre 1810 zur Folge, daß immer mehr konkurrenzunfähige Kleinmeister, vor allem Schuhmacher, Schneider und Tischler, der Verarmung preisgegeben waren. Ende der 1820er Jahre waren drei Viertel aller selbständigen Handwerker nicht in der Lage, den niedrigsten Gewerbesteuersatz aufzubringen. Viele Stuhlarbeiter und Handwerker, Meister wie Gesellen, gaben ihren Beruf auf und versuchten, sich als Tagelöhner oder Chausseearbeiter durchzuschlagen. Überdies strömten von Jahr zu Jahr mehr Einwanderer nach Berlin, die größtenteils aus den ländlichen Gebieten der Provinzen Brandenburg und Schlesien kamen. Ihrer sozialen Herkunft nach stammten sie meist aus dem Gesinde oder waren durch die „Bauernbefreiung" ruinierte Kleinbauernfamilien. Auch in der Stadt hatten sie es schwer, sich eine eigene wirtschaftliche Existenz aufzubauen, oft waren sie bald auf die öffentliche Armenfürsorge angewiesen.[4]

Die Industrialisierung hatte noch nicht richtig begonnen, der Maschinenbau zum Beispiel gewann erst mit dem Beginn des Eisen-

[3] J. von Simson, *Kanalisation und Städtehygiene...*, S. 90 f., siehe auch I. Mieck, *Von der Reformzeit...*, S. 510 f.

[4] Lothar Baar, *Die Berliner Industrie in der industriellen Revolution,* Berlin 1966, S. 40 ff.; Jürgen Bergmann, *Das Berliner Handwerk in den Frühphasen der Industrialisierung* (= Einzelveröffentlichungen der Historischen Kommission zu Berlin, Bd. 11), Berlin 1973, S. 257; Frederick Marquard, *Sozialer Aufstieg, sozialer Abstieg und die Entstehung der Berliner Arbeiterklasse 1806–1848,* in: *Geschichte und Gesellschaft* (im folgenden *GG* zitiert), 1 (1975), S. 43–77, 65, 68.

bahnzeitalters Ende der 1830er Jahre an Bedeutung. Erwerbslosigkeit war weit verbreitet. Die gleichzeitig steigenden Mieten, die sich zwischen 1820 und 1840 verdoppelten, erschwerten noch zusätzlich das wirtschaftliche Überleben der unteren Schichten. Im Januar 1831 gab die Direktion der Armenspeisungsanstalt bekannt, wegen „dem grossen Andrange von Hülfsbedürftigen, welche sich zur unentgeltlichen Empfangnahme warmer Suppe gemeldet haben", sei in der Grossen Hamburger Straße eine weitere Kochanstalt zu den zwei in der Stadt bereits existierenden eingerichtet worden. Weiterhin konnten immer weniger Wohnungsinhaber die Mietsteuer aufbringen. Im Jahre 1830 wurden 10 103 Familien wegen Armut von dieser Abgabe befreit, das waren 20% aller Berliner Familien. Zwei Jahre zuvor waren es „nur" etwa 17%. Von den „Oberhäuptern" dieser Familien waren 3308 (32,7%) Witwen, 2630 (26%) Handwerker, 1656 (16,4%) Stuhlarbeiter und 1590 (15,7%) Arbeitsleute. Man kann aber davon ausgehen, daß noch wesentlich mehr Armenhaushalte existierten, da viele – einzelne wie ganze Familien – keine Wohnung, sondern als Untermieter lediglich eine Schlafstelle gemietet hatten.[5]

Erwartung, Ausbruch und Verlauf der Epidemie

Bereits im Oktober 1830, als Zeitungs- und Privatnachrichten über die in Rußland herrschenden „bösartigen und ansteckenden Krankheiten" die Berliner gebildeten Schichten in Angst und Schrecken versetzten, hatten die Stadtverordneten ein besorgtes Schreiben an den Magistrat geschickt: „Da es nun leicht möglich sein könnte, daß durch hierher kommende Kaviarhändler oder andere Handlungstreibende, der Krankheitsstoff in die hiesigen Staaten und sogar bis in die Residenz gebracht würde, so ersuchen wir Einen Hochedlen

[5] Prozentberechnung nach Angaben bei Günther Liebchen, *Zu den Lebensbedingungen der unteren Schichten im Berlin des Vormärz,* in: Otto Büsch (Hrsg.), *Untersuchungen zur Geschichte der frühen Industrialisierung vornehmlich im Wirtschaftsraum Berlin/Brandenburg* (= Einzelveröffentlichungen der Historischen Kommission zu Berlin, Bd. 6), Berlin 1971, S. 270–314, 294 f.; F. Marquard, *Sozialer Aufstieg...*, S. 65 f.; *Berliner Intelligenzblatt* vom 14. 1. 1831. – Die Haus- und Mietsteuer wurde 1807 eingeführt. Sie war eine Zusatzabgabe für Hauptmieter (1,5% von einer Miete über 30 Taler) und Hausbesitzer, um die Unterbringung der Soldaten in Kasernen statt in Privatquartieren zu finanzieren.

Magistrat ergebenst, bei den Staatsbehörden darauf anzutragen, daß die zur Abwendung eines solchen Übels erforderlichen Maaßregeln unverzüglich in Anwendung gebracht werden, in sofern es nicht bereits geschehen sein sollte."[6]

Wie in allen größeren Städten Preußens, gab auch in Berlin der Seuchenausbruch in Danzig das Signal, konkrete Sicherheitsmaßnahmen einzuleiten. Am 5. Juni befahl der König die Konstituierung einer verordnenden Behörde, des „Gesundheits-Comités für Berlin". Den Vorsitz erhielten der Oberpräsident der Provinz Brandenburg, Magnus Friedrich von Bassewitz, und der Kommandant von Berlin, General-Lieutnant Ernst Ludwig von Tippelskirch. Diese ernannten aus dem Militär folgende Mitglieder: Oberst Bötticher, Oberst Graf von Gröben und Major von Gerlach als Vertreter der drei in Berlin stationierten Generalkommandos sowie General-Stabsarzt Büttner und den Generalarzt des Garde-Korps, Starcke, als „Medizinal-Personen". Aus dem Zivil wurden berufen: Polizeipräsident von Esebeck, der kurz darauf von Friedrich Wilhelm von Arnim abgelöst wurde, Bürgermeister Friedrich von Bärensprung, der ehemalige Stadtdirektor Tietze, Stadtverordneten-Vorsteher Desselmann, Stadtrat Vetter, Oberregierungsrat du Vigneau sowie die Medizinalräte Stephan Friedrich Barez und Gottlieb Wilhelm Eck. An den Beratungen, die in der Königlichen Kommandantur stattfanden, nahmen während der Epidemie auch Bischof August Neander und das Mitglied der Immediat-Kommission Medizinalrat Johann Christoph Klug teil. Weiterhin wurde am 2. August eine untergeordnete „Verwaltungsbehörde des Gesundheits-Comités" gebildet, welche die Funktion der Orts-Sanitäts-Kommission innehatte.

Diese Verwaltungsbehörde versammelte sich im Polizeipräsidium unter dem Vorsitz des Polizeipräsidenten. Sie gliederte sich in vier Abteilungen, die jeweils für militärische, polizeiliche, kommunale und sanitäre Belange zuständig waren. Die meisten Mitglieder gehörten gleichzeitig auch dem Gesundheits-Komitee an: Oberst von Bötticher und Major von Bönin, die Medizinalräte Barez und Eck, der ehemalige Stadtdirektor Tietze, aus dem Magistrat die Stadträte Vetter und Conrad, aus der Stadtverordnetenversammlung der Apotheker Koblanck, der Bäckermeister Krebs, der Hutfabrikant Lütcke und

6 Stadtarchiv (Ost-)Berlin, jetzt Landesarchiv Berlin (im folgenden StA Berlin zitiert), Rep. 01, GB 217, Bl. 3.

Major Blesson.[7] Als Organe dieser Behörde fungierten die Bezirks-Kommissionen. Einer Anregung der Armenkommissions-Vorsteher folgend wurden die Distrikte dieser „Schutz-Kommissionen", wie sie in Berlin hießen, analog zu den bereits vorhandenen 61 Armenbezirken eingeteilt. Hier bestanden die Mitglieder, außer aus den obligatorischen Ärzten (ein bis neun je nach Größe des Distrikts) und Polizeibeamten, aus männlichen Einwohnern des betreffenden Bezirks, meist Kaufleuten und größeren Handwerksmeistern. In vielen Fällen handelte es sich um die jeweiligen Armenkommissions-Vorsteher. Sie wurden von der Stadtverordnetenversammlung gewählt und vom Magistrat bestätigt. Die Vorsteher bestimmten die Schutzkommissare aus ihrer Mitte. Am 12. August erfolgte die förmliche Bestallung: Diesen Männern wurde damit „das Recht und die Pflicht" übertragen, für „das Beste" der Bevölkerung des Distrikts zu sorgen. Sämtliche Einwohner waren verpflichtet, einem Schutzkommissar bei der

[7] *A. a. O.*, Bl. 146; GStA PK, Rep. 76 VIII C, Nr. 61, Bl. 6, 7, 25; *Amtsblatt der Preußisch Königlichen Regierung zu Berlin/Potsdam*, Nr. 24 vom 17. 6. 1831 u. Nr. 35 vom 2. 9. 1831; Johann Ludwig Casper (Hrsg.), *Berliner Cholera-Zeitung. Materialien zur Geschichte und Behandlung der asiatischen Cholera*, Nr. 1–36, Berlin 1831, S. 91. – Friedrich Wilhelm Karl von Arnim (1786–1852) wurde erst im Sommer 1831 zum Polizeipräsidenten ernannt. Wegen seiner großzügigen Auslegung der Instruktion erlangte er in der Bevölkerung große Beliebtheit. Aufgrund von Streitigkeiten in diesem Zusammenhang lege er sein Amt Ende 1831 nieder und zog sich auf seinen Familiensitz nach Gerswalde zurück. Die Anfang 1832 durch ein Kabinettsschreiben erfolgte Rehabilitierung änderte nichts an seinem Entschluß. – Friedrich Wilhelm von Bärensprung (1779–1846), Berliner Bürgermeister seit 1814. Nach dem Rücktritt Johann Gottfried Büschings Ende 1831 regierte er zwei Jahre als Oberbürgermeister. – Magnus Friedrich Graf von Bassewitz (1775–1846), brandenburgischer Oberpräsident von 1824–1842. – Ernst Ludwig von Tippelskirch, (1774–1840). – Stephan Friedrich Barez (1790–1856) wurde um 1820 Stadt- und Kriminalphysikus in Berlin, seit 1828 war er auch Regierungs-Medizinalrat beim Polizeipräsidium. Von 1831–1847 leitete er die neueingerichtete Kinderabteilung in der Charité. 1838 wurde er zum Professor an der Berliner Universität ernannt. – Gottlieb Wilhelm Eck (1795–1848) war ein Zögling der Berliner Pépinière. Er habilitierte sich 1819. Anschließend wurde er Stabsarzt in der Charité und e. o. Professor an der medizinisch-chirurgischen Akademie für das Militär, 1829 auch an der Berliner Universität. Gleichzeitig war er ärztlicher Reisebegleiter der preußischen Prinzen. 1833 erhielt er die Würde eines Geheimen Medizinalrats. 1840 wurde er zum o. Professor ernannt, von 1844 an war er Vize-Direktor des medizinisch-chirurgischen Friedrich-Wilhelm-Instituts sowie General-Arzt. Während der Cholerazeit trat er als Wortführer der Kontagionisten auf.

Amtsausübung „willige Folge“ zu leisten, ihm die „gebührende Achtung“ zu erweisen und „durch jede mögliche Unterstützung“ ihm dies „schwierige und unbesoldete Amt“ zu erleichtern.[8]

Bereits in den ersten Juni-Tagen war vor dem Frankfurter Tor, im sogenannten Schlößchen, einem ehemaligen Gasthaus, eine Kontumaz-Anstalt eingerichtet worden. Das Gesundheits-Komitee hatte dieses Gebäude von einem Bürger namens Brennecke zunächst für vier Monate gemietet. Sogleich beherbergte es eine Anzahl Reisende, die aus Danzig noch vor Errichtung des Kordons angereist waren.[9]

Daß die in den Ostprovinzen mit der Epidemie gemachten Erfahrungen den westlichen, in günstigeren Verhältnissen lebenden Landesteilen zur Lehre dienen mögen, war eine Hoffnung, die Oberpräsident Flottwell Ende September geäußert hatte. Aber die badischen Ärzte Hergt und Sommerschu, die Anfang August von Posen nach Berlin kamen, fanden, zumindest bei den Vertretern des staatlichen Medizinalwesens, eine ausgesprochene Abneigung, „fremde“ Erfahrungen zu übernehmen.[10] Dazu eher geneigt war der Berliner Magistrat.

Dieser forderte Mitte August, als die Beschwerdeflut aus den Provinzen ihren Höhepunkt erreichte, einige städtische Deputierte auf, ein Gutachten *Über die zwangsweise Fortschaffung der Cholera-Kranken nach dem Lazarethe, und über die Absperrung ganzer Vorder- oder Seitengebäude* zu erstellen. Aufgrund der vorliegenden Erfahrungen sprachen sich die Deputierten deutlich gegen eine Sperrung der Häuser aus, befürworteten jedoch die Wohnungssperre. Auch in Berlin würden die vorhandenen Geldmittel nicht ausreichen, um Kranke und gesunde Hausgenossen wochenlang zu ernähren. Die Gutachter schätzten den Gesamtbedarf auf mindestens 18000 Reichstaler. Sie befürchteten auch, daß zahlreiche Familien die Situation ausnutzen und sich Lebensmittelzuwendungen „erschlei-

[8] GStA PK, Rep. 76 VIII C, Nr. 61, Bl. 34; StA Berlin, Rep. 01, GB 217, Protokoll der Armenvorsteher-Konferenz, verhandelt am 29. 6. 1831 auf dem Köllnischen Rathaus; Liste der Schutzkommissions-Vorsteher in der *Vossischen Zeitung* vom 1. 9. 1831.

[9] GStA PK, Rep. 76 VIII C, Nr. 61, Bl. 25 R; *Amtsblatt der Preußisch Königlichen Regierung zu Berlin/Potsdam,* Nr. 24 vom 17. 6. 1831.

[10] GStA PK, Rep. 77, Tit. 247, Nr. 8, Bl. 104 R, Schreiben vom 30. 9. 1831; F. Hergt/K. Sommerschu, *Berichte*..., S. 16.

chen" würden.[11] Einzelne Kaufleute und Fabrikanten warnten ebenfalls davor, in Berlin die Häusersperre anzuwenden.[12]

Schon im Juni hatten die städtischen Behörden damit begonnen, isoliert liegende, als Lazarette geeignete Gebäude ausfindig zu machen. Die Bevölkerung wurde aufgerufen, Vorschläge und Angebote auf dem Berlinischen Rathaus abzugeben.[13] Weiter geschah aber in dieser Hinsicht zunächst nichts, da sich der Magistrat nicht mit den preußischen Staatsorganen über die Frage der Finanzierung einigen konnte.

Als die Immediat-Kommission am 12. Juni beschlossen hatte, daß die Kommunen die Kosten für die lokalen Sicherheitsvorkehrungen selbst tragen sollten, trat der Magistrat in pleno zur Beratung zusammen. Die Anwesenden gaben zu, daß lokale Kontumaz-Anstalten wie das „Schlößchen" vor dem Frankfurter Tor „größtentheils nur das Wohl der hiesigen Einwohner" bezweckten und die Kommune deshalb einen Teil der Kosten aufbringen müsse. Die wohlhabenden Einwohner waren dazu gern bereit, allerdings nur, wenn die Kontumaz-Anstalten an der Oder „ihrem Zweck entsprächen" und solange die Cholera nicht in der näheren Umgebung oder in der Stadt selbst ausgebrochen war. Eine vollständige Finanzierung der kommunalen Abwehrmaßnahmen sah man als unmöglich an, „selbst wenn man auch alle die Einwohner dazu heranziehen wolle, welche bisher für ihre Person nicht steuerpflichtig gewesen, die aber doch zu solchen Ausgaben, die auch zu ihrer Sicherung gereichen, mit herangezogen werden müßten". Die Stadt Berlin sei immerhin nicht nur die königliche Residenz, sondern auch der Sitz der Gesandten auswärtiger Höfe, der allerhöchsten Behörden und der Universität sowie die Quelle einer „sehr bedeutenden Stadt-Einnahme": Deshalb lag es durchaus im Interesse des Staates, die baldige Unterdrückung der Krankheit zu bewirken, „weil sonst die Wirksamkeit der höchsten Verwaltungsbehörden, der wissenschaftlichen und sogar der Militär-Institute ganz würde gehemmt werden, die doch für das Wohl des ganzen Staates von so entscheidendem Einfluß wären". Dieser müßte daher auch zu den Kosten beitragen.

[11] StA Berlin, Rep. 01, GB 224, Bl. 64–68 R.

[12] StA Berlin, Rep. 01, GB 217, z. B. Bl. 150 und R, Brief eines Fabrikanten vom 20. 7. 1831.

[13] StA Berlin, Rep. 01, GB 222, Bl. 60 und R.

Der Magistrat hielt es für ein „richtiges Verhältnis", wenn der Staat den vierten Teil der Kosten aller für Berlin notwendigen Abwehrmaßnahmen (Kontumaz-Anstalten, und, wenn nötig, Stadtsperre) übernehmen würde. Zudem wies er darauf hin, was es für eine „sehr gefährliche Sache" sei, wenn die Cholera tatsächlich in einer so dicht bevölkerten Stadt wie Berlin ausbräche, „worin sich 10 000 Familien in so dürftigen Verhältnissen befänden, welche nicht einmal jährlich ein Paar Thaler Steuern zahlen konnten". Die Verbreitung der Seuche in die „hinter liegenden" Landesteile ließe sich dann nicht mehr verhindern, zumal man die „sehr bevölkerten" Vorstädte mit Sicherheit nicht absperren könne. In diesem Sinne waren auch die Lazarette „Anstalten gegen eine allgemeine Landes-Calmalität".[14]

Der Magistrat teilte die Berliner Bevölkerung in zwei Gruppen: solche, die sich im Krankheitsfalle aus eigenen Mitteln helfen könnten, und solche, die dazu nicht in der Lage seien. Die letzteren erhielten von der Kommune die gewöhnliche Armenunterstützung. Bei Ausbruch der Epidemie dürfte es nach Ansicht des Magistrats schon schwer genug sein, diese regulären Zahlungen weiterhin zu leisten, für zusätzliche Ausgaben werde dann aber kein Geld mehr vorhanden sein. Den Plan, bei eintretender Stadtsperre auf Basis der Mietsteuer eine Sondersteuer zu erheben, hatte man als undurchführbar fallenlassen. Sollte die Krankheit wirklich ansteckend sein, dann, darin waren sich Magistrat und Stadtverordnete einig, hatte der Staat die Pflicht, in Berlin die Lazarette zu finanzieren.[15]

Unklar war auch, auf welche Weise die Cholera-Leichen beerdigt werden sollten. Ursprünglich war vorgesehen, daß in Berlin nur die Toten, die in den Lazaretten gestorben waren, auf besonderen Plätzen bestattet werden sollten, die anderen auf Cholera-Abteilungen der normalen Friedhöfe. Seit Ende Juli hatten aber verschiedene Kirchengemeinden erklärt, daß sie dem „Ansturm der Cholera-Leichen" nicht gewachsen sein würden. Am 8. August trafen sich die Kirchenvorstände der Gemeinden Friedrichswerder und Dorotheenstadt mit einigen Stadtverordneten im Berlinischen Rathaus. Die Versammlung beschloß, beim Magistrat das Anlegen von Sonderfriedhöfen in „gehöriger Entfernung" von der Stadt zu beantragen, auf denen ausnahmslos alle Choleratoten beerdigt werden sollten. Allerdings seien

[14] StA Berlin, Rep. 01, GB 217, Bl. 36–39 R.

[15] StA Berlin, Rep. 01, GB 239, Sitzungsbericht des Magistrats vom 21. 6. 1831, Schreiben der Stadtverordneten vom 25. 6. 1831.

dafür zusätzliche Totengräber nötig, die die Kirchengemeinden aber nicht entlohnen könnten oder wollten; dies sollte die Kommune tun.[16]

Vom Gesundheits-Komitee wurde die Kommune ebenfalls finanziell bedrängt: Sie sollte die ca. 800 Reichstaler Druckkosten für die Broschüre *Belehrung über die gegen die ansteckende oder asiatische Cholera anzuwendenden Schutz-Maaßregeln und ersten Hülfeleistungen* übernehmen. Diese war auf Veranlassung des Komitees in 20 000 Exemplaren hergestellt worden, wovon 12 000 an die Schutzkommissionen, Ärzte und Hausbesitzer verteilt wurden.[17] Während diese Auseinandersetzungen noch im vollen Gange waren, trat die Seuche in der Stadt zum ersten Male auf.

Am Abend des 28. August wurden zwei Ärzte zu dem Schiffer Johann Wegener gerufen, der bei Charlottenburg krank auf seinem Torfkahn lag. Er starb am nächsten Morgen. Die Mediziner hielten die Krankheit für „choleraverdächtig". Sofort wurde die Spree zwischen Spandau und Berlin für den Schiffsverkehr gesperrt. Tags darauf starb der Magdeburger Schiffer Mater in Berlin auf seinem Kahn am Schiffbauerdamm unter ähnlichen Symptomen und am Abend der Schuhmacher Radack in einem Haus an der Schleusenbrücke. Aber erst bei dem nächsten Opfer, dem 50jährigen arbeitslosen Tagelöhner Michael Vobach aus der Nähe von Küstrin, galt die Epidemie offiziell als ausgebrochen.

Seit vierzehn Tagen obdachlos, hatte dieser die Nacht auf einer Wiese an der Spree zugebracht. Am Morgen des 30. August erwachte er noch im „Vollgefühl der Gesundheit", zwei Stunden später erlitt er einen heftigen Choleraanfall. Es gelang ihm, sich zu Fuß in die Charité zu schleppen. Von hier aus wurde er, in wollene Decken gehüllt, in das Pockenhaus vor das Oranienburger Tor gebracht. Er starb noch in derselben Nacht.[18]

Der leitende Arzt, Dr. Bahn, veranlaßte die Obduktion, die am folgenden Tag in Anwesenheit von elf Ärzten stattfand. Darunter befand sich auch der „Vater" der Instruktion, Johann Nepomuk Rust. Dem Gesundheits-Komitee teilte er mit: „Obgleich seit mehreren

[16] StA Berlin, Rep. 01, GB 243, Bl. 1, 2, 11 und R, 26.

[17] StA Berlin, Rep. 01, GB 218, Bl. 126–127.

[18] GStA PK, Rep. 76 VIII C, Nr. 58, Bl. 3, 5, Schreiben der Medizinalräte Kluge und Marquardt an das Kuratorium für Krankenhausangelegenheiten am 30. 8. 1831; *Berliner Cholera-Zeitung*..., S. 2 ff.

Tagen mich selbst unwohl fühlend und in Verhältnissen lebend, die es mir zur strengen Pflicht machen, jede Vorsicht anzuwenden, um mich zu jeder Stunde ohne Besorgniß den Höchsten Königlichen Personen nähern zu können, habe ich dennoch, dem geäußerten Wunsche der städtischen Bevollmächtigten zu entsprechen, mich der Leitung der Obduktion einer der Cholera verdächtigen Leiche unterzogen."[19]

Das Ergebnis der Sektion verwies eindeutig auf Cholera. Am 1. September erklärte das Gesundheits-Komitee die Stadt Berlin für infiziert.[20] Die Einrichtung der Lazarette konnte jetzt nicht mehr hinausgeschoben werden. Seit dem 30. August wurden im Pockenhaus 13(!) Betten für Cholerakranke bereitgehalten. Der Andrang war aber bereits in den ersten Tagen so groß, daß Dr. Bahn in eine, wie er sagte, „nicht geringe Verlegenheit" kam. Das Hospital lag weit entfernt vom unteren Ende der Spree, wo sich in den ersten Tagen die meisten Erkrankungen ereigneten. Den Cholerakranken wurde, bevor sie irgendwelche Hilfe erhielten, ein mehrstündiger Transportweg zugemutet, den sie in einem Tragekorb verbringen mußten: Zehn Menschen kamen als Leichen im Pockenhaus an.

Am 6. September, als bereits 64 Cholerafälle vorgekommen waren, die bis auf eine Ausnahme mit dem Tode geendet hatten, wurde das zweite Lazarett mit ca. 100 Betten eröffnet. Es befand sich im alten Ordonnanzhaus in der Neuen Königsstraße, die Leitung hatte der Arzt Moritz Romberg. Drei Tage später öffnete unter Dr. Boehr eine weitere Heilanstalt in einem Privathaus in der Louisenstraße ihre Pforten. Ende September beziehungsweise Anfang Oktober entstanden in der Kochstraße und in der Gartenstraße auf dem Gelände der berüchtigten Familienhäuser noch zwei Lazarette, die von Johann Ludwig Casper und von dem Kriminal-Physikus Thümmel dirigiert wurden. Hinzu kamen vier Militär-Heilanstalten.[21]

[19] GStA PK, Rep. 76 VIII C, Nr. 58, Bl. 6–8 (Zitat Bl. 8), Schreiben vom 2. 9. 1831.

[20] Bekanntgabe in der *Preußischen Staatszeitung*, Nr. 243 vom 2. 9. 1831.

[21] *Berliner Cholera-Zeitung*..., S. 75, 92. – Johann Ludwig Casper (1796–1864), ursprünglich Apotheker, habilitierte sich 1824 in Pathologie und Staatsarzneikunde. Er gab mehrere Zeitschriften heraus, von denen der seit 1852 erscheinenden *Vierteljahresschrift für gerichtliche und öffentliche Medizin* die größte Bedeutung zukam. Er gilt als bedeutender Reformer der Gerichtsmedizin. – Moritz Heinrich Romberg (1795–1873) ging nach seinem in Berlin absolvierten Medizinstudium nach Wien, wo er mit Johann Peter Frank freundschaftlich verbunden war. Von 1820 bis 1845 wirkte

Ebenfalls am 30. August hatte das Gesundheits-Komitee dem Schlossermeister Elsner für 400 Reichstaler ein zwischen dem Landsberger und dem Frankfurter Tor gelegenes Grundstück abgekauft. Es wurde mit einem hohen Zaun umgeben und zum Cholera-Friedhof erklärt. Am 1. September, um 18 Uhr, fand unter Aufstellung eines Kreuzes die feierliche Einweihung statt: zuerst nach evangelischem Ritus durch den Superintendenten Schulz, dann nach katholischem durch den Propst Fischer. Drei Wochen später, am 20. und 21. September, wurden zwei weitere christliche Friedhöfe geweiht: einer auf dem Wedding neben dem Armen-Kirchhof, ein anderer in der Hasenheide neben dem sogenannten Franzosen-Kirchhof. Die jüdische Gemeinde legte neben ihrem schon vorhandenen Friedhof eine besondere Begräbnisstätte an.[22]

Auch in Berlin erfolgte der Tod durch die Cholera oft unvermittelt innerhalb weniger Stunden: „Eine Lustdirne erkrankte Nachts, nachdem sie noch eine halbe Stunde zuvor ihr Gewerbe betrieben hatte und schon am Morgen war sie eine Choleraleiche. Ein gesunder und kräftiger Tischlergesell hatte bis gegen drei Uhr Morgens in der Werkstätte fleißig gearbeitet, war nun, sich unwohl fühlend, drei Treppen hoch nach seiner Wohnung gestiegen und um 5 1/2 Uhr war er schon unter den Erscheinungen der asphyctischen Cholera verstorben.“[23]

Bis zum 3. September hatte die Seuche 21 Menschen ergriffen, dann stieg die Zahl der Erkrankungen sprunghaft an, jedoch schwankte die Intensität der Epidemie in den einzelnen Tagen und Wochen deutlich (siehe ABB. 2).

Bis zum Abend des 31. Oktober waren 1912 Menschen erkrankt, 1057 gestorben und 588 bereits wieder genesen.[24] Im November ebbte die Epidemie langsam ab, jetzt erkrankten täglich zwischen sechs und 27 Menschen. Das Lazarett in der Louisenstraße wurde in

er als Armenarzt in Berlin, von 1840 an leitete er die Universitäts-Poliklinik. Seinerzeit war er ein berühmter Neuropathologe. Auf sein *Lehrbuch der Nervenkrankheiten* griffen alle späteren Darstellungen zurück.

[22] StA Berlin, Rep. 01, GB 243, Bl. 38, 50, 56, 57, 60; *Berliner Cholera-Zeitung...*, S. 93.

[23] [Gottlieb Wilhelm] Eck, *Schilderung der hinsichtlich der Erscheinungen, Ursachen und Behandlung der asiatischen Cholera in Berlin gemachten Erfahrungen*, in: *Cholera-Archiv...*, Bd. 3, S. 1–102, 25.

[24] *Berliner Cholera-Zeitung...*, S. 146.

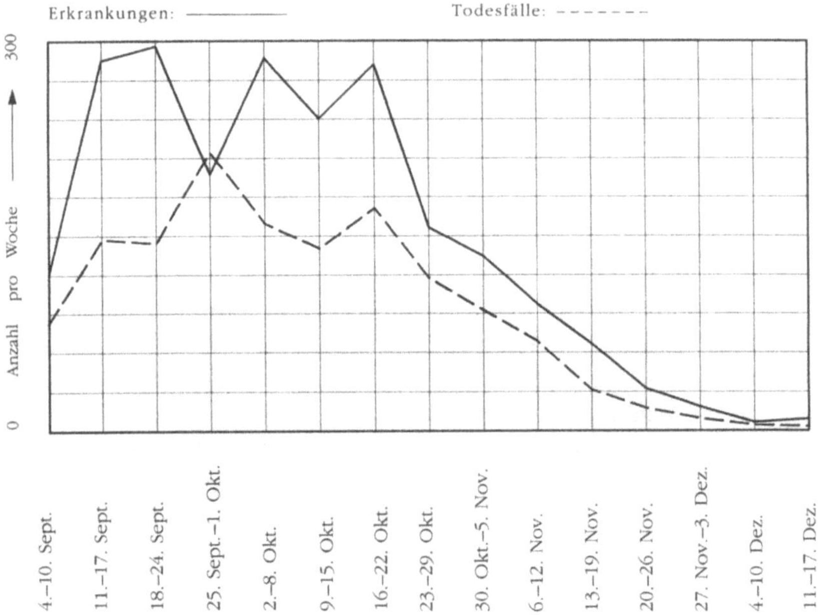

ABB. 2 Verlauf der Cholera-Epidemie in Berlin 1831, nach: *Berliner Cholera-Zeitung...*, S. 300.

der ersten Woche dieses Monats wieder geschlossen. Bis zum Abend des 28. November hatte sich die Zahl der Krankheitsfälle auf über 2200 erhöht, beinahe 1400 Menschen waren der Seuche erlegen, 785 hatten die Krankheit überwunden, 34 waren noch nicht wieder gesund. In den folgenden Wochen zeigte sich die Cholera nur noch in Einzelfällen.[25]

Die Cholera in den Familienhäusern vor dem Hamburger Tor

Der Gebäudekomplex von sieben Familienhäusern, gelegen in dem zur Rosenthaler Vorstadt gehörenden sogenannten Voigtland, erforderte während der Epidemie die besondere Aufmerksamkeit der Berliner Behörden. Entstanden war die Anlage in den Jahren 1821

[25] *A. a. O.*, S. 3, 154, 162, 168, 178, 186, 194, 202, 234, 254.

bis 1825 als Spekulationsobjekt des Baron und Kammerherrn Heinrich Otto von Wülknitz. Bald sammelten sich hier Tagelöhner, Weber oder kleine Handwerker, die in der Stadt die Mieten nicht mehr aufbringen konnten. Aber auch in diesen Wohnungen gerieten viele von ihnen bald mit der Zahlung in Rückstand.

Die Zustände sowohl im Innern der Häuser als auch draußen auf dem Gelände galten den Behörden als höchst gesundheitsschädigend. Von den beiden Höfen war nur der kleinere, der vom Kaufmannshaus, dem „Kleinen Haus" und den Gebäuden Gartenstraße Nr. 93 umschlossen war, gepflastert. Dieser Hof stand häufig unter Wasser, das vom oberhalb gelegenen Brunnen herabfloß. Der größere, vom „Langen Haus", dem „Querhaus" und dem „Schulhaus" umgebene Hof bestand aus einer baumlosen Sandfläche. Ende der 1820er Jahre wurde Wülknitz wiederholt von den Behörden aufgefordert, auch dieses Gelände aus hygienischen Gründen pflastern zu lassen, wozu er sich aber nicht bewegen ließ. Allerdings brachte er einleuchtende Gründe dafür ins Spiel, zum Beispiel die vielen Kinder, denen man durch eine Bepflasterung die Spielmöglichkeiten einschränken würde.

Sämtliche Abwässer aus den Häusern wurden über offene Rinnsale, die von den beiden Brunnen ausgingen, in die Sickergrube geleitet. Diese Grube, auf frühen Plänen noch als „Garten" bezeichnet, hatte sich schon bald zu einem beträchtlichen Sumpf entwickelt, in dem auch der Choleraerreger eine ideale Brutstätte fand. Für alle Bewohner existierte nur ein „Abtrittsgebäude" auf dem Hof. Die 48 vorhandenen Sitze mußten sich zwischen 3800 (1824) und 1450 (1831) Menschen teilen.

Die meisten Wohnungen bestanden aus einer einzigen Stube, die gleichzeitig als Werkstatt, Schlafraum und Küche diente. In der Regel bewohnten mehrere Familien samt Schlafstelleninhabern ein Zimmer. Daß die angestrebte Obergrenze von acht bis zehn Personen pro Stube mitunter erheblich überschritten wurde, war eher die Regel als die Ausnahme.[26]

Schon in den 1820er Jahren kamen die meisten Kranken des 12. Medizinalbezirks, zu dem auch das Voigtland gehörte, aus den

[26] Johann Friedrich Geist/Klaus Kürvers, *Das Berliner Mietshaus*, Bd. 1: *1740–1862. Eine dokumentarische Geschichte der „von Wülknitzschen Familienhäuser" vor dem Hamburger Tor, der Proletarisierung des Berliner Nordens und der Stadt im Übergang von der Residenz zur Metropole*, München 1980, S. 98 ff., 108.

Familienhäusern. Vor allem die vielen Fälle von ansteckenden Krankheiten wie Pocken, Masern oder Scharlach beunruhigten die Behörden. Überdies hatten die Bewohner eine geringe Lebenserwartung: Zwischen 1824 und 1830 waren 39% aller Verstorbenen Kleinkinder unter einem Jahr, über 78% hatten das 15. Lebensjahr noch nicht vollendet und nur 8,5% waren älter als 55 Jahre. Die häufigsten Todesursachen waren Auszehrung, Schwindsucht und Wassersucht.[27]

Im Januar 1831 übernahm der ehemalige Gutsbesitzer Heinrich Friedrich Wiesecke die Häuser. Diesem paßte die drohende Choleragefahr offenbar gut ins Konzept, denn er versuchte aus der Tatsache, daß die Siedlung als Seuchenherd gefürchtet war, Kapital zu schlagen. So stellte er im Juni eine Liste der Bewohner zusammen, die mit der Miete im Rückstand waren. Ihm schuldeten 129 Mieter, meist große Familien, jeweils acht bis zwölf Reichstaler, der Gesamtbetrag lag bei etwa 1050 Reichstalern. Diese Aufstellung schickte er zusammen mit folgenden Vorschlägen an den Magistrat: Als Vorbeugungsmaßnahme gegen die Cholera sollten sämtliche Zimmer vorübergehend von den Mietern geräumt und nach erfolgter Reinigung und Desinfektion, mit Rücksicht auf die Größe der Familien und den Grad der Reinlichkeit, neu verteilt werden. Für die „am wenigsten in Unreinlichkeit versunkene Familien" waren die „luftigsten, am wenigsten im Gemenge liegenden Stuben der oberen Stockwerke" vorgesehen. Das kleine Gebäude Nr. 93 wollte Wieseke als Lazarett einrichten. Als Gegenleistung für dieses Angebot forderte er, daß die Mietschulden durch öffentliche Mittel gedeckt werden. Auch die Mehrkosten an Miete, die den großen Familien entstehen würden, wenn sie ein geräumigeres Zimmer zugewiesen bekämen, wollte der Spekulant vom Magistrat übernommen sehen. Für den Fall, daß sich die Stadt auf diesen Handel nicht einlassen sollte, kündigte Wieseke die Exmission aller zahlungsunfähigen Mieter an. Außerdem wollte er ihre Möbel und Arbeitsgeräte, vor allem die Webstühle, einbehalten. Er drohte, daß die betroffenen Familien dann auf jeden Fall der öffentlichen Armenfürsorge zur Last fallen würden. Zudem wandte er sich an die Staatsbehörden und bat darum, ihm ein zinsloses Darlehen über 15 000 Reichstaler zu bewilligen, „damit er nicht genöthigt sei, die Leute aus seinem Hause zu exmittieren". Überdies sollte ihn

[27] *A. a. O.*, S. 125, 317 ff.

das Geld in die Lage versetzen, im Falle des Seuchenausbruchs seinen Mietern den Lebensunterhalt zu sichern.

Mittlerweile gerieten immer mehr Familien mit der Zahlung in Rückstand. Der zuständige Armenkommissions-Vorsteher, Boquet, alarmierte die Armendirektion: „...mit jeder Stunde melden sich neue Familien, welche auch exmittiert werden sollen ... das Elend ist daher ohne Grenzen, da noch überall bei diesen Unglücklichen theils Krankheiten, theils bevorstehende Entbindungen vorhanden sind, es muß daher auf eine schleunige Bestimmung, wie hier gehandelt werden soll, gehorsamst angetragen [werden].“[28]

Am 27. Juli versuchte Wieseke in Begleitung eines Gerichtsexekutors, sechs zahlungssäumige Familien auf die Straße zu setzen. Dabei kam es zu Tumulten, die sich auszuweiten drohten. In einem Bericht heißt es: „Man sprach von allgemeiner Rebellion ... man beschwerte sich über die Härte der Fabrikherren, welche den Verdienst allein in die Tasche steckten, den Lohn stets schmälerten und die Arbeiter verhungern ließen, man rief: es ist kein Gesetz mehr zu respektieren, denn umkommen müßte man doch, und der Hunger sei es auch, von dem die Cholera entstände.“[29]

Auf die Exmissionen wurde zunächst verzichtet, und die Ruhe war vorläufig wiederhergestellt. Am 17. August beschloß die Armendirektion mehrheitlich, die ausstehenden Mietzahlungen nicht zu übernehmen, sondern den Lauf der Dinge abzuwarten. Am 8. September, als die Cholera schon über eine Woche in Berlin grassierte, wurde auf Anordnung des Polizeipräsidenten, den Wieseke über die Vorfälle vom 27. Juli unterrichtet hatte, neun Familien, bestehend aus 38 Personen, ihr Quartier genommen, sie kamen in das überfüllte Arbeitshaus. Andere folgten in den nächsten Tagen. Die über die neuen Ankömmlinge nicht sehr erfreute Anstaltsverwaltung beantragte dringend, nicht täglich, sondern in „angemessenen Zwischenräumen“ zu exmittieren oder wenigstens nicht mehr als sechs Familien pro Tag einzuliefern.[30]

Am 3. September wurde im Bezirk der 59. Schutzkommission, zu der die Familienhäuser gehörten, der erste Cholerakranke, der obdachlose Weber Joseph Müller, auf der Straße gefunden. Eine

[28] *A. a. O.*, S. 152.
[29] *A. a. O.*, S. 155.
[30] *A. a. O.*, S. 158, 160.

Woche später griff man die ebenfalls obdachlose Arbeitsfrau Potschinsky auf, die krank hinter einem Zaun in der Gartenstraße lag. Beide wurden ins Pockenhaus gebracht, wo sie starben. Nachdem sich die Seuche noch an verschiedenen Stellen der Rosenthaler Vorstadt gezeigt hatte, erschien sie am 21. September in den Familienhäusern. Im „Kaufmannshaus" wurde der Sohn der Weberfamilie Willmorsky ihr erstes Opfer, kurz darauf starb ein Geschwisterkind. Ein drittes Kind der Familie, ein neun Monate alter Säugling, erkrankte am 24. September, genas aber nach einigen Tagen, ebenso der Vater, „ein schwächlicher Mann". Gleichzeitig griff die Epidemie auch auf das „Querhaus" über, wo bis zum 15. Oktober 23 Menschen erkrankten. Im „Langen Haus" gab es vom 27. September bis zu diesem Zeitpunkt 13 Cholerakranke, im „Schulhaus", das am längsten verschont blieb, sieben.[31]

Insgesamt wurden 117 der 1447 Personen, die sich während der Cholerazeit in den Familienhäusern aufhielten, von der Seuche ergriffen, also 9%: 29 Frauen, 28 Männer und 60 Kinder, die über die Hälfte der Erkrankten ausmachten. 71 (5%) starben: 16 Frauen, 18 Männer sowie 37 Kinder.[32] Am 29. September wurde das kleine zweistöckige Haus Gartenstraße 93, welches man mit einem hohen Bretterzaun umgeben hatte, mit 40 Betten als Heilanstalt Nr. 5 eröffnet.[33]

Nachdem die Cholera in der Siedlung ausgebrochen war, wurden die noch ausstehenden Exmissionen zurückgestellt. Erst Mitte November, als die Epidemie erloschen war, mußten weitere Mieter ihre Zimmer räumen. Von den 129 mietsäumigen Familien kamen jedoch nur 44 vorübergehend ins Arbeitshaus. Sie wurden mit zusammen über hundert Reichstalern unterstützt, damit sie sich eine neue Unterkunft verschaffen konnten. Dies gelang allen wenige Tage nach ihrer Einlieferung.

Den Handel mit Herrn Wieseke lehnte das Innenministerium am 27. Dezember endgültig ab. Der Spekulant verlor daraufhin jedes Interesse an den Häusern. Nachdem er hohe Hypotheken auf das Grundstück aufgenommen hatte, verschwand er Anfang 1832, wie

[31] *Berliner Cholera-Zeitung*..., S. 135.

[32] Albert Sachs (Hrsg.), *Tagebuch über das Verhalten der bösartigen Cholera in Berlin: eine Sammlung von Aufsätzen pathologisch-therapeutischen, gesundheits-polizeilichen und populär-medicinischen Inhalts*, Berlin 1831, S. 228 f., 321; *Berliner Cholera-Zeitung*..., S. 212 f.

[33] *A. a. O.*, S. 134.

bereits sein Vorgänger Baron von Wülknitz, mit dem Geld nach Paris. Die Siedlung wurde vorläufig unter die Verwaltung des Kammergerichts gestellt.[34]

Der Tod Hegels

Am 14. November, als die Seuche schon weitgehend ihre Schrekken verloren hatte, wirkte die Nachricht vom Choleratod des Philosophen Georg Wilhelm Friedrich Hegel in weiten Kreisen der Berliner Bevölkerung wie ein „gewaltiger Donnerschlag".[35] Der Publizist Karl August Varnhagen von Ense schrieb: „Auch fühlten es alle, selbst die Widersacher, was mit ihm verloren ist. Die ganze Stadt ist von dem Schlage betäubt, es ist, als klänge die Erschütterung dieses Sturzes in jedem rohesten Bewußtsein an."

Hegel, der nach Varnhagen vor dem „furchtbaren Unhold" Cholera von Anfang an eine „tiefe Scheu und Ängstlichkeit" empfunden hatte, war im August in sein Sommerhaus vor das Hallesche Tor gezogen. Seine Frau mußte eine Cholera-Apotheke anschaffen, ein in der Nähe wohnender Arzt sollte sich für den „Unglücksfall" bereithalten.[36] Mit dem Abklingen der Epidemie Ende Oktober faßte er wieder Mut, kam nach Berlin zurück und nahm in der zweiten Novemberwoche (das Winter-Semester wurde wegen der Cholera später eröffnet) seine Vorlesungstätigkeit, wie immer vor großer Zuhörerschaft, wieder auf.

Joel Jacoby, einer seiner Hörer, hatte am Freitag, dem 11. November, den letzten Vortrag über die „Geschichte der Philosophie" gehört. Anschließend fuhr er nach Frankfurt/Oder zur Messe. So bald wie möglich trat er jedoch wieder die Rückreise nach Berlin an. Er wollte am Montag das für ihn „höchstwichtige" Kollegium bei Hegel nicht versäumen: „Nach 5 steige ich am Opernplatz ab, eile

[34] J. F. Geist/K. Kürvers, *Das Berliner Mietshaus...*, S. 160 ff.

[35] Hegels Freund Friedrich Förster, Kustos an der Kunstkammer, in der Grabrede, in: Günther Nicolin (Hrsg.), *Hegel in Berichten seiner Zeitgenossen*, Hamburg 1970, S. 475.

[36] Karl August Varnhagen von Ense (1785–1858) an seinen Schwager Ludwig Robert, in: *Hegel in Berichten...*, S. 470; Marie Hegel an Niethammer am 2. 12. 1831, in: *a. a. O.*, S. 496.

ins Auditorium und finde es hellerleuchtet aber leer. Ich stutze und setze mich, ermüdet von der Reise, auf meinen einsamen Platz. Punkt ein Viertel auf 6 öffnet sich die Thüre und Hegel tritt herein. Im Nu sind alle Bänke besetzt. Womit? kann ich nicht deutlich sagen. Jünglinge in veralteten Burschentrachten, Männer in verschollenen Cosytümen, Perückenköpfe, griechische und römische Profile – Alles lustig und schattenartig durcheinander und emsig lauschend auf die Worte des Vortragenden. Ich sah kein einziges bekanntes Gesicht, außer dem eines Studenten, der vor einem Jahr gestorben war; – aber doch viele Physiognomien, die entfernte Ähnlichkeit mit Portraits und Büsten berühmter Philosophen hatten; Hegel war sehr verändert, noch klarer und milder in seinem Angesichte. Die Sehnsucht war von diesem gewichen und statt ihrer thronte die errungene Seligkeit auf der nicht mehr gefurchten Stirn. Er schien *ein* Gedanke geworden zu sein; so abgerundet, so untergetaucht hatte sich Alles bei ihm in *eine* Idee, in eine Gewißheit, in *einen* Culminationspunkt. Den durch *Worte* näher zu bezeichnen, bin ich nicht im Stande...

Mund und Auge waren geschlossen, und doch sprach er, las er vom Hefte. Oder besser gesagt – denn er *sprach* nicht – (dieser Ausdruck ist zu materiell) er *dachte* seinen Zuhörern etwas vor, die vermöge ihrer ausgebildeten Organe seine Gedanken aufzunehmen verstanden, ohne des Mittelwegs der Sprache und des Gehörs zu bedürfen. – Ich weiß nicht mehr, wie ich zur Thüre hinaus gekommen bin. So viel erinnere ich mich, daß ich vor der Universität einen Freund fand, der mich anredete: ‚Wie siehst du aus? Bedenke doch, wie der Selige den Tod betrachten lehrte, und zeige dich würdig, sein Schüler genannt zu werden. Dich scheint die Nachricht von Hegel's Tod sehr angegriffen zu haben.' – ‚Todt?! Großer Gott! Wann ist er gestorben?' – ‚Vor etwa einer Stunde.'"[37]

„Mit Schauder" hatte Marie Hegel von den Medizinalräten Barez, Horn und Wagner die Todesursache „intensivste Cholera" vernommen. Die Krankheit war ohne erkennbare Symptome verlaufen: „Trotzdem daß Hegel an hinzutretender Cholera gestorben der Kommission gemeldet wurde (die die mir geliebte Leiche in mein Wohnzimmer ... verschlossen, alles durchräucherten und desinfizier-

[37] Joel Jacoby, *Bilder und Zustände aus Berlin,* 2 Bde., Altenburg 1833, Bd. 1, S. 268 ff. (Hervorhebung im Original).

ten) *fürchtete sich keiner* von unseren Freunden, selbst die furchsamstem nicht; alle hielten in ihrem Schmerz zu mir."[38]

Dem Einsatz von Hegels Frau und Freunden des Hauses, vor allem des Geheimen Regierungs-Rates Schulz und Friedrich Förster, ist es zu verdanken, daß Polizeipräsident von Arnim „als erste und einzige Ausnahme aus Rücksicht für die Persönlichkeit des Verklärten nach unsäglichen Kämpfen" gestattete, daß der Philosoph „nicht auf den Cholera-Leichenwagen, nicht schon nach 24 Stunden bei Nacht und Nebel auf den Cholera-Kirchhof gebracht wurde".[39] Unter großer Anteilnahme der Bevölkerung fand das Begräbnis am dritten Tag, dem 17. November um fünf Uhr nachmittags auf dem Dorotheenstädtischen Friedhof vor dem Oranienburger Tor statt. In den folgenden Tagen trafen irritierte Anfragen aus dem Publikum ein: „Was für Vorschriften gelten denn eigentlich jetzt in Betreff der Begräbnisse der an der Cholera Verstorbenen in hiesiger Residenz?... Für einen andern, auch sehr achtbaren Einwohner von Berlin soll die nämliche Vergünstigung nicht gewährt worden seyn ... Man wird doch keine *Ausnahme* gemacht haben? Wie hängt das Alles aber zusammen?"[40]

Das Gesundheits-Komitee war ebensowenig mit der Entscheidung der Verwaltungsbehörde einverstanden wie die Immediat-Kommission, auch Innenminister Gustav von Brenn verlangte von dem Polizeipräsidenten eine Erklärung. Arnim gab die formale Unkorrektheit zu, wies aber darauf hin, daß die Verwaltungsbehörde bereits am 10. Oktober beantragt hatte, die für die Beerdigungen geltenden Bestimmungen aufzuheben, da über diese im allgemeinen „sehr geklagt" werde. Im übrigen war die Bestattung bei eintretender Dunkelheit erfolgt, niemand durfte sich dem Grabe nähern, bis der eingesenkte Sarg genügend mit Erde bedeckt war, großes Gefolge hatte man in letzter Zeit auch bei anderen Beerdigungen stillschweigend

[38] Marie Hegel an Christiane Hegel am 17. 11. 1831, in: *Hegel in Berichten...*, S. 481 ff. (Hervorhebung im Original). – Am 16. 11. 1831 hatte die *Preußische Staatszeitung* gemeldet, Hegel sei an „Schlagfluß" gestorben, am 17. 11. wurde der Cholera hinzugetretener Schlagfluß als Todesursache angegeben. In den Krankenlisten ist sein Name jedoch nicht zu finden.

[39] M. Hegel an Chr. Hegel am 17. 11. 1831, in: *Hegel in Berichten...*, S. 481 ff.; GStA PK, Rep. 77, Tit. 247, Nr. 4, Bl. 211 R.

[40] *Tagebuch über das Verhalten...*, S. 239 (Hervorhebung im Original). – Vgl. auch Helmut Döll, *Hegels Tod*, in: *Zeitschrift für ärztliche Fortbildung*, Jena, 79 (1985), S. 217–219. Für den Autor, einen Mediziner, besteht kein Zweifel, daß Hegel tatsächlich an der Cholera gestorben ist.

geduldet.[41] Dennoch mußten „die unglücklichen Leichenträger ... die Sündenböcke abgeben, und wurden mit sammt den Pferden nach beendigtem Begräbniß auf fünf Tage in die Contumaz gesperrt, der Leichenwagen aber nach der öffentlichen Desinfektions-Anstalt geschickt und hier gründlich purificirt!"[42]

Die Handhabung der Instruktion in Berlin

Für den Fall des „plötzlichen" Erscheinens der Seuche hatte das Gesundheits-Komitee am 23. August eine *Verordnung über das Verfahren bei der Annäherung und dem Ausbruche der Cholera in Berlin* erlassen. Diese wurde in 6000 Exemplaren gedruckt, die Hälfte enthielt eine Beilage A, die *Belehrung über die gegen die Cholera anzuwendenden Schutzmaßnahmen und ersten Hülfsleistungen.* In den ersten Septembertagen boten die Buchhändler Nauck (Hausvoigteiplatz 1) und Mittler (Stechbahn 3) diese Heftchen für einen beziehungsweise fünf Silbergroschen zum Verkauf an.[43]

Der § 30 der neuen Verordnung schrieb ausdrücklich weiterhin die Häusersperre vor sowie die Quarantäne für alle Bewohner des betreffenden Gebäudes, „ohne welche sie und andere in der höchsten Gefahr der Ansteckung schweben würden". Die Stadtsperre wurde nicht explizit erwähnt, aber für den Fall des Choleraausbruchs hieß es in § 24: „Es müssen alsdann alle Einwohner, sowie die Ankommenden und Abreisenden denjenigen Bestimmungen genügen, welche in Bezug auf den äußeren Verkehr für inficirte Orte entweder im Allgemeinen erlassen sind oder für Berlin insbesondere noch werden erlassen werden." Sich selbst mit den Folgen ihrer angeordneten Maßnahmen konfrontiert sehend, hatten die Mitglieder der Immediat-Kommission bereits am 11. August auf einer internen Konferenz beschlossen, Berlin bei Seuchenausbruch „aus Rücksicht auf die Herbeischaffung der Subsistenzmittel" nicht zu zernieren.[44]

[41] GStA PK, Rep. 76 VIII C, Nr. 36, Bl. 16; Rep. 77, Tit. 247, Nr. 4, Bl. 211 und R; StA Berlin, Rep. 01, GB 257, Schreiben des Gesundheits-Komitees an den Magistrat vom 1. 12. 1831.

[42] *Freimüthige Beleuchtung...*, S. 61.

[43] *Amtsblatt der Preußisch Königlichen Regierung zu Berlin/Potsdam*, Nr. 37 vom 16. 9. 1831.

[44] GStA PK, Rep. 76 VIII C, Nr. 2, Bl. 61.

Die Entscheidung wurde aber zunächst nicht bekanntgegeben. So herrschte über diese Frage die größte Verwirrung, die sich erst mit dem tatsächlichen Erscheinen der Epidemie legte. Am 29. August wurde auf Anfrage von Bürgermeister Friedrich von Bärensprung dem Magistrat der Beschluß mitgeteilt, zusammen mit einer weiteren überraschenden Modifikation: Selbst die Häusersperre war aufgehoben, nur die Wohnungen der Erkrankten mußten weiterhin gesperrt werden.[45] Am gleichen Tag lenkten auch die Staatsbehörden hinsichtlich der Finanzierungsfragen ein: Die Kommune durfte eine Summe von 10 000 Reichstalern aus dem Schuldentilgungs-Fonds entnehmen und erhielt zudem eine Anleihe von 150 000 Reichstalern. Darüber hinaus hatte der Innenminister beim König beantragt, Berlin mit weiteren 5000 Reichstalern aus der Staatskasse zu unterstützen.[46]

Endgültig beigelegt war damit das Kostenproblem noch nicht. 24 Mitglieder des Magistrats fanden sich am 2. September zu einer Klausur-Sitzung zusammen, an der auch die Leiter des Gesundheits-Komitees und Oberpräsident von Bassewitz teilnahmen. Dieser behauptete in einem einleitenden Referat, daß von jetzt an die Kontumaz-Anstalten um Berlin von der Kommune finanziert werden müßten. Deren Aufgabe wäre es gewesen, das Eindringen der Seuche in die Stadt zu verhindern; dieser „beabsichtigte Staatszweck“ sei nun nicht mehr vorhanden. Wenn sie bestehen blieben, dienten diese Anstalten also nur noch lokalen Bedürfnissen.

Nach längerer Beratung stellten die Magistratsmitglieder den Antrag, sämtliche Sperrmaßnahmen, Quarantäne-Einrichtungen wie Wohnungssperren, aufzuheben; auch die in Berlin bisher aufgetretenen Cholerafälle hätten nicht einmal den Verdacht einer direkten Ansteckung ergeben, wohl aber das Entstehen der Krankheit aus „diätetischen“ Ursachen, gegen die keine Sperrmaßnahmen helfen könnten. Überdies habe die Seuche bisher immer nur einen Bruchteil der Bevölkerung befallen, ob Sperrmaßnahmen angewendet wurden oder nicht. Um diese wenigen Prozent der Einwohner vor einer vermeintlichen Ansteckung zu schützen, sei es nicht zu verantworten, den Lebensunterhalt der übrigen 97 oder 98% aufs Spiel zu

[45] StA Berlin, Rep. 01, GB 257, Tippelskirch und Bassewitz am 29. 8. 1831 an den Magistrat.

[46] StA Berlin, Rep. 01, GB 239, Brenn an den Magistrat am 29. 8. 1831.

setzen.[47] Die Stadtverordnetenversammlung schloß sich einstimmig diesem Antrag an.[48]

Die Konsequenzen des Choleraausbruchs in Berlin für die inneren und äußeren Kordons. Die Modifikation der Instruktion vom 12. September und 25. Oktober 1831

Um die noch cholerafreien westlichen Provinzen zu schützen, erging am 1. September der Befehl, die erst am 30. August entlang der Elbe aufgestellte Beobachtungslinie in einen Sperrkordon zu verwandeln, welcher nach vierzehn Tagen errichtet war. Die Übergangsstellen mit den Kontumaz-Häusern befanden sich in Torgau, Wittenberg und Roßlau. Auch bei Sandau und Tangermünde durfte mit der Fähre über den Fluß gesetzt werden. Den am Elbufer ansässigen Bauern wurde gestattet, den landwirtschaftlichen Verkehr zur anderen Flußseite mit eigenen Kähnen durchzuführen.

Ebenfalls am 1. September wurde eine neue Sperrlinie, der sogenannte Neiße-Spree-Kordon, installiert, der vor allem als Schutz für die bisher kaum von der Epidemie berührte Provinz Schlesien gedacht war. Er setzte an der Mündungsstelle der Görlitzer Neiße in die Oder ein, führte am rechten Neiße-Ufer entlang bis nach Guben und von da aus auf dem Landwege nach Cottbus. Hier setzte er sich längs der Spree über Spremberg bis zur sächsischen Grenze fort. An diesen drei genannten Orten konnte der Kordon auch überschritten werden.[49]

Inzwischen hatten sich die inneren Sperrlinien für manche Orte als ebenso nachteilig erwiesen wie die Stadtkordons. So drang Oberpräsident Flottwell in den ersten Septembertagen im Namen der Regierung Bromberg darauf, die am rechten Netze-Ufer aufgestellte Linie aufzugeben. Die Cholera war bereits in mehreren Ortschaften des „geschützten" Gebietes erschienen, so daß die Existenzberechtigung des Kordons nicht mehr einzusehen war. Verhängnisvoll hatte er sich

[47] *Ebda.*, Protokoll der Klausurtagung der Magistrats am 2. 9. 1831.

[48] StA Berlin, Rep. 01, GB 257, Schreiben der Stadtverordneten an den Magistrat vom 5. 9. 1831.

[49] GStA PK, Rep. 76 VIII C, Nr. 50, Bl. 16; K. W. Wagner, *Die Verbreitung...*, S. 169; *Vossische Zeitung* vom 3. 9. 1831.

bereits für die Stadt Filehne im Kreis Czarnikau ausgewirkt. Durch ihn wurde der auf dem linken Netze-Ufer gelegene Teil, die polnische Seite, von der deutschen Seite auf dem anderen Ufer abgeschnitten. Einwohner der polnischen Seite beschwerten sich beim König: „Von der deutschen Seite allein lebt die ganze Stadt, sie versorgt uns mit Butter, Kartoffeln, Schlachtvieh, die ... Dörfer entnehmen alle ihre Bedürfnisse aus der Stadt, ja der ganze Absatz unserer Kaufleute geht ... dahin, nur von dort werden alle unsere Handwerker beschäftigt, denn was bedürfen die auf dem linken Netzufer fast nur von polnischen Bauern bewohnten Dörfer?

Jetzt stockt aller Verkehr, die Nahrungsmittel werden selten, und steigen im Preise, da Filehne nur sehr wenig eigenen Ackerbau hat, und alle minder begüterten Kaufleute und Handwerker frieren und hungern. Dessen ungeachtet sollen wir Abgaben zahlen, sollen unsere Geistlichen, Lehrer und Kommunalbeamte besolden. Da aber durchaus jetzt kein Verdienst ist, so nehmen die ... Pfändungen kein Ende ... Indessen bauen wir zu fest auf die anerkannte väterliche Gesinnung S. Majestät unseres allergnädigsten Königs, als daß wir glauben könnten, Er wolle es, daß 3500 seiner treuen Unterthanen dem Verderben ohne Noth preisgegeben werden sollten."

In dem Brief wird auch darauf hingewiesen, daß die im Herbst regelmäßig eintretende Überschwemmung des Netzebruchs die Militärposten ohnehin bald vertreiben werde.[50]

Außer vom Oberpräsidenten wurde der Antrag auf Aufhebung des Kordons auch von dem Kommandierenden General des Kordons, Lieutnant Zepelin, sowie vom Generalmajor Carl von Clausewitz, dem Nachfolger des am 23. August in Posen an der Cholera gestorbenen Gneisenau, unterstützt: „Welchen Nachtheil der beschwerliche Cordondienst in den tief liegenden Netzegegenden auf den Gesundheitszustand der Truppe habe, geht daraus hervor, daß von der Division des Herrn General v. Zepelin bereits 1500 Mann erkrankt sind, die Krankheiten werden sich mit dem herannahenden Herbste noch häufen, sie werden die hinlängliche Besetzung des Sperrcordons un-

[50] GStA PK, Rep. 76 VIII C, Nr. 48, Bl. 159–160 (Zitat Bl. 159 R), Schreiben vom 3. 9. 1831. – In Filehne herrschte die Cholera vom 2. bis 24. September, von den 3339 Einwohnern erkrankten 83 und starben 54 (GStA PK, Rep. 76 VIII C, Nr. 101, Bl. 10).

möglich machen und viele Opfer fordern, ohne daß durch diese ein Vortheil für das gemeine Beste errungen werden könnte."[51]

Aus ähnlichen Gründen hatte sich am 30. August auch der Kommandant des Danziger Kordons den ständigen Bitten um die Aufhebung dieser unbeliebten Maßnahme angeschlossen.[52]

Der König wandte sich mit einer am 6. September erlassenen Kabinetts-Ordre an die Bevölkerung: „Es hat der wachsamsten Vorsorge und den thätigsten Bemühungen nicht gelingen wollen, die asiatische Cholera, nachdem sie, den strengsten Maaßregeln ungeachtet, über die Grenze Meiner Staaten eingedrungen war, zu unterdrücken ... Überall jedoch, wo die erlassenen Vorschriften pünktlich befolgt worden sind, hat die pflichtmäßige Sorgfalt der Behörden, mit den lobenswerthen Anstrengungen gewissenhafter Ärzte vereinigt, die Verheerungen der Seuche wirklich gehemmt und die Zahl ihrer Opfer in Vergleich mit anderen Ländern beträchtlich vermindert. Da indeß während der Dauer der Krankheit auf unserem Boden Erfahrungen gesammelt und die Ansichten der Verwaltung durch praktische Wahrnehmungen berichtigt worden sind, so habe ich die ergangenen Vorschriften einer gründlichen Revision und gewissenhaften Prüfung ... unterwerfen lassen ... Die strengen Absonderungs-Maaßregeln durch Aufstellung militairischer Kordons an den Grenzen und im Innern des Landes haben bereits auf den gewerblichen Verkehr der Einwohner ungünstig eingewirkt und drohen, bei verlängerter Dauer, den Wohlstand vieler Familien zu zerrütten und dem Lande verderblicher zu werden als die Krankheit selbst ... Ich habe daher ... die Immediat-Kommission mit weitern Befehlen versehen und sie angewiesen, die hiernach nöthigen Abänderungen der ergangenen Vorschriften und Einrichtungen unverzüglich bekannt zu machen."[53]

Die erneute Modifikation, welche die Instruktion am 12. September erfuhr, enthielt einschneidende Änderungen. So wurde der größte Teil der inneren und äußeren Sperrlinien aufgehoben. Bestehen

[51] GStA PK, Rep. 76 VIII C, Nr. 48, Bl. 167 R, 168, Schreiben vom 8. 9. 1831. – Der Tag eines Kordonsoldaten war in acht Stunden Posten stehen, acht Stunden patrouillieren und acht Stunden schlafen eingeteilt, drei Nächte im Monat waren dienstfrei (*a. a. O.*, Bl. 109 R).

[52] GStA PK, Rep. 76 VIII C, Nr. 118, Bl. 263.

[53] *Amtsblatt der Preußisch Königlichen Regierung zu Berlin/Potsdam*, Nr. 36 vom 9. 9. 1831.

blieben lediglich der neu errichtete Elbkordon, von der ebenfalls erst wenige Tage alten Neiße-Spree-Linie der von der sächsischen Grenze über Spremberg, Cottbus und Guben zur Oder führende Teil sowie vom Oder-Kordon der Abschnitt von Ratzdorf (Oder-/Neiße-Mündung) bis Oderberg in Oberschlesien. Auch die an der äußeren Grenze Schlesiens aufgestellten Truppen mußten noch bis zu „weiteren Verfügungen" ausharren.

Alle Quarantäne-Häuser im Innern der Monarchie, sofern sie nicht zu den beibehaltenen Sperrlinien gehörten, sollten gleichfalls aufgelöst und die Einsitzenden entlassen werden. Das „Schlößchen" vor dem Frankfurter Tor in Berlin zum Beispiel beherbergte von nun an Genesende während ihrer Rekonvaleszenz. Reisende aus dem Ausland waren jedoch nach wie vor verpflichtet, an der Landesgrenze Kontumaz zu halten. Die Dauer der Quarantäne, sowohl an den Übergangsstellen der Sperrlinien als auch in den nach wie vor zu sperrenden Häusern wurde auf Grund der „bisherigen ärztlichen Erfahrungen" für Personen und Waren auf fünf Tage gesenkt. Kuriere sollten innerhalb des Landes ohne Aufenthalt reisen können, nur beim Überschreiten der Staatsgrenze hatten sie sich einer Desinfektion zu unterziehen.

Einzelnen Ortschaften war es jetzt nicht mehr wie bisher gestattet, Reisenden aus infizierten Orten den Durchgang zu verweigern, allenfalls durfte der Aufenthalt verboten werden. Jeder Ort, der sich schützen wollte, wurde verpflichtet, auf eigene Kosten eine Kontumaz-Anstalt bereitzustellen. Bewohner der Kommune sowie Personen, welche den Quarantäneaufenthalt selbst bezahlen wollten, durften nicht abgewiesen werden. Daß sich mehrere „gesunde" Ortschaften in einem größeren Bezirksverband selbst absperrten, war jetzt ebenfalls nicht mehr gestattet. Nur ganze Provinzen, in denen die Seuche noch nicht oder nur in einem sehr geringen Ausmaße herrschten, durften sich von den Nachbarprovinzen „sondern". Auch in diesem Falle waren die erforderlichen Quarantäne-Häuser selbst zu finanzieren.[54]

Aber auch dieser neuen Regelung war keine lange Gültigkeitsdauer beschieden. Ende September brach die Cholera in Oberschlesien, Breslau und Magdeburg aus, somit waren auch die Sperrlinien an Oder und Elbe durchbrochen. Ludwig Gustav von Thile ließ darauf-

[54] *Amtsblatt der Preußisch Königlichen Regierung zu Berlin/Potsdam*, Nr. 37 vom 16. 9. 1831.

hin die „allerhöchsten Ortes“ angeordnete Aufhebung sämtlicher in Schlesien, Sachsen und Brandenburg noch bestehender Kordons bekanntgeben. Erhalten bleiben sollten jedoch die Kontumaz-Anstalten an der Grenze zu Polen.[55]

Jedoch spätestens seit der Erstürmung Warschaus durch die Russen am 8. September war auch deren Bestehen vollends zur Farce geworden. Der preußische General Heinrich von Brandt, zum Stab Gneisenau gehörend, beobachtete „allerhand Gesindel“, welches scharenweise über die Grenze nach Preußen strömte. Aus Westpreußen, wohin er sich einige Tage später begeben hatte, berichtete er, die Städte Strasburg und Gollub, in denen die Cholera bereits heftig grassierte, seien überfüllt von polnischen Flüchtlingen, „die wie aus der Erde wuchsen und mit Umgehung der Quarantaine urplötzlich erschienen“. Die meisten hatten den Grenzfluß, die Drewenz, durchschwommen, nicht wenige waren bei diesem Versuch ertrunken. Zur Weiterreise in die westlichen Provinzen konnten nur einige wohlhabende Flüchtlinge bewogen werden, die anderen versteckten sich in den Städten und Dörfern des Grenzgebietes. Mit den Einheimischen kam es aufgrund der herrschenden Lebensmittelknappheit zu ständigen Reibereien. Schließlich durchzogen Patrouillen die Stadt Strasburg, „eine Art Kriegszustand ohne Krieg“ stellte sich ein. Dennoch konnte von einer Anwendung der Quarantänebestimmungen keine Rede sein. Nach Brandt hätte man, um den geltenden Gesetzen Genüge zu tun, „die Leute massenhaft erschießen müssen“.[56]

Auch die übrigen noch bestehenden Vorschriften der Instruktion gingen allmählich ihrer Auflösung entgegen. Der Berliner Oberbürgermeister Johann Gottfried Büsching schrieb Ende September an den Magistrat, die Kabinetts-Ordre vom 6. September habe bei den Einwohnern der Residenz die größte Freude ausgelöst und Hoffnung erzeugt, daß auch das letzte Relikt der inneren Sperrmaßnahmen, die „Unglück herbeiführende Wohnungssperre“, wie seit Wochen beantragt, fallengelassen werde.[57] Mit eben diesem Anliegen hatten sich

[55] *Amtsblatt der Preußisch Königlichen Regierung zu Berlin/Potsdam*, Nr. 41 vom 14. 10. 1831.

[56] Heinrich von Brandt, *Aus dem Leben des Generals der Infanterie z. D. Dr. Heinrich v. Brandt.* Aus den Tagebüchern und Aufzeichnungen seines verstorbenen Vaters zusammengestellt von Heinrich von Brandt, 2 Thle., Berlin 1868/69, Th. 2, S. 153, 157 f. – Nach einer Notiz in der *Preußischen Staatszeitung* vom 5. 10. 1831 erlosch die Cholera in Strasburg jedoch am 16. September.

[57] StA Berlin, Rep. 01, GB 257, Schreiben vom 26. 9. 1831.

einige Tage zuvor auch die Stadtverordneten an den Magistrat gewandt. Dabei beriefen sie sich auf einen Bericht der Ortskommission Posen, der erkennen ließ, daß man in dieser Stadt seit Ende August auf die Wohnungssperre ganz verzichtete. Die betroffenen Räume wurden statt dessen ein bis zwei Tage lang desinfiziert, selbst unmittelbar mit Cholerakranken in Berührung gekommene Personen durften sich nach einer kurzen Durchräucherung wieder ohne Einschränkung bewegen. Das Gesundheits-Komitee sollte veranlaßt werden, dieses Verfahren auch in Berlin zu gestatten. Dies erschien den Stadtverordneten um so gerechtfertigter, als mit der Verkürzung der Wohnungssperre auf fünf Tage die Epidemie merklich gelinder geworden war.[58]

An zwei Stichtagen, am 25. September und am 13. Oktober, bat Oberbürgermeister Büsching in einem Rundschreiben die Vorsteher der Schutzkommissionen, ihre Erfahrungen mit dieser Maßnahme zu schildern und entweder für Beibehaltung oder Abschaffung zu stimmen. Miteinbezogen werden sollte auch die Meinung des Distriktarztes.[59] Das Ergebnis wurde dem Magistrat am 18. Oktober mitgeteilt: Nur sieben der 61 Schutzkommissions-Vorsteher plädierten bei der ersten Befragung dafür, die Wohnungssperre in der vorgeschriebenen Weise beizubehalten. Der Vorsteher der 60. Kommission nahm im Oktober sein ursprüngliches Votum zurück. Letztlich sprachen sich also alle übrigen 53 Schutzkommissare eindeutig dafür aus, die Wohnungssperre aufzugeben. Die angeführten Gründe (Undurchführbarkeit, schädliche Auswirkungen auf die Gesundheit, nicht zu finanzieren, Beeinträchtigung des Wirtschaftslebens) waren aus den in den Provinzen gemachten Erfahrungen längst bekannt.[60]

Nicht nur die Wohnungssperre, sondern auch das Desinfektionsverfahren hatte mittlerweile Anlaß zu vielen Beschwerden aus der Berliner Bevölkerung gegeben: „Giftfangende" Gegenstände, die ein Cholerakranker berührt hatte, mußten, „so fern ihr Werth es nicht verbietet", verbrannt oder zumindest tief vergraben werden. Starb der Kranke, sollten sie mit dem Leichnam in den Sarg gelegt werden. Betten wurden in einer der beiden „Reinigungs-Anstalten" (Köpenikker Str. in der Louisenstadt und in der Hasenheide) aufgeschnitten, die Federn vier bis sechs Stunden in einem verschlossenen Kasten

[58] *A. a. O.*, Brief vom 22. 9. 1831.

[59] StA Berlin, Rep. 01, GB 260, Bl. 1 und R.

[60] StA Berlin, Rep. 01, GB 257, Schreiben vom 26. 9. 1831.

durchräuchert und anschließend ausgekocht. Klagen häuften sich vor allem über „Unregelmäßigkeiten" der von den Schutzkommissionen angeheuerten „Desinfektions-Knechte": In vielen Fällen war das Eigentum beschädigt worden oder verlorengegangen. Zudem mehrten sich Beschwerden aus der Kaufmannschaft, daß die Geschäfte durch das umständliche Räucherverfahren, das für zu versendende Waren vorgeschrieben war, starke Einbußen erlitten hätten. Mitte Oktober drangen die Stadtverordneten darauf, die Desinfektionen einzustellen und den Warenverkehr freizugeben.[61]

Es blieb der Immediat-Kommission nichts anderes übrig, als die Instruktion abermals zu modifizieren. Nach der Fassung vom 25. Oktober durften alle Gegenstände, die nicht von einem Cholerakranken berührt worden waren, ohne Durchräucherung versandt werden, „da die Erfahrung nicht nur allgemein dafür spricht, daß durch Waaren-Versendung, Briefe und Geld keine nachweisliche Übertragung der Krankheit stattgefunden hat, sondern auch die Theorie sich immer bestimmter darüber feststellt, daß keine Gefahr aus dem Verkehr mit denselben zu besorgen ist."

Auch hinsichtlich der Wohnungssperre kam man dem Antrag der Stadtverordneten entgegen. Sie sollte jetzt nur noch so lange dauern, wie sich ein Cholerakranker in den Räumen aufhielt. Nach seinem Abtransport in ein Lazarett, seiner Genesung oder seinem Tod waren die Zimmer, die Einrichtungsgegenstände sowie die Mitbewohner „unter amtlicher Aufsicht" zu desinfizieren.[62]

Die vielen Beschwerden über dieses Verfahren hatten bewirkt, daß die damit Beauftragten einer stärkeren Kontrolle unterworfen wurden: Eine vierköpfige Desinfektions-Kommission trat ins Leben, sie setzte sich aus zwei Mitgliedern der Verwaltungsbehörde, einem Arzt und einem Apotheker zusammen. Ihnen unterstand das Personal (Apotheker und Gehilfen) von fünf ganztägig besetzten, öffentlichen Desinfektions-Büros.[63]

[61] *A. a. O.*, Schreiben der Stadtverordneten an den Magistrat vom 13. 10. 1831; *Anweisung zu dem die Zerstörung des Ansteckungsstoffes der Cholera bezweckenden Reinigungsverfahren (Desinfektionsverfahren)* (= Beilage B zur Verordnung vom 23. 8. 1831), Berlin 1831, S. 7 f., 12 ff.

[62] *Vossische Zeitung* vom 31. 10. 1831.

[63] StA Berlin, Rep. 01, GB 257, Schreiben der Stadtverordneten an den Magistrat vom 27. 10. 1831; *Berliner Cholera-Zeitung*..., S. 131.

Nach wie vor beschränkt blieb der Reiseverkehr im Innern der Monarchie, die Legitimationskarten wurden nicht abgeschafft. Wer mit Cholerakranken in Berührung gekommen war, konnte seine Reise erst nach einer auf fünf Tage herabgesetzten Quarantänezeit antreten oder fortsetzen.[64]

Etappen des Kontagionisten-Streits

Vom ersten Moment ihres Inkrafttretens hatte sich die Instruktion als ein rein theoretisches, in den Schreibstuben der Medizinalräte ausgearbeitetes Produkt erwiesen, welches sich schwer mit den tatsächlichen Erfordernissen der Seuchenbekämpfung in Einklang bringen ließ: „Mochte dann die Wirklichkeit zusehen, wie sie es anfinge durchzukommen; vor Herrn Rusts Augen fand sie einmal keine Gnade", sagte ein anonymer Zeitgenosse.[65]

Kurz bevor die Epidemie in der Residenzstadt ausbrach, sahen sich die Kontagionisten durch ihre augenscheinliche Erfolglosigkeit dazu getrieben, ihre Ansteckungstheorie und die daraus abgeleiteten Maßnahmen um so lärmender zu verteidigen. So heißt es in der im August für die Berliner Bevölkerung herausgegebenen „Belehrung": „Die orientalische, asiatische oder indische Cholera ist ansteckend, sie verbreitet sich einzig und allein durch *Ansteckung* und *niemals* durch gewisse und unbekannte Veränderungen in der Atmosphäre, wie man früher wohl angenommen hat und wie noch heute sogar von Ärzten hier und da behauptet wird." Und weiter: „Durch wohl erwogene Veranstaltungen und nicht ohne große Anstrengung gelang es den Behörden, die Einschleppung der Krankheit monatelang zu verhüten ... Schon Tausende von Bürgern verdanken einzig und allein diesen Maaßregeln ihre Erhaltung, wie die Vergleichung mit den Verheerungen der Krankheit in Ländern und Städten, wo dergleichen Veranstaltungen unmöglich, oder unterlassen wurden, auf das Bestimmteste ergiebt. Das günstige Resultat dieser Vergleichung ist es aber auch, was die Staats- und Communal-Behörden bestimmt hat, ihre Anstrengungen zu verdoppeln und mit Zuversicht

64 *Vossische Zeitung* vom 31. 10. 1831.
65 *Freimüthige Beleuchtung*..., S. 9.

erwarten läßt, daß die Einwohner durch Fügsamkeit und Willfähigkeit in Befolgung der angeordneten Vorkehrungen, zu ihrem eigenen und ihrer Mitbürger Besten, den Erfolg der getroffenen Einrichtungen sichern."[66]

Ende September, in Zusammenhang mit dem Antrag auf Aufhebung aller inneren Sperren, hatte Stadtverordneten-Vorsteher Desselmann dem Magistrat vorgeschlagen, daß sich alle Berliner Ärzte zusammenfinden mögen, um gründlich zu prüfen, ob die Voraussetzung der Kontagiosität wissenschaftlich wirklich haltbar sei. Die Stadtverordnetenversammlung war überzeugt, würde diese Frage von nicht im Staatsdienst stehenden Ärzten beantwortet werden, sei gewiß ein „günstigeres" Resultat zu erwarten.[67]

Mittlerweile hatte die Königsberger Idee einer Cholera-Zeitung in Berlin Nachahmung gefunden, der Streit um die Ansteckungsfrage wurde jetzt auch publizistisch ausgetragen. Vom 24. September bis zum 27. Dezember erschien dreimal wöchentlich, dienstags, donnerstags und samstags, die *Berliner Cholera-Zeitung*, das offizielle Regierungsblatt zur Verteidigung der Ansteckungstheorie. Es wurde von einem ärztlichen Verein unter dem Vorsitz von Stephan Friedrich Barez, Gottlieb Wilhelm Eck und Johann Ludwig Casper, der als Redakteur fungierte, herausgegeben. Diese Cholera-Zeitung war jedoch in der preußischen Hauptstadt keineswegs die erste ihrer Art. Bereits seit dem 14. September erschien – täglich bis zum 31. Dezember – das antikontagionistische Gegenstück, das *Tagebuch über das Verhalten der bösartigen Cholera in Berlin*. Herausgeber war der 28jährige jüdische Arzt Albert Sachs, der sich in Berlin zum Sprecher der Gegner der Ansteckungstheorie aufgeschwungen hatte. Gegen seine Widersacher hatte er aber keinen leichten Stand. Die in der Immediat-Kommission und im Gesundheits-Komitee versammelten Kontagionisten waren durchweg etablierte Medizinalbeamte, die oft eine beeindruckende Vielzahl von Ämtern und Funktionen auf sich vereinigten. Viele (aber durchaus nicht alle!) gehörten der älteren Generation an und standen am Ende ihrer beruflichen Laufbahn. Der

[66] *Belehrung über die gegen die ansteckende oder asiatische Cholera anzuwendenden Schutz-Maaßregeln und ersten Hülfeleistungen*, Berlin 1831, S. 3 (Hervorhebung im Original).

[67] StA Berlin, Rep. 01, GB 257, Schreiben der Stadtverordneten vom 22. 9. 1831.

junge Albert Sachs handelte dagegen aus einer gesellschaftlich weitaus unsichereren Position.[68]

Sachs bezeichnete die Tendenz seines Tagebuchs als eine „rein wissenschaftliche", die Redaktion sollte „bürgerlich möglichst frei und unabhängig" und „ohne Vorurteile" zu Werke gehen.[69] Jedoch erregten die Beiträge dieser Zeitschrift von Anfang an das Mißfallen der Behörden. Ende September untersagte Oberpräsident von Bassewitz den Abdruck eines Aufsatzes des Elbinger Arztes Housselle, der sich gegen die Sperrmaßnahmen aussprach.[70] Außerdem durfte die Fortsetzung des Artikels *Die Cholera und die Quarantainen* von einem Bataillonsarzt Koch nicht erscheinen. Am 28. September wurde die gesamte Ausgabe von der Zensur verboten. Sachs wandte sich mit einer Beschwerde über den Oberpräsidenten an das Ober-Zensur-Kollegium. Am 1. Oktober erhielt Bassewitz folgenden überraschenden Bescheid:

„Nach dem Gesetze vom 18. Oktober 1819 ... soll die Zensur keine ernsthafte und bescheidene Untersuchung der Wahrheit hindern und den Schriftstellern keinen ungebührlichen Zwang auflegen, nur demjenigen soll gesteuert werden, was den allgemeinen Grundsätzen der Religion zuwider ist, was die Moral und gute Sitten beleidigt, was die Würde und Sicherheit des Preußischen Staats oder der deutschen Bundesstaaten verletzt, was dahin zielt, Mißvergnügen zu erregen, und gegen bestehende Verordnungen aufzuwiegen. Nach dem Inhalte dieser gesetzlichen Bestimmungen können wir uns nicht damit einverstanden erklären, daß Sie nach Ihrem Schreiben v. 16. v. M. an den Dr. Sachs die anständig gehaltene Erörterung der wissenschaftlichen Frage über die Kontagiosität der Cholera in seinem Tageblatte für unzulässig halten."

Der Oberpräsident hatte sein Vorgehen damit begründet, daß die höchsten Behörden die Krankheit für ansteckend hielten. Für das

[68] Albert Sachs wurde 1803 in Berlin geboren. Nach dem Studium der Medizin und Chirurgie wirkte er hier als praktischer Arzt und Augenoperateur. Da ihm als Jude das höhere Lehramt verschlossen blieb, erteilte er privaten Unterricht im Fach Augen-Chirurgie. Nebenher entfaltete er eine reiche literarische und journalistische Tätigkeit. In den gebildeten Kreisen war er zudem als Geiger und Pianist sehr geschätzt. Erst 32jährig, starb er am 11. 11. 1835 an der Schwindsucht.

[69] *Tagebuch über das Verhalten...*, S. 3.

[70] GStA PK, Rep. 76 VIII C, Nr. 43, Bl. 20 u. R.

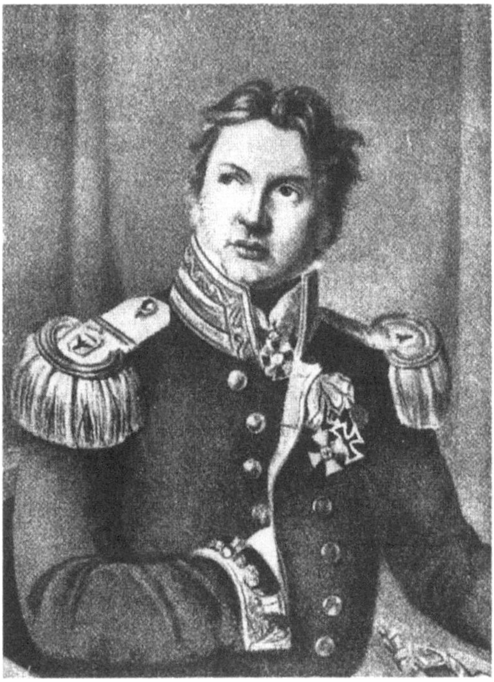

Abb. 3 Johann Nepomuk Rust, aus: *Biographisches Lexikon der hervorragenden Ärzte aller Zeiten und Völker,* hrsg. von August Hirsch, Bd. 4, Berlin-Wien 1932, Tafel 16, nach S. 912.

Ober-Zensur-Kollegium war dies kein hinreichender Grund, anderslautende Ansichten zu unterdrücken.[71]

Zu dieser Zeit hatte nach Einschätzung des Medizinalrats Lorinser die allgemeine Unzufriedenheit mit den Folgen der Sperrmaßnahmen ihren höchsten Grad erreicht. In Berlin herrschte die „übelste Stimmung gegen den Urheber und Protektor dieser Quälereien nicht allein im Publikum, sondern auch unter den Ärzten und selbst in den höchsten Kreisen".[72] Der König ließ in diesen Tagen das Militär, wel-

[71] *A. a. O.*, Bl. 21.

[72] C. I. Lorinser, *Eine Selbstbiographie...*, Bd. 2, S. 19. – Carl Ignatius Lorinser (1796–1853) stammte aus Niemes/Böhmen. Zunächst studierte er in Prag Philosophie und Naturwissenschaften, anschließend in Berlin Medizin. 1820 habilitierte er sich als Privatdozent. Nachdem er einige Jahre als Medizinalrat in Pommern gewirkt hatte, wurde er 1825 in dieser Stellung nach Oppeln versetzt, seit 1835 war er außerdem Direktor der dortigen Hebammen-Schule. Im Jahre 1829 hatte er im Regierungsauftrag die von der Pest heimgesuchten Länder an der unteren Donau bereist, dabei konnte er sich auch einen Eindruck von dem Habsburger Pestkordon verschaffen.

ches seit August das Schloß Charlottenburg umstellt hatte, abziehen, die über ein Rastel erfolgte Verpflegung der Schloßbewohner wurde aufgegeben. Selbst den beiden zur Inspektion nach Königsberg gesandten Mitgliedern der Immediat-Kommission, Below und Wagner, wurde die Quarantäne, in welche sie nach dem dortigen Choleraausbruch genommen wurden, lästig. Sie baten Thile um deren Aufhebung, da „eine weitere Verschleppung des Contagiums *durch uns* nicht zu befürchten ist".[73] Karikaturen kamen in Umlauf, die einen Spatzen mit dem Gesicht des Medizinalrats Rust zeigten, gehüllt in ein Cholera-Schutzkostüm. Zu lesen war die Unterschrift: „Passer rusticus. Gemeiner Land-*Sperr*ling."[74]

Nicht nur die Abwehrmaßnahmen, der Streit um die Ansteckungsfrage überhaupt wurde nun Gegenstand von Spott und Witzen. Dazu beigetragen hatte das unberechenbare Verhalten der Cholera: Eine direkte Übertragung war selbst für eingefleischte Kontagionisten schlechtweg nicht zu beobachten, so daß sich viele Ärzte im Laufe der Epidemie zu „bedingten Kontagionisten" wandelten. In Berlin erklärte der Ober-Medizinalrat Koenen, „ein ehrwürdiger Veteran" und Mitglied der Immediat-Kommission, daß er als Medizinalbeamter die Krankheit für ansteckend halte, als praktischer Arzt sage er jedoch: „Nein, sie ist es nicht."[75]

Aber mittlerweile begannen sich die beiden gegensätzlichen Positionen theoretisch aneinander zu nähern. Diesen Prozeß besiegelte in der ersten Oktoberwoche der greise Christoph Wilhelm Hufeland, als Eklektiker bekannt, in einem Zeitungsartikel *Über die Kontagiosität der Cholera*:

„Die Cholera ist ursprünglich Produkt der atmosphärisch tellurischen Wechselwirkung, erzeugt aber auch in dem höchsten Grade ihrer Ausbildung ein Kontagium, was sich von Individuum zu Individuum fortpflanzen kann. Sie vereinigt also Miasma und Kontagion, Luft- und Menschenansteckung. Sie trägt sich von Ort zu Ort über

Als überzeugter Katholik und politisch Konservativer war er im antikontagionistischen Lager eine eher untypische Erscheinung.

[73] GStA PK, Rep. 76 VIII C, Nr. 95, Bl. 79 (Hervorhebung im Original unterstrichen).

[74] *A. a. O.*, Nr. 62, Bl. 8; A. Streckfuß, *500 Jahre...*, Bd. 2, S. 781; *Aus den Erlebnissen...*, S. 48.

[75] Theodor Friedrich Baltz, *Über die diesjährige Brechruhr-(Cholera-)Epidemie in Berlin*, Berlin 1853, S. 13 (Rückblick auf 1831).

auf doppelte Weise: teils durch progressive Luftansteckung, welche besonders dem Laufe der Ströme folgt, wie sich solches noch neulich bei der Übertragung nach Berlin gezeigt hat, welche nicht zu Lande, sondern durch die Wasserverbindung der Warthe, des Finow-Kanals und der Havel erfolgte; teils durch angesteckte Menschen oder Sachen, wobei aber besonders zu bemerken ist, daß diese Anstekkung höchst bedingt und deshalb selten ist, indem nämlich die wenigsten Kranken die Höhe der ansteckenden Kraft der Krankheit erreichen, und auch wiederum die wenigsten Menschen die zur Aufnahme der Krankheit erforderliche Receptivität haben. Es gibt also an jedem Orte eine doppelte Klasse von Kranken, solche, die die Krankheit aus der Atmosphäre, und solche, die sie von Individuen erhalten haben; die erstere ist bei weitem die häufigste." Wie unter Ärzten ein Streit über diesen Gegenstand entstehen konnte, der an vielen Orten die Mediziner in zwei feindliche Lager spaltete, war ihm „in der That unbegreiflich".[76]

Der Leipziger Physikprofessor Gustav Theodor Fechner stellte in seiner Satire *Schutzmittel für die Cholera* 54 „Ansichten der Ärzte über den Sitz und das Wesen oder die nächste Ursache der Cholera" zusammen (Übermaß der Nerventätigkeit, Art von Wechselfieber, Sitz im Gangliensystem, im Herzen, im Blut usw.), denen er 59 „Verschiedene Ansichten über die contagiöse, miasmatische, epidemische usw. Natur der Cholera" beifügte:

„Man wird aus dieser Zusammenstellung ersehen, daß die Frage über die Contagiosität oder Nichtcontagiosität, den miasmatischen, epidemischen oder tellurischen Ursprung der Krankheit in der That schon jetzt mit genügener Vollständigkeit erörtert ist, indem es keine denkbare Combination der Vorstellungen giebt, die nicht darüber

[76] Außerordentliche Beilage zur *AZ* vom 7. 10. 1831. – Christoph Wilhelm Hufeland (1762–1836), der wohl berühmteste Arzt seiner Zeit, entstammte einer alten thüringischen Ärztefamilie. Seit 1783 wirkte er als Arzt in Weimar, wo er Umgang mit Goethe, Schiller, Wieland und Herder hatte. Nach einer schweren Pockenepidemie regte er den Bau des ersten Leichenhauses in dieser Stadt an. 1783 erhielt er eine Professur in Jena. Hier trug er seine bekannt gewordene „Makrobiotik" vor zahlreichem Publikum öffentlich vor. Im Jahre 1800 ging er als Leibarzt des Königs nach Berlin. Von 1806–1809 begleitete er die vor den Franzosen fliehende königliche Familie nach Memel und Königsberg. Von Ostpreußen aus wirkte er an der Gründung der Berliner Universität mit, an der er 1810 Professor wurde. Seit Herbst 1830 hatte er unter zunehmender Erblindung zu leiden.

schon gangbar, und keinen denkbaren Beweis, der nicht schon für und wider vorgebracht wäre. Es hält nämlich der eine die Krankheit für schlechthin contagiös, der andere für schlechthin nicht contagiös, der fünfte für secundär contagiös, der sechste für sowohl contagiös als nicht contagiös, der siebente für nicht so contagiös als man glaubt, der achte hält es für töricht, nach der Contagiosität oder Nichtcontagiosität zu fragen, der neunte erklärt den für unvernünftig, der an die Contagiosität nicht glaubt, und der zehnte den für einen Narren, der daran glaubt.

Wieder der eine hält die Krankheit für miasmatisch, der andere für epidemisch, der dritte für tellurisch, der vierte für kosmisch, der fünfte für contagiös und miasmatisch, der sechste für miasmatisch und tellurisch, der siebente für tellurisch und kosmisch, der achte für contagiös, miasmatisch, tellurisch, endemisch, epidemisch und kosmisch zugleich, der neunte hat eine so tiefsinnige, sein ganzes Wissen erschöpfende Ansicht von ihrer Erstehungsweise, daß sie sich mit einfachen klaren Worten gar nicht aussprechen läßt; und hierbei sind noch dazu alle die Ansichten von der elektrischem, galvanischen, magnetischem, elektromagnetischen, siderischen, infusoriellen Fortpflanzung, ihrem Zuge mit oder gegen den Wind, mit Nordlicht, Erdbeben, großen Eismassen, längs der Flüsse usw., die sich in verschiedenen Werken zerstreut finden, übergangen."[77]

Vor allem in Berlin war noch im Herbst des Jahres 1831 die Erörterung derartiger Fragen eine Lieblingsbeschäftigung des „gebildeten" Publikums. Medizinalrat Lorinser erhielt Ende September von der Berliner „Societät für wissenschaftliche Kritik" den Auftrag, einige Choleraschriften zu rezensieren, damit die Ansteckungsfrage auch in den von der Gesellschaft herausgegebenen Jahrbüchern diskutiert

[77] Dr. Mises, *Schutzmittel für die Cholera (1832),* in: Gustav Theodor Fechner, *Kleine Schriften,* Leipzig 1875, S. 69–194, 150 f. – Gustav Theodor Fechner (1801–1887) hatte ursprünglich Medizin studiert, fühlte sich aber wegen mangelnder praktischer Begabung nicht imstande, den Arztberuf auszuüben; deshalb fügte er ein Studium der Naturwissenschaften hinzu. 1831 erhielt er den Lehrstuhl für Physik in Leipzig. 1839 zog er sich durch Unvorsichtigkeit bei optischen Experimenten eine Augenkrankheit zu, die völlige Unverträglichkeit des Tageslichts zur Folge hatte und ihn zeitweise erblinden ließ. Nach seiner plötzlichen Genesung im Jahre 1843 verfaßte er vornehmlich naturphilosophische Schriften, in denen er sich gegen den aufkommenden Materialismus seiner Zeit wandte. Seine zahlreichen Satiren veröffentlichte er unter dem Pseudonym „Dr. Mises".

werden könne. Nachdem zwei Bücher besprochen waren, eines von James Annesley, dem er unter den ostindischen Antikontagionisten einen „bevorzugten Platz" einräumte, das andere von dem in russischen Diensten stehenden Justus Christian von Loder, ergriff der Autor die Gelegenheit, in einer längeren Rede den Kontagionismus mitsamt den Sperrmaßnahmen grundsätzlich zu verdammen. Zu seinem größten Erstaunen fand er diesen Aufsatz in drei Fortsetzungen am 4., 5. und 6. Oktober auch in der *Preußischen Staatszeitung*, der bisher eifrigsten Vefechterin der Ansteckungstheorie.[78] In der Rubrik „Wissenschaftliche Nachrichten" wurden „treffliche Rezensionen" angekündigt, die dem Leser wegen der „hohen Wichtigkeit und dem allgemeinen Interesse" mitgeteilt würden.

Einleitend prüfte Lorinser die Frage, ob sich die Cholera auf ihrem Wege von Indien nach Preußen „allein und einzig durch unmittelbare oder mittelbare Ansteckung von einem Menschen zum anderen" fortgepflanzt habe. Nur wenn das wirklich der Fall gewesen war, seien die ergriffenen Maßnahmen gerechtfertigt: Für die Pest ließ er den Ansteckungscharakter gelten. Die Cholera aber behauptete, ähnlich wie die Influenza, eine „entschiedene Richtung nach Westen", offensichtlich unabhängig von jedem Menschenverkehr. Aus dieser Eigentümlichkeit hatten schon vor zehn Jahren viele Ärzte den Schluß gezogen, daß das Fortschreiten dieser Seuche durch keine „Vorbauungsmittel" aufzuhalten sei, die Cholera „ihren langsamen, aber festen Gang über den Rest des Asiatischen Kontinents nehmen, nach Europa übergehen und ihr Vordringen nur durch den Ocean werde gehemmt werden können". Grundsätzlich gelänge auch die Abwehr eines Kontagiums durch weit geringere Mittel als die von Preußen aufgewendeten, dies habe sich zum Beispiel bei der oberschlesischen Rinderpest im Herbst 1828 gezeigt. Aber eine Seuche, „welche so bestimmte Anlage erfordert, ihre Opfer mit der größten Einschränkung wählt und immer nur Personen ergreift, die, einer ordentlichen Pflege entbehrend, der Anstrengung oder der Noth, den Diätfehlern und Erkältungen ausgesetzt waren, kann schon aus diesen Gründen nicht als reine Kontagion betrachtet werden". Diese Faktoren hätten meist dort die Erkrankung hervorgerufen, wo die Kontagionisten nach dem „ostindischen Faden" gesucht hatten. Die preußische Methode der Seuchenabwehr brandmarkte er als russische Nachah-

[78] C. I. Lorinser, *Eine Selbstbiographie…*, Bd. 2, S. 18 f.

mung: „Zumal in Deutschland, wo eine selbstständige Meinung sich selten hervorthut und noch seltener zu behaupten weiß, und es fast immer eines ausländischen Impulses bedarf, bevor eine bestimmte Ansicht zur herrschenden wird. Diesmal kam der gehoffte Impuls von St. Petersburg, und kaum hatten einige Stimmen in der Hauptstadt des Nordens die Cholera für eine Pest und Kontagion erklärt, so fanden sie auch hundertfachen Widerhall in den Blättern und Schriften, die bei uns die Literatur des Tages bilden."

Von Österreich und Preußen wurde erhofft, daß sie durch ihre Maßnahmen die Cholera zum Stillstand bringen würden. Aber jetzt, da zwei Drittel der österreichischen und fast die Hälfte der preußischen Staaten von der Epidemie befallen seien, müsse man diesen Versuch als mißlungen ansehen.

Mit dem ihm eigenen Selbstbewußtsein verglich Lorinser die Wirkung, die sein Artikel auf den schwelenden Kontagionistenstreit gehabt habe, mit „einem Blitze, der ein morsches Gebäude in Flammen setzt". Der König soll sich daraufhin entschlossen haben, wenige Tage später die Auflösung der noch bestehenden Kordons anzuordnen.[79] Das erscheint zwar etwas übertrieben, dennoch markieren dieser Aufsatz und die Tatsache, daß er in der *Preußischen Staatszeitung* erscheinen konnte, einen Wendepunkt im Umgang mit der Epidemie: Der Druck der Sperrmaßnahmen fiel, und die größte Panik ließ nach, obwohl die Cholera im Oktober in Berlin heftiger um sich griff als im Vormonat.

Am 9. Februar 1832, zehn Tage nach der Genesung des letzten Cholerakranken in der Charité, gab das Gesundheits-Komitee bekannt: „Die Stadt Berlin wird daher wiederum für rein und unverdächtig erklärt, und es treten mithin alle Vorschriften und Beschränkungen außer Anwendung, welchen ein von der Cholera ergriffener Ort, insbesondere bey dem Verkehr nach Außen, unterliegt." Am Sonntag, dem 19. Februar, wurde in allen Kirchen mit Dankgottesdiensten die Befreiung der Stadt von der Seuche gefeiert.[80] Berlin hatte die Cholera von allen größeren Städten Preußens am spätesten verlassen: Danzig war bereits seit dem 25. Oktober seuchenfrei, Posen seit dem 28. November, Königsberg und Breslau seit den ersten Januartagen.

[79] *A. a. O.*, S. 19 f.

[80] *Berliner Intelligenzblatt* vom 10. und 14. 2. 1832. – Ein Dankfest feierte auch die jüdische Bevölkerung, vgl. Baruch Auerbach, *Psalmen zum Dankfest für die Befreiung Berlins von der Cholera, gefeiert in der jüdischen Gemeindeschule,* von den Zöglingen derselben, Berlin 1832.

Der Fortgang der Cholera Richtung Westen. Das Erlöschen des ersten Seuchenzuges Anfang 1833

In die Umgebung von Berlin verbreitete sich die Seuche nur sehr wenig. In Potsdam starb am 22. September ein Zögling des Militärwaisenhauses. Es erkrankten in der Stadt insgesamt 51 Menschen, von denen allerdings 40 starben. Anfang Oktober hatte die Cholera die Elbe erreicht: Am 3. brach sie in Magdeburg aus, am 18. in Havelberg. Im Winter wurde das Saale-Gebiet befallen, seit dem 19. Dezember herrschte die Epidemie in gelinder Form in Halle, wo zuerst ein Lumpensammler erkrankte; am 1. Februar 1832 wurden in Merseburg die ersten Erkrankungsfälle verzeichnet.

Im ersten Seuchenjahr dehnte sich die Cholera nicht weiter nach Westen aus, Westfalen wurde im Jahre 1848 zum ersten Mal heimgesucht, in der Rheinprovinz traten die ersten wenigen Krankheitsfälle im Sommer 1832 auf. Verschont geblieben waren auch die südlichen und südwestlichen Staaten des deutschen Bundes.

Das Königreich Sachsen, welches von drei Seiten – von den preußischen Provinzen Sachsen und Schlesien sowie, getrennt durch das Erzgebirge, dem österreichischen Böhmen – von der Epidemie bedroht war, blieb 1831 und 1832 gleichfalls cholerafrei. Ebenso immun zeigten sich die thüringischen Herzogtümer. Im Umkreis des Großherzogtums Weimar wurde nur Erfurt ergriffen. Seuchenfrei blieben auch das Königreich Hannover, das Herzogtum Braunschweig sowie die beiden mecklenburgischen Großherzogtümer. Mecklenburg-Strehlitz hatte sich gegen Preußen abgesperrt, als im Oktober die Kordons aufgehoben wurden. Hamburg war am 6. Oktober befallen worden, bis Ende November gab es 858 Erkrankte und 451 Todesopfer. In Holstein, das gegen Hamburg und Altona einen Kordon errichtet hatte, zeigte sich die Cholera nur vereinzelt.

In der preußischen Monarchie war die Seuche im Oktober auch im bis dahin noch verschont gebliebenen ostpreußischen Masuren ausgebrochen, wo sie bis in den Winter heftig grassierte. In Passenheim zum Beispiel erkrankten 318 von 1087 Einwohnern; 132 Menschen, über 12% der Bevölkerung, starben. Mit Ausnahme der Provinz Sachsen, wo noch einzelne Erkrankungen vorkamen, war die Epidemie spätestens im Februar 1832 überall in Preußen – zumindest vorläufig – erloschen. Im Sommer dieses Jahres kam es zu einer relativ kleinen Nachepidemie, die vornehmlich die Provinzen Sachsen und Schlesien betraf. Auch in Berlin zeigte sich die Cholera Ende

Juli von neuem: In den Familienhäusern vor dem Hamburger Tor starben als erste ein Töpfergeselle und ein Krankenwärter, beide hatten das erste Seuchenjahr unbeschadet überstanden.[81] Am 10. Februar 1833 schrieb König Friedrich Wilhelm III. an Innenminister von Brenn:

„Ich habe ihrem Berichte vom 31. v. M. mit besonderem Vergnügen ersehen, daß die asiatische Cholera in allen Provinzen und Ortschaften der Monarchie aufgehört hat, und vertraue übrigens Ihrer pflichtmäßigen Vorsorge, daß die Maßregeln, welche für den unerwarteten Wiederausbruch der Krankheit angeordnet sind, mit thätiger Theilnahme aller betheiligten Behörden zweckmäßig werden ausgeführt werden."[82]

[81] K. W. Wagner, *Die Verbreitung...*, S. 195 ff., 208; [Gottlieb Wilhelm] Eck, *Historisch-statistische Notizen betreffend die zweite Berliner Cholera-Epidemie im Jahre 1832,* in: *Cholera-Archiv,* Bd. 3, S. 426–449, 433.

[82] GStA PK, Rep. 77, Tit. 247, Nr. 25, Bl. 126. – 1832 wurden keine Sperrmaßnahmen mehr getroffen.

ACHTES KAPITEL

Statistische Betrachtungen

Die Intensität der Cholera in Berlin und den Provinzen

Das erste Seuchenjahr

Gespannt hatte man im Berliner Statistischen Büro die Ankunft der Cholera erwartet. Schon in gewöhnlichen Zeiten seien bevölkerungswissenschaftliche Beobachtungen von wichtigem Interesse, wieviel mehr dann, „wenn eine vom fernen Osten her eingedrungene Seuche plötzlich alle bekannten Verhältnisse alterniert und auf den ganzen Populationsstand eines Staates entscheidend einwirkt".[1]

Bis zum Abschluß der in der *Berliner Cholerazeitung* veröffentlichten Krankenlisten am 26. Dezember 1831 waren in der preußischen Hauptstadt 2249 Menschen erkrankt, von denen 1417 starben. Bis Ende Januar 1832 hatte sich die Zahl der Krankheitsfälle auf 2271, die der Todesfälle auf 1426 erhöht.[2] Von der Gesamtbevölkerung, die in Berlin etwa 240 000 betrug, erkrankte also knapp ein Prozent, gut ein halbes Prozent erlag der Epidemie. Ein Blick auf auf TABELLE 1 (S. 209) zeigt, daß die Residenzstadt trotz des relativ lan-

[1] *Berliner Cholera-Zeitung...*, S. 67.

[2] E[rnst] Engel, *Die Cholera-Epidemien des Jahres 1866 mit einem Rückblick auf die früheren Epidemien,* in: *Zeitschrift des königl.-preuß. statistischen Bureaus,* 9 (1869), S. 70–98, Tabellen S. 75 ff. – Die Angaben beruhen auf den Akten des Kultusministeriums, welche von den von Engel ebenfalls mitgeteilten Zahlen des statistischen Büros oft abweichen, aber bevorzugt werden, da sie insgesamt genauere Angaben enthalten, z. B. über Morbidität und Mortalität in den einzelnen Kreisen und Orten. Sie liegen auch zugrunde bei Walter Krehnke, *Der Gang der Cholera in Deutschland seit ihrem ersten Auftreten bis heute* (= Veröffentlichungen aus dem Gebiete des Volksgesundheitsdienstes, 49,2), Berlin 1937.

gen Verweilens der Cholera im Vergleich mit den Provinzhauptstädten am glimpflichsten davongekommen war. In Königsberg, wo die Seuche am längsten herrschte, und vor allem in Posen und Danzig war die Epidemie bedeutend heftiger verlaufen, sowohl hinsichtlich der Morbidität als auch hinsichtlich der Mortalität. Weitaus am häufigsten hatte in Danzig eine Erkrankung zum Tode geführt, während in der Stadt Breslau, die die kürzeste Zeit unter der Epidemie zu leiden hatte, die meisten Cholerakranken genasen.[3]

TABELLE 1

Morbidität, Mortalität, Letalität und Dauer der Cholera 1831/32
(Berlin und Provinzhauptstädte)

Stadt	Einwohner	Dauer 1831–1831/32	Tage	Erkrankte		Gestorbene		von 100 Erkrankten starben
				abs.	%	abs.	%	
Berlin	236 830	30.08.–26.01.32	153	2271	9,6	1426	6,1	62,8
Königsberg	64 177	20.07.–04.01.32	166	2221	34,6	1327	20,7	59,7
Danzig	54 660	28.05.–25.10.31	151	1471	26,9	1076	19,7	73,1
Posen	25 211	14.07.–28.11.31	138	879	34,9	529	21,0	60,2
Breslau	84 904	23.09.–03.01.32	97	1309	15,4	690	8,1	52,7
Stettin	27 518	27.08.–20.12.31	116	369	13,4	252	9,2	68,3
Magdeburg	44 554	03.10.–22.01.32	112	631	14,2	375	8,4	59,4

Quelle: K. W. Wagner, *Die Verbreitung...*, S. 200 ff., W. Krehnke, *Der Gang der Cholera...*, S. 6, 8.

Im allgemeinen hatte die Seuche die größeren Städte im stärkeren Maße heimgesucht als das platte Land. So kamen von allen 3184 Todesfällen der Provinz Brandenburg (TABELLE 4, S. 216) fast die Hälfte, 44,8%, in Berlin vor. Von den 721 Cholera-Opfern des Kreises Breslau starben fast 96% in der Stadt selbst, auf die Stadt Posen kamen über 80% aller im gleichnamigen Kreis an der Seuche Verstorbenen. Im Landkreis Königsberg erlagen der Epidemie 4‰ der Bevölkerung gegenüber fast 21‰ in der Stadt. Auch im Kreis Memel, einem der am meisten betroffenen Landkreise, ereigneten sich 669

[3] Der Vergleichbarkeit wegen wurde in allen Städten von der Bevölkerungszahl des Jahres 1828 ausgegangen. – Für Breslau nennt eine in der *Schlesischen Cholera-Zeitung* veröffentlichte Liste abweichend 1344 Erkrankte und 783 Gestorbene (S. 283).

der 780 Sterbefälle, also knapp 86%, in der Kreisstadt.[4] Etwas geringer ausgeprägt war das Stadt-Land-Gefälle in der Danziger Gegend: Hatte die Stadt eine Cholera-Mortalität von fast 20‰ zu verzeichnen, waren es im Landkreis knapp 11‰; es starben auch „nur" 60,7% der Erkrankten (siehe ANHANG, S. 334). Überdies war ein großer Teil der ländlichen Ortschaften überhaupt von der Epidemie verschont geblieben, während die einwohnerstärkeren Städte auch in größerer Zahl infiziert wurden.

TABELLE 2

Intensität der Cholera 1831 in Stadt und Land
(Regierungsbezirke der Provinzen Preußen, Posen und Schlesien)

Reg.-Bez.	Einwohner			Kreise		Städte		Dörfer		
	Anzahl	an der Cholera gestorben								
		Anzahl	‰	Anzahl	infiziert	Anzahl	infiziert	Anzahl	infiziert	
Königsberg	704 159	5691	8,1	20	20	48	42	5006	291	5,8%
Gumbinnen	525 008	2370	4,5	16	16	19	16	4089	185	4,5%
Danzig	315 731	3715	11,8	8	8	11	11	1948	220	11,3%
Marienwerder	444 710	5206	11,7	13	12	45	37	3173	294	9,3%
Bromberg	224 785	4592	20,4	9	9	54	39	2274	287	12,6%
Posen	721 695	3086	4,3	17	16	92	34	3887	165	4,2%
Breslau	939 370	935	1,0	22	13	55	11	2338	65	2,8%
Oppeln	719 427	1086	1,5	16	12	38	13	2431	132	5,4%
Liegnitz	759 933	32	–	19	4	50	–	4570	7	0,2%

Quelle: K. W. Wagner, *Die Verbreitung...*, S. 200 ff., W. Krehnke, *Der Gang der Cholera...*, S. 6 ff.

In den west- und ostpreußischen Bezirken hatte die Cholera zwischen 82% und 100% der Städte befallen, im Regierungsbezirk Bromberg fast drei Viertel, in Posen und Oppeln über ein Drittel und im wenig infizierten Bezirk Breslau 20% gegenüber kaum 3% der Dörfer.

Während sich die Seuche in den größeren Städten, vor allem in den Provinzhauptstädten, drei bis sechs Monate aufhielt, dauerte sie in kleineren Städten und Dörfern kaum länger als drei bis acht Wochen. In dieser kurzen Zeit griff sie aber oft sehr heftig um sich. Das Städtchen Deutsch-Eylau im westpreußischen Kreis Rosenberg

[4] Angabe der Todesfälle in der Stadt Memel: GStA PK, Rep. 77, Tit. 247, Nr. 25, Bl. 66 R.

verlor innerhalb von 52 Tagen, vom 6. Oktober bis zum 26. November, 205 seiner 1739 Einwohner, das waren fast 12%. In der Nachbarstadt Bischofwerder starben innerhalb von 44 Tagen, vom 28. September bis zum 10. November, 88 der 1068 Einwohner, mehr als 8%.[5] Der Kreis Rosenberg wurde von allen Kreisen am schlimmsten heimgesucht. Die Cholera-Mortalität von mehr als 27‰ übertraf noch die der großen Städte (siehe ANHANG, S. 334).

Ganze zusammenhängende Landstriche der preußischen Monarchie blieben von der Epidemie unberührt, oder es traten nur wenige Krankheitsfälle auf. Ein solches Gebiet war Niederschlesien mit der auf der westlichen Oderseite angrenzenden Nieder- und Oberlausitz, bestehend aus den Kreisen Sorau, Spremberg, Cottbus, Calau, Luckau, Lübben und Guben (Provinz Brandenburg), dazu die Nachbarkeise Jüterbog-Luckenwalde und Zauch-Belzig, welche an die Provinz Sachsen grenzten. In dieser über 500 Quadratmeilen großen Fläche mit knapp eineinhalb Millionen Einwohnern kamen nur 39 Cholerafälle vor. Weiterhin blieben die acht westlichen an Brandenburg grenzenden Kreise des sächsischen Regierungsbezirks Magdeburg cholerafrei. Ebenfalls von der Seuche nicht berührt wurde in Pommern der gesamte Regierungsbezirk Stralsund mit den angrenzenden Kreisen Anklam und Demmin des Regierungsbezirks Stettin.

Aber auch innerhalb des infizierten Gebietes gab es zwei größere zusammenhängende Flächen, in denen die Cholera kaum epidemische Ausmaße erlangte: Das eine, nördliche Areal erstreckte sich von der pommerschen Ostseeküste über die Hügelkette, die Hinterpommern von Westpreußen trennt, enthaltend den größten Teil des Regierungsbezirks Köslin, die Stettiner Kreise Regenwalde und Greiffenberg sowie den westpreußischen Kreis Schlochau. In diesem dünnbesiedelten Gebiet (knapp 400 000 Einwohner auf ca. 300 Quadratmeilen) gab es nur 32 Choleratote. Das andere, südliche Areal war ein schmaler Streifen, der sich vom nördlichen Zipfel des Regierungsbezirks Posen bis an das südliche Ende von Schlesien zog. Er verlief durch die Kreise Buk, Kosten, Fraustadt (der völlig verschont blieb) und Kröben des Regierungsbezirks Posen, die Kreise Guhrau, Militsch, Trebnitz, Oels, Wartenberg und Namslau des Breslauer Bezirks sowie durch die Oppelner Kreise Kreuzburg, Rosenberg,

[5] G. O. Roscius, *Der Gesundheitszustand in Westpreußen,* Marienwerder 1832, Übersicht im Anhang.

Lublinitz und Rybnik, in denen sich kein einziger Fall zeigte, sowie Tost und Groß-Strehlitz mit einem beziehungsweise sieben Cholerafällen. Dieses Gebiet war fast doppelt so dicht besiedelt wie das entsprechende nördliche Areal (knapp 700 000 Einwohner auf 275 Quadratmeilen) und lag zudem an der Handelsstraße von Leipzig nach Warschau und Brody. Dennoch starben hier nicht mehr als 37 Personen an der Cholera.[6]

Das erste Cholerajahr im Vergleich mit den nachfolgenden Epidemien

Wie aus TABELLE 4 (S. 216) hervorgeht, erreichte die Cholera in den Jahren 1849 und 1866 in fast allen preußischen Provinzen ihre größte Intensität. In diesen Jahren, vor allem 1866, wurden auch die Rheinprovinz und Westfalen stärker infiziert, welche bis dahin weitgehend verschont geblieben waren. In Ostpreußen verlief die 1849er Epidemie jedoch auffallend milde, insbesondere im Regierungsbezirk Gumbinnen, wo in diesem Jahr nicht mehr als 147 Todesfälle registriert wurden.[7] Das Kriegsjahr 1866 brachte für beinahe alle Landesteile mit Ausnahme Westpreußens und der Stadt Berlin die verheerendste Cholera-Epidemie, in der die Seuche auch den größten Einfluß auf die Gesamtsterblichkeit hatte (ABB. 3, S. 217). In der Provinz Pommern, wo die Seuche bisher eher gelinde verlief, starben in diesem Jahr nahezu 10‰ der Bevölkerung an der Cholera. Nur in Posen war die Mortalität noch größer. Ein ebenfalls bedeutendes Cholerajahr war das Jahr 1852, in dem Westpreußen – neben 1831 – seine schlimmste Epidemie erlebte. Auch in Posen stand dieser Seuchenzug kaum hinter dem von 1866 zurück, 1852 war die Cholera-Mortalität in dieser Provinz sogar noch größer als in Westpreußen. Die preußische Hauptstadt hingegen kam in diesem Jahr glimpflich davon.

[6] [Johann Gottfried] Hoffmann, *Die Wirkungen der asiatischen Cholera im preußischen Staate während des Jahres 1831. Nach den bei dem statistischen Bureau eingegangenen Nachrichten*, in: *Abhandlungen der Königlichen Akademie der Wissenschaften zu Berlin. Historisch-philologische Klasse. Aus dem Jahre 1832*, T. 1, Berlin 1834, S. 31–91, 63 ff.

[7] E. Engel, *Die Cholera-Epidemien...*, S. 76.

TABELLE 3 a

Morbidität, Mortalität, Letalität und Dauer der Cholera-Epidemien in Berlin 1831–1873

Jahr	Dauer	Erkrankte	Gestorbene		Letalität
			absolut	‰	%
1831/32	30.8.–26.01.	2271	1426	6,1	62,8
1832/33	17.6.–14.03.	611	411	1,7	67,3
1837	11.8.–06.12.	3557	2338	8,7	65,7
1848	27.7.–09.12.	2401	1599	3,9	66,6
1849	30.5.–01.12.	5361	3553	8,6	66,3
1850	6.8.–24.11.	1185	711	1,7	60,0
1852	4.9.–31.12.	247	165	0,6	66,8
1853	7.8.–30.11.	1405	940	2,1	66,9
1855	26.7.–26.11.	2172	1385	3,1	63,8
1859	nicht bekannt	119	78	0,2	65,5
1866	14.6.–17.11.	8186	5457	8,4	66,7
1871	14.8.–03.11.	68	55	–	80,9
1873	6.7.–03.12.	1074	740	0,1	68,9

Quellen: E. Engel, *Die Cholera-Epidemien...*, S. 75 f.; *Quellen zur Bevölkerungsstatistik...*, S. 190 (s. Anm. 14); [Eduard Heinrich] Müller, *Die Cholera-Epidemie zu Berlin im Jahre 1873*. Amtlicher Bericht, Berlin 1874, S. 20 (künftig zitiert als: *Cholera-Epidemie 1873*).

TABELLE 3 b

Morbidität, Mortalität, Letalität und Dauer der Cholera-Epidemien in Breslau 1831–1866

Jahr	Dauer	Erkrankte	Gestorbene		Letalität
			absolut	‰	%
1831	29.09.–31.12.	1309	690	7,6	52,7
1832	13.07.–14.10.	407	242	2,7	59,5
1837	23.05.–12.10.	1154	627	6,3	54,3
1848	17.10.–10.03.	2557	1378	12,3	53,9
1849	20.04.–03.11.	–	1684	15,0	–
1852	18.12.–31.03.	609	368	2,8	60,4
1855	2.08.–31.10.	1488	840	6,5	56,5
1866	6.07.–23.11.	6306	4455	27,0	70,6

Quelle: Robert Simson, *Ein Beitrag zur Statistik der Cholera-Epidemie in Breslau im Jahre 1866*, in: *Schlesische Zeitung*, Nr. 9 vom 6. 1. 1867, 1. Beilage.

In Berlin wurde der erste Seuchenzug 1831 von denjenigen der Jahre 1837, 1849 und 1866 hinsichtlich der Morbidität und Mortalität noch übertroffen (TABELLE 3 a).[8] In fast allen nachfolgenden Epidemien, mit Ausnahme der relativ kleinen des Jahres 1850, endete die Krankheit häufiger mit dem Tode als 1831. Zudem hatten in den oben genannten drei Jahren die Choleratoten den größten Anteil an der Gesamtsterberate. Diese lag in Berlin, anders als in den Provinzen, in den 1830er Jahren allgemein höher als in den beiden folgenden Jahrzehnten. So war die Gesamtmortalität in der Residenzstadt im Jahre 1849 trotz der bedeutenden Letalität der Cholera immer noch geringer als 1831 und 1837. In bezug auf die Sterblichkeit war das Jahr 1837 für Berlin das schlimmste Seuchenjahr, in dem der Anteil der Cholerasterblichkeit an der Gesamtmortalität wesentlich höher lag als in den Provinzen, in denen die Epidemie in diesem Jahr keine große Verbreitung gefunden hatte. Im Vergleich mit den Provinzhauptstädten griff die Seuche jedoch in Berlin nicht nur 1831, sondern auch in den späteren Cholerajahren im geringeren Maße um sich.

In Breslau (TABELLE 3b) war die Epidemie von 1866 die bei weitem heftigste, die Mortalität lag mehr als dreimal so hoch wie in Berlin. Die Letalität, sonst immer günstiger als in der preußischen Hauptstadt, war diesmal ungleich höher. Aber auch 1848 und 1849 grassierte die Cholera in Breslau wesentlich heftiger als 1831. Sie verursachte in diesen Jahren eine Sterblichkeit, wie sie in Berlin in keinem Seuchenjahr vorgekommen war.

Für Königsberg war 1866 ebenfalls das schlimmste Cholerajahr. Es starben 2431 Personen, mit 24,7‰ ein ähnlich hoher Bevölkerungsanteil wie in Breslau. Diese Epidemie war auch die einzige, welche die erste von 1831 an Sterblichkeit übertraf. Heftige Epidemien gab es aber auch in den Jahren 1848, 1855 und 1857. Die Mortalität betrug in diesen Jahren 12, 11 und 14‰. Dagegen verlief die 1849 in ganz Ostpreußen wenig verbreitete Epidemie mit 243 Gestorbenen, 3,4‰, auch in Königsberg vergleichsweise milde.[9]

[8] Eine weitere kleine Epidemie mit 32 Krankheits- und 24 Todesfällen ereignete sich 1857 (E. H. Müller, *Epidemie 1873*, S. 20).

[9] Wilhelm Schiefferdecker, *Die Choleraepidemie in Königsberg*. Bericht im Auftrage des Vereins für wissenschaftliche Heilkunde, Königsberg 1868, S. 8 ff., 82 f. –

In Danzig jedoch war das Cholerajahr 1849, neben dem von 1831, dasjenige mit der größten Sterblichkeit. Die Mortalität lag mit 16,9‰ (1006 Gestorbene) etwa ebenso hoch wie im ersten Seuchenjahr. 1848 hatte sie bereits 11,2‰ (689 Gestorbene) betragen. Bei der Epidemie von 1837, welche für Berlin die größte Sterblichkeit brachte, lag in Danzig die Mortalität mit 9‰ (566 Gestorbene) noch etwas höher als in der preußischen Hauptstadt. Relativ hohe Bevölkerungsverluste erlitt die Stadt auch in der ersten Hälfte der 1850er Jahre. 1852 erlagen der Cholera 645 Personen, 10,8‰ der Bevölkerung, im folgenden Jahr weitere 529, 8,6‰. Vor allem 1855 wurde Danzig im höheren Maße als die übrigen Provinzhauptstädte infiziert: 989 Einwohner, fast 16‰ der Bevölkerung, fielen dieser Epidemie zum Opfer. 1866 lag die mit 15‰ (1201 Gestorbene) ebenfalls recht hohe Sterblichkeit allerdings niedriger als diejenige in Breslau, Königsberg oder Posen.[10]

Weitaus größer als in den anderen Städte war die Cholerasterblichkeit in der Stadt Posen. Das Jahr 1852 stellte sich als das weitaus schlimmste Seuchenjahr heraus, die 1554 Choleratoten machten etwa 40‰ der Bevölkerung aus. 1848 hatte die Mortalität bei 1008 Seuchenopfern 23‰ betragen, im Jahre 1866 lag sie mit 1344 Gestorbenen bei über 20‰. In den Cholerajahren 1849 und 1855 blieb die Stadt jedoch nahezu verschont.[11]

Erkrankt waren 1866 in Königsberg 4939 Personen, damit ein recht hoher Anteil von ca. 50‰ der Bevölkerung (*ebda.*). Die im Verhältnis zu Berlin und Breslau niedrige Letalität von 49,2% steht mit dieser hohen Morbidität sicher in Zusammenhang.

[10] A[lbert] Liévin, *Danzig und die Cholera. Ein statistisch-topographischer Versuch*, Danzig 1868, S. 8 ff., 23. – In den Jahren 1857, 1859 und 1867 traten in Danzig weitere kleinere Epidemien auf, bei denen die Sterblichkeit zwischen 3,6‰ und 4,6‰ lag.

[11] J. Samter, *Zur Geschichte der Choleraepidemien...*, S. 288 ff.

TABELLE 4

Cholera-Mortalität in Preußen (Staat und Provinzen) 1831–1866

Provinz	1831		1832		1837		1848		1849		1850	
	abs.	‰	abs.	‰	abs.	‰	abs.	‰	abs.	‰	abs.	‰
Ostpreußen	8 061	6,5	130	0,2	1 803	1,4	5 714	3,9	1 738	1,2	–	–
Westpreußen	8 921	11,4	11	–	1 924	2,3	5 449	5,3	5 117	5,0	–	–
Posen	7 678	7,3	–	–	931	0,8	3 696	2,7	9 124	6,8	29	–
Schlesien	2 048	0,8	5822	2,4	3 797	1,4	1 791	0,6	10 535	3,4	113	–
Brandenburg	3 184	2,0	719	0,5	2 849	1,6	4 455	2,1	6 501	3,0	1 133	0,5
Pommern	1 058	1,2	239	0,3	133	0,1	3 712	3,1	3 573	3,0	825	0,7
Sachsen	962	0,7	1268	0,9	213	0,1	1 507	0,9	4 076	2,3	10 470	5,8
Westfalen	–	–	–	–	–	–	9	–	169	0,1	480	0,3
Rheinprovinz	–	–	316	0,1	–	–	4	–	4 369	1,5	76	–
Staat Preußen	31 912	2,5	8505	0,6	11 650	0,8	26 337	1,6	45 202	2,8	13 126	0,8

Provinz	1852		1853		1855		1857		1859		1866	
	abs.	‰	abs.	‰	abs.	‰	abs.	‰	abs.	‰	abs.	‰
Ostpreußen	6 288	4,1	1210	0,8	5 960	3,9	2826	1,8	168	0,1	10 954	6,1
Westpreußen	12 280	11,4	1422	1,3	6 931	6,3	519	0,5	595	0,5	8 207	6,4
Posen	16 838	12,2	93	0,1	3 164	2,3	–	–	–	–	20 161	13,1
Schlesien	2828	0,9	–	–	3 996	1,3	–	–	–	–	20 757	5,8
Brandenburg	1 606	0,7	1575	0,7	4 374	1,9	41	–	147	0,1	17 949	6,7
Pommern	502	0,4	3761	3,0	2 409	1,9	21	–	324	0,2	14 102	9,8
Sachsen	8	–	–	–	3 507	1,9	61	–	50	–	13 395	6,5
Westfalen	–	–	207	0,1	29	–	3	–	86	–	2 436	2,0
Rheinprovinz	–	–	–	–	165	–	–	–	937	0,3	6 723	2,0
Staat Preußen	40 350	2,4	8268	0,5	30 535	1,8	3471	0,2	2307	0,1	114 684	5,9

Quellen: E. Engel, *Die Choleraepidemien*..., S. 76; *Quellen zur Bevölkerungsstatistik*..., S. 154 ff.

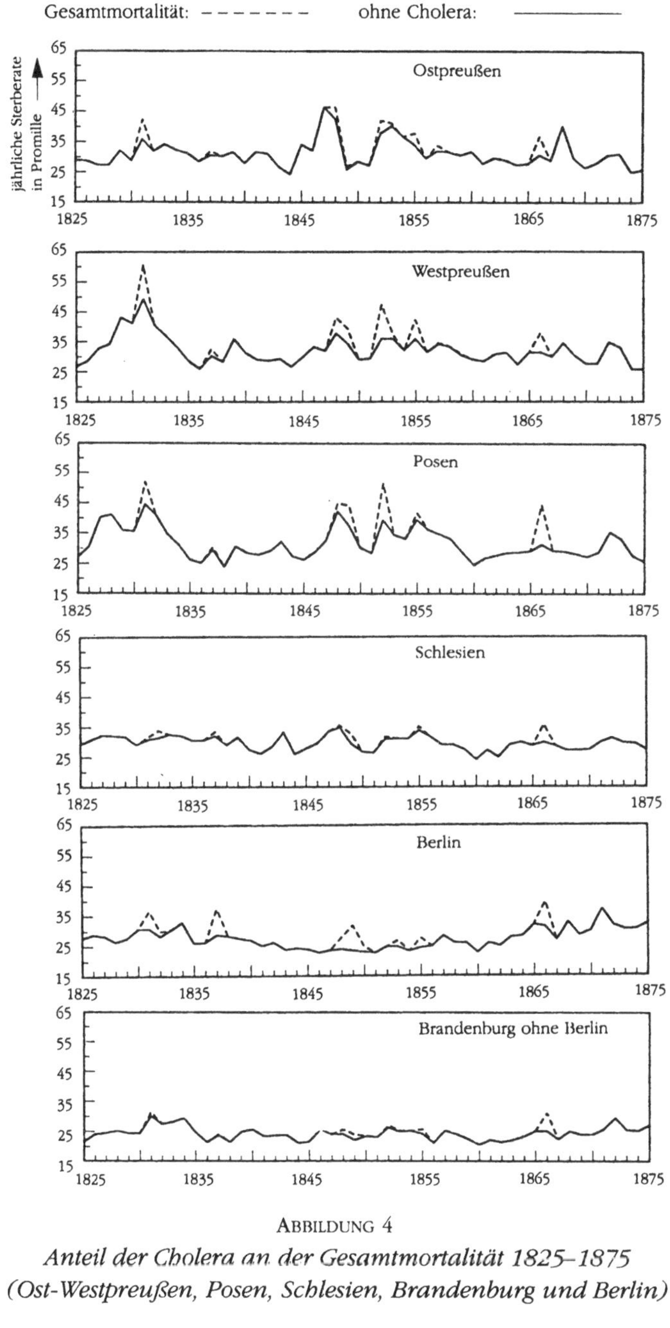

ABBILDUNG 4

Anteil der Cholera an der Gesamtmortalität 1825–1875
(Ost-Westpreußen, Posen, Schlesien, Brandenburg und Berlin)

Quellen: E. Engel, *Die Cholera-Epidemie*..., S. 76; *Quellen zur Bevölkerungsstatistik*..., S. 154 ff.

Aus den ABB. 3 a–f ist zu erkennen, daß in Gebieten mit allgemein hoher Mortalitätsrate auch die größte Cholerasterblichkeit anzutreffen war. In allen Jahren traf die Cholera überall auf eine ohnehin erhöhte Mortalität. Westpreußen und Posen, beides Gegenden, in denen die Sterblichkeit generell sehr hoch lag, hatten insgesamt in den zwölf Cholerajahren die meisten Todesopfer zu beklagen.

Im Jahre 1831 war Westpreußen das am schwersten betroffene Gebiet. Als die Cholera ausbrach, hatte sich hier, vor allem im Regierungsbezirk Marienwerder, die Sterberate seit zwei Jahren außerordentlich erhöht. Im Jahre 1829 wurde die Weichselniederung samt der Danziger Niederstadt mehrfach überschwemmt, wodurch ausgedehnte Faulfieber-Epidemien ausgebrochen waren.[12] Der Regierungsbezirk mit der absolut höchsten Mortalitätsrate war jedoch Bromberg. Sie betrug 1831 71‰, ohne jedoch, wie in Westpreußen, durch solch außergewöhnliche Ereignisse herbeigeführt worden zu sein. Im Nachbarbezirk Posen lag sie mit 44‰ deutlich niedriger. Ein entsprechendes Gefälle zeigte sich auch bei der Cholera-Mortalität der beiden Posener Departements: Der Bromberger Regierungsbezirk hatte mit 20‰ die höchste Cholerasterblichkeit von allen, während sie in Posen mit etwas über 4‰, abgesehen von den überhaupt wenig betroffenen schlesischen Bezirken, am niedrigsten lag.[13]

Die in fast allen Jahren im geringeren Maße von der Cholera berührten Provinzen Pommern, Sachsen, Brandenburg, die Rheinprovinz und Westfalen hatten eine durchweg niedrigere Sterberate – außer 1866 überschritt sie bis 1875 nie 30‰ – als die weiter östlich gelegenen Landesteile Preußen und Posen, wo sich die Mortalitätsrate nicht selten um 40‰ und darüber bewegte.[14]

Recht eigentümlich zeigten sich die Verhältnisse in Schlesien. In dieser Provinz blieb die Sterberate trotz der oftmals elenden Lebensverhältnisse der Bevölkerung niedriger als in Posen und Preußen, bis 1866 lag sie ähnlich hoch wie in der Stadt Berlin. Auch wurde Schlesien, mit Ausnahme der Hauptstadt Breslau, im deutlich

[12] G. O. Roscius, *Der Gesundheitszustand...*, S. 6 f.

[13] E. Engel, *Die Cholera-Epidemien...*, S. 96.

[14] Wolfgang Köllmann (Hrsg.), *Quellen zur Bevölkerungs-, Sozial- und Wirtschaftsstatistik Deutschlands 1815–75*, Bd. 1: *Quellen zur Bevölkerungsstatistik Deutschlands 1815–75*, bearb. von Antje Kraus, Boppard a. Rh. 1980, S. 154 ff.

geringeren Maße als diese Provinzen von der Cholera befallen. 1847 grassierte der Hungertyphus in Oberschlesien, der die Sterberate in die Höhe schnellen ließ: Im Regierungsbezirk Oppeln stieg sie von 29,5‰ im Jahre 1846 auf zunächst 44‰, 1848 lag sie bei 50,5‰, im folgenden Jahr betrug sie „nur" noch 33,8‰.[15] Zwischen 1847 und 1849 starben insgesamt etwa 20 000 Menschen an Typhus, und ca. viermal so viele erkrankten daran.[16] Die gleichzeitig auftretende Cholera, die erst im Jahre 1849 das Ausmaß einer Epidemie erreichte, zeigte, wie in allen Seuchenjahren außer 1866, kaum einen nennenswerten Einfluß auf die Gesamtmortalität: 1848 wurden in Oppeln 455 Erkrankungen und 269 Todesfälle registriert (Letalität 59,1%), die Choleratoten machten gut ein halbes Prozent aller in diesem Regierungsbezirk Verstorbenen aus. 1849 gab es nach amtlichen Angaben 2509 Cholera-Todesfälle und 5449 Erkrankungen (Letalität 46%), 7,7% aller in Oberschlesien Gestorbenen waren Opfer der Cholera. In Berlin zum Beispiel hatten die Choleratoten in diesem Jahr den bedeutend höheren Anteil von 26,4% an der Gesamtsterblichkeit. 1852 erschien die Cholera in der Provinz Schlesien ebenfalls in einer Phase deutlich erhöhter Mortalität, insbesondere in den Departements Breslau und Oppeln, ohne insgesamt erheblichen Anteil daran zu haben.[17] Vereinzelt bildete sie jedoch Lokal-Epidemien mit großer Tödlichkeit. So erlangten in diesem Jahr die beiden im Regierungsbezirk Oppeln liegenden Städte Landsberg (1019 Einwohner) und Kreuzburg (3500 Einwohner) traurige Berühmtheit: Sie verloren 15,4 beziehungsweise 6% ihrer Einwohner durch die Cholera.[18]

[15] E. Engel, *Die Cholera-Epidemien...*, S. 96 f.

[16] [Moritz] Pistor, *Die Verbreitung der Cholera im Regierungsbezirk Oppeln in dem Zeitraum von 1831 bis 1874*, in: *Berichte der Cholera-Kommission für das Deutsche Reich*, 6 (1879), S. 139–287, 144; siehe auch Rudolf Virchow, *Mittheilungen über die in Oberschlesien herrschende Typhus-Epidemie*, in: *Archiv für pathologische Anatomie und Physiologie und für klinische Medicin*, 2 (1849), S. 143–322.

[17] E. Engel, *Die Cholera-Epidemien...*, S. 95, 98.

[18] Arnold Rosenbaum, *Resultate meiner Beobachtungen während der Cholera-Epidemie in Landsberg und Kreuzburg*, Ratibor 1853, S. I, Anm. S. 36.

Die Opfer

Geschlecht und Alter

Nach TABELLE 9a (S. 234) waren von den 2249 Personen, die im ersten Berliner Cholerajahr erkrankten, 42,2% Männer, 37,5% Frauen und 20,4% Kinder unter 15 Jahren. Vergleicht man die absoluten Erkrankungszahlen mit den Bevölkerungszahlen, fällt die Differenz zugunsten der Frauen geringfügiger aus: Danach hatte die Seuche 9,6‰ aller Frauen und 10,5‰ aller Männer über 15 Jahre ergriffen.[19] Die Letalität war für die Frauen mit 62,4% günstiger als für die Männer, von denen 64,6% der Erkrankten starben.

Aus TABELLE 5, I (S. 221) geht hervor, daß die meisten Cholerakranken der mittleren Altersgruppe (31–50 Jahre) angehörten, insgesamt über ein Drittel, 33,7%. Die Älteren (51–70 Jahre) sowie die Jüngeren (16–30 Jahre) machten nur 19,3% beziehungsweise 17,3% aus. Alte Menschen über 70 Jahre stellten mit 3,6% den geringsten Anteil der Erkrankten. Allerdings kennt man in immerhin 130 Fällen (5,8%) das Alter der Erkrankten nicht.

Weniger lückenhaft ist die Statistik für die Stadt Breslau, hier fehlt lediglich bei drei Cholerakranken die Altersangabe (TABELLE 6, I). Auch in dieser Stadt gehörten die meisten Erkrankten zu der Gruppe der 31 – 50jährigen, mit 35,9% ein noch größerer Teil als in Berlin. Der Anteil der 51 – 70jährigen liegt mit 26,4% deutlich höher, und die über 70jährigen sind mit 5,9% ebenfalls stärker vertreten. Im etwas geringeren Maße wurden dagegen mit 16,8% die jüngeren, unter 30jährigen Erwachsenen von der Cholera ergriffen. Insgesamt also scheint das Erkrankungsalter in Breslau höher als in Berlin gewesen zu sein.

[19] 1828 gab es in Berlin 90 595 Männer und 87 595 Frauen im Alter von über 15 Jahren (*Quellen zur Bevölkerungsstatistik*..., S. 192 f.).

TABELLE 5

Cholera-Letalität nach Alter und Geschlecht (Berlin 1831)

I. Erwachsene

	16–30 Jahre			31–50 Jahre			51–70 Jahre			über 70 Jahre			Alter unbekannt		
	Erkrankt	Gestorben	Letalität	Erkrankt	Gestorben	Letalität	Erkrankt	Gestorben	Letalität	Erkrankt	Gestorben	Letalität	Erkrankt	Gestorben	Letalität
Männer	194	100	51,5	436	274	62,8	204	151	74,0	30	24	80,0	85	64	76,5
Frauen	194	92	47,4	322	193	59,9	229	169	73,8	51	42	82,4	45	29	64,4
Gesamt	388	192	49,5	758	467	61,6	433	320	73,9	81	66	81,5	130	93	71,5

II. Kinder

	0–6 Jahre			7–15 Jahre			Alter unbekannt			Gesamt		
	Erkrankt	Gestorben	Letalität	Erkrankt	Gestorben	Letalität	Erkrankt	Gestorben	Letalität	Erkrankt	Gestorben	Letalität
Jungen	121	85	70,2	110	59	53,6	10	4	–	241	148	61,4
Mädchen	104	69	66,3	101	53	52,5	4	1	–	209	123	58,9
Geschlecht unbek.	8	8	–	1	–	–	–	–	–	9	8	–
Gesamt	233	162	69,5	212	112	52,8	14	5	35,7	459	279	60,8

Quelle: fortlaufende Listen der *Berliner Cholera-Zeitung*.

TABELLE 6

Cholera-Letalität nach Alter und Geschlecht (Breslau 1831)

I. Erwachsene

	16–30 Jahre			31–50 Jahre			51–70 Jahre			über 70 Jahre			Alter unbekannt		
	Erkrankt	Gestorben	Letalität	Erkrankt	Gestorben	Letalität	Erkrankt	Gestorben	Letalität	Erkrankt	Gestorben	Letalität	Erkrankt	Gestorben	Letalität
Männer	73	31	42,5	201	124	61,7	160	119	74,4	38	31	81,6	–	–	–
Frauen	150	48	32,0	277	151	54,5	191	143	74,9	41	37	90,3	3	1	–
Gesamt	223	79	35,4	478	275	57,5	351	262	74,6	79	68	86,1	3	1	–

II. Kinder

	0–6 Jahre			7–15 Jahre			Gesamt		
	erkrankt	Gestorben	Letalität	erkrankt	Gestorben	Letalität	erkrankt	Gestorben	Letalität
Jungen	48	32	66,6	64	25	39,1	112	57	50,9
Mädchen	43	31	72,1	41	23	56,1	84	54	64,3
Gesamt	91	63	69,2	105	48	45,7	196	111	56,6

Quelle: fortlaufende Listen der *Schlesischen Cholera-Zeitung*.

Ein Vergleich der Cholerasterblichkeit mit der Mortalität des Vorjahres ist aufgrund des vorhandenen statistischen Materials nur für Berlin möglich. So starben im Jahre 1830 in der preußischen Hauptstadt 3654 Personen im Erwachsenenalter.[20] Eine Gegenüberstellung mit den 1138 an der Cholera gestorbenen Männern und Frauen, aufgeteilt in die vier Altersklassen, ergibt folgendes Bild:

	1830	1831
	% an sämtlichen Gestorbenen	% an den Choleratoten
15–30	18,3	16,8
31–50	29,7	41,0
51–70	32,5	28,1
über 70	19,6	7,1

Die mittlere Altersgruppe wurde also durch die Epidemie am stärksten dezimiert, während in den anderen die Cholerasterblichkeit unter der allgemeinen Mortalität des Vorjahres blieb. Scheinbar erlagen wenig alte Menschen der Seuche. Diese starben jedoch im Jahre 1831 im erhöhten Maße an „Entkräftung vor Alter“:[21]

	Männer	Frauen
1828	217	367
1831	323	553
1834	223	312

Im ersten Cholerajahr litt ein großer Teil der Bevölkerung unter sogenannten Vorboten, die nicht zum Ausbruch der Krankheit führen mußten: Herzbeschwerden, Atembeklemmung usw.[22] Ihnen waren die älteren Leute möglicherweise erlegen, bevor sich die Symptome der Cholera zeigten.

In Berlin war bei den männlichen Cholerakranken die mittlere Altersgruppe mit 45,9% noch stärker betroffen als bei den weibli-

[20] Addiert nach Angaben bei Johann Gottfried Hoffmann, *Übersicht der Geburten, Neuen Ehen und Todesfälle in den Jahren 1816–1841. Nach für die Stadt Berlin amtlich aufgenommenen Tabellen*, Berlin 1843, S. 9 ff. – In den anderen Jahren um 1831 verhielt sich die Mortalität in den einzelnen Altersklassen ähnlich.

[21] *A. a. O.*, S. 32.

[22] [Gottlieb] W[ilhelm] Eck, *Schilderung der hinsichtlich der Erscheinungen, Ursachen und Behandlung der asiatischen Cholera in Berlin gemachten Erfahrungen*, in: *Cholera-Archiv*, Bd. 3, S. 1–102, 4 f.

chen, wo sie nur 38,3% der 841 erkrankten Frauen ausmachten. Dafür waren einerseits bei den Erwachsenen weiblichen Geschlechts die jüngeren, unter 31jährigen, etwas stärker als bei den Männern vertreten: Der Anteil belief sich auf 23,6% gegenüber 20,4%. Andererseits machten bei den über 50jährigen Frauen die 280 Cholerakranken ein Drittel der Krankheitsfälle aus, während von den Männern nur 234 (24,7%) in diesem Alter erkrankten.[23] Insgesamt lag also das Erkrankungsalter bei den Frauen etwas höher als bei den Männern.

In Breslau hatten die Frauen einen größeren Anteil an den Erkrankten als in Berlin, er machte fast die Hälfte (49,8%) aus (TABELLE 9 b). Auch im Verhältnis zur Bevölkerung wurden in dieser Stadt mehr Frauen als Männer von der Seuche ergriffen: 19,7‰ gegenüber 17,1‰. Aber wie in Berlin, führte auch hier die Krankheit bei den Frauen weniger häufig zum Tode. Von den 662 erkrankten Frauen starben 57,9%, aber 60,4% von den 483 cholerakranken Männern. Vor allem in der jüngeren und mittleren Altersgruppe genasen die Frauen wesentlich häufiger als die Männer, im höheren Alter war es umgekehrt (TABELLE 6, I). Wegen dieser beim weiblichen Geschlecht insgesamt geringeren Letalität lief der Unterschied hinsichtlich der Choleramortalität auch in Breslau auf ein Minimum hinaus. Diese betrug 11,4‰ bei den Frauen und 10,2‰ bei den Männern.[24]

Anders als in Berlin waren in der schlesischen Hauptstadt die erkrankten Frauen insgesamt jünger als die Männer. Die unter 30jährigen stellten 22,7% der Cholerakranken, die gleichaltrigen Männer lediglich 15%. Auch machten die über 50jährigen beim männlichen Geschlecht 45,8% aus, beim weiblichen nur 35%. In der insgesamt am meisten betroffenen mittleren Altersgruppe waren die Männer mit 46,5% ebenfalls stärker vertreten als die Frauen mit 41,8%. Dieser Unterschied ist in Breslau jedoch geringer ausgeprägt als in Berlin.

Für die Stadt Danzig sind nur die an der Seuche Gestorbenen nach dem Geschlecht unterschieden. Nach einer von der Sanitätskommission erstellten Liste waren von 906 Choleratoten 486 (51,8%) Männer,

[23] Ein Vergleich mit dem Anteil dieser Altersgruppe an der Gesamtbevölkerung ist nicht möglich, da die zeitgenössischen Statistiken nur nach unter 14- bzw. 15jährigen und über 60jährigen differenzieren. – Nach *Quellen zur Bevölkerungsstatistik...*, S. 193, lebten im Jahre 1828 in Berlin 5968 Männer und 7625 Frauen über 61 Jahre.

[24] In Breslau lebten 33 571 Männer und 28 300 Frauen (*Schlesische Cholera-Zeitung...*, S. 281).

331 Frauen (36,4%) und 105 Kinder. Der Anteil der Männer an den Todesopfern lag also bedeutend höher als in Berlin und Breslau, wo er 43,2% beziehungsweise 38,2% betrug. Auffällig ist die männliche Übersterblichkeit vor allem in der jüngeren Altersgruppe.[25]

	Männer	Frauen
21–30 Jahre	114	50
31–40 Jahre	96	63
41–50 Jahre	102	52

Leider liegen keine Vergleichszahlen vor. Es ist jedoch nicht wahrscheinlich, daß es in der Danziger Bevölkerung mehr als doppelt soviele Männer als Frauen, namentlich bei den 21- bis 30jährigen, gegeben hat.

Der Anteil der Kinder an den Todesopfern war in Danzig mit 11,6% geringer als in Breslau oder gar Berlin, wo er 14% bzw. 19,7% betrug. Von den in beiden Städten lebenden Kindern wurden weniger als ein Prozent von der Seuche ergriffen (0,7% bzw. 0,9%,), damit also ein geringerer Teil als bei den Erwachsenen. Von diesen erkrankten in Berlin gut 1% und in Breslau 1,8% der Lebenden.

In Berlin wie in Breslau erkrankten und starben mehr Jungen als Mädchen, die Anzahl der sich in diesem Alter befindenden Kinder war bei beiden etwa gleich.[26] In Berlin waren gut die Hälfte (50,8%), in Breslau 53,6% der Kinder jünger als sieben Jahre. Sie erlagen der Krankheit wesentlich häufiger als die älteren Kinder (TABELLEN 5, II und 6, II). Dagegen war in der Erwachsenenbevölkerung beider Städte die Chance zu genesen um so größer, je jünger die Erkrankten waren. Bei alten Menschen bestand dazu wenig Aussicht. Allerdings gab es bemerkenswerte Ausnahmen: Wie aus den Berliner Krankenlisten hervorgeht, hat der 90jährige Hospitalit Johann Scherer, der älteste Kranke überhaupt, die Cholera überstanden.

Bei den folgenden Epidemien ergab sich in Berlin hinsichtlich der Geschlechterverteilung folgendes Bild:[27]

[25] GStA PK, Rep. 76 VIII C, Nr. 102, Bl. 19 R, 20.

[26] 1828 gab es in Berlin 63 097 Kinder (*Quellen zur Bevölkerungsstatistik*..., S. 192); in Breslau lebten 23 033 Kinder (*Schlesische Cholera-Zeitung*..., S. 281); für Danzig liegen keine Vergleichszahlen vor.

[27] In diesen Zahlen sind auch die Kinder unter 15 Jahren enthalten; zumindest in den Epidemien 1849–1855 befanden sich aber unter den an der Cholera gestorbenen

TABELLE 7

Geschlechtsspezifische Cholera-Morbidität, -Mortalität und -Letalität (Berlin 1831–1873)

Jahr	Erkrankte				Gestorbene				Letalität	
	weiblich		männlich		weiblich		männlich		weiblich	männlich
	abs.	‰	abs.	‰	abs.	‰	abs.	‰	%	%
1831	1050	9,2	1190	9,7	648	5,7	761	6,2	61,7	63,9
1832	–	–	–	–	184	1,5	228	1,8	–	–
1837	–	–	–	–	1197	9,2	1141	8,4	–	–
1848	–	–	–	–	802	4,1	793	3,7	–	–
1849	2814	14,4	2547	12,0	1858	9,5	1694	7,9	66,0	66,5
1850	568	2,8	617	2,8	342	1,7	369	1,7	60,2	59,8
1852	109	0,5	138	0,6	72	–	93	–	–	–
1853	755	3,5	650	2,9	492	2,3	448	2,0	65,2	68,9
1855	1171	5,5	1001	4,4	750	3,5	635	3,0	64,0	63,4
1866	4559	15,1	3627	11,8	3043	10,1	2414	7,9	66,7	66,6
1871	30	–	38	–	24	–	31	–	–	–
1873	528	1,3	546	1,3	362	0,9	378	0,9	68,6	69,2

Quellen: Promilleanteil an der männlichen und weiblichen Bevölkerung sowie Letalität berechnet nach: E. H. Müller, *Epidemie 1873*, S. 20 (1832–1873) und *Quellen zur Bevölkerungsstatistik...*, S. 192.

Seit dem Jahre 1837 zeigte sich in fast allen Epidemien eine erhöhte Cholerasterblichkeit beim weiblichen Geschlecht, die 1866 ihren Höhepunkt erreichte. Ausnahmen bildeten lediglich die kleineren Seuchenzüge der Jahre 1850, 1852 und 1873. Die Letalität hingegen war für die Männer meist ungünstiger; geringfügig häufiger starben die Frauen nur in den Jahren 1850, 1855 und 1866.

Wie sich die Cholerasterblichkeit bei den beiden Geschlechtern in der Berliner Epidemie des Jahres 1866 auf die verschiedenen Altersklassen verteilte, geht aus folgender Tabelle hervor.

Kindern, wie auch 1831, durchgängig mehr Jungen als Mädchen, siehe E[duard] H[einrich] Müller, *Die Cholera-Epidemie zu Berlin im Jahre 1866*. Amtlicher Bericht, erstattet im Auftrage der Königl. Sanitätscommission, Berlin 1867 (künftig zitiert als: *Epidemie 1866*), S. 11.

TABELLE 8

Geschlechts- und altersspezifische Cholera-Mortalität (Berlin 1866)

Alter	Bevölkerung		Cholera-Todesfälle (‰)		Gestorbene absolut		a. d. Cholera Gestorbene		von 100 Gestorbenen starben an der Cholera	
	w	m	w	m	w	m	w	m	w	m
15–20	28 300	29 300	4,0	3,1	259	291	113	92	43,6	31,6
21–30	67 900	72 200	8,0	3,5	1164	1136	543	254	46,6	22,4
31–40	48 500	51 400	10,8	8,0	1210	1228	525	413	43,4	33,6
41–50	32 800	34 300	12,4	10,8	943	1121	406	372	43,1	33,2
51–60	18 700	17 100	17,7	14,4	752	890	331	247	44,0	27,8
61–70	12 600	9 600	20,9	14,3	860	782	263	137	30,6	17,5
über 70	5 700	3 500	25,6	11,7	816	553	146	41	17,9	7,4

Quellen: A. Hirsch, *Die Cholera-Epidemie*... (s. Anm. 34), S. 307, E. H. Müller, *Cholera-Epidemie 1866*, S. 86. – Der Anteil der Cholera an der Gesamtsterblichkeit wurde auf Grund der Angaben dieser Autoren berechnet.

Im allgemeinen stieg mit dem Alter auch die Choleramortalitätsrate (nur bei den über 60jährigen Männern sank sie wieder), während der Anteil der Choleratoten an der Gesamtmortalität bei beiden Geschlechtern – beim männlichen mehr als beim weiblichen – im Alter zurückging.

Auffällig ist, daß die erhöhte Cholerasterblichkeit bei den Frauen mit einer geringeren Gesamtmortalität einherging. In den meisten Altersgruppen, mit Ausnahme der 21- bis 30jährigen und der über 60jährigen, waren absolut mehr Männer als Frauen gestorben. Aber der Cholera fielen in jedem Alter wesentlich mehr Frauen als Männer zum Opfer. Bei den Jüngeren und Älteren war diese Diskrepanz am größten, geringer in der mittleren Altersklasse der 31- bis 50jährigen.

Im Jahre 1831 waren im Verhältnis zu sämtlichen Gestorbenen weniger Frauen (2612 zu 525 = 20,2%) als Männer (2509 zu 613 = 24,4%) der Cholera erlegen.[28] Dies änderte sich bereits 1837: In diesem dritten Cholerajahr gab es 5218 Verstorbene weiblichen Geschlechts, von denen die 1197 Choleratoten 22,9% ausmachten. Die 1141 männlichen Choleraopfer hatten dagegen nur einen Anteil von 19,6% an sämtlichen 5834 Verstorbenen.[29]

[28] Berechnet nach J. G. Hoffmann, *Übersicht der Geburten*..., S. 29 ff.

[29] *A. a. O.*, S. 26.

Die im ersten Cholerajahr an manchen Orten insbesondere Ost- und Westpreußens auffällige Übersterblichkeit von Männern brachten zeitgenössische Ärzte mit deren zügellosem Verhalten und dem beim männlichen Geschlecht verbreiteten Branntweingenuß in Verbindung. In der zweiten Hälfte des 19. Jahrhunderts wurden kaum noch moralische Ursachen, dafür verstärkt hygienische und physiologische Gesichtspunkte für eine erhöhte Choleraanfälligkeit angenommen. So machten die Berliner Mediziner Eduard Heinrich Müller und August Hirsch[30] im Jahre 1866 „die schwächere Constitution des Weibes", „die weniger nahrhafte Kost", Schwangerschaft und häufige Geburten für die in dieser Epidemie, bezogen auf die Zivilbevölkerung, übermäßig große Cholerasterblichkeit beim weiblichen Geschlecht verantwortlich.[31] Aber angesichts der – wie in den Vorjahren – auch 1866 bei den Frauen niedrigeren Gesamtmortalität und der meist günstigeren Letalität dürften diese, bereits 1831 wirksamen Momente kaum das Phänomen verursacht haben. Einleuchtender ist ein weiterer Grund, den Hirsch anführt: daß nämlich „der erwachsene Theil des weiblichen Geschlechts sich in der Beschäftigung mit

[30] Eduard Heinrich Müller (1809–1875), seit 1858 Direktor des Königlichen Impf-Instituts. – August Hirsch (1817–1894), Professor an der Berliner Universität seit 1863. Im Jahre 1873 veranlaßte er zusammen mit Max von Pettenkofer die Gründung der „Cholera-Kommission des Deutschen Reiches".

[31] E. H. Müller, *Epidemie 1866,* S. 8; August Hirsch, *Die Cholera-Epidemie des Jahres 1866 in Berlin,* in: *Berliner Stadt- und Gemeindekalender und städtisches Jahrbuch,* 1 (1867), S. 297–331, 309. – Arthur E. Imhof führt diese Faktoren zur Erklärung der angeblichen allgemeinen Übersterblichkeit von Frauen im gebärfähigen Alter im 19. Jahrhundert an, wie sie eine demographische Untersuchung in der Gegend um Gießen ergeben hatte (Arthur E. Imhof, *Die gewonnenen Jahre. Von der Zunahme unserer Lebensspanne seit 300 Jahren oder von der Notwendigkeit einer neuen Einstellung zu Leben und Sterben. Ein historischer Essay,* München 1981, S. 144 ff.). Jedoch starben in Berlin im 18. und 19. Jahrhundert in allen Altersklassen die Männer früher als die Frauen, weshalb ein beträchtlicher Teil der weiblichen Bevölkerung Witwen waren (J. G. Hoffmann, *Übersicht der Geburten...,* S. 29 ff.; Helga Schultz, *Sozialstruktur und Lebensweise Berliner Lohnarbeiter im 18. Jahrhundert,* in: *Jahrbuch für Wirtschaftsgeschichte,* Sonderband: *Zur Wirtschafts- und Sozialgeschichte Berlins vom 17. Jahrhundert bis zur Gegenwart,* Berlin [DDR] 1986, S. 7–28, 11). – Zur männlichen Übersterblichkeit in preußischen Großstädten am Ende des 19. Jahrhunderts vgl. Reinhard Spree, *Veränderungen des Todesursachen-Panoramas und sozialökonomischer Wandel – Eine Fallstudie zum „Epidemiologischen Übergang",* in: Gérard Gäfgen (Hrsg.), *Ökonomie des Gesundheitswesens. Jahrestagung des Vereins für Socialpolitik, Gesellschaft für Wirtschafts- und Sozialwissenschaften in Saarbrücken 1985,* Berlin 1986, S. 75–101, 79 f.

den an der Cholera Erkrankten und Verstorbenen, vor allem mit der Behandlung und Reinigung der von den Choleradejectionen besudelten Leib- und Bettwäsche in einem weit höheren Grade der Infection exponirt, als der entsprechende Theil des männlichen Geschlechts".[32] Dazu paßt auch eine weitere Auffälligkeit der Cholera des Jahres 1866: Fast 37% der Seuchenopfer waren Kinder, wesentlich mehr als bei jeder anderen Epidemie.[33] Pflegende Mütter und Kindermädchen waren also im höheren Maße der Gefahr ausgesetzt, den Bazillus aufzunehmen, zumal in den späteren Epidemien die Pflege der Erkrankten stärker als im ersten Cholerajahr den privaten Haushalten, also den Müttern und weiblichen Domestiken überlassen wurde.

Auch in Breslau war 1866 der Anteil sowohl der Kinder als auch der Frauen unter den Seuchenopfern besonders hoch. Von den 4281 in den ärztlichen Listen verzeichneten Choleratoten waren 1036 (24,2%) Kinder unter 10 Jahren.[34] Die Frauen machten gut 50% der

[32] A. Hirsch, *Die Cholera-Epidemie...*, S. 309. – Eine weitere Ursache könnte in der kriegsbedingten Abwesenheit vieler Männer gelegen haben. E. H. Müller weist dies jedoch zurück, da in den fraglichen Monaten trotzdem insgesamt mehr Männer als Frauen gestorben sind, die weibliche Übersterblichkeit sich also ausschließlich auf die Cholera bezieht (*Epidemie 1866*, S. 8). – Man muß jedoch auch bedenken, daß gerade im Krieg die Männer der Seuchengefahr besonders ausgesetzt waren. So übertraf 1866 die Cholerasterblichkeit in manchen Einheiten der preußischen Armee diejenige der Stadt Berlin um das Dreifache (E. Engel, *Die Cholera-Epidemien...*, S. 91 f.).

[33] Berechnet nach A. Hirsch, *Die Cholera-Epidemie...*, S. 307. – Viele leicht mögliche Verwechslungen mit der bei Kindern in den Sommermonaten häufig vorkommenden Cholera nostras hält Müller für nicht wahrscheinlich, da 1866 eine ähnlich hohe Zahl daran Erkrankter gemeldet wurde wie 1865 (*Epidemie 1866*, S. 9). – Ein nach 1831 ständiger Anstieg des Anteils von Kindern unter den Choleraopfern wurde in mehreren Städten beobachtet, dieses Phänomen kam 1867 auf der Cholera-Konferenz in Weimar zur Sprache. Der Referent, Sanitätsrat Ernst Delbrück aus Halle, nahm eine allmähliche Immunisierung der älteren Jahrgänge durch die in den früheren Cholerajahren stattgefundene „Durchseuchung" als Grund an (*Verhandlungen der Cholera-Conferenz in Weimar am 28. und 29. April 1867*. Nach den stenographischen Aufzeichnungen redigirt von Dr. Thomas, München 1867, S. 90).

[34] R[aphael] Finckenstein, *Die Sterblichkeit in Breslau im Jahre 1866*, in: *Monatsblatt für medizinische Statistik und öffentliche Gesundheitspflege* (= Beilage zu: *Deutsche Klinik*, 19 [1867]), Nr. 6, S. 45–48, Nr. 7, S. 49–55, 47. – Hinzu kommen noch 354 Gestorbene im Alter von 10–20 Jahren *(ebda.)*. – Nach den polizeilichen Listen hatte es 1866 in Breslau 4455 Choleratote gegeben (*a. a. O.*, S. 49).

Bevölkerung aus, stellten aber 57% der Erkrankten. Bei der Nachepidemie des folgenden Jahres, die – anders als 1866 – fast ausschließlich in den unteren Schichten grassierte, lag der Anteil der Frauen sogar bei 60%. Am Ende des 19. Jahrhunderts führte der Breslauer Arzt Kayser diese „hervorragende Beteiligung“ auf die immense Arbeitsüberlastung gerade der Proletarierinnen zurück, welche häufig Hausfrau, Dienstmädchen und Fabrikarbeiterin in einer Person sein mußten.[35]

In Königsberg war 1866 der Anteil der Kinder unter den Todesopfern mit 41% noch bedeutend höher als in Berlin oder Breslau. In den Seuchenjahren zwischen 1837 und 1859 bewegte er sich zwischen 11,7 und 31,6%. Bei den Frauen waren Morbidität und Mortalität gegenüber früheren Epidemien ebenfalls erhöht, wenn auch bei weitem nicht in dem Maße wie bei den Kindern. In den elf Epidemien zwischen 1837 und 1859 erkrankten durchschnittlich 6,7‰ der Männer und 6,4‰ der Frauen, die Mortalität betrug bei beiden Geschlechtern etwa 4‰. 1866 lag die Cholerasterblichkeit bei den Männern bei 23,2‰, bei den Frauen bei 26‰. Im Alter zwischen 20 und 30 Jahren infizierten sich 31,6‰ der Männer und 40,9‰ der Frauen, 12‰ beziehungsweise 13,9‰ erlagen der Seuche. Bei den 30–40jährigen betrug die Morbidität beim männlichen Geschlecht 43,6‰, beim weiblichen 47,2‰, die Mortalität 16,5‰ und 19,2‰. Von den 40–50jährigen erkrankten jedoch, anders als in Berlin, mehr Männer: 62,2‰ gegenüber 46,3‰ bei den Frauen.[36]

Für eine genauere Analyse wäre es unentbehrlich, die Lebens- und Erkrankungsumstände im einzelnen zu kennen, was den Quellen jedoch nicht zu entnehmen ist. Offensichtlich aber ist, daß die Geschlechterverteilung bei den Choleraopfern stark von den speziellen Arbeits- und Lebensverhältnissen der jeweiligen Bevölkerung abhängt. Im Regierungsbezirk Danzig zum Beispiel lebten viele Schiffer und Flößer, also eine im hohen Maße cholerageführdete, männlich

[35] R[ichard] Kayser, *Zur Geschichte der Cholera, speziell der Cholera in Breslau*, Breslau 1884, S. 14, 32; J[onas] Grätzer, *Über die öffentliche Armenpflege und die Cholera Breslau's im Jahre 1867*, Breslau 1868, S. 21 f.

[36] W. Schiefferdecker, *Die Choleraepidemien…*, S. 83, 86, 90. – In den höheren Altersklassen überwogen wieder die Frauen, die in diesen auch in der Bevölkerung stärker vertreten waren (*ebda.*).

geprägte Berufsgruppe. In den neun Epidemien von 1831 bis 1857 überwogen hier die Männer: Sie stellten 6318 von 10 585 Cholerakranken (59,7%) der Zivilbevölkerung, von denen das Geschlecht bekannt war. Hier war jedoch die Letalität für die Frauen ungünstiger: Bei ihnen starben 65% der Erkrankten, bei den Männern 59%.[37]

Stand und Gewerbe.
Die Letalität in den einzelnen Bevölkerungsgruppen

Die Handwerkerbevölkerung stellte im ersten Berliner Cholerajahr mit 22,6% die größte Gruppe der Erkrankten. Nach den Untersuchungen von Jürgen Bergmann hat der Anteil der Handwerker in der Residenzstadt zwischen 1800 und 1858 konstant 11% bis 12% der Gesamtbevölkerung betragen. Die Familienangehörigen sind dabei nicht inbegriffen, so daß ein Vergleich nur bei den Männern möglich ist: Die 263 Krankheitsfälle machten 11,7% der Cholerakranken aus. Die männlichen Handwerker erkrankten also etwa entsprechend ihrem Anteil an der Bevölkerung, waren jedenfalls nicht überrepräsentiert.[38] Schuhmacher, Schneider und Tischler, die häufigsten Handwerker, hatten innerhalb dieser Gruppe auch die meisten Erkrankungen zu verzeichnen, auf sie entfielen 35,2% einschließlich der Angehörigen, 36,9% bei den Männern allein.[39]

[37] Schaper, *Die Cholera im Regierungs-Bezirk Danzig,* in: *Archiv für pathologische Anatomie...,* 37 (1866), S. 257–272, 263. – Für den Autor erkrankt „das gegen äußere Einflüsse weit mehr geschützte weibliche Geschlecht ... seltener", aber aufgrund „persönlicher Disposition" heftiger. – Über die Epidemie von 1866 liegen keine Angaben vor.

[38] J. Bergmann, *Das Berliner Handwerk...,* Tabelle S. 155 f.

[39] Der Frauenanteil unter den Handwerkern ist nicht bekannt, da erst seit 1861 beide Geschlechter getrennt in der Gewerbestatistik geführt wurden. Im Schneidergewerbe waren ca. 20% der Gesellen und Geschäftsinhaber weiblich (Ute Gerhard, *Verhältnisse und Verhinderungen. Frauenarbeit, Familie und Rechte der Frauen im 19. Jahrhundert,* 2. Aufl., Frankfurt/M. 1981, S. 39). Da sonst nur wenige andere Handwerke für Frauen in Frage kamen (z. B. Korb- und Topfflechterei), können die als Handwerkerinnen registrierten Frauen in dem von Bergmann angegebenen Prozentsatz keinen hohen Anteil gehabt haben.

Auch in Königsberg und Breslau entstammten die meisten Erkrankten der Handwerkerschaft aus diesen drei Gewerben, in Königsberg waren es 186. Die 6249 (mit Angehörigen) in der Stadt lebenden Schuhmacher, Schneider und Tischler machten 9,7% der Bevölkerung aus. Sie stellten 8,4% der Cholerakranken, wurden also ebenfalls nicht häufiger von der Seuche ergriffen, als es ihrem Anteil an der Gesamtbevölkerung entsprach. Leicht überrepräsentiert waren jedoch die Schuhmacher: Auf sie entfielen allein 122, zwei Drittel der 186 Krankheitsfälle. Der 3231 Personen umfassende Berufsstand der Schuhmacher stellte 5% der Einwohner, 5,5% betrug ihr Anteil an der Choleramorbidität. Frauen waren etwas mehr als Männer erkrankt: 4,6% gegenüber 4,2%. Aus Schuhmacherfamilien stammten auch die meisten cholerakranken Kinder, nämlich 41, während aus Schneider- und Tischlerfamilien lediglich drei beziehungsweise vier Kinder registriert wurden.[40]

Die Zahl der in Berlin lebenden Arbeitsleute und Tagelöhner ist für diese Zeit nicht festzustellen.[41] Mit 17,6% bildeten sie die nächstgrößte Gruppe der Cholerakranken nach den Handwerkern, von denen sie sich jedoch nicht immer scharf abgrenzen lassen.[42] In den anderen Städten lag der Anteil teilweise beträchtlich höher. So stell-

[40] K. E. von Baer, *Geschichte der Cholera-Epidemie zu Königsberg i. J. 1831*, in: *Verhandlungen der physikalisch-medicinischen Gesellschaft...*, H. 3, S. 315–423, 382. – Die Gesamtzahl der erkrankten Handwerker ist nicht bekannt, da Baer nur ausgewählte Gruppen, und diese auch nur hinsichtlich der Morbidität, bespricht.

[41] Nach J. G. Hoffmann, dem Leiter des statistischen Büros in Berlin, ist „die Zahl der Tagelöhner nach einer zu fruchtbaren Anwendungen brauchbaren Abtheilung auszumitteln ... bisher von dem statistischen Bureau noch gar nicht versucht worden, weil ... die große Verschiedenheit der Verhältnisse, und die Schwierigkeit, Mißverständnissen deshalb vorzubeugen, unübersteigliche Hindernisse häufte." (Johann Gottfried Hoffmann, *Die Bevölkerung des preußischen Staats*, Berlin 1839, S. 196.)

[42] Unter den cholerakranken männlichen Arbeitsleuten befinden sich drei Fabrik- und ein Tabaksarbeiter, bei den weiblichen drei Arbeiterinnen in Textilfabriken sowie drei Tabaksarbeiterinnen. In der Mehrzahl waren die Arbeitsleute jedoch keine Fabrikarbeiter(innen), sondern lebten als Tagelöhner(innen) von wechselnden Gelegenheitstätigkeiten, die im Unterschied zum Handwerk keine Ausbildung erforderten. 1831 wurden bereits einige Handwerke, z. B. die Kattundruckerei, überwiegend in Fabriken ausgeübt. – Möglicherweise wirkt sich in dem relativ niedrigen Prozentsatz auch die Tatsache aus, daß bei immerhin 11,6% der Cholerakranken die soziale Herkunft unbekannt ist.

ten in Königsberg die Tagelöhner mit 892 Cholerafällen das weitaus größte Kontingent der Erkrankten: 40,2%. Da sie nur 21,5% der Gesamtbevölkerung ausmachten, waren sie erheblich überrepräsentiert. Das traf für die Frauen noch stärker zu als für die Männer: Von den weiblichen Arbeitsleuten erkrankten 388, über 9% der in Königsberg lebenden, von den männlichen 270, gut 8%. Bei den Kindern wurden 234, knapp 4%, von der Seuche befallen. Auf sie entfielen über 26% der Cholerafälle bei den Tagelöhnern. In Breslau kam mehr als ein Viertel der Cholerakranken aus der Schicht der Arbeitsleute. Sie bildeten auch in dieser Stadt die größte Gruppe (TABELLE 9 b). Der Anteil der Handwerker und Stuhlarbeiter lag mit 23,3% nur unwesentlich niedriger. In Danzig machten drei Monate nach Seuchenausbruch allein die erwachsenen Tagelöhner mindestens ein Viertel der bis dahin Gestorbenen aus: 132 männliche Arbeitsleute und 110 „unverehelichte" Tagelöhnerinnen waren der Epidemie zum Opfer gefallen.[43] Vergleichszahlen liegen weder für Danzig noch für Breslau vor.

Ebenfalls nicht bekannt ist die Anzahl der in Berlin nicht in Ehe lebenden Frauen (Witwen, Unverheiratete), die mit 11,6% bei den Cholerakranken vertreten waren, sowie diejenige der Weber und Stuhlarbeiter (Seidenwirker, Raschmacher, Posamentiere usw.), deren Anteil 11,4% betrug. Diese wurden von den zeitgenössischen Statistiken einmal zu den Fabrikarbeitern, einmal zu den Handwerkern gerechnet.[44] Die nicht in Ehe Lebenden machten mit 27% die größte Gruppe unter den erkrankten Frauen aus (bei den Männern wurde das Kriterium nicht angewandt), an den Gestorbenen hatten sie sogar einen Anteil von 31%. Dem Gewerbe nach gehörten wohl die meisten zur Tagelöhner- oder Weberbevölkerung.

[43] K. E. von Bacr, *Geschichte der Cholera-Epidemie...*, S. 382, nach seinen Angaben lebten in Königsberg 13 786 Tagelöhner; *Schlesische Cholera-Zeitung...*, S. 283; W. Schumacher, *Geschichte der Cholera...*, S. 34.

[44] Jürgen Bergmann, *Stabilität und Wandel des Berliner Handwerks im Zeitalter der Frühindustrialisierung*, Phil. Diss., Berlin 1969, S. 97 f.

TABELLE 9 a

Berufsgruppen- und geschlechtsspezifische Cholera-Morbidität und -Mortalität (Berlin 1831)

Berufsgruppen	Männer		Frauen		Kinder		Gesamt	
	Erkrankte	Gestorbene	Erkrankte	Gestorbene	Erkrankte	Gestorbene	Erkrankte	Gestorbene
Schuhmacher	37	26	16	8	18	7	71	41
Schneider	30	14	18	11	18	9	66	34
Tischler	30	23	9	8	8	6	47	37
SUMME	97	63	43	27	44	22	184	112
Näherinnen	–	–	10	5	–	–	10	5
andere Handwerker	166	99	75	44	78	58	319	201
SUMME	263	162	128	76	122	80	513	318
Arbeitsleute und Tagelöhner	206	136	111	70	79	53	396	259
Weber, Stuhlarbeiter	91	54	74	41	92	52	257	147
Witwen, unverh. und separierte Frauen	–	–	227	163	34	16	261	179
Domestiken	42	27	83	38	7	4	132	69
Hospitaliten, Invaliden, Almosenempfänger	36	25	61	41	2	2	99	68
Schiffer	82	72	1	1	3	3	86	76
Krankenwärter, Leichenträger	37	19	28	12	2	–	67	31
Händler, Trödler, Wirtsleute	17	12	21	13	6	2	44	27
Nachtwächter	13	9	4	4	5	2	22	15
Prostituierte	–	–	8	4	–	–	8	4
Gärtner, Bauern, Hirten	3	2	5	5	–	–	8	7
höhere Beamte, Rentiers, Fabrikanten u. ä.	41	33	20	15	9	6	70	54
Ärzte	8	3	1	1	–	–	9	4
Kleine Beamte, Lehrer, Studenten	35	20	16	10	6	4	57	34
Militär, aktiv	32	14	5	2	7	6	44	22
Militär, inaktiv	10	3	1	1	–	–	11	4
ohne Angabe	33	22	47	28	85	49	165	99
SUMME	949	613	841	525	459	279	2249	1417

Quelle: Fortlaufende Listen in der *Berliner Cholera-Zeitung*.

TABELLE 9 b

Berufsgruppen- und geschlechtsspezifische Cholera-Morbidität und -Mortalität (Breslau 1831)

Berufsgruppen	Männer		Frauen		Kinder		Gesamt	
	Erkrankte	Gestorbene	Erkrankte	Gestorbene	Erkrankte	Gestorbene	Erkrankte	Gestorbene
Schuhmacher	19	12	19	12	9	5	47	29
Schneider	18	9	10	7	9	4	37	20
Tischler	10	6	5	1	7	4	22	11
SUMME	47	27	34	20	25	13	106	60
Stuhlarbeiter	11	8	4	1	3	3	18	12
andere Handwerker	91	64	72	46	38	20	201	130
SUMME	149	99	110	67	66	36	325	202
Arbeitsleute, Tagelöhner	138	92	114	66	85	46	337	204
Witwen	–	–	174	128	–	–	174	128
Unverh., separierte Frauen	–	–	32	17	6	3	38	20
Domestiken	29	14	125	37	9	6	163	57
Hospitaliten, Invaliden, Almosenempfänger	13	8	25	21	–	–	38	29
Schiffer	12	7	7	3	–	–	19	10
Krankenwärter, Leichenträger	14	4	9	2	1	–	24	6
Händler, Trödler, Wirtsleute	32	22	13	7	7	5	52	34
Nachtwächter	4	3	5	3	2	2	11	8
Wäscherinnen	–	–	2	2	–	–	2	2
Gärtner, Bauern	3	2	4	3	–	–	7	5
Fischer	2	–	–	–	–	2	–	–
höhere Beamte, Rentiers, Fabrikanten	26	21	11	7	3	2	40	30
Ärzte, Apotheker	6	1	7	3	2	1	15	5
kleine Beamte, Lehrer	17	12	12	8	8	4	37	24
Militär	24	15	10	5	5	5	39	25
Sonstige	3	3	2	1	–	–	5	4
ohne Angabe	–		–	–	2	1	2	1
SUMME	472	303	662	380	196	111	1330	794

Quelle: fortlaufende Listen in der *Schlesischen Cholera-Zeitung*.

Unter den Cholerakranken Breslaus befanden sich 174 Witwen. Sie machten 26,3% aller erkrankten Frauen aus, mehr noch als in Berlin, wo der Anteil ohne die Unverheirateten und Separierten bei über 20% lag. Auch stellten die Breslauer Witwen 13,1% aller Cholerakranken, die Berliner „nur" 8,5%.[45]

In Berlin wie in Breslau waren im aktiven Militär recht wenig Cholerafälle vorgekommen. In Breslau erkrankten 24 Soldaten, von denen allerdings 15 starben. In Berlin machten die 32 Erkrankten der über 10 000 Mann starken Garnison ca. 0,3% aus. Johann Ludwig Casper, der Herausgeber der *Berliner Cholerazeitung,* sah darin „einen erfreulichen Beweis ... daß die erhabene Sorgfalt des väterlichen Königs in den Anordnungen, betreffend die physische Haltung und Verpflegung, die Diätetik der Truppen, die gehofften segensreichen Folgen wirklich gehabt hat".[46] Aber im Königsberger Militär griff die Epidemie wesentlich heftiger um sich, sie befiel 181 der 2200 Soldaten (8,2%). Der Anteil an der Gesamtmorbidität war etwa ebenso hoch. Die meisten Soldaten gehörten der Landwehr an, die, vor allem seit dem Tumult, „der Anstrengungen des Wachdienstes ungewohnt, überdies eng einquartiert war". Auch in Danzig waren bis zum 8. September 111 Soldaten gestorben, sie stellten also den recht hohen Anteil von 11,5% an der Gesamtmortalität. Damit trugen sie auch zu der in dieser Stadt beobachteten männlichen Übersterblichkeit bei. Die meisten von ihnen hatten im Kordon gestanden, während in Berlin und Breslau das Militär zur Zeit der Epidemie nicht über Gebühr beansprucht wurde.[47]

Prozentual waren in Königsberg die Nachtwächter am häufigsten erkrankt: 14 von 111, also 12,6% der in der Stadt vorhandenen wurden infiziert. Auch in Berlin hatte die Seuche dreizehn von ihnen ergriffen. Karl Ernst von Baer erklärte die relative Häufigkeit damit, daß diese Männer „dem Einflusse der Witterung ... zu einer Zeit, wo der Körper des Schutzes am vorzüglichsten bedarf, am meisten ausgesetzt sind".[48]

[45] *Schlesische Cholera-Zeitung...*, S. 283.

[46] *Ebda.; Berliner Cholera-Zeitung...*, S. 298.

[47] K. E. von Baer, *Geschichte der Cholera-Epidemie...*, S. 382 f.; W. Schumacher, *Geschichte der Cholera...*, S. 33 f.

[48] K. E. von Baer, *Geschichte der Cholera-Epidemie...*, S. 383.

In allen vier Städten wurden in den höheren Schichten nur wenig Cholerafälle verzeichnet. In Berlin machten sie, ohne die Ärzte, gut 3% der Erkrankten aus. In Breslau waren von den höheren Beamten, Offizieren und Kaufleuten (mit Angehörigen) 40 erkrankt, 3% aller Cholerafälle. In Königsberg beliefen sich die etwa 50 bekanntgewordenen Erkrankungen in den oberen Schichten auf kaum mehr als 2%. In Danzig wurden 17 höhere Beamte von der Epidemie befallen, von denen 16 starben, des weiteren 16 Frauen „höheren Standes", worunter sich zwei „Jungfrauen", eine Witwe und eine Gräfin befanden, nur fünf genasen wieder; außerdem erkrankten zehn Kaufleute, von denen nur einer überlebte. Insgesamt wurden bei den höheren Schichten Danzigs in den ersten drei Monaten 43 Erkrankungen und 36 Todesfälle registriert, das waren 3,2% der bis dahin vorgekommenen 1352 Cholerafälle. Die Letalität lag mit 83,7% außerordentlich hoch. Auch in Berlin starben 54 der 70 Erkrankten, mehr als drei Viertel (77,1%). 1832 waren es 13 von 18 (72%), in Breslau erlagen der Seuche 30 höhergestellte Personen, genau drei Viertel der Erkrankten. Johann Ludwig Casper und die schlesischen Ärzte führten dies darauf zurück, daß sich von diesen nur die „Disponiertesten" die Krankheit zugezogen hätten. Es steht jedoch auch fest, daß gerade in den höheren Schichten viele mit Genesung ausgegangene Cholerafälle nicht zur Anzeige gekommen sind. Daß dies in Königsberg der Fall gewesen ist, sagt von Baer ausdrücklich.[49] Der Grund dafür wird noch zur Sprache kommen.

Wie sehr sich die Letalität in den einzelnen Bevölkerungsgruppen unterschied, zeigen die TABELLEN 10 a und b. Durchschnittlich waren bei der ersten Berliner Epidemie von 100 Erkrankten etwa 63 gestorben, bei der Breslauer 60. Außer der Schwere der Krankheit und dem Alter der Betroffenen gab es noch andere Momente, die den Krankheitsverlauf beeinflußten. Von offensichtlich großer Bedeutung war die Pflege oder eine Zuwendung, die dem Cholerakranken die als typische Begleiterscheinung beobachtete Angst nahm. Gerade in dieser Angst hatten zeitgenössische Ärzte oft die Ursache für einen tödlichen Ausgang gesehen.

[49] *A. a. O.*, S. 352; *Berliner Cholera-Zeitung...*, S. 298; *Schlesische Cholera-Zeitung...*, S. 283; W. Schumacher, *Geschichte der Cholera...*, S. 33 f.; [Gottlieb] W[ilhelm] Eck, *Historisch-statistische Notizen betreffend die zweite Berliner Cholera-Epidemie im Jahre 1832*, in: *Cholera-Archiv*, Bd. 3, S. 426–446, 441.

Tabelle 10 a

Cholera-Letalität nach Berufs- und Bevölkerungsgruppen (Berlin 1831) *

	Männer	Frauen	Kinder
Schiffer	87,8	–	–
höhere Schichten	80,5	75,0	–
Witwen, unverh., separierte Frauen	–	71,8	–
Hospitaliten, Almosenempfänger	69,4	67,2	–
Tagelöhner	66,0	63,6	67,1
Handwerker	61,6	59,4	65,6
Stuhlarbeiter	59,4	55,4	56,5
Kleinbürger	57,1	62,5	–
Domestiken	64,3	45,8	–
Personal der Cholera-Anstalten	51,4	42,9	–
aktives Militär	43,8	–	–

Tabelle 10 b

Cholera-Letalität nach Berufs- und Bevölkerungsgruppen (Breslau 1831) *

	Männer	Frauen	Kinder
höhere Schichten	80,7	(63,6)	–
Hospitaliten, Almosenempfänger	(61,5)	84,0	–
Kleinbürger	70,6	72,7	–
Witwen, unverh., separierte Frauen	–	70,4	–
Tagelöhner	66,6	57,9	54,1
Handwerker	66,4	60,9	54,5
aktives Militär	62,5	–	–
Schiffer	(52,6)	–	–
Domestiken	48,3	29,6	–
Personal der Cholera-Anstalten	28,6	22,2	–

* In % der von den Erkrankten Gestorbenen; in Klammern: geringe absolute Anzahl.

In Berlin waren die Schiffer am weitaus häufigsten der Seuche erlegen, in den ersten Tagen stellten sie das Hauptkontingent der Erkrankten. Da sie ständig mit Flußwasser hantierten, das gewöhnlich auch als Trinkwasser diente, ist ihre besondere Gefährdung offensichtlich. Altersmäßig gehörten die Schiffer überwiegend zur mittleren Gruppe (31–50 Jahre). Entsprechend der Zusammensetzung dieser Bevölkerungsgruppe handelte es sich bei den Opfern fast ausschließlich um Männer, Familien waren, anders als bei den Oderschiffern, selten. Für die große Sterblichkeit gibt Casper folgende Begründung an: „Diese Leute führen in der Regel eine höchst rohe Lebensart, leben in der feuchten, dumpfen Kajüte, schlecht genährt und gekleidet, und suchen, wofür wir einzelne Beispiele genug aus der Erfahrung aufführen können, erst dann ärztliche Hilfe, wenn diese ... erfolglos sein muß."[50] Der 29jährige Schiffsknecht Johann Haase, der drei Wochen im Pockenhaus zugebracht hatte, berichtet, wie die Cholera auf seinem Kahn ausbrach:

„Ich war bis vor 4 Wochen vollkommen gesund und im Dienste des Schiffers Herzberg. Wir hatten eine Ladung Getreide auf unserem Schiffe hierher gebracht. Nach dem Ausladen derselben ... erkrankte mein Herr am Durchfall und Erbrechen, und starb bei der Rückfahrt zu Moabit ... auf dem Schiffe. Ich hatte ihm während der mehrtägigen Krankheit, wobei wir keinen Arzt zu Rathe zogen, weil sie anfangs nicht so gefährlich schien, aufgewartet und mich stark geekelt. Als er starb, hatte ich schon einige Tage an Durchfällen gelitten ... Um meinen Herrn begraben zu lassen, ging ich zum Küster, in dessen Haus ich an allen Gliedern zu zittern anfing und ohnmächtig wurde. An der freien Luft erholte ich mich etwas, ging auf die Straße und legte mich in die warme Sonne. Als ich wieder aufstand, wurde ich so schwindlicht, daß ich auf der Straße hinfiel ... Von da wurde ich in einem Korb ins Hospital gebracht ... Gegenwärtig bin ich zwar wieder gesund, aber noch sehr schwach und elend, und es wird wohl noch lange dauern, ehe ich meine vorigen Geschäfte wieder versehen kann."[51]

Von der schlesischen Schifferbevölkerung sind jedoch nur wenige von der Epidemie ergriffen worden. Dies spricht dafür, daß die Oder im nur geringen Maße mit Cholerabakterien verseucht gewesen ist. In Breslau genasen von 19 erkrankten Schiffern immerhin neun. Bis auf drei wurden alle im Lazarett behandelt.

Bei den Witwen, von denen in Berlin 73,7% der Erkrankten gestorben waren, hatte die Cholera mit noch größerer Tödlichkeit gewirkt als bei den unverheirateten oder separierten Frauen. Bei diesen betrug die Letalität 65,4%. Dies hängt sicher auch mit dem meist vor-

[50] Berliner *Cholera-Zeitung*..., S. 299.

[51] C[arl] H[einrich] Ebermaier, *Erfahrungen und Ansichten über die Erkenntnis und Behandlung des asiatischen Brechdurchfalls*, Düsseldorf 1832, S. 51 ff.

gerückten Alter der Witwen zusammen: 88, fast 65%, waren älter als 50 Jahre, während sich unter den Unverheirateten und Separierten nur acht in diesem Alter befanden. Von diesen waren 21, fast 40%, unter 30 Jahre alt. Von der mittleren Altersklasse an jedoch starben alle diese Frauen im erschreckenden Ausmaß: Für 47 von 66 nicht in der Ehe lebenden Frauen zwischen 31 und 50 Jahren endete der Choleraanfall mit dem Tode, also in mehr als 70% der Fälle, wogegen nach TABELLE 6, I die durchschnittliche Letalität für Frauen dieses Alters unter 60% lag. Von den 96, die zwischen 51 und 70 Jahre alt waren, starben 79, über 82%, die durchschnittliche Letalitätsrate betrug in dieser Altersgruppe 73,8%. Von den 25 Witwen, die älter als 71 Jahre alt waren, überstand nur eine Insassin des Arbeitshauses die Cholera.[52] Auch bei der kleinen Epidemie des Jahres 1832 starben in Berlin 41 von 47 erkrankten Witwen, unter den Unverheirateten und Separierten waren es 14 von 19.[53]

In Breslau ließ die Cholera im ersten Seuchenjahr 128 der 174 Witwen sterben, also 73,6%. Diese hohe Letalität hebt sich wegen der in dieser Stadt insgesamt niedrigeren Cholerasterblichkeit noch deutlicher vom Durchschnitt ab als in Berlin. Allerdings lag das Erkrankungsalter in Breslau höher: 121 Witwen (69,5%) waren über 50 Jahre alt. Von ihnen starben 97, mehr als 80%, von den 27 über 70jährigen genasen lediglich zwei. In der mittleren Altersgruppe erlagen der Seuche 30 von 49 Witwen, also 63,3%. Die durchschnittliche Letalität für Frauen dieser Altersgruppe betrug 54,5% (TABELLE 6, I). Auch bei den Unverheirateten und Separierten dieses Alters starben sieben von elf Frauen, von den zehn über 50jährigen (nur eine Frau war über 70) überlebten nur drei. Die Letalität war also auch bei diesen gegenüber dem örtlichen Durchschnitt stark erhöht, wenngleich absolut gesehen geringer als in Berlin.

Ein Grund für die geringen Genesungschancen mag in der relativ isolierten Lebensweise dieser Frauen gelegen haben. Aus Berlin ist der Fall einer Weberwitwe aus dem Voigtland bekannt, die 1832 an

[52] Die Berechnungen der Letalität in den Berufs- und Altersgruppen gründen sich, in den TABELLEN 10 a und b wie im Text, auf die fortlaufenden Krankenlisten in der *Berliner* und *Schlesischen Cholera-Zeitung*. – Während man davon ausgehen kann, daß die Handwerkerfrauen Ehefrauen waren, läßt sich nicht feststellen, wie viele der Tagelöhnerinnen ebenfalls in der Ehe lebten.

[53] G. W. Eck, *Historisch-statistische Notizen...*, S. 441.

der Cholera starb, ohne einen Arzt gesehen zu haben. Während der zwei Tage dauernden Krankheit wurde sie von Nachbarn, die sie jedesmal in einem Zustand panischer Angst antrafen, mit Weißbier versorgt.[54]

Die Hospitaliten waren in Berlin zu etwa 80% Insassen des „Neuen Hospitals" in der Wallstraße, das von der Armendirektion verwaltet wurde. Die Anstalt war dazu bestimmt, „unbescholtenen Leuten am Abend ihres Lebens einen Zufluchtsort zu gewähren". Aufgenommen wurde nur, wer weder physisch noch finanziell in der Lage war, sich zu erhalten, und auch keine Angehörigen hatte. Bei Ausbruch der ersten Epidemie war das Hospital mit 172 Frauen und elf Männern belegt. Während der Seuchenzeit wurden weitere 17 alte Menschen aufgenommen, die ihre Verwandten durch die Cholera verloren hatten. Von diesen 300 Insassen erkrankten 44 Frauen und 22 Männer, ein recht hoher Anteil von 22%.[55]

Die Letalität lag zwar mit insgesamt 68% über dem Berliner Durchschnitt, erscheint aber angesichts des hohen Alters der Anstaltsinsassen nicht überhöht, zumal die weiblichen Hospitaliten wesentlich häufiger von der Krankheit genasen als die außerhalb lebenden Witwen. In der Berliner Tagelöhnerbevölkerung hatte eine Choleraerkrankung häufiger zum Tode geführt als bei den Handwerkern. Betrachtet man die Altersstruktur, so zeigt sich, daß die erkrankten Handwerker in deutlich jüngeren Jahren standen: Von ihnen waren 132 (89 Männer, 43 Frauen), 33,8%, unter 31 Jahre alt. Bei den Arbeitsleuten erkrankten in diesem Alter lediglich 41 (20 Männer, 21 Frauen), 12,9%. Dieses jugendlichere Alter war für die besseren Genesungschancen mit ausschlaggebend.

In Breslau unterschied sich die Letalität der männlichen Handwerker und Arbeitsleute kaum. Zwar lag auch hier bei den Handwerkern das Erkrankungsalter niedriger, doch ist diese Diskrepanz nicht so bedeutend wie in Berlin.[56] Aber in beiden Städten fällt die gerin-

[54] J[ohann] L[udwig] Casper, *Der Ausbruch der zweiten Cholera-Epidemie in Berlin im Jahre 1832,* in: *Hufelands Journal,* 75 (1832), 5. St., S. 107–126, 119.

[55] Gustav Lieber, *Die Cholera im Neuen Hospital zu Berlin,* Berlin 1832, S. 15 ff., 32 f. – Die übrigen Hospitaliten waren Insassen des Arbeitshauses, der Charité sowie kleinerer Stifte.

[56] In Breslau gehörten von den Handwerkern 44 (26 Männer, 18 Frauen), 17%, zur jüngeren Altersgruppe. Bei den Tagelöhnern waren es nur 23 (9 Männer, 14 Frauen), 9,1%.

gere Letalität der Handwerker- und Tagelöhnerfrauen auf. Auch diese erklärt sich nicht zuletzt aus der unterschiedlichen Altersstruktur. So waren bei den Frauen die älteren Jahrgänge wesentlich schwächer vertreten als bei den Männern. In Berlin gehörten, Handwerker und Arbeitsleute zusammengenommen, bei den Männern 97 (20,7%) zur Gruppe der über 51jährigen, gegenüber 43 (knapp 18%) bei den Frauen. In Breslau waren es 122 Männer (25,8%), aber nur 55 Frauen (8,3%). Dies hängt damit zusammen, daß die Frauen in diesem Alter oft bereits verwitwet waren und in den Krankenlisten der entsprechenden Rubrik zugeordnet wurden.

Für die Kinder der Handwerker und Arbeitsleute endete die Krankheit in Berlin im Verhältnis zu den Erwachsenen überdurchschnittlich oft mit dem Tode, während sie in Breslau wesentlich häufiger genasen.

Im zweiten Berliner Cholerajahr 1832 entfielen auf die „Professionisten" (Handwerker und Stuhlarbeiter mit Angehörigen) 34%, auf die Arbeitsleute fast 20% der Erkrankten. Die Letalität betrug bei den Meistern und „Etablirten" 62%, bei den Gesellen aber 68%; etwa ebenso hoch (67,5%) war sie bei den Arbeitsleuten.[57]

Eine relativ geringe Morbidität bei gleichzeitig geringer Letalität zeigte sich 1831 im Berliner Kleinbürgertum. In Breslau war die Morbidität in dieser Gruppe ebenfalls niedrig, während jedoch die Sterblichkeit über dem Durchschnitt lag. Dieses Muster, welches auch für die höheren Schichten charakteristisch ist, trat 1832 in Berlin ebenfalls auf: Es starben 12 von 18 „niedrigen Officianten".[58]

Im allgemeinen führte die Cholera in denjenigen Bevölkerungsgruppen weniger häufig zum Tode, in denen sich überwiegend junge Menschen zusammenfanden oder deren Mitglieder in festen sozialen Bindungen lebten beziehungsweise in ihrer Tätigkeit unter ständiger Aufsicht standen. Dadurch konnte in der Regel rechtzeitig Hilfe geleistet werden. Auch war es kaum möglich, einen Choleraanfall zu verheimlichen; möglicherweise sind deshalb mehr leichtere Fälle in der Statistik erschienen.

Berufsgruppen, bei denen beide oben genannten Kriterien zusammentrafen, waren das Militär und die Dienstboten. Die cholerakranken Soldaten, von denen in Berlin „nur" 44% starben, waren zu zwei Dritteln junge Männer unter 30 Jahren.

[57] G. W. Eck, *Historisch-statistische Notizen...*, S. 441.
[58] *Ebda.*

Die Domestiken stellten in Berlin 5,6% der Cholerakranken (ohne Kinder), zwei Drittel waren Frauen. Gut 5% betrug ihr Anteil an der Bevölkerung, über 80% der Dienstboten waren jedoch weiblichen Geschlechts.[59] Die männlichen Domestiken, wozu auch Kutscher und Gärtner gehörten, waren also im stärkeren Maße von der Epidemie betroffen. Daß bei ihnen die Sterblichkeit so erheblich größer war, hängt wiederum mit der unterschiedlichen Altersstruktur zusammen. Während bei den Männern die mittlere und höhere Altersklasse überwog, waren die weiblichen Dienstboten zu 59% unter 30 Jahre alt, elf von ihnen hatten noch nicht die zwanzig erreicht, die beiden jüngsten waren fünfzehn Jahre alt. In Königsberg waren die Domestiken insgesamt ebenfalls nicht überrepräsentiert. Sie machten 8,4% der Bevölkerung aus und stellten 6,2% der Cholerakranken. Baer führt dies darauf zurück, daß sie „zwar nicht die Wohlhabenheit, dagegen aber mehr oder weniger die bessere Beschaffenheit der Wohnung ihrer Herrschaft" teilten. In Breslau scheinen die Dienstleute häufiger erkrankt zu sein: 154 (ohne Kinder), davon 29 Männer und 125 Frauen, wurden registriert. Allein die weiblichen Dienstboten machten 9,4% aller Cholerakranken aus, 82 von ihnen, 65,6%, gehörten zur jüngeren Altersgruppe. Vergleichszahlen existieren jedoch nicht. Die Letalität war mit 29,6% noch niedriger als bei den Berliner Dienstmädchen. Nach ärztlicher Vermutung lag die geringe Sterblichkeit in beiden Städten daran, daß die Domestiken rechtzeitig von ihrer Herrschaft in die Lazarette geschafft wurden.[60]

Beim Personal der Cholera-Anstalten traf eine relativ hohe Morbidität mit niedriger Letalität zusammen. Die Männer (einschließlich Totengräber und Desinfektions-Knechte) fielen der Seuche ebenfalls im stärkeren Maße zum Opfer als die Frauen, es überwog aber bei beiden Geschlechtern die mittlere Altersgruppe. Zeitgenössischen Eindrücken nach sind diese Menschen „in unverhältnismäßig bedeutender Anzahl infiziert worden".[61] Für Berlin ist nur ein partieller

[59] J. G. Hoffmann, *Die Bevölkerung...*, S. 197, in Berlin gab es 1828 12 265 Dienstleute, davon 9917 Frauen.

[60] K. E. von Baer, *Geschichte der Cholera-Epidemie...*, S. 382, 384; *Schlesische Cholera-Zeitung...*, S. 283; *Berliner Cholera-Zeitung...*, S. 298.

[61] H. Wollheim, *Versuch einer medicinischen Topographie und Statistik von Berlin,* Berlin 1844, S. 327.

Vergleich möglich: Die Heilanstalt Nr. 1 in der Neuen Königsstraße hatte vom 6. September bis zum 30. November 116 Beschäftigte. Elf von ihnen erkrankten an der voll ausgebildeten Cholera (9,6%). Fast die Hälfte aber soll an leichteren Formen von Brechdurchfall gelitten haben. In Königsberg bestand das Personal sämtlicher Lazarette aus 332 Personen. Von ihnen erkrankten 91 und starben 15. Die Morbidität bewegte sich mit 9,3% auf ähnlicher Höhe wie in der größten Berliner Heilanstalt.[62]

Die Kontagionisten sahen in den relativ häufigen Erkrankungen den Beweis für die hohe Ansteckungskraft der Cholera, während die Antikontagionisten Arbeitsüberlastung für die Ursache hielten: „So kam dieß ganze Personal in der ersten Zeit wenig zur Ruhe, und erschöpfte seine Lebenskraft in einem Grade, der dasselbe im höchsten Maße für die herrschende Krankheit empfänglich machte."[63] Nicht nur in Berlin, auch in den anderen Städten war die Letalität wegen der Möglichkeit schneller Hilfe nicht übermäßig groß: In Königsberg lag sie bei 41%,[64] in Breslau bei 26,1%.

Bei den Webern und Stuhlarbeitern war in Berlin die Sterblichkeit deutlich geringer als bei den anderen Handwerkern und den Tagelöhnern. Aus den Krankengeschichten deutet vieles darauf hin, daß diese überwiegend in Heimarbeit tätige Bevölkerungsgruppe stärker im Familienverband lebte als die anderen Unterschichten. Auffällig ist die große Zahl der Kinder, ein Fünftel aller von der Cholera ergriffenen Kinder kam aus Stuhlarbeiterfamilien. Wie bei den Erwachsenen überstanden relativ viele die Krankheit, die relativ geringe Sterblichkeit hängt auch damit zusammen, daß die Weber häufiger als andere Bevölkerungsgruppen, nämlich zu 22,6%, als Insassen der Berliner Armenanstalten, vor allem der freiwilligen Armenbeschäftigungsanstalt, erkrankten.

Die erhöhte Fürsorge, die aus der besonders im ersten Seuchenjahr verbreiteten Cholerafurcht resultierte, hat sicher dazu beigetragen, die Letalität in diesen Anstalten in Grenzen zu halten. So starben in der Charité 57,7% der an der Cholera Erkrankten, im Arbeitshaus waren es 47,1% und in der Armenbeschäftigungsanstalt sogar

[62] [Moritz] Romberg, *Erfahrungen über die asiatische Cholera. Ein Bericht über das Cholera-Hospital No. I zu Berlin,* in: *Hufelands Journal,* 74 (1832), 2. St., S. 3–49, 35 f.; K. E. von Baer, *Geschichte der Cholera-Epidemie...*, S. 394 f.

[63] *Berliner Cholera-Zeitung...*, S. 298; *Tagebuch über das Verhalten...*, S. 205.

[64] K. E. von Baer, *Geschichte der Cholera-Epidemie...*, S. 394 f.

nur 38,5% (siehe folgenden Abschnitt). Für das Arbeitshaus ist dieses Ergebnis besonders bemerkenswert, da es geradezu berüchtigt war wegen seiner schlechten hygienischen Verhältnisse und des hohen Krankenstandes der Insassen.[65] Selbst in den Familienhäusern lag die Letalität mit 60,7% (117 Erkrankte, 71 Gestorbene) niedriger als der Berliner Durchschnitt, trotz des allgemein schlechten Gesundheitszustands der Bewohner. Hier wurden viele Cholerakranke von einem Arzt namens Stüler, einem Freund des Spekulanten Wieseke, homöopathisch mit Kampfer behandelt. Einige Überlebende hatte der zuständige Armenarzt schon aufgegeben.[66] Der allgemeine Gesundheitszustand scheint also für den Ausgang der Krankheit nicht immer von entscheidender Bedeutung gewesen zu sein. In vielen Krankengeschichten aus der Feder mehrerer Ärzte wurde gerade Menschen, die der Cholera erlegen waren, ein sonst guter Allgemeinzustand sowie eine „robuste Konstitution" bescheinigt.[67]

Auch die in den öffentlichen Heilanstalten Behandelten sind häufiger gesund geworden als die in der eigenen Wohnung Verpflegten. Der Vorteil der Lazarette bestand jedoch weniger in der dort prakti-

[65] Siehe R[udolf] Leubuscher, *Ärztlicher Bericht über das Arbeitshaus im Jahre 1851, nebst Bemerkungen über die Einrichtungen desselben,* in: *Deutsche Klinik,* 4 (1852), S. 87–91.

[66] *Tagebuch über das Verhalten...,* S. 228 f., 321. – In der *Berliner Cholera-Zeitung* wurde diese Behandlungsweise äußerst kontrovers diskutiert. Ein Anonymus rückte sie in die Nähe zu Menschenversuchen: Verus, *Die homoöpathischen Kuren in den Wieseken'schen Familienhäusern,* in: *a. a. O.,* S. 155. Darauf konterte Stüler mit dem Artikel *Zur Erwiderung und Widerlegung eines in der Cholera-Zeitung Nr. 19 enthaltenen Aufsatzes, die homoöpathischen Kuren in den Wieseken'schen Familienhäusern betreffend,* S. 196–198. – Den beiden in Berlin praktizierenden homöopathischen Ärzten Stüler und Hainel wurden offenbar von Behörden und etablierten Medizinern viele Steine in den Weg gelegt. Der Altmeister der Homöopathie, Samuel Hahnemann, intervenierte ihretwegen beim König, damit diese Behandlungsweise nicht von den „medicinischen Gewalten alter Zunft" erdrückt werde (*Offenes Sendschreiben an die Majestät König Friedrich Wilhelm der Dritte* [12. 11. 1831], in: *Allgemeiner Anzeiger und Nationalzeitung der Deutschen* [im folgenden *AAuNdD* zitiert], Jg. 1831, Nr. 309, Sp. 4145 f.). Hufeland verwies hingegen darauf, daß die preußische Regierung die Ausübung der Homöopathie ausdrücklich gestatte ([Christoph Wilhelm Hufeland,] *Homöopathie,* in: *Hufelands Journal,* 74 [1832], 4. St., S. 3–17, 3 f.).

[67] M. Romberg, *Erfahrungen...,* S. 14, 43; P. De Greck, *Über die asiatische Cholera in Berlin. Reisebericht an die Königl. Hochlöbl. Regierung zu Köln,* Köln 1832, S. 13; Johann Ferdinand Heyfelder, *Beobachtungen über die Cholera asiatica auf einer in Folge höheren Auftrags in die von jener Krankheit heimgesuchten Gegenden unternommenen Reise,* Bonn 1832, S. 22, 63.

zierten ärztlichen Behandlung.[68] Entscheidender war die Pflege, welche zu Hause oft nicht möglich war.

In den fünf Berliner Lazaretten wurden 871 Personen behandelt, von denen 545 (62,6%) starben.[69] Weitere 153 Erkrankte fanden Aufnahme in verschiedenen kleineren Hospitälern.[70] Von diesen erlagen der Krankheit 89 (58,2%). Dagegen starben von den 948 zu Hause Verpflegten 659 (69,5%). Immerhin fast die Hälfte der bis dahin Erkrankten, 48,1%, verblieb in der eigenen Wohnung beziehungsweise starb am Ort der Erkrankung, bevor eine Behandlung einsetzen konnte. Die fünf Choleralazarette hatten 44,2% der Patienten aufgenommen.

Aus den Breslauer Krankenlisten ergibt sich, daß in dieser Stadt 1011 Cholerakranke, das sind 76%, im Lazarett behandelt wurden; also ein weitaus größerer Teil als in Berlin. Dabei kamen die Kinder mit 57,1% im deutlich geringeren Maße ins Hospital als die Erwachsenen. Bei den Männern betrug der Anteil 78,4%, derjenige der Frauen lag mit 79,9% geringfügig höher. Gestorben sind in den Hospitälern 532 der Aufgenommenen (52,6%). Ungleich häufiger wurden aber die nicht im Lazarett Verpflegten ein Raub des Todes: Es erlagen 262 von 319, also über 81%. Viele davon werden schwere, schnell tödlich verlaufende Erkrankungen gewesen sein. Aber für den Versuch, diese im Vergleich zu Berlin noch krassere Differenz verständlich zu machen, ist es hilfreich zu betrachten, in welchem Maße die Erkrankten der einzelnen Bevölkerungsgruppen die Lazarette in Anspruch genommen haben.

[68] Über den Erfolg der Behandlungsmethoden mußten sich die Ärzte gestehen: „Die ausgebildete ächte Cholera ist der beginnende Act des Sterbens. Was erfahrungsgemäß feststehen dürfte, ist, daß wir nur wissen, wie wir sie nicht behandeln müssen", in: *Berliner medicinische Central-Zeitung*, 2 (1833), Sp. 328. – Heute zielt die Behandlung darauf ab, den massiven Flüssigkeitsverlust zu ersetzen. Dazu gibt man intravenöse Injektionen von Kochsalzlösung.

[69] *Berliner Cholera-Zeitung*..., S. 179, 216. – Die Aufstellung bezieht sich auf 1972 bis dahin erkrankte Personen. Aus den Berliner Krankenlisten geht, im Unterschied zu den Breslauern, nicht hervor, ob die Erkrankten ins Lazarett gekommen sind. – Die Verweildauer in den Lazaretten war individuell verschieden. Im Hospital Nr. 1 brachten die Genesenden durchschnittlich dreizehn Tage zu. Bei den Verstorbenen war der Tod in den meisten Fällen innerhalb der ersten 24 Stunden nach Einlieferung erfolgt (M. Romberg, *Erfahrungen*..., S. 6).

[70] Dieses waren private Lazarette, die Choleraabteilungen der Charité, des Arbeitshauses, des Polizeigefängnisses, des Neuen Hospitals, die Militärlazarette und das Jüdische Hospital.

TABELLE 11

Prozentsatz der im Lazarett behandelten Cholerakranken nach Berufs- und Bevölkerungsgruppen (Breslau 1831)

Cholera-Personal	95,8%
Domestiken	87,1%
Schiffer	84,2%
Tagelöhner	82,8%
Unverh./sep. Frauen	81,6%
Witwen	72,8%
Handwerker	66,0%
Militär	64,1%
Kleinbügertum	35,1%
höhere Schichten	12,5%

Demnach wurden die Hospitäler vor allem von sozialen Gruppen verschmäht, in denen die Sterblichkeit aus verschiedenen Gründen überdurchschnittlich hoch lag, allen voran die höheren Schichten sowie die Angehörigen des Kleinbürgertums („niedrige Officianten" etc.). Aus den höheren Schichten kamen lediglich vier Männer und eine Frau ins Lazarett. Aber auch das Militär, wo die Letalität in Breslau deutlich höher als in Berlin lag, sowie die männliche Handwerkerschaft nutzten diese Einrichtung weniger als der Durchschnitt. Bei den Handwerkern kamen 64% der erkrankten Männer und 73% der Frauen ins Hospital. Auch bei den Witwen starben immerhin 41 außerhalb einer Heilanstalt, nur sieben genasen in der eigenen Wohnung. Bei den unverheirateten/separierten Frauen ist der Anteil der Lazarettbehandlung wesentlich höher.

Vorrangig im Hospital behandelt wurden zumeist Bevölkerungsgruppen mit niedriger und mittlerer Letalität. Dazu zählten das sich ohnehin lange Zeit im Lazarett aufhaltende Cholera-Personal sowie die weiblichen Domestiken, bei denen der Anteil um 94,4% lag. Es folgen mit einigem Abstand die Schiffer und die unverheirateten/separierten Frauen. Jedoch kamen auch bei der Tagelöhnerbevölkerung die allermeisten ins Hospital, 90,5% der Männer und 84,2% der Frauen. Die Sterblichkeit lag bei den Männern allerdings fast so hoch wie bei den Handwerkern, welche das Lazarett weit weniger in Anspruch nahmen. Möglicherweise sind die Erkrankungen schwerer verlaufen, oder der Transport erfolgte erst im recht späten Stadium. Der zweifellos günstige Einfluß der Hospitalbehandlung konnte durch andere Momente, welche die Genesungschancen herabsetzten, nicht immer zur Geltung kommen.[71]

Die Cholera in den Berliner Armenanstalten

Das Arbeitshaus

TABELLE 12

Cholera-Morbidität und -Mortalität im Arbeitshaus (Berlin 1831)

	Männer	Frauen	Kinder	Erkrankte insgesamt	Gestorbene insgesamt
Handwerker	14	–	2	16	4
Arbeitsleute	9	3	1	13	8
Witwen/Unverh.	–	9	1	10	5
Stuhlarbeiter	7	2	–	9	6
Hospitaliten	5	3	–	8	5
sonstige	7	5	2	14	5
Summe	42	22	6	70	33

Zur Zeit des Seuchenausbruchs war das Arbeitshaus mit etwa 650 bis 700 Insassen belegt.[72] Die acht Hospitaliten kamen aus der angegliederten „Siechenanstalt“ für chronisch Kranke. 60% der an der Cholera erkrankten Arbeitshäusler waren Männer. Die meisten kamen aus der Handwerkerbevölkerung, während die Frauen größtenteils Witwen waren, die älteste stand bereits im 80. Lebensjahr; Kinder wurden nur wenige registriert. In diesen Zahlen spiegelt sich der Umstand, daß die meisten längerfristig Einsitzenden erwachsene männliche Einzelpersonen waren. In den Jahren 1830 bis 1840 wurden durchgehend wesentlich mehr Männer als Frauen eingewiesen, meist wegen Vagabundierens und Bettelei. Familien wurden nur kurzzeitig untergebracht, gewöhnlich, wenn sie am Anfang eines Quartals wegen Mietschulden obdachlos geworden waren. Aus

[71] Dafür, daß die Lazarettbehandlung nicht notwendigerweise vorteilhafter war, gibt es zahlreiche Beispiele. So erlagen 1832 in den Pariser Hospitälern 80% der Erkrankten, in Riga 1848 von der in die Lazarette Eingelieferten 50% gegenüber 21% der zu Hause Gepflegten. In Glasgow und Liverpool betrug die Letalität 1848/49 in den Spitälern 54%, in den Häusern 37%. Nach Georg Sticker wurden solche Resultate vor allem durch unsachgemäße Transporte, mangelnde Pflege und die „Experimentirwut übereifriger Heilbeflissener“ verursacht (G. Sticker, *Die Cholera*..., S. 379 f.).

[72] *Tagebuch über das Verhalten*..., S. 216, 321.

Platzmangel blieben sie nur so lange, bis sie mit Hilfe finanzieller Unterstützung ein neues Quartier gefunden hatten.[73]

Die freiwillige Armenbeschäftigungsanstalt

Diese Anstalt war eine private Gründung des pietistischen Barons Hans Ernst von Kottwitz (1757–1843). Im Jahre 1808 richtete er sie in einer ehemaligen Kaserne in der Alexanderstraße ein. Seine Absicht war, den Insassen nicht durch staatlichen Zwang, sondern durch „freie Liebe" zur „bürgerlichen Tüchtigkeit" zu verhelfen. Die Arbeitsfähigen wurden mit Spinn- und Webarbeiten beschäftigt, bis sie wieder in der Lage waren, ein selbständiges Leben zu führen; für die Kinder fand regelmäßiger Schulunterricht statt. Der Baron hätte gerne seine Anstalt mit dem benachbarten Arbeitshaus im Sinne der „christlichen Armenpflege" vereinigt, aber der Magistrat wollte die „verunglückte Privatanstalt" nicht übernehmen. Erst 1831, kurz vor dem Seuchenausbruch, wurde die Anstalt unter die Verwaltung der Kommune gestellt.[74]

TABELLE 13
Cholera-Morbidität und -Mortalität in der freiwilligen Armenbeschäftigungsanstalt (Berlin 1831)

	Männer	Frauen	Kinder	Erkrankte insgesamt	Gestorbene insgesamt
Stuhlarbeiter	9	8	25	42	16
Witwen	–	–	4	4	2
Handwerker	–	–	2	2	1
sonstige	–	2	2	4	1
Summe	9	10	33	52	20

Die Zahl der Bewohner belief sich bei Ausbruch der Epidemie auf ca. 600.[75] Von ihnen wurden über 8% von der Seuche befallen, ein geringerer Anteil als im Arbeitshaus. Wie aus TABELLE 13 zu ersehen

[73] Innerhalb dieser Zeitspanne wurden fast 17 000 Männer und etwa 6500 Frauen als Bettler und Vagabunden eingewiesen, H. Wollheim, *Versuch einer medicinischen Topographie...*, S. 174.

[74] *ADB*, Bd. 16, S. 765 f.

[75] *Tagebuch über das Verhalten...*, S. 321.

ist, wich die Insassenschaft erheblich von der des Arbeitshauses ab: Hier suchten hauptsächlich Familien Unterkunft, fast 64% der Erkrankten waren Kinder, über drei Viertel kamen aus Stuhlarbeiterfamilien. Auch Witwen mit Kindern bot diese Anstalt Zuflucht, die vier cholerakranken Kinder hatten alle verschiedene Mütter. Oft waren mehrere Mitglieder einer Familie der Seuche zum Opfer gefallen, am schlimmsten traf es die Weberfamilie Sinnhold: Mutter und Vater genasen zwar wieder, aber von fünf erkrankten Kindern starben vier, zwei Töchter, zwölf und vierzehn Jahre alt, sowie ein elf- und ein zweijähriger Sohn. Nur der Zwillingsbruder des Kleinsten überstand die Krankheit.

Bis auf eine Wärterin und die „Hausvaterfrau" gehörten auch alle erkrankten Erwachsenen zur Stuhlarbeiter-Bevölkerung, während die Arbeitsleute völlig fehlten und die Handwerker nur durch die zweijährige Tochter eines Kattundruckers und den ebenso alten Sohn eines Instrumentenmachers unter den Cholerakranken vertreten waren.

Die Charité

TABELLE 14

Cholera-Morbidität und -Mortalität in der Charité (Berlin 1831)

	Männer	Frauen	Kinder	Erkrankte insgesamt	Gestorbene insgesamt
Arbeitsleute	11	1	–	12	6
Handwerker	9	1	–	10	3
Stuhlarbeiter	6	1	–	7	5
Witwen/Unverh.	–	3	2	5	4
Hospitaliten	3	2	–	5	4
Domestiken	1	4	–	5	2
sonstige	5	2	1	8	6
Summe	35	14	3	52	30

In der Charité traten noch Cholerafälle auf, als die Epidemie in den übrigen Teilen der Stadt bereits erloschen war. Bis Ende Januar 1832 stieg die Zahl der Erkrankten auf 77.[76] Mit wieviel Personen das Krankenhaus bei Seuchenausbruch belegt war, ist nicht bekannt.

[76] W[ilhelm] Schütz, *Vergleichende statistische Übersicht der in Berlin in den vier Epidemien 1831, 1832, 1837 und 1848 vorkommenden Cholerafälle*, Berlin 1849, S. 29.

Da diese Anstalt das Berliner Armenhospital war, kamen bis auf einen geisteskranken Grafen alle cholerakranken Insassen aus den Unterschichten, die meisten waren Tagelöhner und Handwerker. Die Mehrzahl wurde wegen Wechselfieber, Krätze oder Wassersucht eingeliefert.[77] Über zwei Drittel der Patienten waren Männer. Bei den drei Kindern handelte es sich um Säuglinge unbekannten Geschlechts, die in der Gebärabteilung auf die Welt gekommen und innerhalb weniger Tage an der Cholera gestorben waren.

Außer in diesen drei Anstalten wurden im Polizeigefängnis und in der Stadtvogtei zwölf Personen von der Seuche befallen: eine Tagelöhnerin und eine Prostituierte, sechs Arbeitsmänner, ein Maurergeselle, ein Kattundrucker sowie zwei Stuhlarbeiter.[78] Somit waren mit den Bewohnern des Neuen Hospitals 247 der an der Cholera Erkrankten Insassen geschlossener Anstalten, das entspricht einem Anteil von 11%.

1832 ereigneten sich im Neuen Hospital vier und in der Armenbeschäftigungsanstalt nur zwei Krankheitsfälle, während sich das Arbeitshaus und die Charité geradezu zu Seuchenherden entwickelten, hier ergriff die Cholera 22 beziehungsweise 52 Personen. Von Anfang Dezember bis Ende Januar 1833 grassierte in Berlin die Epidemie ausschließlich in diesen beiden Anstalten.[79]

[77] J[ohann] Ch[ristoph] Albers, *Pathologisch-therapeutische Wahrnehmung, gesammelt in der Cholera-Heilanstalt des ärztlichen Vereins,* in: *Cholera-Archiv,* Bd. 1, S. 161–206 (T. 1), Bd. 2, S. 284–354 (T. 2).

[78] P. De Greck, *Über die asiatische Cholera...,* S. 70 ff.

[79] W. Schütz, *Vergleichende statistische Übersicht...,* S. 27 ff.

NEUNTES KAPITEL

Mentalitätsgeschichtliche Aspekte: Die Bevölkerung im Umgang mit der Epidemie

Cholera und Armut

An den statistischen Betrachtungen hinsichtlich des Standes oder Gewerbes der an der Cholera Erkrankten ist ein gewisser, wenn auch nicht stringenter Zusammenhang zwischen Armut und erhöhter Morbidität und Mortalität hervorgetreten. So war in Berlin die Cholera in „armen" Stadtteilen (gemessen an der Zahl der von der Mietsteuer befreiten Quartiere) stärker in Erscheinung getreten. Dabei handelte es sich in der Mehrzahl um die Vorstädte, in denen die meisten Einwanderer unterkamen. Die Wohndichte war hier größer als in den vornehmeren Stadtteilen, ebenso die Zahl derer, die in feuchten Kellerwohnungen lebten.[1] Bewohner von Häusern, die direkt am Wasser lagen, waren in besonderem Maße cholerагefährdet.

In dem eigentlichen Armenviertel Berlins, der vom Wasser weit entfernten Rosenthaler Vorstadt, wurden die meisten Wohnungen von der Epidemie befallen. Auch in der Stralauer Vorstadt, der Königsstadt und der Louisenstadt hatte sich die Seuche in mehr Quartieren eingenistet als in den „besseren" Vierteln, zu denen die Dorotheenstadt und der Friedrichswerder zählten.[2] Relativ viele Cholerafälle ereigneten sich trotz des im Verhältnis nicht sehr hohen Armenanteils in den beiden eng bebauten, dicht bevölkerten und

[1] Nach M. Romberg, *Erfahrungen...*, S. 36, 45 und J. F. Heyfelder, *Beobachtungen...*, S. 44 ff., 60 f. war von den in die Berliner Lazarette eingelieferten Cholerakranken ein großer (jedoch nicht genau bekannter) Teil Bewohner von feuchten Kellerräumen.

[2] In der Aufstellung nicht enthalten sind die Cholerafälle aus dem Arbeitshaus und der Armenbeschäftigungsanstalt (Königsstadt), dem neuen Hospital (Cölln) und aus den Familienhäusern (Rosenthaler Vorstadt).

sehr wasserreichen alten Stadtkernen Berlin und Cölln. In den ersten Wochen grassierte die Epidemie vorrangig in Häusern, die an der toten Bucht der Spree sowie am Festungsgraben, einem stehenden Gewässer, lagen.[3] Die Friedrichstadt, in der sich die Seuche am wenigsten verbreitet hatte, war hingegen weiträumig angelegt und fast frei von Gewässern.

TABELLE 15

Cholera-Morbidität und Armenbevölkerung in den Berliner Stadtvierteln (1831)

Stadtviertel	Befallene Quartiere in %	Anteil der steuerbefreiten Quartiere in %
Rosenthaler Vorstadt	6,2	52,3
Cölln	4,6	15,3
Louisenstadt	4,4	23,8
Berlin	4,2	13,6
Königsstadt	3,7	23,9
Stralauer Vorstadt	3,7	27,4
Spandauer V./Fr.-Wilh.-St.	3,6	26,0/13,9
Friedrichswerder	2,4	9,6
Dorotheenstadt	2,0	8,1
Friedrichstadt	1,0	14,5

Quellen: *Tagebuch über das Verhalten...*, S. 321; G. Liebchen, *Zu den Lebensbedingungen...*, S. 296.

Die ersten Cholerafälle zeigten sich erst Anfang Oktober, angeblich nach dem Zuzug neuer Mieter aus „verseuchten" Stadtteilen.[4]

Es entspricht auch den Tatsachen, daß vor allem die Landkreise der als arm bekannten Regionen in den Provinzen Preußen und Posen außerordentlich viele Todesopfer zu beklagen hatten. „Spitzenreiter" waren Memel und Rosenberg in Ostpreußen, die westpreußischen Kreise Graudenz und Strasburg sowie Schubin und vor

[3] Beschreibung einer zeitgenössischen Karte in: Ernst Rodenwaldt, *Die Seuchenzüge der Cholera im 19. Jahrhundert*, in: Walter Artelt/Walter Rüegg (Hrsg.), *Der Arzt und der Kranke in der Gesellschaft des 19. Jahrhunderts* (= Studien zur Medizingeschichte des 19. Jahrhunderts, Bd. 1), Stuttgart 1967, S. 201–208, 202.

[4] *Berliner Cholera-Zeitung...*, S. 243; H. Wollheim, *Versuch einer medicinischen Topographie...*, S. 327.

allem Inowraclaw im Posenschen mit einer Cholerasterblichkeit von 20‰ und mehr (siehe ANHANG, S. 336). Als ein Schulbeispiel wurde der Immediat-Kommission die Kreisstadt Pleschen (Regierungsbezirk Posen) vorgeführt. Hier war die Epidemie am 31. Juli 1831 so plötzlich unter dem Militär ausgebrochen, daß man von Vergiftung munkelte; elf Soldaten erkrankten. Ebenso plötzlich fiel eine „Weibsperson" aus dem Hause des Speisewirts der Seuche zum Opfer. In den folgenden Wochen ergriff die Cholera täglich bis zu 16 Personen aus allen Schichten der Bevölkerung. Bis Mitte September hatte Pleschen 171 (6%) seiner etwa 3000 Einwohner verloren, 303 (10%) waren erkrankt. Der Kreis-Physikus starb bald nach Ausbruch der Epidemie an einer anderen Krankheit. Oberpräsident Flottwell hatte veranlaßt, der Stadt 300 Reichstaler anzuweisen, „um den Hülfsbedürftigen gesunde und angemessene Nahrungsmittel zu verschaffen und die Krankenpflege überhaupt zweckmäßig einzurichten".[5] Über die möglichen Ursachen dieses heftigen Wütens führten Lokalpolitiker und Medizinalbeamte erregte Diskussionen. Ein Protokoll davon gelangte durch Flottwell nach Berlin. Demnach waren in Pleschen idealtypisch alle Bedingungen erfüllt, die Zeitgenossen generell für die Cholera-„Prodisposition" einer Bevölkerung verantwortlich machten:

Die beiden Hauptnahrungszweige der überwiegend aus polnischsprachigen Katholiken bestehenden Einwohnerschaft waren Schuhmacherei und Kleinhandel. Beide wurden vorrangig als Wandergewerbe in der näheren und weiteren Umgebung sowie auf Jahrmärkten ausgeübt. Daraus soll eine „äußerst liderliche Lebensart" hervorgegangen sein, die durch die „Unzahl von Branntweinschenken" in der Stadt noch kräftig unterstützt wurde. Der Landrat erzählte, er habe kurz nach Seuchenausbruch an einem Abend eigenhändig etwa 200 Säufer aus den Schenken geholt, viele seien kurze Zeit später von dem „Übel" befallen worden. Die Überlebenden hätten bereits im Genesungsstadium wieder mit dem Trinken begonnen. Der aus Breslau angereister Arzt Dr. Kalkstein wurde zu einem cholerakranken Kind gerufen, welches bei seiner Ankunft in Branntwein getauchtes Brot zu essen bekam. Zu dieser Trunksucht gesellte sich eine ungesunde Ernährung: Vor allem für die vielen armen Einwohner war Brot kaum verfügbar, zum einen war es wegen der hohen Getreidepreise zu teuer, zum anderen wurde es vielfach zur Verpflegung des örtlichen Mili-

[5] GSTA PK, Rep. 76 VIII C, Nr. 41, Bl. 38, 39–40 R, Schreiben vom 16. und 17. 9. 1831.

tärs aus dem Handel gezogen. Auch in Pleschen verschlimmerte sich dieser Mißstand durch die anfangs durchgeführte Stadtsperre, zumal die Gutsbesitzer der Umgebung jeden Verkehr mit den städtischen Aufkäufern abgebrochen hatten und erst nach Aufforderung des Landrats ihr Verhalten änderten. Gemüse und Früchte, an denen die Stadt wegen ihrer vielen Gärten reich war, sowie „schlechtes Fleisch" bildeten gewöhnlich die Hauptnahrungsmittel, so auch zur Cholerazeit. Hinzu kam die in Pleschen verbreitete, „Abschreckung erregende" Unreinlichkeit. Ärzte berichteten über die weite Verbreitung von Ungeziefer, selbst das beste Gasthaus der Stadt war davon nicht verschont. Den „angestrengten Bemühungen" des Landrats sei es zwar gelungen, auf den Straßen eine „ziemliche Reinlichkeit" herbeizuführen, auf das Innere der Häuser, auf die Kleider und Körper der Menschen habe diese aber bisher nicht übertragen werden können.

Überdies mußte sich ein großer Teil der männlichen Bevölkerung während der Seuchenzeit ungewohnten Anstrengungen unterziehen: Etwa ein Viertel der 265 Wohngebäude war von der Häusersperre betroffen. Als Wächter wurden Bürger angestellt, die schwerere Dienste leisteten als das Militär in Friedenszeiten. In Verbindung mit dem üblichen Branntweintrinken hatten sich viele von ihnen bei der Arbeit die Seuche zugezogen.[6]

Derartige Zustände waren jedoch in Ost- und Westpreußen ebenfalls anzutreffen, ebenso in Schlesien, durch das zwei nahezu cholerafreie Zonen verliefen. Virchows Schilderung Oberschlesiens klingt hinsichtlich der Reinlichkeit und Lebensweise seiner Bewohner ganz ähnlich. Auch sie waren dem Branntweingenuß „in extremster Weise" ergeben: „An den Abenden, wo das Volk von den städtischen Märkten zurückkehrte, waren die Landstraßen von Betrunkenen, Männern und Weibern, buchstäblich übersäet, das Kind an der Mutterbrust wurde schon mit Schnaps gefüttert."[7] Die Kreise Pless und Rybnik, permanente Notstandsgebiete, verloren 1847 etwa 8% ihrer Bevölkerung durch den Hunger-Typhus, während die Cholera stets nur wenige ergriff. Als Erklärung für dieses doch sehr auffällige Phänomen sind vor allem siedlungsgeographische und geologische Gegebenheiten anzunehmen. In Niederschlesien schützte die im großen Elend lebenden Leineweber die gebirgige Lage ihrer Dörfer vor der Cholera, die auch hier niemals Fuß fassen konnte. Einzelne Orte, die mit der Zeit

[6] *A. a. O.*, Bl. 41 R–47, Protokoll vom 16. 9. 1831.

[7] R. Virchow, *Mittheilungen*..., S. 151, 153, 176.

für ihre Cholera-Immunität bekannt wurden, gab es in vielen Gebieten, zum Beispiel Polnisch-Lissa in Posen (hier gab es eine Quellwasserleitung), Frankfurt am Main, Stuttgart oder in Frankreich Lyon.[8]

Für Preußen gilt also dasselbe, was Asa Briggs über die Epidemien in England und Frankreich sagt: „Cholera was in a real sense ‚the disease of the poor', but it was not the disease of all the poor. Many places with bad sanitary conditions escaped it, and in many places the rich ... were not immune."[9] Vor ihrem tatsächlichen Erscheinen ging der Cholera jedoch überall der Ruf voraus, eine ausgesprochene Krankheit der Armen zu sein. Es hat den Anschein, als sollte die übrige Bevölkerung damit in Sicherheit gewiegt werden. Nach dem Seuchenausbruch in Danzig meldeten die Zeitungen, daß bisher nur „Individuen der arbeitenden, von schlechter Kost lebenden Klasse" befallen wurden.[10] Die *Preußische Staatszeitung* brachte fortlaufend derartige „Beruhigungen", so daß es selbst dem Chef der Immediat-Kommission, Gustav Ludwig von Thile, zu viel wurde. In einem privaten Brief gestand er Theodor von Schön, daß ihm derartige Bemerkungen „öfter schon wehe gethan" hätten, „denn diese Menschenklasse ist wahrlich schon unglücklich genug, und man schärft ihnen das Gefühl ihres Elends durch solche Ankündigungen auf eine furchtbare Art". Der preußische Oberpräsident gab zu, daß sich an einem Tag, als er sich sehr unwohl fühlte, „eine unpassende Äußerung in dieser Beziehung" auch in eine seiner Bekanntmachungen eingeschlichen hätte. Als er diese gedruckt sah, habe er aber selbst sofort den „unangenehmen Eindruck" empfunden.[11]

Da die Cholera offiziell als eine *ansteckende* Armenkrankheit galt, drohten die unteren Schichten zu einer allgemeinen Gefahr zu werden. Der schlesische Oberpräsident Merckel bestimmte bereits im

[8] Vgl. M. Pistor, *Die Verbreitung...*, besonders S. 173 ff. Die häufig verschonten Gebiete zeichneten sich durch geringe Bevölkerungsdichte, großen Waldreichtum und eine Lage abseits vom Verkehr aus (S. 171). Es gab noch weitere choleraimmune Städte, unter anderen Pless, Lauban, Neumarkt, Glogau, Tarnowitz und Bunzlau. Allen gemeinsam war ihr gutes Trinkwasser, das entweder durch Röhrenleitungen zugeführt wurde oder in einem felsigen Boden verlief. (Joseph Samter, *Einige ergänzende Worte zur Geschichte der Cholera-Epidemien in der Stadt und Provinz Posen,* in: *Zeitschrift der historischen Gesellschaft für die Provinz Posen,* 2 [1886], S. 379–384, 380.)

[9] Asa Briggs, *Cholera and Society in the Nineteenth Century,* in: *Past & Present,* 19 (1961), S. 76–96, 78 f.

[10] Z. B. *Vossische Zeitung* vom 15. 6. 1831 sowie Beilage vom 11. 6. 1831.

[11] Th. von Schön, *Weitere Beiträge...*, S. 272 f., 278.

April 1831 für seine Provinz, daß „fortan polnische Flüchtlinge aus den niederen arbeitenden Klassen, von denen eine Verbreitung der Seuche ... zu besorgen ist, gar nicht weiter eingelassen werden sollten".[12] Eine verstärkte Fürsorge für die einheimischen Armen gehörte von Anfang an zur Strategie der Choleraabwehr. In Berlin hatte der Magistrat durch ein Rundschreiben vom 18. Juni 1831 alle Armenkommissionen aufgefordert, die Behausungen sämtlicher Almosenempfänger sowie diejenigen der von der Mietsteuer befreiten Wohnungsinhaber häufiger als sonst aufzusuchen. Dabei sollte vor allem die Reinlichkeit und eventuelle Überbelegung kontrolliert werden. Zur Stärkung der Abwehrkräfte schien es ratsam, die Armenspeisung zu verbessern: Zusätzlich zu den drei in Berlin bereits bestehenden Kochanstalten wurde eine weitere provisorisch eingerichtet. Den Suppen sollten mehr Mehl und Gemüse als üblich beigegeben werden.[13] Mit dem Wirksamwerden dieser „Wohltätigkeit" warteten die Behörden jedoch bis zur letzten Minute, die Essenausgabe setzte erst in den ersten Septembertagen ein, als die Cholera bereits in der Stadt grassierte. Um die Verpflegung zu finanzieren, rief die Direktion der Armenspeisungsanstalt den wohlhabenden Teil der Bevölkerung zu Geldspenden auf. Sie versprach, die Namen der „menschenfreundlichen Geber" und den gespendeten Betrag monatlich der Öffentlichkeit bekannt zu machen.[14]

Von großem Erfolg waren die Sammlungen der Schutzkommissionen. Innerhalb weniger Wochen kamen über 20 000 Reichstaler zusammen. Mehrere „Contribuenten" versprachen, jeden Monat eine festen Betrag einzurichten. Manch Angehöriger der höheren Stände übernahm einen unbezahlten Posten bei den Schutzkommissionen. Von den zahlreichen Wohltätigkeitsvereinen verpflichtete sich einer, mehrere Jahre die Erziehung von Berliner Cholera-Waisen zu unterstützen. Nach dem Seuchenausbruch in Danzig hatte sich in der Residenzstadt ein „Verein zur Unterstützung der durch die Cholera und die Sicherheits-Maaßnahmen gegen dieselbe hülfsbedürftig gewordenen Individuen in den angesteckten Provinzen" konstituiert.

[12] GStA PK, Rep. 76 VIII C, Nr. 136, Bl. 1 R. – Merckels Verordnung wurde durch eine Kabinetts-Ordre vom 17. 5. 1831 sanktioniert, nach welcher nur polnische und russische Flüchtlinge aus höheren Ständen die preußische Grenze passieren durften. Aber auch ihnen wurde der Aufenthalt in den Provinzen Preußen, Posen und Schlesien verboten.

[13] *Berliner Cholera-Zeitung*..., S. 91.

[14] Beilage zur *Vossischen Zeitung* vom 9. 9. 1831.

Öffentlich gelobt wurden auch Vereinigungen, die, obwohl der „geselligen Freude" geweiht, auf ihre Zusammenkünfte verzichteten, um dadurch den Armen „Freude und Trost" zu bereiten.[15] Krankenwärter, die zur Genesung eines Cholerakranken aus den unteren Schichten „durch vorzügliche Sorgfalt, Anstrengung und Ausdauer" beigetragen hatten, sollten eine Belohnung von ein bis drei Talern erhalten und ihre Namen öffentlich bekannt gemacht werden.[16] Auch einzelne Personen traten durch Hilfsaktionen hervor. In Berlin bekannt geworden ist Bettine von Arnim, die von Pfarrer Schleiermacher regelmäßig Briefe von um Unterstützung bittenden Armen erhielt. Zusammen mit anderen Frauen organisierte sie Geldsammlungen, von deren Ertrag Kleider und Lebensmittel gekauft und vor allem an die Bewohner der Familienhäuser verteilt wurden. In ihrer Wohnung ließ sie Schuhe nähen, täglich verteilte sie homöopathische Medikamente.[17] Rahel Varnhagen äußerte über diese rege Betriebsamkeit: „Bliebe dies auch in gesunden Tagen so! Es ist nicht wahr, daß die Wohlhabenden dazu nicht Zeit haben; tausend und tausend Frauen, und Männer, haben nichts anderes zu tun … Aber sie sterben lieber vor Langeweile."[18]

Die Motive, welche zur Zeit der Cholera die tätige Philanthropie beflügelten, waren in der Tat oft alles andere als uneigennützig. Man scheute sich auch nicht, dies in aller Öffentlichkeit zuzugeben. In der *Vossischen Zeitung* fand sich am 9. September in der Beilage die

[15] *Berliner Cholera-Zeitung…*, S. 142; *Haude- und Spenersche Zeitung* vom 20. 10. 1831; StA Berlin, Rep. 01, GB 242, Schreiben des Vereins zur Erziehung von Cholerawaisen an die Schutzkommissionen mit Bitte um finanzielle Unterstützung vom 12. 2. 1832; GStA PK, Rep. 77, Tit. 247, Nr. 33, Bl. 1. – Nach dem Abschlußbericht des Cholera-Vereins (*Preußische Staatszeitung*, Nr. 156 vom 5. 6. 1832) war bis Februar 1832 ein Spendenfonds von fast 10 000 Reichstalern zusammengekommen. Den größten Einzelbetrag (über 2000) erhielt die Danziger Sanitäts-Kommission. Der Mitte Juni 1831 für diese Stadt in ganz Preußen ergangene Spendenaufruf hatte innerhalb von vier Wochen über 1200 Reichstaler eingebracht, von denen etwa 400 in Berlin gesammelt wurden. Im Verhältnis zu den Beträgen, die die Sammlungen der Berliner Schutzkommissionen für die einheimischen Armen erbracht hatten, war es also sehr wenig, was man den Bewohnern der Ostprovinzen gönnte.

[16] *Berliner Cholera-Zeitung…*, S. 132.

[17] Ingeborg Drewitz, *Bettine von Arnim. Romantik. Revolution. Utopie,* Düsseldorf-Köln 1969, S. 144.

[18] Rahel Varnhagen am 20. 9. 1831 an Ludwig Robert, in: *Rahel Varnhagen und ihre Zeit. Briefe 1800–1833* (= Lebensläufe, Biographien, Erinnerungen, Briefe, Bd. 14), München 1968, S. 346.

Bemerkung, daß „die Bewirkung eines guten Gesundheitszustandes der unbemittelten Einwohner einer Stadt ... das wirksamste Mittel gegen die Verbreitung der Cholera, folglich auch gegen die Gefahr der Ansteckung für alle übrigen Bewohner" sei. Im schlesischen *Cholera-Blatt* war zu lesen: „...der Reiche tut jetzt alles, was er für die Armen tut, zu seinem eigenen Vorteil! Mag die Vorsorge für Müßiggänger und Tagediebe vielleicht als übertriebene Menschenliebe erscheinen..."[19]

Zu einer Gefahr drohte in den Städten eine zur Untätigkeit gezwungene Masse männlicher Handwerker und Tagelöhner zu werden. In die Stadt Posen zum Beispiel hatte der Festungsbau viele fremde Arbeiter, meist aus anderen Teilen der Provinz oder aus Schlesien, angezogen. Sie hausten „in engen und schmutzigen Wohnungen von Privatleuten, welche darin einen Erwerb suchen", oft drängten sich zwanzig und mehr Menschen in einem kleinen Zimmer. Bei Beginn des Choleraalarms beeilten sich die Behörden, hölzerne Baracken für diese Männer zu errichten. Flottwell wollte den Festungsbau sofort stoppen und die Arbeiter in ihre Heimatorte schicken, was ihm jedoch vom Kriegsministerium mit Hinweis auf die Tumultgefahr untersagt wurde.[20] In Breslau, wo die Angst vor der „unbedingten Durchführung" der Instruktion bereits im Sommer große Unruhe im Publikum erzeugt hatte, erklärten die Fabrikanten, daß sie im Falle des Seuchenausbruchs den größten Teil der Arbeiter entlassen würden. Oberpräsident Merckel stellte Ende August beim Innenministerium den Antrag, zur Beschäftigung der Handwerker und Tagelöhner mit dem bei Ausbruch der französischen Juli-Revolution beschlossenen Bau einer Kaserne beginnen zu können. Der König genehmigte dies mit einer Kabinettsordre vom 19. September und bewilligte für Posen und Breslau die nötigen Geldmittel.[21] Die Stadt Danzig, die der alte Gneisenau wenige Wochen vor seinem Cholera-Tod gewarnt hatte, die größtenteils aus „rohen Kaschuben" bestehenden Tagelöhner unbeschäftigt zu lassen, hatte bereits Anfang Juli 5000 Reichstaler aus dem Militär-Fonds erhalten. Davon sollten die Arbeitsleute für Erdarbeiten an den Festungswällen entlohnt werden. Bei Erlöschen der Epidemie war diese Beschäftigung

[19] *Cholera-Blatt...*, S. 71.
[20] GStA PK, Rep. 76 VIII C, Nr. 76, Bl. 46–47, 55.
[21] GStA PK, Rep. 77, Tit. 247, Nr. 5, Bl. 10–11, 14.

sofort wieder einzustellen.[22] Die Berliner Tagelöhner wurden mit der Erweiterung des Arbeitshauses – die Direktion erwartete während der Epidemie einen Massenansturm – sowie mit dem Neubau der Charité wenigstens zeitweise in Verdienst gesetzt. Außerdem befahl der König umfangreiche Chausseearbeiten. Für die Dauer des Seuchenalarms war das Einwandern fremder Handwerker und Arbeiter ausnahmslos untersagt. Der Fabrikbetrieb lief trotz der „ungünstigen Conjuncturen" weiter. Jedoch mußten die Arbeiter jeden Morgen eine Bescheinigung ihrer Schutzkommission vorlegen, daß sich in ihrem Hause kein Cholerafall ereignet hatte.[23]

Aus der „bedeutenden Zahl von arbeitslosen, wenn gleich arbeitslustigen Menschen" fanden viele vorübergehend Beschäftigung in den Lazaretten als Krankenwärter, in den Desinfektions- und Reinigungs-Anstalten, als Schutzdiener oder Totengräber. Zahlreiche Bewerbungen gingen beim Büro der Immediat-Kommission ein. Nicht wenige verwiesen auf ihre Erfahrungen als Lazarettdiener während der Befreiungskriege. Schneider Rümlein, 40 Jahre alt, lebte mit seiner Familie „in der größten Dürftigkeit", da er sein Metier nur noch notdürftig ausüben konnte. Der Grund war ein Augenleiden, das er sich als Soldat während der Befreiungskriege zugezogen hatte. Er wurde als Krankenwärter eingestellt. Auch Schneider Köppen aus der Prenzlauer Straße konnte schon seit Jahren seine Familie, Frau und sechs Kinder, nicht mehr ernähren. Wie er meinte, wurde sein Gewerbe, die Damenschneiderei, „durch den häufigen Betrieb von Frauenzimmern ... zu sehr geschwächt". Der Choleraausbruch habe ihn völlig „außer Existenz gesetzt", da jetzt die herrschaftlichen Häuser ihre Türen geschlossen hielten. Um der Stadt nicht zur Last zu fallen, wollte er bei einer der Schutzkommissionen als Bote angestellt werden. Thile verwies ihn direkt an diese.[24] Der Kaufmann Cordes meldete sich im Juni aufgrund eines angeblichen Gerüchts, dem zufolge sich niemand für Lazarettdienste zur Verfügung stellen wolle. Er aber habe „als Mensch und als Christ" so gelebt, daß er „den uns all' erwartenden Todt" nicht fürchte. Die Anstellung müsse

[22] GStA PK, Rep. 76 VIII C, Nr. 40, Bl. 3; GStA PK, Rep. 76 VIII C, Nr. 118, Bl. 115, Schreiben Gneisenaus vom 5. 7. 1831.

[23] GStA PK, 2.2.1. Geh. Zivil. Kab., Nr. 24511, Bl. 15 und R; StA Berlin, Rep. 01, GB 246, Schreiben der Direktion des Arbeitshauses an den Magistrat vom 18. 6. 1831; *Berliner Cholera-Zeitung...*, S. 132; *Vossische Zeitung* vom 3. 9. 1831.

[24] StA Berlin, Rep. 01, GB 259, Bl. 1, 23 und R.

jedoch so ergiebig sein, daß er „ohne große Ansprüche" Frau und drei Kinder davon ernähren könne. Gegenwärtig sei er nicht in der Lage, seine Familie „standesgemäß" zu versorgen, da er wegen vieler erlittener Unglücksfälle gezwungen worden sei, seine Handlung aufzugeben. Thile bestellte ihn ins Generalstabsgebäude in der Behrenstraße, um das weitere zu besprechen.[25] Jedoch wurden auch mehrere „verdiente Unterthanen" abgelehnt, meist Invaliden aus den Befreiungskriegen, aber auch arbeitslose Buchhalter, Handlungsdiener und Lehrer.[26] Die beiden offensichtlich einzigen Frauen, die sich schriftlich beworben hatten, waren Lehrerinnen. Ihnen war nach dem Choleraausbruch ihr privater Handarbeits-Unterricht gekündigt worden, nur eine, Caroline Schröder, wurde als Krankenwärterin angenommen.[27]

In dem Privatgelehrten Heinrich Smidt erregte die Cholera wie „in jedem Patrioten den lebhaften Wunsch, nach Kräften nützlich zu sein". Ihn wollte Thile aber ebensowenig haben wie den ehemaligen Justiz-Kommissar Ringel aus Guben. Dieser irrte sich in seiner Selbsteinschätzung, daß „bei der großen Gefahr, die dem Vaterlande durch Annäherung der Cholera droht", es der Immediat-Kommission „erwünscht sein dürfte, in den Bestrebungen zur Abwehrung dieses Übels von Männern unterstützt zu werden, die sich durch eine feste Gesundheit, mehr aber noch durch die hinzukommenden geistigen Fähigkeiten sich besonders eignen, an diesen Geschäften theilzunehmen".[28]

Die Ängste der höheren Schichten. Die Juden und die Cholera

Im „gebildeten" Europa wollte man die Angst vor der „asiatischen Hydra"[29] mit einer zur Schau getragenen Überheblichkeit überspielen. Bereits in den ersten Jahren, nachdem sich die Cholera in Indien auf Wanderschaft begeben hatte, prophezeiten europäische Ärzte,

[25] GStA PK, Rep. 76 VIII C, Nr. 47, Bl. 8–10 R.

[26] *A. a. O.*, Bl. 50, 65, 72, 78, 102 und R.

[27] *A. a. O.*, Bl. 75 f., 120 f.

[28] *A. a. O.*, Bl. 13, 51 f.

[29] Mit diesem und anderen Ausdrücken, etwa „asiatische Jungfrau" oder „Feindin", „unsichtbarer Dämon", „indischer Todesengel" etc. wurde die Seuche vor allem in populären, nichtärztlichen Publikationen umschrieben. Die Danziger Wilhelm Schuhmacher und Eduard Bangßel zum Beispiel nennen die Cholera kaum beim Namen, sondern verwenden vorwiegend derartige Bezeichnungen.

daß die „höhere Zivilisation" ihren Siegeszug aufhalten werde, denn „zu groß ist der Unterschied Ostindiens, der Wiege der morgenländischen Brechruhr, gegen Europa".[30] Als im Jahre 1830 die Verheerungen der Seuche in Rußland bekannt wurden, hoffte die Zeitung *Das Ausland*, daß das „Übel" durch „die Maßregeln, welche höher gebildete Nationen gegen dasselbe in Anwendung bringen, seinen tödtlichen Charakter größtentheils verlieren" werde.[31] Der Breslauer Arzt Pulst, von Merckel nach Polen geschickt, glaubte, „daß in Preußen, einem ruhigen, durch weise Fürsorge und wohlberechneten Einrichtungen seiner Behörden so ausgezeichneten Lande, wo keinem, auch dem Ärmsten nicht, die Mittel zu einer ordentlichen und geregelten Lebensweise fehlen dürften", die Krankheit bei weitem nicht die Verwüstungen anrichten werde wie im benachbarten Polen.[32] Als die Seuche schließlich in der Monarchie ausgebrochen war, schrieb Varnhagen von Ense: „Alles aber läßt uns hoffen, daß die Krankheit hier nicht heftig wüten, sondern höchstens eine Anzahl solcher Leben hinraffen wird, die durch psychische und moralische Beschaffenheit sich recht eigentlich darauf bereitet haben und auch jetzt noch fortfahren, sich der Krankheit gleichsam anzubieten ... Diesen wird schwerlich zu helfen sein; die ordentlichen und vorsichtigen Leute aus der gebildeten Klasse scheinen dagegen wenig bedroht."[33]

Um so heftiger erschütterten gerade diese Kreise Nachrichten vom Choleratod hochstehender und bekannter Persönlichkeiten. In Posen wirkten die kurz nacheinander erfolgten Todesfälle des Oberbürgermeisters J. Ludwig Tatzler und des Generals Gneisenau ebenso erschütternd wie in Berlin der Tod Hegels. Der Philosoph Henrik Steffens (1773–1845), zur Zeit der Cholera in Breslau ansässig, äußerte in bezug auf Gneisenau: „Die Cholera erschien mir erst drohend, als sie in ihrem verwüstenden Fortschreiten ein solches Opfer zu ergreifen wagte."[34]

Vorherrschend war in den höheren Schichten eine oft panikartige Angst. Ärzte registrierten vor allem in Berlin, aber auch in Danzig, Königsberg und Breslau, ein Grassieren von „Krankheiten der Ner-

[30] *Magazin der ausländischen Literatur...*, 4 (1822), S. 191.

[31] *Das Ausland*, Nr. 300 vom 27. 10. 1830.

[32] Pulst, *Die asiatische Cholera...*, S. V.

[33] Brief an J. D. Assing vom 31. 8. 1831, zit. nach Ludwig Geiger, *Berliner Berichte aus der Cholerazeit 1831/32*, in: *Berliner Klinische Wochenschrift*, 54,I (1917), S. 189.

[34] Henrik Steffens, *Was ich erlebte*, 10 Bde., Breslau 1841–1844, Bd. 7, S. 52.

ven und des Gemeingefühls durch Angst vor der Cholera erzeugt". Den Medizinern galt diese „Cholera-Phobie" als eine eigenständige Krankheit, durch welche sie in mindestem demselben Maße beschäftigt wurden wie durch die Seuche selbst: „Jedes Gespräch über Cholera, jeder Leichenzug, jede Nachricht von neuen Erkrankungen, selbst in den entferntesten Gegenden, ja selbst der bloße Name ‚Cholera' war imstande, Kranke dieser Art in eine an Verzweifelung gränzende Angst zu versetzen. Merkwürdigerweise befanden sich darunter Personen, deren sonstiges Wesen den vollkommsten Widerspruch mit diesem Zustande darbot: selbst kräftige Individuen, aus den gebildesten Ständen, determinirte Charaktere, die zu anderen Zeiten Muth und Ausdauer in Gefahren und kühnen Unternehmungen bewährt hatten."

Viele versicherten, eine derartige Todesangst bisher nicht gekannt zu haben. Zuweilen ging es so weit, daß sich diese Menschen „mit dicken Betten bedeckten, heißen Thee von Camillen, Flieder, Pfeffermünze tranken und sich einen reichlichen Schweiß erzeugten, um so den Choleraanfall, den sie jeden Augenblick erwarteten, schnell zu unterdrücken". Darüber hinaus verlangten sie „bei jeder Gelegenheit, sehr häufig auch nachts, den Besuch des Arztes und ernsthafte Vorkehrungen gegen den Ausbruch der Cholera, von der keine Spur zu finden ... war".[35]

Die Zeitungen priesen während der Sommer- und Herbstmonate des Jahres 1831 alle möglichen individuellen Schutzmittel an, die besonders in den ersten Wochen reißenden Absatz fanden: Desinfektions- und Dampfapparate, wollene Leibbinden, Choleramäntel und -masken. Die Wohnungen wurden mit stinkenden Dämpfen durchräuchert, Gäste, ob sie wollten oder nicht, mit Chlorgas eingenebelt, da jeder in Verdacht stand, die Seuche ins Haus zu bringen. Manche Bürger empfingen, wenn überhaupt, Besucher nur in einer besonderen Schutzkleidung.[36]

[35] G. W. Eck, *Schilderung*..., S. 4 ff. – Die Königsberger Ärzte führten verschiedene Fälle an, in denen Angst und Schrecken die Auslöser eines Choleraanfalls gewesen sein sollen: So erkrankten am Tage des dortigen Tumultes mehrere Frauen der höheren Stände, die am Morgen noch ganz gesund gewesen waren, fast unmittelbar, nachdem sie von den Ereignissen erfahren hatten. Eine Kriegs- und eine Steuerrätin starben noch am selben Abend (GStA PK, Rep. 84, Nr. 4178, Bl. 180).

[36] *Tagebuch über das Verhalten*..., S. 16, 24.

Keineswegs war diese Angst eine bloße Todesangst. Viele „feine" Leute fürchteten, daß im Falle einer Cholera-Erkrankung all diejenigen Attribute auf sie übergehen könnten, die mit dieser Seuche assoziiert wurden. Außer Armut waren dies vor allem Unmäßigkeit und Unmoral. Eigenschaften, die dem „Pöbel" anhafteten und überhaupt als Kennzeichen einer niedrigen Kulturstufe galten. Nach Karl Friedrich Burdach vergriff sich die Cholera nur an „Wahlverwandten", zwischen ihrem Wesen und dem des Opfers müsse eine gewisse Beziehung bestehen.[37]

Moralische Verfehlungen und ausschweifende Lebensweise wurden in vielen Krankengeschichten als Auslöser eines Choleraanfalls gesehen, vor allem dann, wenn keine Ansteckung zu erkennen war. Eine Tagelöhnerin aus dem Berliner Voigtland war „eine bekannte Säuferin und hatte tags zuvor viel Gurkensalat gegessen". Der Hürdlerknecht Boehm aus Breslau „überfraß" sich mit fetter Wurst und schüttete reichlich Branntwein hinterher, „die Folge dieses schrecklichen Gebahrens war – 12 Stunden später der Tod". Schnell gerieten als unmoralisch geltende Menschen in Verdacht, das erste Glied einer Ansteckungskette zu sein. In der Berliner Königsstadt erkrankten im Hause Prenzlauer Str. 26 elf Personen an der Cholera. Die ersten Opfer waren zwei Kinder einer Tagelöhnerfamilie, beide starben kurz nacheinander. Einer weiteren Tagelöhnerin, die in der Wohnung dieser Familie ihre Schlafstelle hatte, wurde nachgesagt, daß sie „lüderlichen Verkehr mit Schiffern" unterhielte. Sie soll dadurch die Seuche ins Haus gebracht und die Kinder angesteckt haben. Einen Tag später starb die Frau ebenfalls an der Cholera.[38]

Eine ungezügelte Lebensweise machte Burdach auch dafür verantwortlich, daß in Elbing und Danzig in der Altersgruppe der 16- bis 25jährigen, „wo die männliche Jugend der ungebundenen Freiheit sich bedient, die Cholera fast noch einmal so viel männliche als weibliche Individuen ergriff".[39] In dem westpreußischen Vorwerk Rathstube waren fast ebensoviele Frauen wie Männer an der Cholera erkrankt. Louis Stromeyer sah diese ihm auffällige Beobachtung

[37] *Königsberger Cholera-Zeitung,* S. 72.

[38] *Berliner Cholera-Zeitung...,* S. 135; *Cholera-Blatt...,* S. 146; E[rnst] Horn, *Die Contagiosität der Asiatischen Cholera, aus Gründen der Wissenschaft und Erfahrung nachgewiesen,* in: *Cholera-Archiv,* Bd. 2, S. 1–84, 47.

[39] *Königsberger Cholera-Zeitung,* S. 80.

„vollkommen erklärt aus der Theilnahme der dortigen Weiber an den Arbeiten der Männer".[40]

Dem Bedürfnis, zwischen Lebensweise und Choleraanfälligkeit einen Zusammenhang herzustellen, entsprang auch das Interesse zeitgenössischer Statistiker festzustellen, ob die Cholera bestimmte Wochentage bevorzugte, ob sich zum Beispiel die Folgen der an Sonntagen und „Blauen Montagen" begangenen Völlereien in den Krankenlisten bemerkbar machten. Aber ganz so leicht machte es ihnen die Cholera nicht. Zwar waren in Königsberg am Montag und Dienstag die meisten Krankheitsfälle vorgekommen, aber in Posen entfielen die Spitzentage auf den Dienstag und Mittwoch, in Elbing auf den Freitag und Samstag.[41] Die *Berliner Cholera-Zeitung* räsonierte: „Ist es nämlich nicht auffallend, daß gerade die Mittwoche, der vierte Tag nach dem Sonntage, in den ersten Wochen einen so deutlichen Abschnitt machen? Könnten darin die Folgen des Sonntages sich nicht aussprechen?"[42]

In allen Landesteilen war aufgefallen, daß sich unter der jüdischen Bevölkerung nur wenig Cholerafälle ereignet hatten. In Breslau, wo sich das Judenviertel nah am Wasser befand, an „der mit den Unreinigkeiten der mannigfachen Art imprägnirten Ohlau", erkrankten nur 30 von knapp 5000 Juden. In Posen hatte die mindestens 5500 Personen starke jüdische Gemeinde nur 24 ihrer Mitglieder verloren, noch geringer war die Sterblichkeit in Danzig und Königsberg. Erstaunt schrieb Flottwell an die Immediat-Kommission: „Trotz der fortwährend schlechten und unreinlichen Kleidung, trotz der häufig sehr schlechten und ungesunden Wohnungen geht die Cholera an den Juden vorüber."[43] Übereinstimmend wurde in Posen, Breslau, Königsberg und Danzig der Grund dafür in der „mäßigen Lebensweise, der sich auch die ärmsten der Israeliten hingeben", gesehen, in den rituellen Waschungen und vor allem in der Tatsache, daß es so gut wie keine Branntweintrinker unter den Juden gab.[44]

[40] L. Stromeyer, *Skizzen...*, S. 22.

[41] *Königsberger Cholera-Zeitung*, S. 82. – Man versuchte sich diese Unterschiede damit zu erklären, daß es vielleicht in Königsberg mehr Ausschweifungen und in Elbing mehr Armut gebe.

[42] *Berliner Cholera-Zeitung...*, S. 42.

[43] GStA PK, Rep. 77, Tit. 247, Nr. 8, Bl. 103 R, Schreiben vom 30. 9. 1831.

[44] *Ebda.*; *Königsberger Cholera-Zeitung*, S. 82; *Schlesische Cholera-Zeitung...*, S. 283; W. Schumacher, *Geschichte der Cholera...*, S. 35; L. Stromeyer, *Skizzen...*, S. 38.

Eine erhebliche Bedeutung maß man auch dem Einfluß zu, den die Rabbiner auf ihre Gemeinde hatten. Durch ein Kabinettsschreiben des Königs wurde der Posener Oberrabbiner Moses Eiger (1761–1837) „den Christen zum Vorbild" erhoben. Unter seiner Leitung hatte sich eine „mosaische Cholera-Kommission" gebildet, die bei den einzelnen Familien auf die Vermeidung von „Diätfehlern" achtete. Für die in die Zeit der Epidemie fallenden hohen Festtage wurden *Verhaltungsmaßregeln für das Neujahrs- und Versöhnungsfest 5592* aufgestellt. So durfte, um Ansteckung zu vermeiden, nur die Hälfte der Synagogenplätze besetzt werden. Bei der Neujahrsfeier sollten einige Gebete fortgelassen werden, damit sie nicht länger als fünf Stunden dauere.[45]

In der *Berliner Cholera-Zeitung* warnte ein Artikel *Darf man sich jetzt sattessen?* davor, die „Mäßigkeit" zu übertreiben – dies hatte in vielen Fällen bereits zu ernsthaften Gesundheitsstörungen geführt: „Und dennoch weiß jeder Arzt, wie viele unserer zu besorglichen Mitbürger sich täglich kasteien ... sie fasten, weil sie gehört und gelesen haben, daß Unmäßigkeit zur Cholera disponire."[46]

Es war vor allem die nivellierende Kraft der Cholera, die den höheren Ständen Angst und Schrecken einjagte. Bereits 1819 heißt es im *Bombay-Report*, die Cholera biete „unter Tausenden, welche von ihr befallen wurden, vielleicht weniger Verschiedenheit und geringere Abweichungen untereinander dar, als sich bey fast jeder anderen Krankheit zeigen ... Gesunde und Kränkliche, Starke und Schwache, Europäer und Eingeborene, Muselmänner und Hindus, Alt und Jung von beyden Geschlechtern, von jeder Gemüthsart und von jedem Stande, befanden sich gleichmäßig unter ihrem Einflusse."[47]

Viele angesehene Bürger erpreßten von ihren Ärzten die Zusicherung, es den Behörden nicht zu melden, wenn sie von der Seuche

[45] GStA PK, Rep. 77, Tit. 247, Nr. 8, Bl. 113 R; A. Heppner/J. Herzberg, *Aus Vergangenheit und Gegenwart der Juden und der jüdischen Gemeinden in den Posener Landen*, 2 Bde., Bromberg 1909, Bd. 2, S. 820 ff.; J. Samter, *Zur Geschichte der Cholera-Epidemien...*, S. 286. – In der Stadt Posen blieben die Juden in allen Cholerajahren nahezu verschont. Dies hatten sie sehr wahrscheinlich der aus dem 18. Jahrhundert stammenden Quellwasserleitung zu verdanken, welche ausschließlich das Judenviertel versorgte (*a. a. O.*, S. 295, ders., *Einige ergänzende Worte...*, S. 383). – Heppner und Herzberg sehen den Grund für die geringe Cholerasterblichkeit der Juden in den seit Jahrhunderten bestehenden Krankenpflege-Gesellschaften der Gemeinden (*a. a. O.*, S. 821, Anm.).

[46] *Berliner Cholera-Zeitung...*, S. 55.

[47] *Magazin der ausländischen Literatur...*, 1 (1821), S. 53 f.

befallen werden sollten, damit ihre Namen nicht in den öffentlichen Krankenlisten auftauchen. Sie erboten sich sogar, die dem Arzt im Entdeckungsfalle drohende Geldstrafe zu übernehmen.[48] Nachdem mehrere derartige Fälle bekannt geworden waren, tadelte die *Berliner Cholera-Zeitung,* daß die Verheimlichungen nicht nur deswegen erfolgten, um von dem Betreffenden den Verdacht abzuwenden, er hätte sich diese Krankheit durch unanständiges Betragen zugezogen, sondern vor allem, „weil der Erkrankte oder Gestorbene dann sich ... in sogenannter schlechter Gesellschaft befinden würde. Wir dächten, der Stolz hat ein Ende, wo der Tod auftritt und hätte sich schon wirklich jemand einer *solchen* Gemeinschaft mit der ärmeren Klasse geschämt, den haben die Opfer, welche der Krankheit in den höheren und höchsten Ständen bereits verfielen, inzwischen vielleicht versöhnt."[49]

An einem Massenerkranken und -sterben teilnehmen zu müssen, erschien manchen geradezu als Angriff auf die eigene Individualität. Das empfand Rahel Varnhagen besonders deutlich. Sie habe entdeckt, teilte sie dem Fürsten Pückler-Muskau mit, daß sie „der größte Aristokrat ... der lebt" sei: „Ich verlange ein besonderes, persönliches Schicksal, ich kann an keiner Seuche sterben; wie ein Halm unter andern Ähren auf weitem Felde, von Sumpfluft versengt. Ich will allein, an meinen Übeln sterben; das bin ich; mein Karakter, meine Person, mein Physisches, mein Schicksal."[50]

Alle Anzeichen von Demokratisierung oder sogenannter Gleichmacherei ließen seit der Französischen Revolution die „besseren" Schichten nicht nur um ihre äußeren Privilegien bangen. Der Ein-

[48] Albert Sachs, *Betrachtungen über die unter dem 31. Januar 1832 erlassene Instruction durch welche das in Betreff der asiatischen Cholera im Preußischen Staate zu beobachtende Verfahren festgesetzt wird. Erster Nachtrag zum Tagebuche über das Verhalten der bösartigen Cholera in Berlin,* Berlin 1832, S. 17; *Tagebuch über das Verhalten...,* S. 44.

[49] *Berliner Cholera-Zeitung...,* S. 32 f.

[50] Brief vom 9. 10. 1831, in: Karl August Varnhagen von Ense (Hrsg.), *Rahel. Ein Buch des Andenkens für ihre Freunde,* Th. 1–3, 3. Th., Berlin 1834, S. 532. -- Im Jahre 1849 heißt es in einer medizinischen Zeitschrift hinsichtlich des Hungertyphus in Oberschlesien: „Wilde Völkerstämme erkranken auch mehr epidemisch und werden seltener von einzelnen Krankheiten ergriffen. Unter den cultivirten Nationen werden einerseits mehr Kinder, anderseits die uncultivirten unteren Volksclassen epidemisch ergriffen." (R., *Der oberschlesische Typhus des Jahres 1847,* in: *Wochenschrift für die gesammte Heilkunde,* Jg. 1849, S. 635–642, 638.)

bruch der alle Menschen ohne Rücksicht auf den Stand gleichermaßen ergreifenden Cholera in Europa wurde als Symbol für eine bevorstehende Umwälzung der gegenwärtigen Weltordnung, nicht nur der gesellschaftlichen, sondern auch der natürlichen, gedeutet. Ein Artikel aus dem *Politischen Journal* gibt diese Stimmung wieder:

„Wenn schwere verhängnißvolle Zeiten bevorstehen, dann erzählen uns die alten Classiker von Wunderzeichen (prodigiis), welche als Vorahnungen des Geistes der Natur auf die großen Umwandlungen hindeuten, die er, der allwaltende Gott, als Geist der Geschichte dem Menschengeschlecht bereitet ... Vulkanische Bewegungen und Erderschütterungen in verschiedenen Theilen Europas, in Italien, Süddeutschland, Südrußland und gewaltige Orkane deuten es an und heftige Ausbrüche des Vesuvs ... Meteore aller Art wurden gemeldet, und war es zu verwundern, daß sich uns hienieden die Haare sträubten über diese Zeit der Bürgerkriege, der Partheyungen, des Mysticismus und Obskurantismus, wie des tollsten Freiheitsschwindels ... Nicht allein Himmel oder Luft hatten ihre Wunderzeichen, auch die Erde und das Meer boten uns deren in der ungeheuren Seeschlange, deren Existenz jetzt von naturforschenden Gesellschaften anerkannt ist ... dar, und wie eine Lawine wälzt sich die furchtbare Cholera morbus dem geängstigten Europa immer näher, welches schon im Osten die orientalische und im Westen die occidentalische Pest zu bekämpfen hat.“[51]

Weite Kreise der bürgerlichen Schichten lebten monatelang in dem Gefühl, als stünde sowohl der eigene Tod als auch das Ende der Welt unmittelbar bevor. Religiös-schwärmerische Broschüren, die dies nahelegten, tauchten auf und fanden eine zahlreiche Leserschaft.[52]

Viele Danziger Bürger lehnten es in den ersten Wochen ab, Pläne selbst für den kommenden Tag zu machen, vergaben an Gesinde und Handwerker keine längerfristigen Aufträge mehr, sondern lebten

[51] *Historisch-politische Übersicht des Jahres 1822,* in: *Politisches Journal, nebst Anzeige von gelehrten und anderen Sachen,* Jg. 1823, I, S. 3 f.; teilweise wiederholt in der Übersicht über das „verhängnisvolle“ Jahr 1831, in: *a. a. O.*, Jg. 1832, I, S. 3.

[52] Z. B.: *Die Cholera. Wie haben wir diese Krankheit anzusehen? Wo haben wir ihren Ursprung zu suchen? Wie ihre Äußerung und Verbreitung zu betrachten? Und wo findet man ein unfehlbares Präservativ dagegen?,* Barmen-Mönchen-Gladbach 1832. – Für die gerade in Deutschland regelmäßig wiederkehrenden Phasen einer Endzeitstimmung vgl. Klaus Vondung, *Die Apokalypse in Deutschland,* München 1988, bes. S. 152 ff.

bewußt jede einzelne Stunde als die womöglich letzte des Lebens.[53] Sich schaudernd in vergangene Pestzeiten zu versetzten, wurde zu einem beliebten Zeitvertreib. Karl Gutzkow hat es in Berlin miterlebt: „Die Bilder der Pest, des englischen Schweißes, des Flagellantismus entrollte unseren Gelehrten ... Professor Hecker, der Historiker der Medizin. Für Philologen, für Schleiermacher, Boeckh entrollten sich die Blätter des Thucydides." In Lesezirkeln führten sich gebildete Bürger das „Decamerone" von Boccaccio zu Gemüte, lebten im mittelalterlichen, von der Pest heimgesuchten Florenz.[54] *Ist die Cholera der Schwarze Tod?* war das Thema zahlloser Gespräche und Erörterungen. Die Leser der *Berliner Cholera-Zeitung* erfuhren gleich in der ersten Nummer: „Es ist allerdings leider nur zu wahr, daß die asiatische Cholera in ihrem Lethalitätsverhältnis nur den furchtbarsten Pesten an die Seite gesetzt werden kann. Wenn die Baseler Pest (1609–1611) von 6408 davon befallenen Kranken 3958 tödtete ... so hat die Cholera überall ... eine ähnliche furchtbare Macht geübt."[55] Da die Hysterie immer kuriosere Blüten trieb, stellte schließlich die Redaktion der Zeitschrift die unterschiedlichen Symptome beider Krankheiten heraus und kam zu dem Schluß: „Verbannen wir daher für die Seuche des neunzehnten Jahrhunderts eine Benennung, die wissenschaftlich ebenso unrichtig als moralisch-politisch verwerflich ist, da sie die öffentliche Besorglichkeit nur unnütz steigern kann."[56]

Cholera und Revolution wurden als ein gleichartiges Naturereignis empfunden. Nach dem polnischen Aufstand erschien die Seuche einem in russischen Diensten stehenden Arzt „verheerender als das Schwert der Dschingischane und Tamerlane, in ihren Folgen heilloser selbst als die großen Völkerstürme des beginnenden Mittelalters, den gleichen Lauf mit jenen politischen Revolutionen von Osten nach Westen nehmend". Sie „droht schon jetzt ihren heillosen Arm nach dem ehrwürdigen Sitze des Zaren ausstreckend, vielleicht schon in den nächsten Jahren ganz Europa mit gleichem Elende heimzusuchen".[57] Ein Militärarzt sprach von der „rebellisch-revolu-

[53] W. Schumacher, *Geschichte der Cholera...*, S. 20.

[54] Karl Gutzkow, *Erinnerungen und Erlebnisse,* hrsg. von Paul Friedländer, Berlin 1960, S. 312.

[55] *Berliner Cholera-Zeitung...*, S. 7.

[56] *A. a. O.*, S. 27.

[57] Ernst Reinfeldt, *Bemerkungen über die epidemische Cholera,* in: *Archiv für medicinische Erfahrung,* Jg. 1830, II, S. 943–975, 943.

tionären Krankheit", die in das an „Marasmus senilis leidende Europa" eingedrungen sei.[58] Die Metaphern „Pest" oder „Seuche", mit denen Konservative die gefürchtete Revolution belegten, hatten mit der Cholera leibhaftige Gestalt angenommen.[59]

In der *Allgemeinen Zeitung* spottete ein in Rußland lebender Deutscher über seine Landsleute: Die ganze Weltgeschichte biete kaum ein Beispiel einer „so ärgerlich komischen Täuschung", welche die Cholera über Europa gebracht habe. Man könne dieses Phänomen „etwa mit jenen Zeiten vergleichen, wo ganze Bevölkerungen zitternd und zagend in einem Kometen die am Himmel ausgestreckte Ruthe Gottes erblicken. Wundern darf man sich nicht, denn eben der unwiderstehliche Hang zum phantastischen Übertreiben bezeichnet den Geist des Jahrzehnts."[60]

Tatsächlich hatte es das erste Erscheinen der Cholera im „zivilisierten" Europa mit sich gebracht, daß alte, längst überwundene, „in Ägypten begraben geglaubte" (Albert Sachs) Vorstellungen wiederbelebt wurden. Im Jahre 1823 sagte Hufeland, die Menschen der ältesten Zeiten hätten übernatürliches, dämonisches Einwirken oder den Zorn Gottes mit einem Seuchengeschehen in Verbindung gebracht, später sei der Glaube an den Einfluß der Gestirne hinzugekommen: „Wir lachen jetzt über diese Träumereien des Mittelalters. Aber haben wir Besseres an die Stelle zu setzen?"[61] Etwas „Besseres" gab es auch 1831 noch nicht, denn die Sicht der Cholera als Strafe Gottes, verbunden mit einer fatalistischen Haltung dem Geschehen gegenüber, grassierte gerade unter den „Gebildeten". Der alte Goethe schrieb in einem seiner letzten Briefe, die Menschen hätten sich vor lauter Angst „in den Islam geworfen und vertrauten Gottes unerforschlichen Rathschlüssen".[62] Ebenso schildert ein Danziger das Lebensgefühl, welches sich in der Stadt einstellte, als der Stadt-

[58] Johann August Hegar, *Vademecum für die Behandlung der morgenländischen Cholera,* Darmstadt 1831, S. V.

[59] Treitschke nennt in seiner *Deutschen Geschichte im 19. Jahrhundert* fünf von Metternich für die Revolutionsgefahr gebrauchte Metaphern: Vulkan, Pest, Krebsschaden, Wasserflut, Feuersbrunst (Bd. 3, ND Berlin 1928, S. 151).

[60] Außerordentliche Beilage Nr. 323 und 324 zur *AZ* vom 23. 8. 1831.

[61] Christoph Wilhelm Hufeland, *Atmosphärische Krankheiten und atmosphärische Ansteckung, Unterschied von Epidemie, Contagion und Infection,* in: *Hufelands Journal,* 57 (1823), 1. St., S. 3–41, 8, 10.

[62] Theodor Creizenach (Hrsg.), *Briefwechsel zwischen Goethe und Marianne v. Willemer (Suleika),* Stuttgart 1878, S. 321, Brief vom 9. 2. 1832.

kordon fertiggestellt war: „Da saßen wir nun hier, in dem mit scharf geladenen Gewehren umrandeten großen Kessel, uns getrost dem allmächtigen und unbegreiflichen Wesen überlassend, ohne dessen Willen kein Sperling vom Dache fallen und niemand ein Haar gekrümmt werden kann, das asiatische böse und lüsterne Frauenzimmer mitten unter uns."[63] Solchem, wenn auch nur bei „schwachmüthigen" Personen verbreiteten Fatalismus sollte nach einem Vorschlag in der *Allgemeinen Zeitung* durch „vernünftige, den geläuterten Begriffen von der Gottheit, von der Weltordnung und ihren Gesetzen entsprechende Vorstellungen entgegengewirkt werden".[64]

Ein in den höheren Schichten sehr beliebter Zeitvertreib bestand darin, das Wesen der Epidemie zu ergründen. Hervorgebracht hat diese Beschäftigung eine Unzahl sogenannter Laien-Theorien, die meist der hippokratischen Tradition, die geographischen und geologischen Faktoren eine große Bedeutung für das Entstehen von Seuchen zumaß, nachgebildet waren. Pfarrer Piper aus dem pommerschen Dersekow erstellte eine Cholera-Erdbeben-Karte, nach der Erdbeben- und Cholerazonen sich deckten und die Epidemie aus diesem Grunde eine „oberirdische Auswirkung" der vulkanischen Tätigkeit im Innern der Erde sei.[65] Groß im Schwange waren Vorstellungen, nach denen die Cholera nicht nur eine rein menschliche Angelegenheit sei, sondern Ausdruck für eine Erkrankung des gesamten Planeten Erde. Einem Zeitgenossen schien es, „daß die Cholera allerdings durch ein Contagium sich verbreite, aber nicht durch ein im menschlichen Organismus bereitetes, sondern durch ein Contagium des Erdkörpers. Die Erde ist krank, und wir, ihre Kinder, empfangen unseren Antheil an ihrem Leiden."[66] Eine erhöhte Verantwortung war jedoch keineswegs die Folge dieses Gefühls der Verbundenheit mit dem Erdorganismus, vielmehr entzog sich durch

[63] E. Bangßel, *Erinnerungsbuch...*, S. 63 ff.

[64] Außerordentliche Beilage Nr. 366 zur *AZ* vom 23. 9. 1831.

[65] J. E. Piper, *Ideen über den Ursprung der Cholera aus vulkanischen Bewegungen*, Greifswald 1833; vgl. auch Jumpertz, *Die Cholera 1831 in Berlin. Ein Kulturbild aus der guten alten Zeit*, in: *Medizinische Welt*, 5 (1931), S. 1265–1267, 1266.

[66] Justus Radius (Hrsg.), *Allgemeine Cholera-Zeitung. Mittheilungen des Neusten und Wissenswürdigsten über die asiatische Cholera*, 5 Bde., Leipzig 1831/32, Bd. 2, S. 37. An anderer Stelle ist zu lesen: „Mehrere Umstände nöthigen uns die fast an Überzeugung gränzende Meinung ab, daß der Erdkörper es ist, der zuerst das Miasma verschuldet." (*A. a. O.*, Bd. 1, S. 152.)

die Flucht in phantastische Theorien-Bildung manch einer der „gebildeten Stände" den Anforderungen des Augenblicks. Dieses Verhalten reizte den Satiriker Fechner zu einem spöttischen Vorschlag: Der Gedanke, die Epidemie als Cholera der Erde zu sehen, „die sich dem Menschen als Organ derselben nur mittheilt", ließe es ratsam erscheinen, „statt der symptomatischen Cur der Menschen, lieber allen Campfer, alles Cajutöl und Opium, was man hat, in das Meer zu schütten, und an Nordpol und Südpol wollene Strümpfe zu ziehen, um die Erkältung der Erde zu verhüten".[67]

Zusammenhänge zwischen der Entwicklung der Cholera und dem Geschehen auf und im Umkreis der Erde zu sehen, war in dieser Zeit, anders als gegen Ende des 19. Jahrhunderts, auch in der etablierten Wissenschaft noch eine gängige Anschauung. So erschien es 1831 nicht nur Ernst Barchewitz offensichtlich, daß einschneidende tellurische Veränderungen mitgewirkt haben müßten, damit eine jahrhundertelang niemals epidemisch gewordene Krankheit zu einer beinahe weltweiten Verbreitung kommen konnte. Anzeichen dafür waren ihm die in den letzten Jahren häufigen Erdbeben in untypischen Gegenden, vermehrte Vulkanausbrüche sowie die nordlichtähnlichen Erscheinungen, die vor allem in Nord- und Ostdeutschland mit ungewöhnlichem Höhenrauch und Nebel verbunden waren.[68] Derartige Änderungen in der Natur müßten, wie ein anderer Mediziner meinte, auch auf die Menschen ihre Auswirkungen haben, „da sich die Natur in uns abspiegelt und wir gleichsam Copien des Makrokosmos sind".[69] Einige Jahre zuvor hatte der schwäbische Arzt Friedrich Schnurrer (1784–1833) daran erinnert, daß es immer Zeiten gab, „in welchen bey ungeheuren Vorgängen in der moralischen Welt auch die physische sich empöre".[70]

[67] Mises, *Schutzmittel...*, S. 95 f.

[68] E. Barchewitz, *Über die Cholera...*, S. 168. In Norwegen, Schweden und Österreich, keine typischen Erdbebengebiete, hatte es Erdstöße gegeben. – Unter Naturwissenschaftlern wurde auch die im Sommer 1831 in der Tat ungewöhnliche astronomische Konstellation (um den 8. August standen sämtliche Planeten hintereinander in Konjunktion) in Zusammenhang mit der Cholera diskutiert (*Planetenstellung im August 1831*, in: *Archiv für Chemie und Meteorologie*, 5 [1832], S. 126 f.).

[69] A. F. Fischer, *Es wird Tag! Deutschland darf die herrschende Brechruhr (Cholera) nicht als Pest und Contagion betrachten*, Erfurt-Gotha 1832, S. 6.

[70] Friedrich Schnurrer, *Chronik der Seuchen. In Verbindung mit den gleichzeitigen Vorgängen in der physischen Welt und in der Geschichte der Menschen*, 2 Th., Tübingen 1823–1825, Th. 1, S. 7.

Eine Beschreibung dieser auffälligen Himmelserscheinungen gibt Karl Ernst von Baer aus der Königsberger Gegend: „Mit dem Anfange des Juli hörten die bis dahin zahlreichen Gewitter auf, und nur am 17ten Juli beobachteten wir noch eins. Dagegen zeigte sich immer häufiger und stärker eine eigene Trübung der Atmosphäre, welche den Glanz der Sonne wie ein zarter Nebel schwächte, dabei aber durchaus keine Feuchtigkeit zu erkennen gab ... An Tagen, wo der Himmel reiner erschien, sah man diesen trockenen Nebel wenigstens in den Flußthälern und an den Waldrändern, und zwar keineswegs nur Morgens und Abends, sondern vorzüglich zur wärmsten Tageszeit. Diese partiellen Nebel schienen mir auch, aus der Ferne gesehen, weißer als der gewöhnliche Nebel der Flußtäler und feuchten Wiesen. In den ersten Tagen der Epidemie nahmen sie zu und verbreiteten sich mehr in die Höhe, so daß der Himmel mehr grau als blau war ... Am stärksten war diese Trübung am 1sten August. Die Sonne war beim Aufgehen gar nicht zu sehen. Zwischen 8 und 9 Uhr fing sie an, als eine blutrote Scheibe durchzuschimmern. Das Tageslicht glich völlig dem bei einer sehr starken Sonnenfinsternis. Am Himmel, der nicht, wie bei einem gewöhnlichen Nebel, tief heruntergesunken schien, zeigte sich, bei unveränderter Wölbung, Grau, ohne alle Beimischung von Blau. Von 4 Uhr Nachmittags an war das Bild der Sonne, das immer schwächer geworden war, gar nicht mehr zu sehen, obgleich der Himmel wolkenlos, jedoch völlig grau, erschien. Man konnte sich des Vergleichs nicht erwehren, daß es den Anschein habe, als ob der Himmel erblindet sey."[71]

Ende August verschwanden nach einem heftigen Gewitter diese Nebel und die Epidemie ließ merklich nach. Die Polarlichter, die erstmals am 7. Januar 1831 in Erscheinung getreten waren, wurden das gesamte Jahr über in ganz Europa bis nach Rußland beobachtet und erregten in den Bevölkerungen staunendes Interesse. Im Jahre 1837 war die Epidemie, wie Lorinser in seiner Autobiographie berich-

[71] K. E. von Baer, *Geschichte der Cholera-Epidemie...*, S. 332 ff. – Diese Beschreibung wurde in den 1880er Jahren als Beispiel für den im frühen 19. Jahrhundert herrschenden Aberglauben zitiert (*Aus den Erlebnissen...*, S. 58). Forschungen der jüngsten Zeit, so von H. H. Lamb und J. D. Post, gehen jedoch wieder von tellurischen Faktoren bei der Entstehen von Epidemien aus (siehe ERSTES KAPITEL, S. 14 f.).

tet, ebenfalls von einem auffälligen Nordlicht begleitet, er hatte es in Ratibor gesehen.[72]

Im Volk fanden diese Phänomene ebenfalls Beachtung. Johann Kubu, ein Landarbeiter aus der schlesischen Grafschaft Glatz, hatte in seinem Gebetbuch eine drei Klafter breite „große Röte" notiert, die in den Jahren 1831 und 1832 während der Cholerazeit bei Sonnenauf- und -untergang zu sehen war: „Manchmal sah es aus wie eine Feuersbrunst, manchmal wie Ruten und dann wieder wie andere Zeichen."[73]

Der britische Klimahistoriker Lamb bringt diese in Seuchenjahren besonders farbenprächtigen Naturschauspiele mit dem zwischen 1830 und 1840 ständigen Verbleib von Staubschleiern in der Stratosphäre in Verbindung. Die seit dem Ende des 18. Jahrhunderts zunehmende Vulkantätigkeit erreichte in diesem Jahrzehnt einen ihrer Höhepunkte, die heftigste Eruption ereignete sich im Jahre 1831 auf Sizilien.[74]

Abgrenzungsgebärden

„In der That bietet unser Vaterland in diesem Augenblicke einen eben so traurigen als sonderbaren Anblick dar. Es ist mit kleinen Festungen übersäet, denn nicht nur Städte, sondern auch einzelne Gutsbesitzer sperren sich ab", wunderte sich Karl Ernst von Baer im August 1831.[75] Auch in Berlin begann Monate vor dem Choleraausbruch manch Ängstlicher Lebensmittel zu horten und sich zu verbarrikadieren, unerreichbar selbst für die engsten Freunde. Andere zogen sich in den Tiergarten in ihre Landhäuser zurück, um die „zu frequente Kommunikation mit den Städtebewohnern" zu vermeiden. Bäckermeister Kochhann, Vorsteher einer Schutzkommission, hatte Mühe, einen seiner Kommissare, einen adligen Leutnant, zum

[72] C. I. Lorinser, *Eine Selbstbiographie…*, Bd. 2, S. 56. – Auch Goethe beschäftigte sich intensiv mit den Nordlichtphänomenen und beschreibt sie ausführlich in seinen Tagebüchern, *Goethes Werke, Weimarer Ausgabe,* III. Abth., Bd. 13 (1831/32), S. 5 f., Eintragung vom 7. 1. 1831.

[73] Wolfgang Berndt/Gotthard Münch, *Die Cholera in Schlesien (1831–1837),* in: *Jahrbücher der Schlesischen Friedrich-Wilhelm-Universität zu Breslau,* 17 (1972), S. 67–90, 84.

[74] H. H. Lamb, *Klima und Kulturgeschichte…*, S. 272.

[75] *Königsberger Cholera-Zeitung,* S. 70.

Dienstantritt aus dem Gartenhaus hervorzulocken, in das er sich verkrochen hatte.[76]

Während einerseits infizierte Ortschaften verzweifelt darauf drangen, die Kordons aufzulösen, riegelten sich andererseits zahlreiche von der Seuche noch nicht betroffene Gemeinden freiwillig von der Umgebung ab. In Schlesien geschah dies vor allem in den Kreisen Lublinitz und Pless, aber auch in Ostpreußen und Posen war es keine Seltenheit. Wegen der „schon stattgefundenen Mißverständnisse und Beschwerden" stellte Oberpräsident Flottwell diese „unerlaubte Selbsthilfe" Mitte September in seiner Provinz unter Strafe. In Zukunft war eine Ortssperre nur noch mit Erlaubnis des Landrats und der Regierung gestattet. Sie durfte sich ausschließlich auf bereits infizierte Gegenden beziehen, Personen aus „gesunden" Orten mußten überall eingelassen werden.[77]

Als ein besonders eifriger „Abgrenzer" erwies sich Oberpräsident Merckel. Anfang August beschwerte sich Flottwell bei Thile, daß die Provinzial- und Kreisbehörden in Schlesien seit dem Choleraausbruch in der Stadt Posen einen „förmlichen Vertheidigungskrieg" gegen die Bewohner des Großherzogtums führten: „...sie gestatten keinem Einwohner dieser Provinz, er möge aus einer Gegend kommen, welche es sei, er möge mit den gültigsten Legitimations- und Gesundheitsscheinen versehen sein, den Eingang in eine zur dortigen Provinz gehörige Ortschaft. Herr Oberpräsident v. Merckel hat sogar die dortigen Regierungen autorisiert, keiner Ehefrau der in Schlesien stationierten Landwehrtruppen aus der hiesigen Provinz, den Eingang zu verstatten, und hat mich auf das dringendste aufgefordert, das Reisen dieser Frauen nach Schlesien zu untersagen ... Mit einem Worte, die einem und demselben Vaterlande angehörigen Provinzen fangen bereits auf eigene Hand einen Krieg gegen einander an, dessen moralische und politische Folgen sich gar nicht übersehen lassen, wenn dieser Willkühr nicht Grenzen gesetzt werden. Ich

[76] Breyer, *Die Cholera-Epidemie zu Berlin,* in: *Hufelands Journal,* 74 (1832), 1. St., S. 7–32, 9; Heinrich Eduard Kochhann, *Zeitbilder aus den Jahren 1830–40 mit Rücksicht auf die vorausgegangenen Jahrzehnte,* in: Albert Kochhann (Hrsg.), *Tagebücher,* Berlin 1906, Bd. 2, S. 52, 54; [Johann Nepomuk Rust,] *Sendschreiben des Präsidenten Dr. Rust an Se. Excellenz den königl. preuß. wirklichen geheimen Rath und Kammerherrn, Freyherrn Alexander v. Humboldt in Paris,* in: *Cholera-Archiv,* Bd. 1, S. 54–83, 63.

[77] GStA PK, Rep. 77, Tit. 247, Nr. 10, Bd. 1, Bl. 19; *Amtsblatt der Preußischen Königlichen Regierung zu Bromberg,* Nr. 37 vom 16. 9. 1831.

bin weit entfernt, die Sorge um eine weitere Verbreitung der Krankheit für verwerflich oder unnütz zu erklären, aber sie darf in einem civilisirten Staat doch unmöglich bis zu einem Kriegszustande ausarten, der am Ende alle Bande des gemeinsamen Vaterlandes auflösen und eine Feindschaft begründen muß, deren Folgen wahrscheinlich verderblicher werden können, als die Verbreitung der Krankheit."[78]

Die Juden diesseits und jenseits der preußischen Grenze traf die obrigkeitliche Abgrenzungspolitik in besonderem Maße. Im Mai 1831 hatte der Breslauer Polizeipräsident Heinke behauptet, durch die verspätete Fertigstellung des Grenzkordons sei die Stadt in große Gefahr geraten, da „die Juden des Großherzogthums Posen diese Verspätung benutzt haben, um noch schnell eine Menge Wolle, Häute und andere giftfangende Waaren aus Polen herüber zu bringen, mit welchen sie nun hierher kommen". Zwar würden an den Landstraßen aufgestellte Wachen diesen Händlern alle verdächtigen Gegenstände abnehmen und in „vorstädtische entfernt liegende verschließbare Scheunen" bringen, dennoch treffe man in Breslau immer wieder auf ganze Fuhrladungen ungereinigter Waren aus Polen und Galizien.[79] Theodor von Schön ließ bekanntgeben, „die Wahrnehmung, daß die Cholera besonders durch polnische Juden zur Verbreitung gelangt" sei, habe erforderlich gemacht, den Hausierhandel in der Provinz Preußen bis auf weiters zu verbieten.[80]

Einer Gruppe russisch-jüdischer Händler, die im Oktober 1831 Schüttgut und Holzwaren nach Preußen bringen wollten, wurde bei Schmalenigken (Ostpreußen) der Übergang verwehrt. Gemeinsam verfaßten sie einen Beschwerdebrief an den preußischen Oberpräsidenten: „Die bestehende Liberalität der preußischen Handelsverwaltung war durch unser ganzes Land bekannt und die Kenntniß davon bei uns vom Vater aufs Kind übergegangen, daher wir auch in diesem Jahre, in welchem wir so außerordentlich viele Schwierigkeiten im Betriebe unseres Handels fanden, der herrschenden Krankheit alles Ungemach zuschrieben, und mit der ganzen Menschheit geduldig erlitten." Mittlerweile seien aber die Grenzsperren aufgehoben, der zwischenzeitlich heimlich betriebene Grenzverkehr gehe jetzt wieder mit aller Ungezwungenheit einher, die auf preußischem Gebiet liegende Weschweiler Kirche sei jeden Sonntag voller russi-

[78] GStA PK, Rep. 76 VIII C, Nr. 76, Bl. 115–116.
[79] GStA PK, Rep. 76 VIII C, Nr. 26, Bl. 1 und R., Schreiben an Merckel vom 10. 5. 1831.
[80] *Preußische Staatszeitung* vom 10. 6. 1831.

scher Bauern, während sie, die jüdischen Händler, hier an einer bedeutenden Handelsstraße aufgehalten werden würden.[81]

Die Posener Juden litten mehr noch als ihre christlichen Nachbarn unter dem ehrgeizigen Abwehrkampf der schlesischen Behörden. Mitte August protestierten jüdische Einwohner aus dem Posenschen Lissa dagegen, daß sie seit dem Seuchenausbruch in der Stadt Posen von den Schlesiern wie Vagabunden behandelt würden. Was könnten sie dafür, daß zwölf Meilen von Lissa entfernt die „unglückliche Krankheit" herrsche? Nicht allein die Jahrmärkte, auch „der schon seit langen Jahren bestehende Handels-Verkehr zwischen uns und den Einsaßen von Schlesien, indem diese verschiedene Artikel von uns und wir wiederum andere Waaren und Fabrikate als zum Beispiel Gebirgs-Leinwand ... Glaß etc. von dort beziehen, hat zur Folge, daß wir im beständigen Comerce gegenseitig gestanden haben. Diesen ungeachtet will man uns dort nicht mehr leiden." Nicht nur, daß man sie, wie alle Einwohner des Großherzogtums, trotz gültiger Atteste nicht einließ, selbst Juden, die „ihrer Geschäfte wegen" in der Nachbarprovinz eingetroffen waren, lange bevor sich die Cholera in Posen gezeigt hatte, wurden mittels Zwangspässen ausgewiesen.[82]

Anfang August war den „Pack- und Pündeljuden" aus dem Großherzogtum der Aufenthalt in Schlesien offiziell verboten worden. Die Judenschaft der an diese Provinz grenzenden Stadt Kempen wandte sich an den Innenminister: Der „kleine adelische Ort" habe weder Manufakturen noch Fabriken. Für die jüdische Bevölkerung sei der Handel mit Schlesien der einzige Nahrungszweig. Sollten sie ihn verlieren, stünden sie „gerade so da als Schaafe ohne Weide".[83]

Ende des Monats erklärte es der Innenminister für unzulässig, Bewohner des Großherzogtums ihres Glaubens wegen aus Schlesien zu verweisen, das Handelsministerium bekräftigte drei Wochen später diesen Beschluß.[84] Thile schloß sich dem Votum ebenfalls an und schrieb dem schlesischen Oberpräsidenten: „Eine besondere und ausdrücklich nur gegen die Juden ausgesprochene Vorsichts-Maaßregel wird durch die ergangenen Verordnungen ... nicht gerechtfertigt und dürfte um so unpassender seyn, als eine etwaige Besorgniß, daß die Verbreitung der Cholera durch den Verkehr der Juden mehr als

[81] GStA PK, Rep. 76 VIII C, Nr. 93, Bl. 204 und R.

[82] GStA PK, Rep. 77, Tit. 247, Nr. 10, Bd. 1, Bl. 82 und R.

[83] *A. a. O.*, Bl. 86 und R.

[84] *A. a. O.*, Bl. 89, 90.

durch den der Christen erfolge, erfahrungsgemäß nicht richtig seyn würde. Die Erfahrung hat vielmehr gezeigt, daß die Juden, die sich durch Nüchternheit vor den Eingeborenen auszeichnen ... der Cholera weniger unterliegen als die Christen." Die Beschränkung des Reiseverkehrs, sei es für Juden oder Christen, dürfe auch in Schlesien nicht über die von der Immediat-Kommission gegebenen Anordnungen hinausgehen.[85]

Die unteren Schichten: Motive der Tumulte

Furchtlosigkeit und Unglaube an die Existenz der Seuche. Städtische und ländliche Unterschichten

„Überhaupt theilt sich die große Masse nur in zwei Haufen: das rohe Volk, das ... in den strengen Maaßregeln der Sperre, der Contumazen und Lazarethe nur Willkühr der Aerzte und für ihr eigenes Leben besorgten höheren Stände sieht, und das entschlossen ist, den Versuch zu wagen, diese Strenge durch Widersetzlichkeit zu beugen oder zu brechen; und die Gebildeten, die durch eine fast übermäßige Besorgniß für ihr Leben verleitet werden, die Unterbehörden zu noch strengeren Maaßregeln zu veranlassen, als in dem Gesetze selbst vorgeschrieben sind." Dies schrieb Theodor Gottlieb von Hippel Mitte August 1831 an den schlesischen Oberpräsidenten Merckel.[86] Ähnliche Stimmen wurden auch aus den übrigen Landesteilen laut. Eine Ausnahme in dieser Beziehung machte lediglich die Provinz Posen. Hier war auch der den preußischen Behörden allerdings nicht gutgesonnene „bessere Theil des Publikums nicht von demjenigen Gemeinsinn für die Erhaltung des allgemeinen Wohls beseelt", den man in den anderen Provinzen antreffen konnte.[87]

Nach Karl Friedrich Burdach hatte der „gemeine Mann" in Königsberg das Gerücht gehört, „es werde die Einbringung einer ihm noch

[85] *A. a. O.*, Bl. 90 R. – Wenige Wochen später wurde Merckel erneut vom Innenministerium aufgefordert, sich „ohne Rücksicht auf den Glauben" der Reisenden an die allgemeinen Grundsätze des Verkehrs zu halten. (*A. a. O.*, Bl. 91–94 R).

[86] GStA PK, Rep. 77, Tit. 247, Nr. 10, Bd. 1, Bl. 18 und R.

[87] GStA PK, Rep. 77, Tit. 247, Nr. 8, Bl. 46, Schreiben des Oberregierungsrats von Tenspohle, Mitglied der Posener Orts-Kommission, an den Innenminister vom 22. 7. 1831.

unerhörten Krankheit in das Land befürchtet, die oft binnen weniger Stunden tödte und nur durch außerordentliche polizeiliche Maaßregeln verhütet werden könne; da ihm in den während der Kriegsjahre erlebten Epidemien nichts ähnliches vorgekommen war, so schüttelte er ungläubig den Kopf, hielt die ganze Erzählung für ein Mährchen und verlachte die Furchtsamen".[88]

Auch in Berlin glaubten viele „gemeine Leute" nicht an eine Gefahr, sondern sahen „die ganze Sache mit Trotz und Widerspruch an". Als der erste Cholerafall bekannt wurde, pilgerten solche Ungläubigen zu den Liegestellen der Schiffer nach Charlottenburg „wie nach dem Stralauer Fischzug", um sich mit eigenen Augen von der Existenz der Seuche zu überzeugen. Polizeiwachen hinderten sie daran, die Kähne zu stürmen.[89]

Daß in der Stadt Königsberg die Cholera tatsächlich ausbrechen konnte, erschien der dortigen Regierung zunächst unerklärlich. Die Behörden und die „gebildeten Schichten" hätten alle nur möglichen Sicherungsmaßnahmen gegen eine Einschleppung getroffen, seien freilich dabei von der „niederen Volksklasse" aus „Boßheit und Verkennung der Gefahr" nicht unterstützt, durch deren „Gewinnsucht" eher gehindert und gestört worden.[90]

Die unteren Schichten befanden sich zur Zeit der Epidemie in einer ambivalenten Position. Einmal waren sie Objekte einer verstärkten Fürsorge, wie sie zumindest in den größeren Städten stattfand. In dieser Rolle warf man ihnen allerorts Undankbarkeit gegenüber den erwiesenen „Wohltaten" vor. Selbst wenn man es ihnen verbiete, sollen in Breslau einige „undankbare alte Weiber" gedroht haben, würden sie sich keine von der Bezirks-Kommission ausgeteilte Suppe holen.[91] Andererseits wurden gerade von den unteren Schichten wichtige Aufgaben bei der Bekämpfung der Seuche übernommen. Ohne ihre Mithilfe wären die Bestimmungen der Instruktion gar nicht durchführbar gewesen. Es gab natürlich auch in dieser Hinsicht überall Klagen über die Unzuverlässigkeit und Rohheit dieser Menschen. Insbesondere die Wächter der gesperrten Häuser verließen häufig ihre Posten, vor allem nachts, wenn sie von den „am

[88] *Königsberger Cholera Zeitung*, S. 92.

[89] Rahel Varnhagen an Ludwig Robert am 8. 9. 1831, in: *Rahel Varnhagen...*, S. 344.

[90] GStA PK, Rep. 76 VIII C, Nr. 115, Bl. 42 R, Schreiben vom 23. 7. 1831.

[91] *Cholera-Blatt...*, S. 80.

Tage mit Arbeit überladenen Polizeibeamten“ nicht mehr kontrolliert werden konnten.[92] Im ostpreußischen Friedland weigerten sich mehrere dazu abkommandierte Arbeitsmänner, derartige Wachdienste zu übernehmen: Sie wollten keine „Pestknechte“ sein. In Breslau hatte die Bezeichnung „Reinigungs-*Knechte*“ Anlaß zu „bitteren Bemerkungen“ gegeben.[93] Ein Berliner Schutzkommissions-Vorsteher meinte in bezug auf das Cholera-Personal: „Sie können nur aus der geringeren Klasse genommen werden, da man ihrer zuviel bedarf, und deshalb eine höhere Bezahlung, um zuverlässigere Leute bekommen zu können, wohl unausführbar erscheint.“[94]

Die Krankenpflege wurde in den unteren Schichten als sinnvoller anerkannt als bloße Wach- und Kontrolldienste. In Breslau staunte man über die „bedeutende Anzahl tüchtiger, brauchbarer und zuverlässiger Menschen beiderlei Geschlechts“, die in den Lazaretten arbeiteten und sich „wider Erwarten ... auf einer ziemlich hohen moralischen Stufe“ befanden.[95] Jedoch blieben solche Bewährungen kurzzeitige Episoden. In der Regel wurden die Betroffenen anschließend wieder in das Elend zurückgestoßen, aus welchem sie gekommen waren.

Der Berliner Tagelöhner Splindt war als Schutzdiener und Krankenwärter angestellt und bereits zu einer unentbehrlichen Arbeitskraft geworden, als er im Oktober seine Stellung durch Denunziation verlor. Er protestierte erfolglos: „...habe mier aber gewiß so betragen, daß keine Klage gegen mich bewiesen werden kann, sondern jeden Kranken behandelt nach meiner Pflicht und Schuldigkeit und noch darüber.“ Dann habe ein Kommissar dem Polizeidirektor erzählt, er hätte „Criminals gesessen“, was er auch nicht leugnen könne, „...allein ich habe um Verdacht leiden müssen, und nicht um schlechte Fehler, auf diese Aussage bin ich also abgelohnt worden und befinde mier ausser Brod“.[96] Ferdinand Kummer und Albert Reichmann, zwei verarmte Apotheker aus der Lindenstraße, wurden als Desinfektionsdiener beschäftigt. Der Tagelohn hatte zunächst einen Taler betragen, „späterhin, da wir alle Gefahren der Anstek-

[92] *Königsberger Cholera-Zeitung*, S. 96.

[93] *A. a. O.*, S. 102; GStA PK, Rep. 77, Tit. 247, Nr. 5, Bl. 2, Schreiben des Polizeipräsidenten Heinke vom 14. 5. 1831.

[94] *Tagebuch über das Verhalten...*, S. 160.

[95] *Cholera-Blatt...*, S. 181.

[96] StA Berlin, Rep. 01, GB 259, Bl. 11.

kung glücklich bekämpft hatten", schrieben sie dem König, setzte man ihn auf zwanzig Silbergroschen herab: „Da die Verwaltungsbehörde uns eine eintägige Aufkündigung bestimmt hat, so wurden wir am 6ten und 10ten December ohne Weiteres entlassen. Mit festem Vertrauen auf Gottes Schutz hatten wir unser abschreckendes und gefährliches Amt angetreten, als sich niemand dazu finden wollte, und haben es auch treu und gewissenhaft vollführt ... Wir haben die schlimmsten Perioden dieser schrecklichen Seuche unter Gottes Schutz glücklich überstanden, wir haben stets unser Leben bei den uns auferlegten schweren Pflichterfüllungen in den abschreckendsten Wohnungen, wo wir immer zugleich die Desinfektion der Leichen zu besorgen hatten, preisgegeben und unsere Gesundheit durch die vorzüglich zuerst zu stark verordneten Chlordämpfe unersetzlich geschadet, und nun sind wir entlassen, ohne Aussicht auf weitere Anstellung in Staatsdiensten, geschwächt in unserer Gesundheit und jetzt in größter Noth, da Ersparniße bei Ernährung einer zahlreichen Familie bei diesen geringen Diäten unmöglich war."[97]

Angst vor Ansteckung war zumindest bei den städtischen Unterschichten äußerst selten, zumal diese Menschen gewöhnlich nicht zu der Leserschaft der furchterregenden Choleraliteratur gehörten, diesen „winzigen Büchlein für 1 Silbergroschen", die in den Jahren 1830 bis 1832 „wie quakende Frösche" in großer Anzahl aufgetaucht waren.[98] Nach den Beobachtungen eines Berliner Arztes hielt sich in den höheren Schichten während der gesamten Dauer der Epidemie ein permanentes Angstgefühl in dem Maße, „als sich in den ungebildeteren Klassen trotz allen Anordnungen die Indolenz und Indifferenz gegen das Übel, selbst in dem unmittelbaren Verkehr mit demselben, erhalten hat."[99] Auch in anderen Städten, namentlich in Breslau und Königsberg, war dieser Eindruck entstanden.

Wegen dieser Furchtlosigkeit waren gegenseitige Hilfeleistungen selbstverständlicher als in den höheren Schichten. Meist im vorwurfsvollen Ton erzählten kontagionistische Ärzte vor allem dann derartige Beispiele, wenn die Helfenden das Pech gehabt hatten, ebenfalls an der Cholera zu erkranken oder ihre Angehörigen infiziert wurden. Als in einer Berliner Schneiderfamilie die Mutter und zwei Töchter von der Seuche befallen wurden, nahm eine im selben Haus woh-

[97] *A. a. O.*, Bl. 28 u. R.

[98] W. Schumacher, *Geschichte der Cholera...*, S. 7.

[99] G. W. Eck, *Schilderung...*, S. 7.

nende andere Schneiderin den Säugling dieser Familie zu sich. Sie hatte zu der Zeit selbst ein Baby zu stillen. Kurz darauf ergriff die Cholera drei Söhne dieser Frau, drei Tage später auch sie selbst und ihren Säugling, während das angenommene Kind gesund blieb.[100] Ähnliches wird 1832 aus den Familienhäusern berichtet: Zehn Wochen, nachdem sie entbunden hatte, starb die Weberin Poser an der Cholera. Eine Woche später erlag auch ihr Säugling der Krankheit, eine 15jährige Tochter genas wieder. Während dieser Zeit starb die Weberin Wünsch ebenfalls an der Cholera. Ein Arzt befragte die Hausbewohner: „Die Betheiligten versichern einstimmig, daß die Wünsch täglich die Poser'sche Stube besucht habe, und namentlich, nach der Wegschaffung der Poser in das Hospital, beim Reinigen der Wäsche, bei der Pflege der Kinder etc. der Poser behülflich gewesen sey."[101] In der Bergstraße im Berliner Voigtland war ein 45jähriger Lebensmittelhändler der Seuche zum Opfer gefallen. Bis zu seiner eigenen Erkrankung hatte er einen cholerakranken Tagelöhner in dessen abgesperrter Wohnung „illegal" gepflegt. Der zu dem Händler gerufene Arzt fand auch in seinem Zimmer „theils aus müßiger Neugier, theils aus unberufener Theilnahme" die halbe Bergstraße versammelt, so daß er sich nur mühsam einen Weg zu dem Kranken bahnen konnte.[102]

Bei den ländlichen Unterschichten schien die Cholerafurcht verbreiteter gewesen zu sein. In den westpreußischen Dörfern hatte Stromeyer beobachtet, daß die meist kaschubischen Bauern von der panischen Angst der Dorfhoheiten „angesteckt" wurden. Neben vielen Gutsherrschaften, die in den Amtsblättern gelobt wurden, weil sie ihren Bauern besondere Fürsorge zukommen ließen, legten andere ein unglaubliches Benehmen an den Tag. Ende August war der hannoveranische Arzt in dem schwer heimgesuchten Dorf Subkau eingetroffen. Ihm war zugesichert worden, im Schloß des Gutsbesitzers wohnen zu können. Bei seiner Ankunft war dieser samt den Verwaltern und dem Kreischirurgen bereits geflohen. Er hatte zudem das gesamte Mobilar abtransportieren lassen, damit es nicht verseucht werde. So im Stich gelassen, waren auch die meisten Einwohner aus dem Dorf geflüchtet und hatten sich auf freiem Felde Strohhütten errichtet, die schon Erkrankten ließen sie zurück, die

[100] E. Horn, *Die Contagiosität...*, S. 47.
[101] J. L. Casper, *Der Ausbruch...*, S. 116.
[102] *Berliner Cholera-Zeitung...*, S. 59 f.

Toten blieben bis zu Stromeyers Ankunft unbeerdigt. Während der Arzt im Ort war, zeigte sich von den Verwaltern „mitunter einer auf eine Entfernung von 40 Schritten, um Nachfrage zu halten, wie viele gestorben wären". Kaum anders erging es dem Vorwerk Rathstube, das ebenfalls dem Besitzer von Subkau gehörte: „Das ganze Dorf bestand aus lauter armen Tagelöhnern, die für das Vorwerk arbeiteten. Bis zum Tage meiner Ankunft war der Verwalter dort geblieben, dann aber zog er auf den Befehl des Gutsherrn fort, der zur Erquikkung seiner Arbeiter ein Faß Branntwein, aber kein Mehl hinterließ. Seine ganze Erndte blieb auf den Feldern und die Bauern treiben ihre Schweine in die Weizen- und Erbsenfelder."

Wiederholt hatte Stromeyer, der als Cholera-Arzt in einem großen Teil Westpreußens herumgekommen war, erlebt, daß die Landbevölkerung wahnsinnige Angst hatte, die Hütten derjenigen zu betreten, die an der Seuche erkrankt waren. Ging dennoch jemand hinein, war es in mehreren Fällen vorgekommen, daß er von den übrigen Dorfbewohnern nicht mehr hinausgelassen wurde, indem diese Türen und Fenster von außen zunagelten. Zweimal hatte Stromeyer Geistliche aus einer derartigen Gefangenschaft befreit.[103] Viel schwieriger als in den Städten war es auf dem Lande, Krankenwärter anzuheuern. Häufig mußten sich die Kranken in Ställe oder auf Heuböden zurückziehen, wo sie ihrem Schicksal überlassen blieben. Stromeyer hatte in Subkau die Magd des Pfarrers im Schweinestall behandeln müssen, wo sie trotz seiner Ermahnungen und Drohungen auch gelassen wurde, solange sie krank war. In dem ostpreußischen Dorf Ragitten bei Braunsberg konnte der Dorfschulze zunächst niemanden zur Pflege der drei einzigen Cholerakranken des Ortes bewegen. Erst als er eine „reichliche Bezahlung" bot, fanden sich einige „kräftige Männer und Weiber" dazu bereit.[104] Um so deutlicher hob sich das Verhalten des Einsassen Anton Kasprzycki aus dem westpreußischen Dorf Rosenthal (Kreis Löbau) ab: Frei von jeder Ansteckungsangst hatte er die Cholerakranken seines Heimatortes „mit seltener Uneigennützigkeit" Tag und Nacht in ihren Wohnungen verpflegt. Mehreren „Unglücklichen", die keine Betten besaßen, überließ er seine eigenen Kleidungsstücke als Decken. 27 Men-

[103] *A. a. O.*, S. 13, 26; Louis Stromeyer, *Erinnerungen eines deutschen Arztes*, 2 Bde., Hannover 1875, Bd. 2: *Leben und Lehren*, S. 39.

[104] *A. a. O.*, S. 24; Haufsbrand, *Über die Cholera in Braunsberg*, in: *Cholera-Archiv*, Bd. 3, S. 211–236, 231.

schen sollen durch seine Hilfe vor dem Tode gerettet worden sein. Auf Vorschlag des Landrats bewilligte ihm der Innenminister ein Geldgeschenk von zwanzig Talern.[105]

Widerwillen gegen die Lazarette. Angst vor einem unwürdigen Tod

Angst und Unverständnis erregten in den unteren Bevölkerungsschichten allerorts die gegen die Seuche getroffenen Maßnahmen, deren Sinn den allermeisten nicht einleuchtete. Die Zahl derjenigen, die sich in die Lazarettdienste einspannen ließen, blieb jedoch im Verhältnis zur Volksmenge gering. Als in Königsberg die Lebensmittel knapp und teuer wurden, sah ein Angehöriger des „gemeinen" Volkes den Grund dafür allein in der Torsperre, „und da er an keine Einschleppung der Krankheit glaubte, so bildete er sich ein, diese sei nur ein Vorwand, und die Thorsperre beabsichtige nichts anders, als Theuerung herbeizuführen. Er erfuhr ferner, daß die Kranken durch eigene Träger unter Begleitung von Wachen nach dem Lazareth gebracht wurden; daß die Straße in der Nähe des Lazarehts durch einen Bretterzaun gesperrt, mit Wache besetzt und unzugänglich gemacht worden war; daß endlich die Leichname durch eigene Leute nach einem eigenen Platze gebracht und daselbst beerdigt wurden: und da er an eine Ansteckung nicht glaubte, so schöpfte er den Verdacht, daß eine böse Absicht hinter diesem geheimnisvollen Wesen sich verberge." Ebenso galten die Häuser- und Wohnungssperren als Veranstaltungen, „um Verarmung und Hungersnoth herbeizuführen".[106]

Eine Abneigung gegen die Lazarette herrschte in allen Bevölkerungsschichten. Angehörige des Bürgertums und der höheren Stände befürworteten diese zwar als wohltätige Einrichtungen für die Armen, in der Nähe ihrer Wohnungen wollten viele jedoch die „Sammelstätten des Kontagiums" nicht dulden. So protestierten Bürger der Friedrich-Wilhelm-Stadt beim Berliner Oberbürgermeister Johann Gottfried Büsching: Kaum fünf Jahre seien verflossen, seit sie aus einer sumpfigen, morastigen Wiese einen „wahrhaft schönen Stadtteil" hervorgehen ließen, ohne Unterstützung seitens des Staates und der Stadt. Die Freundlichkeit der Anlage hatte Mieter aus ganz Berlin herangezogen, so daß jetzt in ca. 220 Häusern etwa sieben- bis acht-

[105] GStA PK, Rep. 77, Tit. 247, Nr. 20, Bl. 45 ff.
[106] *Königsberger Cholera-Zeitung*, S. 92.

tausend „Seelen“ wohnten. Dieses mit „so unsäglicher Mühe und Sorgen“ errichtete Werk sollte nun mit einem Mal durch die Errichtung eines Lazaretts zerstört werden. Alle Mieter würden sofort ihre Wohnungen kündigen, „so daß zu Michaelis alle Häuser leer ständen und niemanden wäre es zu verargen, wenn er der Pest entflöhe“.[107]

Burdach warf den Königsberger Arbeitsleuten vor, sie wollten „lieber in ihren dürftigen Wohnungen ein Raub der Seuche“ werden, „als daß sie von den Hülfsleistungen, welche die Kommune mit so großen Aufopferungen ihnen anbietet, Gebrauch machen würden“.[108] Auch in den anderen Städten brachten weder die Behörden noch die Angehörigen der höheren Schichten das mindeste Verständnis für die Lazarett-Angst der unteren Klassen auf, sahen darin nur Undankbarkeit und Uneinsichtigkeit. Zunächst wußte man sich deshalb nicht anders zu helfen, als an die Vernunft zu appellieren. Aufrufe wie derjenige an die Einwohner Posens (S. 286) ergingen in allen größeren Städten.

In dem Tagebuch des Berliner Antikontagionisten Albert Sachs wurden die Transporte in die Hospitäler heftig kritisiert. Das Verhalten der herbeigerufenen Ärzte, die, statt sofort Hilfe zu leisten, „nach Schutzdiener, Korb und Sperren“ riefen, hatte vor allem in der ersten Zeit der Epidemie dazu geführt, daß viele der Erkrankten gestorben waren.[109] Allein der Tragekorb, in den die Kranken gesetzt wurden, erregte blankes Entsetzen. Zwar behaupteten die Berliner Behörden, die Körbe seien „ebenso bequem als anständig eingerichtet“ und hätten „in keiner Beziehung etwas Abschreckendes“,[110] aber, wie Sachs schrieb, „besonders weibliche Domestiken, einzeln wohnende, bei Familien einliegende Frauenzimmer sehen den Korb als einen stygischen Nachen an; durch Angst, Schreck, Erkältung etc. ist er wohl auch, mehr als einer, geworden.“[111] Dabei war weniger der Korb an sich der Gegenstand des Grauens, vielmehr „das Bild des Todes im Lazarett“, welches durch seinen Anblick erregt wurde.[112] Die Angst, unter sinnlosen und menschenunwürdigen Umständen zu sterben und begraben zu werden, herrschte in allen Bevölkerungsschichten, im Hospital drohte diese Gefahr besonders.

[107] StA Berlin, Rep. 01, GB 256, Bl. 12–13, Schreiben vom 30. 8. 1831.
[108] *Königsberger Cholera-Zeitung*, S. 46.
[109] *Tagebuch über das Verhalten...*, S. 106.
[110] *Berliner Cholera-Zeitung...*, S. 93.
[111] *Tagebuch über das Verhalten...*, S. 106.
[112] GStA PK, Rep. 77, Tit. 247, Nr. 8, Bl. 112 R.

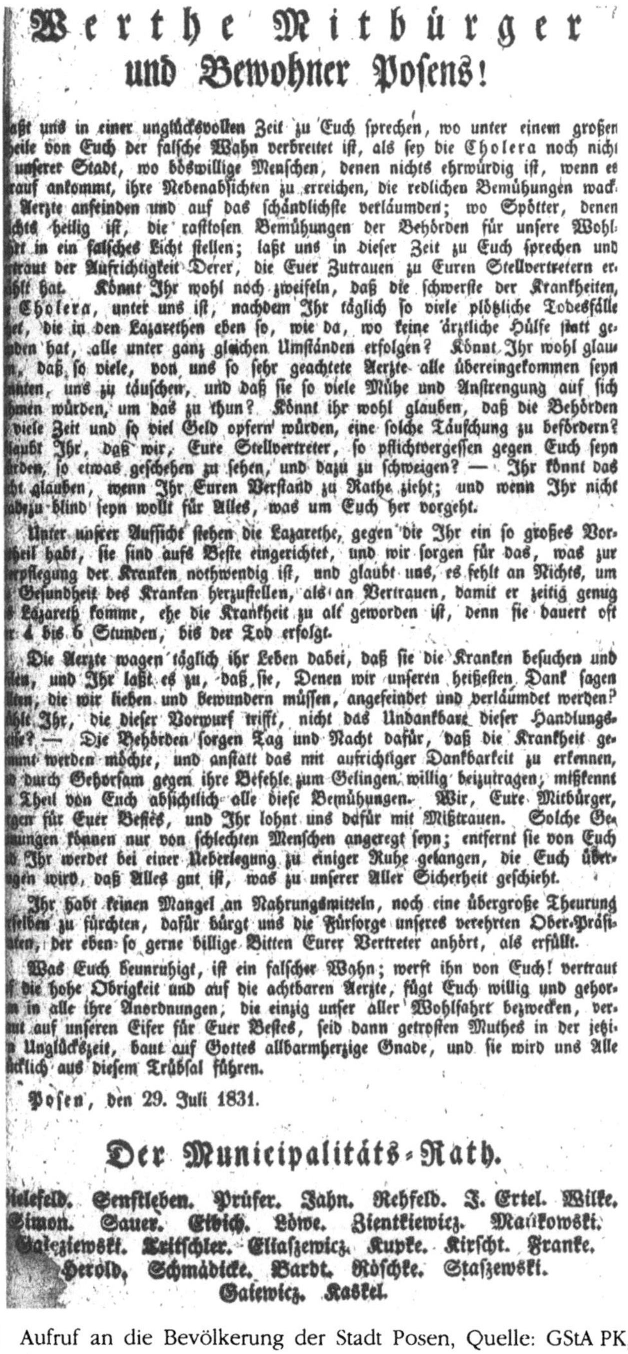

Werthe Mitbürger und Bewohner Posens!

aßt uns in einer unglücksvollen Zeit zu Euch sprechen, wo unter einem großen
heile von Euch der falsche Wahn verbreitet ist, als sey die Cholera noch nicht
unserer Stadt, wo böswillige Menschen, denen nichts ehrwürdig ist, wenn es
rauf ankommt, ihre Nebenabsichten zu erreichen, die redlichen Bemühungen wack-
Aerzte anfeinden und auf das schändlichste verläumden; wo Spötter, denen
chts heilig ist, die rastlosen Bemühungen der Behörden für unsere Wohl-
rt in ein falsches Licht stellen; laßt uns in dieser Zeit zu Euch sprechen und
traut der Aufrichtigkeit Derer, die Euer Zutrauen zu Euren Stellvertretern er-
hlt hat. Könnt Ihr wohl noch zweifeln, daß die schwerste der Krankheiten,
Cholera, unter uns ist, nachdem Ihr täglich so viele plötzliche Todesfälle
et, die in den Lazarethen eben so, wie da, wo keine ärztliche Hülfe statt ge-
nden hat, alle unter ganz gleichen Umständen erfolgen? Könnt Ihr wohl glau-
n, daß so viele, von uns so sehr geachtete Aerzte alle übereingekommen seyn
nnten, uns zu täuschen, und daß sie so viele Mühe und Anstrengung auf sich
hmen würden, um das zu thun? Könnt ihr wohl glauben, daß die Behörden
viele Zeit und so viel Geld opfern würden, eine solche Täuschung zu befördern?
laubt Ihr, daß wir, Eure Stellvertreter, so pflichtvergessen gegen Euch seyn
rden, so etwas geschehen zu sehen, und dazu zu schweigen? — Ihr könnt das
ht glauben, wenn Ihr Euren Verstand zu Rathe zieht; und wenn Ihr nicht
adezu blind seyn wollt für Alles, was um Euch her vorgeht.

Unter unserer Aufsicht stehen die Lazarethe, gegen die Ihr ein so großes Vor-
theil habt, sie sind aufs Beste eingerichtet, und wir sorgen für das, was zur
rpflegung der Kranken nothwendig ist, und glaubt uns, es fehlt an Nichts, um
Gesundheit des Kranken herzustellen, als an Vertrauen, damit er zeitig genug
s Lazareth komme, ehe die Krankheit zu alt geworden ist, denn sie dauert oft
r 4 bis 6 Stunden, bis der Tod erfolgt.

Die Aerzte wagen täglich ihr Leben dabei, daß sie die Kranken besuchen und
len, und Ihr laßt es zu, daß sie, Denen wir unseren heißesten Dank sagen
ten, die wir lieben und bewundern müssen, angefeindet und verläumdet werden?
hlt Ihr, die dieser Vorwurf trifft, nicht das Undankbare dieser Handlungs-
ise? — Die Behörden sorgen Tag und Nacht dafür, daß die Krankheit ge-
mmt werden möchte, und anstatt das mit aufrichtiger Dankbarkeit zu erkennen,
d durch Gehorsam gegen ihre Befehle zum Gelingen willig beizutragen, mißkennt
Theil von Euch absichtlich alle diese Bemühungen. Wir, Eure Mitbürger,
gen für Euer Bestes, und Ihr lohnt uns dafür mit Mißtrauen. Solche Ge-
nungen können nur von schlechten Menschen angeregt seyn; entfernt sie von Euch
d Ihr werdet bei einer Ueberlegung zu einiger Ruhe gelangen, die Euch über-
gen wird, daß Alles gut ist, was zu unserer Aller Sicherheit geschieht.

Ihr habt keinen Mangel an Nahrungsmitteln, noch eine übergroße Theurung
selben zu fürchten, dafür bürgt uns die Fürsorge unseres verehrten Ober-Präsi-
ten, der eben so gerne billige Bitten Eurer Vertreter anhört, als erfüllt.

Was Euch beunruhigt, ist ein falscher Wahn; werft ihn von Euch! vertraut
f die hohe Obrigkeit und auf die achtbaren Aerzte, fügt Euch willig und gehor-
m in alle ihre Anordnungen, die einzig unser aller Wohlfahrt bezwecken, ver-
ut auf unseren Eifer für Euer Bestes, seid dann getrosten Muthes in der jetzi-
n Unglückszeit, baut auf Gottes allbarmherzige Gnade, und sie wird uns Alle
cklich aus diesem Trübsal führen.

Posen, den 29. Juli 1831.

Der Municipalitäts-Rath.

ielefeld. Senftleben. Prüfer. Jahn. Rehfeld. J. Ertel. Wilke.
Simon. Sauer. Elbich. Löwe. Zientkiewicz. Maikowski.
Galezjewski. Kreitschler. Eliaszewicz. Kupke. Kirscht. Franke.
Herold. Schmädicke. Bardt. Röschke. Staszewski.
Gatewicz. Kaskel.

Abb. 5 Aufruf an die Bevölkerung der Stadt Posen, Quelle: GStA PK, Rep. 76 VIII C, Nr. 86, Bl. 47.

Der Soldat auf dem Schlachtfeld wisse, so der Danziger Wilhelm Schumacher, daß er einen „schönen Tod für den König und Vaterland" sterbe, bei der Cholera aber zeige sich der Tod „in einer andern Gestalt, ganz das nackte, vernichtende Gerippe ... die hinterbleibende Hülle wurde, der eines Verbrechers gleich, vernichtet, ehe die Natur ihren chemischen Prozeß beginnen konnte, kein sinniges Kreuz bezeichnete die Stätte, wo man den Dulder gebettet hatte, und solchen Tod befürchten zu müssen, empört das Gefühl unserer geistigen Würde".[113] Bei vielen war es nicht zuletzt der Gedanke, im Todesfalle seziert zu werden, der sie vor den Heilanstalten zurückschrecken ließ. Tatsächlich geschah dies dort mit allen an der Cholera Verstorbenen, die zu Lebzeiten Anspruch auf kostenlose Behandlung durch den Armenarzt gehabt hatten. Es wurde ihnen aber zugesichert, daß sie nach der Sektion ein ordentliches Begräbnis bekämen.[114] Unmittelbar vor dem Tumult vom 28. Juli schrieb die Königsberger Regierung nach Berlin, das Volk könne nicht ertragen, „wie Gatte oder Gattin, Bruder oder Schwester, Kind oder Mutter aus den Armen der Angehörigen unbarmherzig fortgerissen, besoldeten Fremden hingegeben und nach dem Tode von verhüllten Männern mit eisernen Haken in die Kalkgrube geworfen werde ... Selbst der gebildetste Verstand vermag es nicht, das natürliche Gefühl der Liebe und Zuneigung zu den Seinen der Überzeugung des Nothwendigen ganz aufzuopfern, was war also von der großen Masse des Volkes zu erwarten?"[115]

Das möglichst schnelle Beerdigen der Choleraleichen auf besonderen Friedhöfen bei Dunkelheit unter polizeilicher Bewachung verletzte überall das nach den Worten des Berliner Bischofs August Neander „tief in der menschlichen Brust" wurzelnde Gefühl der Achtung gegenüber den Toten. Auch bei dieser Gelegenheit tat sich die Kluft zwischen den höheren und den niederen Schichten auf. In Berlin entrichteten wohlhabende Familien Geldbeträge an die Kirche und die Geistlichkeit, mit denen sie für ihre der Seuche erlegenen Angehörigen eine reguläre Bestattung auf dem Gemeindefriedhof erkauften, während den Ärmeren meist nichts anderes übrig blieb, als ihre Verstorbenen auf den Cholera-Friedhöfen unterzubringen. Dies mache, so der Bischof, den „übelsten Eindruck" in der Stadt.

113 W. Schumacher, *Geschichte der Cholera...*, S. 17.

114 *Tagebuch über das Verhalten...*, S. 179 f.

115 GStA PK, Rep. 76 VIII C, Nr. 115, Bl. 50.

Die Geistlichen hörten wiederholt den Vorwurf, sie „knüpften ihren Vorteil an das Leiden ihrer Brüder".[116] Aber auch viele Arme versetzten in Berlin alles „Unentbehrliche", um ihre Angehörigen würdig bestatten zu können, so wenig wichtig für diese während des ganzen Lebens „äußerer Anstand" auch gewesen sein mag: „Sie wollen nicht auf anderen Stellen begraben seyn, als eben da, wo ihre Verwandten und Freunde und ihres gleichen liegen; daß sie just an dieser Krankheit und nicht an einer anderen gestorben sind, scheint ihnen nicht geeignet, anderen die Berechtigung zu geben, sie wie Verbrecher und Selbstmörder – (dieser Vergleich drängt sich hier immer unabweislich dem Betrachtenden auf) – zu behandeln..."[117]

Nicht Erwerbslosigkeit oder Hunger, sondern die mangelnde Sensibilität der verordneten Obrigkeit für derartige Gefühle war der unmittelbare Anlaß für die ersten Choleratumulte. Der erste hatte sich Mitte Juli in Posen ereignet, als die Gastwirtsfrau Danisch aus der Vorstadt Wallischei auf einer Wiese statt auf dem Kirchhof beerdigt werden sollte. Erst als sich zwei Kompanien Soldaten zeigten, zerstreute sich die Menge. Einige Tage später gelang es den Angehörigen doch noch, ein kirchliches Begräbnis für die Frau zu erwirken.[118]

Auch in Memel waren am 23. Juli unter dem Volk „unruhige Bewegungen" entstanden, als eines der ersten Seuchenopfer, ein Schuhmacher-Meister, auf dem Cholera-Friedhof ohne katholischen Ritus beigesetzt wurde. Ein 150 Mann starkes Militäraufgebot trieb die Menschen auseinander. Zwei Tage später sammelte sich erneut ein „Haufen von Unruhigen", drang in den Friedhof ein und machte sich daran, den Leichnam des Schuhmachers wieder auszugraben. Von dem herbeikommandierten Militär daran gehindert, rannten sie zum Lazarett, allen voran die Schifferfrau Wenzel und der Arbeitsmann Dangel, brachen es gewaltsam auf und trugen einen Kranken mit großem Geschrei in seine Wohnung zurück. Unterwegs wurden die Wächter der gesperrten Häuser gewaltsam von ihren Posten ver-

[116] GStA PK, Rep. 76 VIII C, Nr. 36, Bl. 13 R, 14, Schreiben vom 21. 11. 1831.

[117] *Tagebuch über das Verhalten...*, S. 179 f.

[118] GStA PK, Rep. 77, Tit. 247, Nr. 8, Bl. 112; *Cholera orientalis*, Bd. 1, S. 113. – Auch in Königsberg hatte ja die Tatsache, daß ein Zimmermann nicht in der im Gewerke üblichen Weise beigesetzt werden durfte, mit zu dem größten Choleratumult geführt, der in Preußen stattgefunden hatte.

jagt. Dem Aufruhr angeschlossen hatten sich Schiffer, Männer und Frauen, die in Memel Quarantäne halten sollten.

Vorläufige Ruhe trat erst wieder ein, als sich, wie drei Tage später in Königsberg, eine Bürgerwehr mit dem Militär zusammentat. Jedoch kam es in den folgenden Tagen immer wieder zu tumultartigen Szenen: Der Fleischer Schadewaldt war im Memeler Lazarett gestorben und sogleich begraben worden. Als Freunde und Angehörige von seinem Tod erfuhren, setzten sie das Gerücht in Umlauf, er sei von den Ärzten im Dampfbad verbrüht worden, und wollten auch diesen Leichnam wieder ausgraben. Die Beerdigung eines Maurergesellen, die zur gleichen Zeit auf dem Cholera-Friedhof vorgenommen werden sollte, mußte wegen der massiven Drohungen der herandrängenden Volksmenge abgebrochen werden.[119] Auch nicht allzuweit von Berlin entfernt, in verschiedenen Ortschaften im Osten der Provinz Brandenburg, setzte die ländliche Bevölkerung nach handfesten Auseinandersetzungen mit den Ortsobrigkeiten durch, daß die Choleraleichen „mit gewohntem Gepränge“ begraben wurden.[120]

Geistliche drangen bei der Immediat-Kommission darauf, die religiösen Gefühle zu achten und die Beerdigungsvorschriften entsprechend zu ändern. Der Erzbischof von Posen und Gnesen, Marcin von Dunin, beschwerte sich bei Flottwell, er müsse sich vorwerfen lassen, die Leichen der Katholiken an ungeweihten Orten „gleich den unverständigen Thieren“ begraben zu lassen. Er schlug vor, die Cholera-Friedhöfe durch einen kirchlichen Weihe-Akt zu „förmlichen Gottes-Ackern“ zu machen. Die Immediat-Kommission gab schließlich Anweisung, diesen Akt in der Stadt Posen sowie an den Orten Ost- und Westpreußens, in denen die Cholera bereits ausgebrochen war, so schnell wie möglich nachzuholen. Wo die Seuche erst später auftrat, wie in Berlin oder Breslau, wurden von vornherein geweihte Begräbnisstätten benutzt, Kalk brauchte gar nicht mehr verwendet zu werden.[121]

In Danzig waren die im Lazarett Gestorbenen bis Anfang Juli in einem ungeweihten Massengrab gelandet, dann legte die Sanitäts-

[119] GStA PK, Rep. 76 VIII C, Nr. 115, Bl. 51 und R.

[120] Rackwitz, *Die asiatische Cholera in der Neumark*, in: *Schriften des Vereins für Geschichte der Neumark*, H. 23 (1909), S. 51–96, 90 f. – In dem Dorf Schlanow öffneten Einwohner während einer Beerdigung sogar den Sarg (*a.a.O.*, S. 91).

[121] GStA PK, Rep. 76 VIII C, Nr. 36, Bl. 5, Schreiben Dunins vom 5. 7. 1831, Bl. 6 und R, Schreiben vom 25. 7. 1831.

Kommission auf Initiative des aus Rußland kommenden Barchewitz einen neuen Cholera-Friedhof auf dem Stolzenberg an. Bei der kirchlichen Einweihungsfeier stiegen „heiße Dankgebete zum Himmel empor": „Die Cholera hatte jetzt ihre Schrecken verloren, war gleichsam schon als entschwunden zu betrachten, denn man gelangte nun doch zu dem Troste: eine *eigene*, ehrliche Grabstätte zu finden." Manch einer hatte allerdings zu bemängeln, daß hier die Leichen der Verstorbenen aus unterschiedlichen Ständen und Konfessionen durcheinandergerieten.[122]

Zwar gingen in der ersten Zeit nach einem Seuchenausbruch in kaum einem Ort die Transporte in die Lazarette ohne Unruhen und Proteste vonstatten, im Laufe der Epidemie aber gewöhnte sich die Bevölkerung an diese Einrichtung. In Danzig machten die ersten Genesenen, die Ende Juni aus dem Hospital auf der Weichsel-Insel Holm nach dreiwöchiger Kontumaz entlassen wurden, auf die Bevölkerung einen erschütternden Eindruck. Man hatte geglaubt, jeder, der einmal dort hineingeraten war, sei rettungslos verloren. „Sie erschienen in ihrer Krankenkleidung: in weiß und blau gestreiften Schlafkitteln, und trugen breite wollene Binden um den Leib gewickelt. Mit unbedeckten Köpfen in ihrer anscheinbaren Tracht eines Büßenden durchwanderten sie die Stadt und gingen von einem Hause zum anderen betteln. Man mußte glauben, in ihnen erlöste Märtyrer zu erblicken, die eine Hand der Vorsicht aus dem reißenden Strome des Verderbens vorzugsweise errettet!"[123]

Wiederum auf Initiative von Barchewitz bemühte sich die Danziger Sanitäts-Kommission als erste, den Lazaretten das Geheimnisvolle, welches die unsinnigsten Gerüchte auslöste, zu nehmen. Als im Juli das gefürchtete Lazarett auf dem Holm geschlossen und ein neues Hospital mitten in der Stadt angelegt wurde, öffnete man dieses vor der eigentlichen Inbetriebnahme einige Tage dem Publikum zur Besichtigung. Eine Maßnahme, die tatsächlich dazu beigetragen hatte, daß diese Einrichtung ihre Schrecken verlor, „denn mit der größ-

[122] W. Schumacher, *Geschichte der Cholera...*, S. 26 f. (Hervorhebung im Original). – Seit Ende November konnten die Orts-Kommissionen entscheiden, ob ein besonderer Cholera-Friedhof oder ein gewöhnlicher, jedoch außerhalb der Stadt liegender benutzt werden sollte; in Berlin durften die Hinterbliebenen entsprechende Wünsche äußern (GStA PK, Rep. 76 VIII C, Nr. 36, Bl. 12). Erst ein Gesetz vom 27. 11. 1833 schaffte die Cholera-Friedhöfe überhaupt ab (Moritz Pistor, *Grundzüge einer Geschichte der preußischen Medizinalverwaltung*, Braunschweig 1909, S. 114).

[123] W. Schumacher, *Geschichte der Cholera...*, S. 29 f.

ten Bereitwilligkeit ließen sich die Kranken in das Lazareth bringen; viele, die das Herannahen der Krankheit fühlten, eilten zu Fuß hinein; Mütter brachten ihre erkrankten Kinder auf den Armen an und baten um Aufnahme, fragten nachher täglich an der Pforte nach ihrem Befinden."[124]

Vergiftungsgerüchte und Pogrome. Die Ärzte während der Epidemie

Gerüchte, das Vorhandensein einer Epidemie werde nur behauptet, um zu kaschieren, daß die „Reichen" in einem groß angelegten Komplott ihre ärmeren Mitmenschen vergiften wollten, entstanden überall, wo die Cholera sich zeigte, sei es in Rußland, Preußen, Österreich oder im Jahre 1832 in Paris.[125] Beigetragen dazu hatte nicht nur die Ansteckungstheorie, die plötzlich auftretende Krankheitsfälle nicht verständlich machen konnte, sondern auch das ständige, den unteren Schichten nicht begreifliche und daher höchst verdächtige Gerede, die Cholera vergreife sich ausschließlich an der armen Bevölkerung. In Städten wie Berlin, Breslau oder Königsberg konnte man dies an allen Straßenecken hören. Dazu kam noch, daß fast überall die ersten Menschen, die öffentlich wahrnehmbar der Seuche zum Opfer fielen, tatsächlich den ärmeren Schichten angehörten, während sich die Cholera in den höheren Ständen erst später zeigte und hier die Erkrankungen vor der Außenwelt möglichst verborgen wurden. Vor diesem Hintergrund wird die scheinbar sinnlose

[124] E. O. Dann, *Die Cholera-Epidemie*..., S. 53.

[125] Vgl. hierzu L. Chevalier, *Le choléra*..., bes. S. XV, R. Baehrel, *Epidémie*..., und L. Febvre, *Histoire des sentiments*..., S. 520 f. – Für die Toskana siehe Michael Stolberg, *Gottesstrafe oder Diätsünde. Zur Mentalitätsgeschichte der Cholera*, in: *Medizin, Gesellschaft und Geschichte. Jahrbuch des Instituts für Geschichte der Medizin der Robert-Bosch-Stiftung* (im folgenden *Med. GG* zitiert), 8 (1989), S. 9–25. – Ein weiterer mentalitätsgeschichtlicher Aspekt wird von Karl Markus Michel angesprochen in: *Die Zeit*, Nr. 25 vom 12. 6. 1987. Demnach hat sich im 16. Jahrhundert das kollektive Pesterleben in ein katholisches und ein protestantisches Modell gespalten. Für das katholische Milieu, z. B. 1630 bei der Pest in Mailand, seien Aussonderung der Kranken in entfernt liegende Lazarette sowie kollektiver Massenwahn und Pogrome typisch. Dagegen ist das protestantische Modell, z. B. 1655 bei der Pest in London, durch einen individuellen Umgang mit der Todesangst gekennzeichnet, die einzelnen Häuser werden abgesperrt. In Preußen kann man beide Modelle beobachten, wobei jedoch das katholische in den östlichen und das protestantische in den westlichen Landesteilen vorherrschte.

Zerstörungswut verständlicher, die Teile des Königsberger Pöbels gegen alles richteten, was eine Beziehung zur Cholera aufwies. Während des Aufstands zog eine Meute durch die Kneiphöfsche Langgasse zur Vorstadt, ihren Weg durch eingeschlagene Fensterscheiben der Häuser von Bürgern und Kaufleuten markierend, „die so eben Tausende zur Abhülfe des Nothstandes der ärmeren Volksklasse hergegeben hatten". Die Heubnersche Apotheke, in der eine der Nachtwachen für Ärzte stationiert war, wurde überfallen und vollständig demoliert. Ebenso erging es dem Haus des Schloß-Maurermeisters Biehler, der die Lazarette baulich eingerichtet hatte. Das eigentliche Ziel, das Hospital am Brandenburger Tor zu zerstören, wurde durch das Eingreifen des Militärs vereitelt. Überhaupt war Ostpreußen neben Posen das Gebiet, in dem die obrigkeitlichen Anordnungen auf den härtesten Widerstand stießen. In der Stadt Friedland legten die Mitglieder der Orts-Kommission ihre Ämter nieder, weil sie überall nur eine „schnöde Behandlung" erfuhren. In Neidenburg weigerten sich die Tischler zunächst, im Auftrag der Orts-Kommission Särge herzustellen, erst unter Polizeiaufsicht ließen sie sich dazu bewegen.[126]

Das unmittelbar vor dem Tumult in Königsberg aufgekommene Gerücht, ein Zimmergeselle sei von einem Arzt vergiftet worden, verbreitete sich auch in die umliegenden Städte und Ortschaften. In Braunsberg verdächtigten Arbeitsleute die Stadtbehörden, die Ärzte angestiftet zu haben, an die Armen Gift als angebliche Medikamente zu verteilen. Jede erfolgreiche Vergiftung werde vom Staat mit vier Gulden honoriert. Die Folge war, daß sich mehrere Cholerakranke selbst im fortgeschrittenen Stadium weigerten, von den Ärzten irgendetwas anzunehmen, und sei es nur ein Ratschlag.[127] Aus der oberschlesischen Grafschaft Glatz, die in das habsburgische Böhmen hineinragte, erfährt man aus einer Eintragung, die ein Bewohner des Dorfes Tschernebey, der bereits erwähnte Johann Kubu, in sein Gebetbuch gemacht hatte, daß die Menschen dort die ausgeteilten Kräuteröle und Pulver grundsätzlich den Hunden gaben, die angeblich davon „verreckten", „und wer das selber einnahm, der starb auch davon. Als dann die Ärzte erfuhren, daß das niemand einnehmen wolle, verloren sie zum Volke das Vertrauen, und die Leute erzählten dann auch unter sich, daß sie es jetzt bei den Bäckern ins

[126] K. Faber, *Die Haupt- und Residenzstadt...*, S. 273 f.; *Königsberger Cholera-Zeitung*, S. 102 f.

[127] Haufsbrand, *Über die Cholera...*, S. 223 ff.

Brot und bei den Fleischern ins Fleisch würden geben wollen."[128] In Posen gossen sich manche Cholerakranke die dargereichte Medizin zuerst auf die Kleider, um zu testen, ob sie brannte.[129]

Wunderheiler hatten mit „übelriechenden Mixturen" aller Art große Konjunktur. Der in Preußen erfolgreichste war der Schuhmacher Hamann aus Heubude bei Danzig. Sein Gebräu aus Wurzeln und Kräutern (Hauptbestandteil war die seit dem Mittelalter als „Pestwurz" bekannte Angelica-Wurzel) konnte er in solchen Quantitäten herstellen, daß es bis nach Elbing und Königsberg reißenden Absatz fand, der ihm ein Vermögen eingebracht haben soll. Scharen von Menschen pilgerten dieser „Schuster-Tropfen" wegen in das Dorf. Hamanns Ansehen begann erst zu schwinden, als im August in Heubude drei Menschen, seine unmittelbaren Nachbarn, ein Raub der Seuche wurden.[130]

In den Frühlings- und Sommermonaten des Jahres 1831 verging kaum eine Woche, in der die Zeitungen nicht ein neues Heilmittel anpriesen, von denen der in Elbing erfundene Senfwein noch am längsten von sich reden machte. Burdachs Eindruck war sicherlich richtig, daß eine große Menge von Hilfsmitteln gegen ein schweres Übel immer ein schlimmes Zeichen sei „für unsere Macht, dasselbe zu beseitigen".[131]

Tätliche Angriffe auf Ärzte waren insbesondere in den Städten an der Tagesordnung. In Breslau wurde in den Abendstunden des 8. Oktober der Medizinalrat Wendt von einem aus „Straßenjungen und dem niedrigsten Pöbel bestehenen Haufen" überfallen und sein

[128] W. Berndt/G. Münch, *Die Cholera in Schlesien...*, S. 84.

[129] GStA PK, Rep. 77, Tit. 247, Nr. 8, Bl. 112 R.

[130] L. Stromeyer, *Skizzen...*, S. 11; Wilhelm Schumacher, *Der Schuhmacher Hamann in Heubude, seine Wundertropfen wider die Cholera, und seine Beurtheiler*, Danzig 1831 (Gegner); Eduard Bangßel, *Der Schuhmacher Hamann in Heubude und seine Wundertropfen wider die Cholera*, Danzig 1831 (Bewunderer).

[131] Nach der *Königsberger Cholera-Zeitung*, S. 3 f. ist die Erfindung des Senfweins einem Versehen zu verdanken: Ein Elbinger Zimmermeister schickte einem seiner Brettschneider, der an der Cholera erkrankt war, eine halbe Flasche Rotwein und einen Silbergroschen für Zimt. Damit sollte er den Wein würzen und aufgekocht alle halbe Stunde eine Tasse trinken. Ein Hausgenosse des Brettschneiders richtete nun statt mit Zimt das Getränk mit Senf an: Nach „ganz unglaublicher Transpiration" war der Kranke zwei Tage später von der Cholera genesen. In der Bevölkerung wurde das Rezept mit großem Enthusiasmus begrüßt und wohl auch einige Male erfolgreich angewandt, während die Ärzte die Entdeckung der „Brettschneider-Kur" recht „phlegmatisch" aufnahmen.

Haus eineinhalb Stunden lang unter Steinwürfen belagert, wobei Rufe wie „Hurrah, vivat Cholera, Hurrah Vitriol!" ertönten. Auch in dieser Stadt zerstreute sich die „wahnsinnige Horde" erst, als das Militär auftauchte. Oberpräsident Merckel nahm den Vorfall zum Anlaß, jegliche Volksaufläufe in Breslau zu verbieten; er drohte, jeder Verständige müsse einsehen, „daß es der, wenn Nichts mehr hilft, einschreitenden Waffengewalt unmöglich ist, den Neugierigen von dem Schuldigen zu trennen".[132]

Auch von Menschen, die laut Burdach „durch einen Irrthum zur gebildeten Classe sich zählen", mußten sich die Ärzte zur Seuchenzeit einiges gefallen lassen. Solche Personen hatten in Königsberg Anstoß daran genommen, daß die Mediziner wegen der langen Wege in die Stadt von der Sanitäts-Kommission einen Fuhrkostenzuschuß erhielten. Sie sahen in ihnen deshalb „um so gewisser reichlich besoldete Gesundheitswächter, die jeder beliebigen Forderung in Betreff der Gesundheit Genüge zu leisten verpflichtet seien". Manche forderten die nur für Cholerakranke gedachte Nachtwache herbei, um die Gelegenheit zu nutzen, in der die Ärzte umsonst zu haben sind. Andere, ansonsten „hochgebildete" und „fein gesittete" Personen warfen den Königsberger Ärzten, die sich wie in kaum einer anderen Stadt engagierten, Selbstgefälligkeit vor. Sie trügen das Bewußtsein ihrer Bedeutung, die sie zur Seuchenzeit hatten, zu sehr zur Schau. Burdach verteidigte sich und seine Kollegen: „Warum will man es befremdlich finden, wenn es auch Leute giebt, die sich gefallen, indem sie Ruhe und Gemächlichkeit opfern und ihre Gesundheit aufs Spiel setzen, um mit Anstrengung ihrer körperlichen und geistigen Kraft ihren Mitbürgern in gefahrvoller Zeit beizustehn?"[133]

Andernorts hatten Ärzte wegen ihrer Hilflosigkeit gegenüber der Epidemie Feindseligkeiten geradezu provoziert. Häufig erkannten sie die ersten Fälle, die sie zu Gesicht bekamen, gar nicht, weil das tatsächliche Erscheinungsbild nicht immer mit dem in der Literatur beschriebenen übereinstimmte. Im Berliner Voigtland brachte eine

[132] *Schlesische Cholera-Zeitung*..., S. 13 f.; GStA PK, Rep.77, Tit. 507, Bd. 1, Bl. 22, 24.

[133] *Königsberger Cholera-Zeitung,* S. 7 f. – Die Berliner Ärzte durften sich keiner solchen Vergünstigungen erfreuen wie ihre Königsberger Kollegen. So lehnte die Immediat-Kommission den Antrag des Berliner Arztes August Vetter ab, ihm für die Dauer der Epidemie eine Equipage zur Verfügung zu stellen, da er sich physisch nicht mehr im Stande sah, „den Pflichten der Menschlichkeit" nachzukommen (GStA PK, Rep. 76 VIII C, Nr. 47, Bl. 137 und R).

Hutmacherfrau zweimal ihre an der Cholera erkrankte Tochter zu dem zuständigen Armenarzt. Beide Male lehnte dieser die Behandlung ab, da er die „typischen Symptome“ vermißte. Beim dritten Mal erklärte er, Hilfe sei jetzt nicht mehr möglich, da das Kind schon „marmorkalt“ sei; das Mädchen starb bald darauf.[134] Gerade Landärzte wurden nicht selten angesichts der unheimlichen Seuche von jedem Mut verlassen. Ein Beispiel ist der Subkauer Kreischirurg, der sein Haus in einem Radius von zehn Schritten mit einer Linie umzog, bis wohin die Leute kommen konnten, um Bericht zu erstatten. Beim Anhören der Krankengeschichte ließ er sich mit Wacholder umräuchern.[135] Vor dem Bromberger Landratsamt wurde 1832 gegen zwei Mediziner wegen ihres „gefühllosen Benehmens“ verhandelt, dessen sie sich im Vorjahr schuldig gemacht hatten: Wurden sie zu Cholerakranken gerufen, begnügten sie sich lediglich damit, von ferne die Sperre des betreffenden Hauses anzuordnen, ohne sich den Erkrankten auch nur zu nähern. Ein Gutsbesitzer hatte Anzeige erstattet, weil in dem ihm gehörenden Dorf Nimtock mehrere Menschen, im schwerkranken Zustand allein gelassen, unnötigerweise sterben mußten.[136]

Im östlichen Europa, namentlich in den Zentren des Ostjudentums, richtete sich, wie zu mittelalterlichen Pestzeiten, die Wut des Pöbels gegen die jüdische Bevölkerung. In Tarnow wurden sämtliche Juden aus der Stadt getrieben, in Krakau erregte die Tatsache, daß so wenige von ihnen an der Cholera erkrankten, den Neid und das Mißtrauen der „Christen“. In Brody sollen Juden infizierte Banknoten in Umlauf gebracht haben, in Lemberg verseuchte Lebensmittel.[137] Unter Berliner Domestiken ging das Gerücht um, sie hätten die Brunnen vergiftet.[138] Aber, wie Burdach sagt, im Unterschied zu den Zeiten der Pest würden im 19. Jahrhundert die Juden in Preußen nur noch angeklagt, nicht mehr aufgehängt.[139]

[134] *Tagebuch über das Verhalten...*, S. 228 f.

[135] L. Stromeyer, *Skizzen...*, S. 15.

[136] GStA PK, Rep. 77, Tit. 247, Nr. 8, Bl. 120–123 R. Einer dieser Ärzte, Dr. Pentzien, wurde freigesprochen. Das Gericht hielt ihm sein vorgerücktes Alter zugute sowie die Tatsache, daß er nie auf einer „hohen wissenschaftlichen Bildungsstufe“ gestanden hatte. Verurteilt wurde der andere, Dr. Behn, über dessen Benehmen sich von allen Seiten Klagen gehäuft hatten.

[137] *Cholera orientalis,* Bd. 1, S. 98 ff.; GStA PK, Rep. 76 VIII C, Nr. 134, Bl. 92 u. R.

[138] Hannah Arendt, *Rahel Varnhagen. Lebensgeschichte einer deutschen Jüdin aus der Romantik,* München 1981, S. 210.

[139] *Königsberger Cholera-Zeitung,* S. 83.

Zu brutalen Exzessen ließ sich eine rasend gewordene ungarische Landbevölkerung hinreißen, nicht nur Juden, auch zahlreiche christliche Geistliche sowie Ärzte kamen dabei ums Leben. Als Österreich die Kordons aufheben ließ, fanden die Überfälle schlagartig ein Ende.[140] Nicht überall war es der Pöbel, der solche Brutalitäten verübte, in Bukarest und dem polnischen Petrikau vertrieben die Reichen aus Angst vor Ansteckung die ärmsten Einwohner gewaltsam aus der Stadt.[141] Im Sommer des Jahres 1831 war der gesamte ostmitteleuropäische und osteuropäische Raum ein einziges Pulverfaß. Auch das russische Reich geriet in eine gefährliche Gärung. In der Nähe von St. Petersburg schlug das Militär am 15. Juli, unmittelbar nach dem Aufstand in der Hauptstadt, eine Emeute in einer Münzschmelze nieder. In Sawidowa nahe Moskau revoltierten etwa 4000 Bauern. Ende Juli erhoben sich die in den Militärkolonien angesiedelten Bauernsoldaten. Überall waren Gerüchte, die Cholera sei infolge bösartiger Vergiftung entstanden, der Anlaß. Vor allem für die Bauernsoldaten war die Cholera ein Ventil, seit Jahren angestauten Haß zu entladen. Kaum ein Bataillonskommandant oder Offizier überlebte den Aufstand. Ein Regiment schickte – erfolglos – eine Delegation von sechzig Mann zum Zaren, um ihn zu bitten, sie von den „abscheulichen Giftmischern" zu befreien. Als nach blutigen Kämpfen die Ruhe schließlich wiederhergestellt war, besuchte Nikolaus persönlich dieses Regiment. Wie zuvor in St. Petersburg, endete auch hier die Erhebung damit, daß die Bauernsoldaten in „reuiger Buße" niederknieten und den Zaren um Verzeihung baten. Die „Hauptschuldigen", ganze Bataillone, wurden vor ein Kriegsgericht gestellt und drakonische Strafen an ihnen vollzogen.

Für diese Serie von Unruhen machte der Zar Innenminister Sakrewski, der bereits seit über einem Jahr das Land mit seinem Feldzug gegen die Cholera überzogen hatte, verantwortlich. Im Oktober 1831 wurde ihm nahegelegt, „aus gesundheitlichen Gründen" um seine Entlassung zu bitten.[142]

[140] *Cholera orientalis,* Bd. 1, S. 100; Johann Ladislaus Pyrker, *Mein Leben. 1772–1847,* hrsg. von Aladar Paul Czigler (= Fontes rerum austriacarum, 1. Abt.: Scriptores, Bd. 10), S. 160 f.

[141] *Cholera orientalis,* Bd. 1, S. 52, 84.

[142] Th. Schiemann, *Kaiser Nikolaus...,* S. 147 ff., 156 f.

ZEHNTES KAPITEL

Kontagionismus und Antikontagionismus: Politische Hintergründe und Fortentwicklung

Die Situation im ersten Seuchenjahr

Der Orientierung an der Vergangenheit, wie sie im Jahre 1831 für den Umgang mit der Cholera charakteristisch war, lag, gerade bei den Repräsentanten der Staatsgewalt und den höheren Gesellschaftsschichten, eine betäubende Angst vor der Zukunft zugrunde. Den Einbruch der aus Asien kommenden Seuche, die den Abgrund zwischen den oberen und unteren Schichten in zweifacher Hinsicht nivellierte – Arm und Reich waren nicht nur gleichermaßen vom Tode bedroht, sondern auch während der Epidemie im kaum gekannten Maße aufeinander angewiesen –, empfanden diese als ein Sinnbild dafür, daß der bestehenden Weltordnung keine lange Dauer mehr beschieden war. Man fürchtete die Cholera als einen möglichen Katalysator derjenigen Entwicklung, welche 1789 begonnen und 1830 neuen Auftrieb erhalten hatte. Von den absolutistischen Monarchien Rußland und Preußen sollten Cholera und revolutionäre Einflüsse gleichermaßen durch Militärgewalt von den Staatsgrenzen abgehalten werden.

Der Kordon kam den Zeitgenossen vor wie ein Abbild der herrschenden Pressezensur. Friedrich von Raumer, langjähriges Mitglied des Oberzensur-Kollegiums, bat Ende 1831 um seine Entlassung: „Die Zahl der Verbote von Büchern und Zeitschriften wächst, obgleich dieser geistige Cordon das etwaige Böse noch weniger abhalten kann, als der jetzt aufgegebene medicinisch-militärische die Cholera." Der Staat behandele jeden wissenschaftlich Gebildeten wie das „unmündige Kind".[1] Mit solchen unmündigen Untertanen rech-

[1] Friedrich von Raumer, *Lebenserinnerungen und Briefwechsel,* Leipzig 1861, 2 Thle., Th. 1, S. 357. – Fr. von Raumer (1781–1873), preußischer Historiker und ehemaliger Sekretär des Staatskanzlers Hardenberg.

neten die Kontagionisten in der Tat. Ende Oktober fragte die *Berliner Cholera-Zeitung*: „Allein was geschieht jetzt nach beendeter Sperre? Der Verkehr stellt sich allmählich mit voller Ruhe wieder her, denn jeder hat die Garantie, daß nunmehr die Gefahr vorüber ist; wird es auch so sein, wenn gar keine Sperre mehr eintritt? Wird nicht jeder Bedächtige sich erst erkundigen, ob die Luft dort rein ist? Wird mancher nicht sogar freiwillig seinen Verkehr beschränken, weil er nun weiß, daß Niemand mehr für seine Sicherheit sorgt? Jetzt geht er überall ein und aus, denn er hat die Gewißheit, daß er stets zur rechten Zeit gewarnt werden wird."[2]

Johann Gottfried Hoffmann sah den Erfolg der Choleraabwehr vor allem von der „Einsicht und Kraft" der Obrigkeit und von dem Gehorsam der Untertanen abhängig. Der „Gehorsam" gehe aus der „Sittlichkeit und dem Verstande der Nationen" hervor, so daß sich die ungleiche Verteilung der Epidemie in Preußen durch die in den einzelnen Landesteilen unterschiedliche Bildungsstufe erkläre.[3] Albert Sachs spricht geradezu von der „absolutistischen Contagiositätsansicht".[4]

Dementsprechend konnten diejenigen, die sich als gute Untertanen bewährt hatten, mit einer Auszeichnung durch den König rechnen. Die Stadt Posen zum Beispiel erhielt durch ein am 6. Februar 1832 vom Municipalitäts-Rat veröffentlichtes, auf den 29. November 1831 datiertes königliches Kabinettsschreiben die neue Städteordnung. Die unmittelbare Veranlassung zu diesem „Geschenk" gab die große Erleichterung darüber, daß, obwohl gerade in dieser Provinz genug Widersetzlichkeiten vorgekommen waren, der von der preußischen Obrigkeit befürchtete Umsturz doch nicht stattgefunden hatte: „Um die Communal-Angelegenheiten der Stadt Posen gründlich zu ordnen und eine regelmäßige Verwaltung derselben zu organisieren, zugleich auch der Stadtgemeinde wegen des ruhigen und besonnenen Verhaltens, durch welches die Einwohner sowohl während der Unruhen im Nachbarstaate, als unter den durch den Ausbruch der Cholera verursachten Drangsalen den Anordnungen der obrigkeitlichen Behörden mit lobenswerther Bereitwilligkeit entgegengekommen sind, einen besonderen Beweis meiner Gnade und meines Vertrauens zu geben, habe Ich der Stadt die Städteordnung

[2] *Berliner Cholera-Zeitung...*, S. 181.

[3] J. G. Hoffmann, *Die Wirkungen...*, S. 32 ff.

[4] A. Sachs, *Betrachtungen...*, S. 19.

vom 17. März dieses Jahres verliehen, und gemäß dem Vorbehalt in § 85 festgesetzt, daß der Vorsitz im Magistrat durch einen von Mir zu bestätigenden Oberbürgermeister geführt werden soll."[5]

Dagegen stießen diejenigen Einwohner der Monarchie, welche die Seuchenzeit als Gelegenheit benutzt hatten, sich selber als gehorsame Untertanen zu präsentieren, bei der Obrigkeit nicht gerade auf Anerkennung. Noch lange nach Erlöschen der Epidemie wandten sich zahlreiche „Untertanen" mit der Bitte an den König, ihnen für ihre Verdienste bei der Cholerabekämpfung ein Ehrenzeichen zu verleihen oder sie mit einem Geldgeschenk zu belohnen. Einer von diesen war der Berliner Destillateur und Eigentümer Kirchner aus der Prenzlauer Straße 37. Der Stolz, „ein Glied des preußischen Staats zu seyn, verbunden mit dem beseeligenden Bewußtseyn, die schuldigen Pflichten eines Bürgers nach Kräften tunlichst erfüllt zu haben" sowie die täglichen Erfahrungen, wie Seine Majestät den „regen Eifer der Unterthanen" anerkenne, hatten ihn zu diesem Schritt ermutigt. Bereits bei dem Aufstand der Schneidergesellen im September 1830 hatte er mit aller Kraft dazu beigetragen, die Ruhe wieder herzustellen. Angeblich war es seinem Eingreifen zu verdanken, daß die Pulverkarren am Prenzlauer Tor nicht in die Hände der Tumultuanten fielen. Weiter schreibt er: „In der bedrängnißvollen Zeit des Jahres 1831 war ich Mitglied der Schutzkommission. Ich habe während der Krankheitszeit Alles gethan, was Menschen- und Bürger-Pflicht erheischt, war Tag und Nacht bei vorkommenden Todesfällen zur Sicherheit selbst da, und weil beim ersten Augenblick die Beerdigungen nicht so von Statten gingen als die Vorschrift besagte, so veranlaßte ich es, daß mit meiner Anzeige in ca. 8 Stunden allen Uebeln abgeholfen, die Beerdigungen gehörig und sorgfältig erfolgen konnten und ein unvermeidlicher Aufruhr des Publikums verhütet wurde."

[5] Zit. nach Christian Meyer, *Geschichte des Landes Posen*, Posen 1881, S. 371. – Die neue, revidierte Städteordnung vom 17. 3. 1831 war besonders in den alten Provinzen nicht beliebt, da sie insgesamt eine Einschränkung der bürgerlichen Rechte brachte; so wurden die Teilnahme an Wahlen sowie das Bürgerrecht an einen höheren Zensus als früher gebunden. Gedacht war sie von vornherein für die neuen Provinzen, in denen die alte Städteordnung bislang nicht galt. – Vgl. auch Manfred Laubert, *Die Einführung der Städteordnung in der Provinz Posen*, in: *Forschungen zur Brandenburgischen und Preußischen Geschichte* (im folgenden *FBPG* zitiert), 42 (1929), S. 31–77.

Noch viele andere Fälle könnten ihn „nur als den Mann charakterisieren, der für das Wohl des Staats und der Menschheit, so wie für die Aufrechterhaltung der Ruhe und Ordnung hiesiger Residenz gern seine Kräfte weiht".[6] Das Innenministerium, an das der König solche Anträge weiterzuleiten pflegte, war jedoch anderer Ansicht. In der wenige Tage später erfolgten Ablehnung der erbetenen Belohnung heißt es: „Wenn Sie sich übrigens wirklich – wie dem Ministerio aber nicht bekannt ist – verdient gemacht haben, so werden Sie in dem Bewußtsein erfüllter Bürgerpflicht den besten Lohn dafür finden."[7]

Der Stadt-Sergeant Friedrich Erdmann Bisting, in den Befreiungskriegen Invalide geworden, hatte während der Epidemien 1831 und 1832 in drei Berliner Schutzkommissionen ehrenamtliche Dienste übernommen, die ihn monatelang bis in die Nacht beanspruchten. Einer der Schutzkommissare schlug ihn beim Innenministerium für eine Gratifikation vor. Als Bisting aber hörte, daß Personen, die sich während der „Schreckenszeit" der Seuche ausgezeichnet hatten, das allgemeine Ehrenzeichen bekommen sollten, schrieb er an den König: „Stets zog ich Ehre jedem Geldgewinn vor: lieber das Ehrenzeichen von Eurer Königlichen Majestät als eine Gratifikation." Diese „allerhöchste Gnade" würden er und seine Familie ihr Leben lang mit dem „demütigsten Dank" verehren.[8] Aber auch seine Leistungen fand das Innenministerium nicht so außerordentlich, daß sie eine solche Ehrung rechtfertigen würden. Zudem, wurde ihm mitgeteilt, habe der König wegen der anhaltenden Flut derartiger Bitten durch eine Kabinetts-Ordre vom 14. März 1833 angeordnet, für Verdienste in Cholerajahren keine allgemeinen Ehrenzeichen mehr zu verleihen.[9]

Für seine Verdienste nicht genug gewürdigt fühlte sich auch Medizinalrat Carl Ignatius Lorinser, der für sich in Anspruch nahm, die Ansteckungsfrage wissenschaftlich geklärt zu haben (siehe SIEBENTES KAPITEL, S. 203 ff.): „Wenn jemals, so hätte ich für die im vergangenen Jahre bewiesene aufopfern[d]e Thätigkeit ein öffentliches Anerkenntniß von Seiten des Staates verdient. Alle Welt war überzeugt, daß mir ein solches nicht entgehen könne; und ich selbst erwartete es mit Zuversicht", hieß es in seiner Lebensbeschreibung. Aber das

[6] GStA PK, Rep. 77, Tit. 247, Nr. 20, Bl. 64–66, Schreiben vom 2. 7. 1833.

[7] *A. a. O.*, Bl. 67.

[8] *A. a. O.*, Bl. 55, 56 R, Schreiben vom 11. 6. 1833.

[9] *A. a. O.*, Bl. 57 und 75. – Die endgültige Ablehnung des wiederholt gestellten Antrags erfolgte am 10. 12. 1833 (Bl. 87).

Kultusministerium antwortete noch nicht einmal auf seine eingesandten Berichte. Lange noch blieb bei ihm deshalb ein „Stachel" zurück, er konnte fortan „nicht ohne bittere Ironie die Liste der Beförderten und Dekorirten lesen, von welchen so viele ihre Erhebung nur dem Zufall verdanken".[10]

Im Gegensatz zu den Kontagionisten erstrebten die „Miasmatiker" eine Befreiung aus den Zwängen des Absolutismus. Für die antikontagionistischen Ärzte kam es darauf an, daß der Staat seinen Einfluß auf das Medizinalwesen zurücknahm, folglich sollte die Abwehr einer Epidemie nicht dessen Sache sein. Vielfach stritt man aus diesem Grunde im antikontagionistischen Lager gänzlich ab, daß es menschenmöglich sei, Seuchenausbrüche zu verhindern. Die Cholera sei ein Naturereignis, vor dem es niemals einen sicheren Schutz geben könne, ebensowenig wie gegen den Tod überhaupt oder gegen einen Blitzschlag, war die Ansicht von Albert Sachs. Überhaupt müßte zu einem sicheren Schutz gegen die choleraverseuchte Atmosphäre, hieß es in der *Königsberger Cholera-Zeitung*, der Himmel von der Erde abgesperrt werden.[11] Nur der einzelne könne sich selbst durch entsprechendes Verhalten vor der Cholera bewahren. Karl Ernst von Baer hielt den Gebrauch der „gesunden Vernunft" für die sicherste Schutzwehr. Kaum eine Choleraerkrankung sei ohne vorangegangenes Fehlverhalten entstanden. Als „Quintessenz aller Erfahrungen" prägte er den Satz: „Wer an der Cholera erkrankt, hat es sich selbst zuzuschreiben."[12]

Diese Betonung der persönlichen Schuld hatte zur Folge, daß manche Antikontagionisten mehr noch als die Kontagionisten geneigt waren, den an der Cholera Erkrankten Charakterfehler oder moralische Verworfenheit nachzusagen; in diesem Punkt herrschte die größte Übereinstimmung zwischen den beiden verfeindeten Lagern. Die Adressaten solcher Vorwürfe waren – nicht verwunderlich – in der Regel Angehörige der unteren Schichten. So stammten die gehässigsten Unterstellungen von Antikontagionisten, die beweisen wollten, daß die Cholera an einem bestimmten Ort nicht „eingeschleppt" wurde, sondern sich selbst erzeugt hatte. Für den Königsberger Juristen Richter hatten die Lebensgewohnheiten der Bewohner des Dey'schen Hofs, der Armenkolonie der Stadt, das Erscheinen

[10] C. I. Lorinser, *Eine Selbtbiographie...*, Bd. 2, S. 11.
[11] A. Sachs, *Betrachtungen...*, S. 6; *Königsberger Cholera-Zeitung*, S. 56.
[12] *A. a. O.*, S. 69, 71.

der Cholera veranlaßt. Die Akten lieferten ihm unter anderem die Beweise zu der „Ekel erregenden Gefräßigkeit" der Anna Rosinsky. Wenn sich in Indien die Cholera aus einem Sumpf entwickelt hatte, sei es nicht einzusehen, daß sie nicht auch an anderen „sumpfigen Orten" entstehen könne.[13]

Die den Antikontagionisten und den unteren Klassen gemeinsame Ablehnung der staatlichen Abwehrmaßnahmen vermochte es also nicht, die Kluft zwischen den sozialen Schichten zu überbrücken. Daß die Antikontagionisten in dem „Pöbel" keine Verbündeten sahen, geht auch aus folgender in Königsberg entstandener Parabel hervor:

„Das Hirn ist der Thron, von welchem aus euer Bewußtsein als König alles regiert. Der Schädel ist sein Schloß ... Das Herz mit seinen Adern ist der Tiers état ... Doch wehe, wenn der thätige Tiers état zu thätig wird und mit Gewalt in des Königs Palast drängt. Dann droht ein Schlagfluß, wenn man nicht schnell zur Ader läßt. Die Cholera aber ... die Cholera ist eine Rebellion – eine Rebellion des minderen Volkes gegen des Königs Majestät. Darum sind alle Äußerungen derselben so tumultarisch, so schmutzig und unrein ... Davon leidet am Ende auch der König mit seiner Regierung, und wenn die Regierung sich auflöst, so geht das ganze Reich zu Grunde. So kommt's denn, daß diese Rebellion des Pöbels, wenn sie nicht bald besiegt wird, am Ende das Ganze zu Grunde richtet."[14]

Wie man sieht, lagen den Antikontagionisten, wie den deutschen Liberalen überhaupt, revolutionäre Umbrüche fern. Im Gegenteil, „unsinnige Widersetzlichkeiten gegen die Behörden und eine innere Zerrüttung des gesetzmäßigen, gesellschaftlichen Zustandes" wurden in Königsberg als eine der schlimmsten Folgen des kontagionistischen Abwehrkampfes betrachtet.[15] Nach dem großen Tumult warnte die dortige Cholera-Zeitung: „Solche Wirkung wird überall eintreten, wo man das Erscheinen der Cholera an einem Ort nicht als eine unabwendbare Naturnothwendigkeit ... vorher verkündet, wobei

[13] *Bericht des Kriminalrichters Richter über die Entstehung der Cholera morbus in Königsberg i. Pr.*, in: *Preußsche Provinzialblätter*, 6 (1831), S. 248–254, 251. An anderer Stelle ließ Richter verlauten: „Es ist juristisch erwiesen, daß die Cholera nach Königsberg nicht auf dem Wege des Contagiums gekommen ist, sondern sich aus Sumpf, Hering und saurem Bier erzeugt hat." (*Allgemeine Cholera-Zeitung*, Bd. 1, S. 17.)

[14] *Königsberger Cholera-Zeitung*, S. 105.

[15] *A. a. O.*, S. 102.

man sich darauf zu beschränken hat, die Erkrankung des Einzelnen möglichst zu verhüten und den Befallenen die möglichst beste Hilfe angedeihen zu lassen. – Sondern es, als von einzelnen Menschen zufällig ausgehend und von menschlicher Willkühr beherrschbar darstellt."[16]

Selbst der führende Kopf der Berliner Antikontagionisten, Albert Sachs, verteidigte sich gegen den von Johann Nepomuk Rust erhobenen Vorwurf, ein „unberufener Widersacher" gegen die Staatsgewalt zu sein: Er erachte seinen Beruf „vorzüglich als Pflicht eines getreuen Unterthans gegen unseren erhabenen Beherrscher".[17] Diese Beteuerung half ihm jedoch nicht, einer strafrechtlichen Verfolgung zu entgehen, welche Minister Altenstein und Oberpräsident Bassewitz gegen ihn einleiteten. Diese beiden hatten gegen die Entscheidung des Oberzensur-Kollegiums, nach der das antikontagionistische Tagebuch während der Seuchenzeit weiterhin erscheinen konnte, Beschwerde eingelegt. Wie sehr, schrieb Altenstein an den König, die „laxe Censur" die Frechheit des Herausgebers dieser Zeitung noch über alle Maße gesteigert habe, beweise die Broschüre *Betrachtungen über die unter dem 31. Januar 1832 erlassene Instruction durch welche das in Betreff der asiatischen Cholera im Preußischen Staate zu beobachtende Verfahren festgesetzt wird.*[18] In dieser mokiert sich Sachs in bissigen Worten darüber, daß die „absolutistische Partei" weiterhin an ihren „irrigen Hauptgrundsätzen", der Kontagiosität und Absperrbarkeit der Seuche, festhält und nach wie vor davon ausgeht, daß „die betreffende Staatsgewalt sich um jeden Cholerafall innerhalb ihres Bereichs bekümmern müsse".[19] Altenstein überwies diese Schrift „zur Rüge der darin enthaltenen frechen unehrbietigen Tadel und der Verspottung einer landesgesetzlichen Anordnung" dem Justizministerium. Seiner Ansicht nach war es in jedem Falle sehr gefährlich, „Privat-Meinungen über die Zweckmäßigkeit vom Staate getroffener Anordnungen" irgend einen Einfluß zu gestatten.[20]

[16] *A. a. O.*, S. 24.
[17] *Tagebuch über das Verhalten...*, S. 292.
[18] GStA PK, 2.2.1 Geh. Zivilkab., Nr. 15196, Bl. 1–2 R, Schreiben vom 6. 7. 1832.
[19] A. Sachs, *Betrachtungen...*, S. 2 und 21.
[20] GStA PK, 2.2.1 Geh. Zivilkab., Nr. 15196, Bl. 2 und R.

Die Ansteckungsfrage nach 1831

Die Instruktion vom 31. Januar 1832 wurde ihrerseits aufgehoben durch das sanitätspolizeiliche Regulativ vom 8. August 1835 über die „Abwehrung und Heilung der Cholera“, das sogenannte Preußische Regulativ. Dieses wiederum ging in das allgemeinere Regulativ vom 28. Oktober desselben Jahres mit ein, welches über sechzig Jahre lang, bis zum Reichsseuchengesetz vom 30. Juni 1900, seine Gültigkeit behielt.[21] Seine Entstehung verdankte dieses Regulativ nicht hauptsächlich der Cholera, die seit etwa drei Jahren ihre Wanderungen unterbrochen hatte, sondern vielmehr der Pest, die im Februar 1835 mit furchtbarer Gewalt in Ägypten ausgebrochen war. Innerhalb von drei Monaten forderte sie etwa zweihunderttausend Menschenleben, Kairo und Alexandrien verloren etwa ein Drittel ihrer Einwohnerschaft. Diese Katastrophe gab auch europäischen Ärzten und Regierungen den Anstoß, das Problem der ansteckenden Krankheiten und des Quarantänewesens neu zu überdenken, zumal in beiden Städten hinsichtlich der Ansteckungsfrage diametral entgegengesetzte Positionen herrschten.

In Alexandrien hatten die Kontagionisten die Oberhand, das bedeutete, die Ärzte gingen auf Stöckelschuhen, in Wachsmänteln und Brillenmasken und blieben dem Kranken, wie es das Gesetz vorschrieb, zwölf Meter weit vom Leibe. Die Organisation der Schutzvorkehrungen lag in der Verantwortung eines Doktor Lardoni, Inspektor des Quarantänewesens und Mitglied des alexandrinischen Gesundheits-Rates. Nach Sticker war er ein „eingefleischter Kontagionist, furchtsam bis zur Lächerlichkeit ... ganz in das Gefühl der Selbsterhaltung versunken“. Dennoch entging er der Pest nicht, er starb nach dreitägigem Krankenlager. Ein Raub der Seuche wurden außer ihm noch andere überzeugte Kontagionisten, beispielsweise der Mediziner Tourneau, „das Quarantäne-Thermometer“, wie er in der Stadt hieß, und sein Kollege Paoloni, „der größte Zitterer von Allen“. Unterdessen spotteten in Kairo die antikontagionistischen Ärzte über die vermummten Alexandriner. Der Franzose Antoine-

[21] *Regulativ vom 28. Oktober 1835, das bei ansteckenden Krankheiten zu beobachtende sanitätspolizeiliche Verfahren betreffend, nebst einer Instruktion über das Desinfektionsverfahren und einer populären Belehrung über die Natur und Behandlung der ansteckenden Krankheiten,* Berlin 1845 (Sonderdruck des 27. Stücks der Gesetzessammlung vom Jahre 1835).

Barthélemy Cloth-Bey war in Kairo Vorsteher der Medizinschule und des Gesundheits-Rates. Er und seine Gesinnungsgenossen setzten alles daran, das Kontagium als Aberglauben zu entlarven. Sie verkehrten unbekümmert mit den Pestkranken, impften sich (sowie einigen zum Tode Verurteilten!) deren Blut ein und blieben, inmitten des Wütens der Seuche, unberührt von jeder Ansteckung. Als die Epidemie erloschen war, hatten die Nonkontagionisten gesiegt, der in Kairo aufgestellte Satz: „Der pestkranke Mensch ist dem Menschen so gut wie gar nicht gefährlich, weder er selbst noch seine Leiche, noch seine Kleider" galt in den folgenden Jahren international als der neuste wissenschaftliche Stand. Die sich als „Kinderschrecken" verkleidenden Kontagionisten waren der Lächerlichkeit anheimgefallen. Cloth-Bey wurde vom Khedive Mehmet-Ali hoch geehrt und in den Rang eines Generals erhoben.[22]

Nach 1831 tendierte in den europäischen Staaten die Seuchengesetzgebung ohnehin zum Antikontagionismus, wohl nicht zuletzt aufgrund der Erfahrungen mit dem gewaltsamen kontagionistischen Abwehrkampf. Selbst in Rußland setzte sich diese Richtung, wenn auch gegen eine starke kontagionistische Opposition, zunächst durch. Der Habsburger Kaiser Franz I. hatte durch ein Kabinettsschreiben vom 1. Oktober 1831 „wenigstens in den österreichischen Staaten dem Contagium für immer den Stab gebrochen", wie ein Zeitgenosse hoffte, und im Jahre 1836 erklärte die Bayerische Regierung per Ministerialerlaß die Cholera für erwiesenermaßen miasmatisch.[23] Allein in Preußen wurde der Kontagionismus juristisch nie abgeschafft, wenngleich das unter dem Eindruck der ägyptischen Pest verfaßte Preußische Regulativ eine deutlich mildere Tonart anschlug als noch die Instruktion von 1832. Wirksam wurden die

[22] G. Sticker, *Die Bedeutung...*, S. 29 ff. – Antoine-Barthélemy Cloth-Bey (1793–1868). Der gelernte Barbier und Chirurg erhielt in Marseille die Stelle eines Prosektors. Als solcher, ohne reguläres Medizinstudium, promovierte er zum Dr. med. 1825 holte ihn der Khedive als Chef-Chirurg der Armee nach Ägypten, wo er sich große Verdienste beim Aufbau eines öffentlichen Gesundheitswesens erwarb. In zahlreichen Schriften und auf Vorträgen trat er vehement für den Antikontagionismus und den Abbau aller Quarantänen ein. Ende der 1850er Jahre kehrte er endgültig nach Frankreich zurück.

[23] *Allgemeine medicinische Zeitung*, Jg. 1832, S. 4 f. Der bayerische Erlaß wird erwähnt bei Carl Flügge, *Die Verbreitungsweise und Verhütung der Cholera auf Grund der neueren epidemiologischen Erfahrungen und experimentellen Forschungen*, in: *Zeitschrift für Hygiene und Infektionskrankheiten*, 13 (1893), S. 122–201, 124.

Verordnungen ohnehin erst, *nachdem* sich die Cholera gezeigt hatte. Von behördlichen Maßnahmen, einen Seuchenausbruch zu verhindern, war nun keine Rede mehr; dementsprechend wurden auch Grenz-, Stadt- oder Ortssperren nicht mehr vorgeschrieben. Nach wie vor bestehen blieb jedoch die Wohnungssperre (§ 18).

Überdies war vorgesehen, in allen Städten mit über 5000 Einwohnern eine aus Mitgliedern der Polizei- und Kommunalbehörden bestehende Sanitätskommission als ständige Institution einzurichten beziehungsweise beizubehalten (§ 1). Die Immediat-Kommission zur Abwehrung der Cholera war bereits im Frühjahr 1833 zurückgetreten, die in Berlin noch bestehenden Schutzkommissionen lösten sich aufgrund der neuen Bestimmungen im Mai 1836 auf.[24] Die von ihnen in den Stadtbezirken gesammelten, bisher nicht zu „Cholera-Zwecken" ausgegebenen Geldbeträge wurden zinsbar in Dokumenten angelegt und beim Magistrat deponiert.[25]

Als die Epidemie im August 1837 in Berlin von neuem ausbrach, holte man das Guthaben der ehemaligen Schutzkommissionen wieder hervor und übergab sie der Haupt-Armenkasse, der Betrag belief sich mit den bis dahin angefallenen Zinsen auf fast 9500 Reichstaler. Dadurch war die Armendirektion, wie sie der Bevölkerung mitteilte, imstande, sämtliche Armen-Kommissionen mit einem „angemessenen Vorschusse" zu versehen. Überdies konnten von dem Geld viele Kinder, die ihre Eltern durch die Seuche verloren hatten, bei Pflegeeltern untergebracht werden, was erheblich zur Entlastung des bereits überfüllten städtischen Waisenhauses beitrug.[26]

Außer der Meldung der Kranken bei der Sanitäts-Kommission und der weiterhin vorgeschriebenen Desinfektion ihrer Wohnungen geschah jedoch in diesem Seuchenjahr seitens der Behörden, so der Medizinalrat Wilhelm Schütz, „nichts irgend Belästigendes" mehr. In den folgenden Epidemien (zumindest bis 1866) verzichtete man auch immer mehr auf das äußerst unvollkommene Desinfektionsverfahren, welches sich nicht ohne erhebliche Sachbeschädigung bewerkstelligen ließ; seit dem Jahre 1848 wurde es nur noch auf

[24] StA Berlin, Rep. 01, GB 252, Schreiben des Oberbürgermeisters vom 16. 5. 1836.

[25] Bekanntmachung des Oberbürgermeisters in der 1. Beilage zu den *Berliner Nachrichten von Staats- und gelehrten Sachen* vom 6. 6. 1836.

[26] Bekanntmachung der Armendirektion in der *Vossischen Zeitung* vom 12. 10. 1837. – In der sechsten Woche dieser heftigen Epidemie hatte das Waisenhaus bereits 97 Cholerawaisen aufgenommen.

„ausdrücklichen Wunsch" vorgenommen.[27] Sehr häufig wurde dieser Wunsch jedoch nicht geäußert. Der Literat und Theaterleiter Paul Lindau (1839–1919), der die mörderische Epidemie des Jahres 1849 in Berlin miterlebt hatte, war im Rückblick der Meinung, von Chlor, Karbol und anderen „luftreinigenden Chemikalien" habe man seinerzeit noch nichts gewußt. Desinfektion sei etwas so vollkommen Unbekanntes gewesen, daß man noch nicht einmal ein Wort dafür hatte. Im übrigen war ihm „die Sorglosigkeit inmitten der chronischen Bedrohung unseres Lebens" deutlich in Erinnerung, die für die Bevölkerung dieser „unschuldsvollen vorhygienischen Tage" charakteristisch war: Man nahm die Epidemie als eine „unabwendbare Schickung".[28] Die als Relikt aus dem ersten Cholerajahr immer wieder ausgesprochenen Warnungen der Behörden vor dem Genuß von saurer Milch, Gurkensalat und unreifem Obst verhallten wirkungslos. Auch nach Schütz hatte sich die Masse der Einwohner „mit der abnehmenden Furcht vor dem unbekannten Feind in dem Genuße der gemeinhin als schädlich betrachteten Nahrungsmittel immer weniger gemäßigt".[29] Autobiographische Zeugnisse von Persönlichkeiten, die zwar nach 1831, aber noch in der „vorbakteriellen Ära" aufgewachsen waren, lassen überhaupt den Eindruck entstehen, als seien die Ängste des ersten Seuchenjahres in den folgenden Jahren und Jahrzehnten in Vergessenheit geraten und erst mit dem Anbruch des „bakteriellen Zeitalters" wiederauferstanden. Im Rückblick auf die in ihrer Kindheit erlebten Epidemien schreibt die österreichische Dichterin Marie von Ebner-Eschenbach (1830–1916) im Jahre 1905: „Allerdings kannte man damals die feige Angst vor Ansteckung noch nicht, die heute herrscht. Noch waren die unsichtbaren Feinde nicht entdeckt, die in scheinbar reiner Luft hausen und jeden Atemzug zur Lebensgefahr machen können. Unsere Unwissenheit war unsere Stärke. Es fiel weder unserem Vater noch einem anderem Gutsbesitzer in der Umgebung ein, die Flucht zu ergreifen, wenn im angrenzenden Dorfe eine ansteckende Krankheit ausgebrochen war. Man

[27] W. Schütz, *Vergleichende statistische Übersicht...*, S. 15.

[28] Paul Lindau, *Nur Erinnerungen,* 2 Bde., 5. u. 6. Aufl., Berlin-Stuttgart 1919, Bd. 1, S. 34, 37 ff. – 1849 wurden ca. 500 Desinfektionen durchgeführt. Da während dieser Epidemie mehr als 5000 Choleraerkrankungen auftraten, wandte man das Verfahren also in weniger als 10% der Krankheitsfälle an, siehe E[duard] H[einrich] Müller, *Wirksamkeit der Sanitäts-Kommission während der Cholera-Epidemie in Berlin im Jahre 1849,* in: *Medicinische Zeitung,* 19 (1850), S. 22.

[29] W. Schütz, *Vergleichende statistische Übersicht...*, S. 14.

blieb daheim, teilte das Mißgeschick der kleinen Nachbarn, fand das selbstverständlich und setzte es nicht auf Rechnung seiner Humanität."[30]

Das Jahr 1848

Gerd Göckenjan hat bereits darauf hingewiesen, daß eine deutliche Parallele besteht zwischen der hinsichtlich der Ansteckungsfrage vorherrschenden wissenschaftlichen Position und den Restaurations- und Revolutionsphasen des 19. Jahrhunderts.[31] So sah es in der Tat im Revolutionsjahr 1848 so aus, als hätte sich der Ansteckungsglaube endgültig überlebt, und zwar sowohl als populäre Lebenshaltung als auch als medizinische Theorie.

In Berlin erschien die Cholera in diesem Jahr im Spätsommer und traf auf ein gegenüber 1831 deutlich verändertes Stadtbild. Eine andere Gestalt hatten vor allem die an der nördlichen und südlichen Peripherie liegenden Stadtteile durch die seit 1839 entstandenen fünf Bahnhöfe und – im Norden vor dem Oranienburger Tor – durch die neuen Fabrikanlagen bekommen. Stark gewandelt hatte sich das Voigtland: Als 1842 der Stettiner Bahnhof gebaut wurde, hatte man begonnen, auch hier die Straßen zu pflastern. Die Senkgruben waren von den Grundstücken verschwunden, ein Abzugskanal leitete Fäkalien und Abwässer in die Panke. Im Süden hatte sich die Stadt durch die Bebauung des Köpenicker Feldes erheblich ausgedehnt. Hingegen war der alte Stadtkern (Berlin und Cölln) im wesentlichen derselbe geblieben, auch hinsichtlich der Einwohnerzahl. Trotz der vielen Menschenaufläufe und politischen Versammlungen, die der Verbreitung eines Kontagiums die idealen Voraussetzungen geliefert haben müßten, verlief in diesem Jahr die Seuche relativ gelinde (siehe TABELLE 3 a, S. 213). Ihr Erscheinen wurde wegen der „das Volk tief durchdringenden politischen Gärung" kaum beachtet.[32] Ein mit der Revolution sympathisierender Arzt verglich diese Epidemie

[30] Marie von Ebner-Eschenbach, *Meine Kinderjahre,* in: *Autobiographische Schriften,* Bd. 1, kritisch hrsg. und gedeutet von Christa-Maria Schmidt, Tübingen 1989, S. 55. – Den Hinweis auf Marie von Ebner-Eschenbach verdanke ich Brigitta Schader, *Die Cholera in der deutschen Literatur,* Med. Diss., Gräfelfing 1985, S. 35.

[31] Gerd Göckenjan, *Kurieren und Staat machen. Gesundheit und Medizin in der bürgerlichen Welt,* Frankfurt/M. 1985, S. 113.

[32] W. Schütz, *Vergleichende statistische Übersicht...,* S. 8 f., 15 f., 21. – In den Familienhäusern erkrankten 1848 nur noch 14 Personen an der Cholera, 1837 waren es

mit der „Constituante“, beide könnten wegen der politischen Erhebung des Volkes nicht zur Wirksamkeit kommen. Die „Exaltation der Gemüter“ sei eine ebenso kräftige Waffe gegen die „Schwächekrankheit Cholera“ wie gegen die Majoritätsbeschlüsse der Rechten.[33] Die Behörden hatten wohl auch im Hinblick auf die gärende Stimmung der Bevölkerung bei Annäherung der Seuche die sanitätspolizeilichen Vorschriften so weit gelockert, daß es faktisch kaum noch welche gab.[34]

Das Jahr 1848 habe, so Medizinal-Rat Wilhelm Schütz, „auch zur Evidenz nachgewiesen, wie ohnmächtig und vergeblich die sanitätspolizeilichen Maßregeln der Häuser- und Wohnungssperre, der Contumaz, der Desinfection, der vorsichtigen Beerdigungen ohne Geleit auf besonderen Kirchhöfen usw. gegen die ihren eigenen Gang befolgende Cholera gewesen sind“.[35]

In Berlin zumindest spielten auch die Cholera-Lazarette in den späteren Epidemien eine geringere Rolle als 1831. Wurden hier im ersten Seuchenjahr über 42% der Erkrankten in diesen Einrichtungen behandelt, waren es 1849 nur knapp 30% (1498 von 5361 Erkrankten in vier Lazaretten). Etwa ebenso hoch war der Anteil bei der schweren Epidemie des Jahres 1866 (2553 von 8186 Erkrankten in vier Lazaretten).[36]

Spätestens mit dem Jahr 1848 ist auch der Zeitpunkt anzusetzen, seit welchem das „trefflich durchdachte“ preußische Regulativ mehr und mehr in Vergessenheit geriet, bis es schließlich, wie die VI. Preußische Medizinalbeamten-Versammlung im Jahre 1888 feststellen mußte, zum „toten Buchstaben“ geworden war.[37]

noch 105, im Jahre 1866 ereigneten sich hier 54 Krankheitsfälle (M. Petzold, *Die Cholera in Berlin...*, Tabelle 24.)

33 *Allgemeine medicinische Central-Zeitung,* 17 (1848), S. 683.

34 L. von Rönne/H. Simon, *Das Medizinalwesen...*, Suppl., S. 74 ff., Verordnungen vom 25. 2. und 1. 8. 1848 betr. der Mäßigung des Regulativs von 1835. Sämtliche noch bestehenden Quarantänevorschriften wurden aufgehoben, ebenso alle Vorsichtsmaßnahmen beim Begräbnis eines an der Cholera Verstorbenen, die örtlichen Sanitäts-Kommissionen wurden von der Pflicht der Berichterstattung befreit.

35 W. Schütz, *Vergleichende statistische Übersicht...*, S. 15.

36 E[duard] H[einrich] Müller, *Statistik der Cholera-Epidemie in Berlin während des Jahres 1849,* in: *Medicinische Zeitung,* 19 (1850), S. 49 f.; ders., *Epidemie 1866,* S. 144, Tab. XXII.

37 M[artin] Kirchner, *Die Seuchenbekämpfung unter Berücksichtigung der einschlägigen deutschen und preußischen Gesetzgebung,* in: Rapmund (Hrsg.), *Das preußische Medizinal- und Gesundheitswesen in den Jahren 1883–1908,* Berlin 1908, S. 196–215, 199.

Dennoch waren auch im Revolutionsjahr einzelne kontagionistisch gesinnte Ärzte, meist in Staatsdiensten stehende Medizinalbeamte, am Werke. Sie warfen „eine populäre Anleitung unter das Volk, welche aus Sätzen zusammengeklebt ist, die eine eben so bigotte als verstockte Contagien-Manie vor 17 Jahren aufgestellt hatte".[38] Von den meisten ihrer in der Regel jüngeren Kollegen wurden diese ansteckungsgläubigen Mediziner nur noch als fossile Übrigbleibsel einer untergegangenen Welt angesehen. Einer berichtet: „Die Ärzte Berlins haben dagegen ein Plakat an die Ecken schlagen lassen, worin sie mit ihrer Ansicht über die nicht ansteckende Cholera das Publikum beruhigten. – Die Herren am grünen Tisch haben mal wieder nur aus den Acten decretirt und dadurch bewiesen, daß sie aus der Epidemie von 1837 nichts gelernt und die Irrthümer in den Jahren 1831 und 32 nicht vergessen haben."[39]

Nach Erwin Ackerknecht war es „from the miasmatic ... theory to a purely social concept ... but a short step".[40] Tatsächlich wurde der Antikontagionismus für kurze Zeit von einer umfassenderen Bewegung, der „Medizinischen Reform", aufgesogen, welche sich im Vormärz aus radikal-demokratischen Ärzten formiert hatte und im Revolutionsjahr nach dem Wegfall der Pressezensur an die Öffentlichkeit zu treten begann. Ihre führenden Köpfe waren, außer Virchow, Salomon Neumann (1819–1908) und der Psychiater Rudolf Leubuscher (1822–1861).[41]

Von dem extremen Individualismus der Nonkontagionisten der 1830er Jahre war in dieser Bewegung nichts mehr vorhanden. Die Medizinalreformer sahen in einem Seuchengeschehen kein Naturereignis mehr, um das sich der Staat nicht zu kümmern hatte. Im Gegenteil: Für Virchow glichen Epidemien „großen Warnungstafeln,

[38] Rudolf Virchow, *Die öffentliche Gesundheitspflege* (1848), in: *Gesammelte Abhandlungen aus dem Gebiete der öffentlichen Medizin und der Seuchenlehre,* 2 Bde., Berlin 1879, Bd. 1, S. 22–25, 24. – Gemeint ist die Broschüre *Anleitung zum zweckmäßigen Verhalten bei der Cholera,* in: L. von Rönne/H. Simon, *Das Medizinalwesen...,* Suppl., S. 77 ff.

[39] *Allgemeine medicinische Central-Zeitung,* 17 (1848), S. 697.

[40] E. Ackerknecht, *Anticontagionism...,* S. 568.

[41] Hierzu die Dissertation von Erwin Ackerknecht, *Beiträge zur Geschichte der Medizinalreform von 1848,* in: *Sudhoff's Archiv,* 25 (1932), S. 61–109 u. 113–183; ferner George Rosen, *Die Entwicklung der sozialen Medizin,* in: Hans-Ulrich Deppe/Michael Regus (Hrsg.), *Seminar: Medizin, Gesellschaft, Geschichte. Beiträge zur Entwicklungsgeschichte der Medizinsoziologie,* Frankfurt/M. 1975, S. 74–131.

an denen der Staatsmann von großem Styl lesen kann, daß in dem Entwicklungsgange seines Volkes eine Störung eingetreten ist". Die Aufgabe der Ärzte bestehe darin, „diese Abnormität zu erkennen und den Staatsmännern zur Beseitigung anzuzeigen".[42]

Eine lange Dauer war dieser Bewegung jedoch nicht beschieden. Bereits Anfang der 1850er Jahre, mit dem Versiegen der Impulse von 1848 und dem politischen Erstarken der Reaktion, begann sie sich wieder aufzulösen. Zur selben Zeit begann auch der Kontagionismus in Europa von neuem aufzuleben.

Im Jahre 1851 fand in Paris die erste internationale Sanitätskonferenz statt, auf der Fragen der Kontagiosität und des Quarantänewesens hinsichtlich der Pest und der Cholera erörtert wurden. Hier gelang es jedoch den beiden Parteien, den in der Mehrzahl süd- und mitteleuropäischen Kontagionisten und den meist aus Westeuropa stammenden Antikontagionisten, nicht, eine Verständigung zu erzielen. Mehr oder weniger ergebnislos ging die Konferenz auseinander.[43]

[42] R. Virchow, *Die öffentliche Gesundheitspflege...*, S. 22.
[43] G. Sticker, *Die Bedeutung...*, S. 31 ff.; vgl. auch W. McNeill, *Seuchen...*, S. 312.

ELFTES KAPITEL

Schlußbetrachtung: Wirkungen der Cholera-Epidemien im 19. Jahrhundert

Soziale und wirtschaftliche Auswirkungen des Abwehrkampfes und der Epidemie von 1831

Auf die zwischenmenschlichen Beziehungen, darin waren sich die Königsberger und Berliner Antikontagionisten einig, hatte die staatliche Ansteckungstheorie mit den ihr zugrunde liegenden Maßnahmen verheerend gewirkt. Burdach resümierte in der *Königsberger Cholera-Zeitung:* „Wo mit der Meinung, daß die Nähe eines Kranken vergiftend wirkt, der Grundsatz, daß man sich möglichst dagegen versichern müsse, herrschend geworden ist, hat das Prinzip, seinen nächsten zu lieben wie sich selbst, seine Gültigkeit verloren. Die Isolierung durch Sperre ist der leibliche Ausdruck des *Egoismus,* und dieser wuchert empor, wo er den Schein der Rechtmäßigkeit und des Privilegiums erlangt."[1] Aber die Angst vor einer möglichen Ansteckung wirkte nicht allein. Vor allem in Danzig und Berlin war es den Schutzkommissaren wiederholt begegnet, daß auch nonkontagionistisch gesinnte Menschen Hilfeleistungen für Cholerakranke unterließen, nicht selten an auf der Straße Erkrankten vorübergingen, weil sie die anfangs mehrwöchige Quarantäne vermeiden wollten, die eine Hilfe unweigerlich nach sich gezogen hätte. Einzelne Bürger von Danzig und Neidenburg schreckten nicht davor zurück, ihre erkrankten Hausgenossen auf die Straße zu treiben, damit keine Häusersperre verhängt würde. Aus eben diesem Grunde standen auch in Elbing mehrere außerhalb des Hauses von der Cholera überraschte Dienstboten vor verschlossenen Türen, sie wurden im

[1] *Königsberger Cholera-Zeitung,* S. 101 f. (Hervorhebung im Original).

hilflosen Zustand auf der Straße gefunden und ins Lazarett gcbracht.[2]

Die ganze Bevölkerung unnötig in Angst und Schrecken versetzt zu haben, war ein Vorwurf, den die Provinzialbehörden immer wieder an die Immediat-Kommission gerichtet hatten. Albert Sachs fragte sich: „Als das bösartige, ansteckende Nervenfieber hier grassirte – die Leute wußten doch auch, daß man es ganz unverhofft bekommen und mit höchster Bequemlichkeit daran sterben könne – warum hörte man damals nichts von dieser unsäglichen Angst im Publico? Ich behaupte: vorzüglich deßhalb, weil keine so complicirten Schutzmaßregeln verordnet und empfohlen waren. So hat die Choleraangst überall in demselben Maaße abgenommen, wie die Schutzmaaßregeln gemildert und beschränkt wurden, obgleich die Cholera immer eine höchst lebensgefährliche Krankheit blieb."[3] Oberpräsident Flottwell, obwohl von der Ansteckungsfähigkeit der Seuche überzeugt, hatte sogar den Eindruck, daß die künstlich erzeugte Angst und Aufregung in Posen die Sterblichkeit noch gesteigert habe, gab aber zu, daß es schwer zu sagen sei, wie die Cholera gewirkt hätte, „wenn man alle Spannung der Gemüther vermieden, die grauenvollen Haaken zum Einsargen der Leichen nicht gezeigt, der Phantasie das scheußliche Bild der blauschwarzen Cholera-Leichen mit den steifen vorgereckten Armen nicht vorgeführt, dagegen von aller Sperre abgestanden hätte".[4] Wohl kann man aber sagen, daß durch die staatliche Ansteckungstheorie die in der Gesellschaft ohnehin vorhandene Spaltung noch vertieft wurde, obgleich immer wieder auch die gemeinsame Gefahr beteuert wurde, die die Seuche für die gesamte Bevölkerung darstelle. Die „Reichen" mieden die Armen als „Seuchenträger", und die Armen verdächtigten die höher Gestellten als „Vergifter". Sachs bedauert das Schwinden allen Vertrauens auch für seinen Berufsstand: „Der Arzt trat nicht mehr, wie bisher, allein als ein freundlicher Rathgeber, sondern wie ein Polizeibeamter an das Krankenbett, veranlaßte die Gefangennehmung des Kranken und seiner Umgebungen, vermehrte so die Noth des Uebels durch Hinzufügung unerhörter Unbilden."[5]

[2] *A. a. O.*, S. 102; *Tagebuch über das Verhalten...*, S. 161.

[3] A. Sachs, *Betrachtungen...*, S. 6.

[4] GStA PK, Rep. 77, Tit. 247, Nr. 8, Bl. 104, 2. Bericht der Orts-Kommission der Stadt Posen vom 30. 9. 1831; A. Sachs, *Betrachtungen...*, S. 6.

[5] *A. a. O.*, S. 19.

Wäre es gelungen, eine so übermächtige Naturgewalt wie die Cholera an den Grenzen der Monarchie aufzuhalten, so hätte dies für den preußischen Staat zweifellos einen großen innen- und außenpolitischen Erfolg bedeutet. Die greulichen Schilderungen von der Bösartigkeit der Seuche liefen durchaus darauf hinaus, Angst vor einem neuen „Mongolensturm", einer von außen, aus Asien herannahenden Gefahr zu erzeugen, die nur eine starke militärische Macht bezwingen könne. Hiermit in Zusammenhang steht auch eine Eigentümlichkeit der Kontagionisten, die, nach Albert Sachs, von dem Prädikat „asiatisch" nicht lassen konnten, welches fortwährend daran erinnerte, „daß die Krankheit aus Indien und nicht aus preußischem Grund und Boden zu uns gelangt sey".[6]

Nun hatten sich die Abwehrmaßnahmen recht schnell als wirkungslos und sogar schädlich erwiesen; dennoch sollten sie weiterhin mit Polizeigewalt durchgesetzt werden, der Staat verharrte bei dem aussichtslosen Versuch, die Seuche durch „menschliche Veranstaltungen" abzuhalten. Dies habe, laut *Königsberger Cholera-Zeitung,* dazu geführt, daß die Regierungen mit „ungerechten Vorwürfen" überhäuft wurden, „als wären Versäumnis und mangelhafte Anordnungen daran schuld, daß die Cholera ausgebrochen, also das Unvermeidliche geschehen sei".[7] Tatsächlich bewirkte die Blöße, die sich der Staat durch die offensichtliche Erfolgslosigkeit seiner Anordnungen gegeben hatte, das genaue Gegenteil der beabsichtigten Stärkung der Macht. Die Autorität erlitt einigen Abbruch, mitunter machte sich die Staatsgewalt auch lächerlich. In Königsberg zum Beispiel war es in den ersten Tagen der Epidemie nach der Schließung der Stadttore verboten, die die Stadt im Umkreis von drei Meilen umgebenden Wälle zu passieren. Um diesen Befehl durchzusetzen, wäre jedoch eine Unzahl von Soldaten oder Polizisten vonnöten gewesen. Im Hinblick auf den Tumult vom 28. Juli meinte Karl Ernst von Baer: „Es konnte nicht fehlen, daß man zum Spott über die Wälle schritt, indem, während die Wache einen Aufsteigenden zurückwies, hundert Schritte weiter drei oder vier andere ungehindert den verbotenen Weg gingen. So war der erste Sieg des Pöbels der, daß er das Lachen auf seine Seite brachte. Ohne diesen Erfolg wäre es vielleicht zu den anderen nicht gekommen."[8] Auch Burdach war der

[6] *A. a. O.,* S. 15.
[7] *Königsberger Cholera-Zeitung,* S. 24.
[8] K. E. von Baer, *Geschichte der Cholera-Epidemie…,* S. 337.

Ansicht: „Was aber wohl nichts Anderes in der Welt vermocht hätte, das vermochte eine unhaltbare Hypothese der Ärzte von der Sperrbarkeit der Cholera: nämlich Tumulte in Preußen zu erregen, die zum Theil nur durch Blutvergießen gedämpft werden konnten."[9] Die Wirkung dieser Tumulte blieb dennoch zeitlich und räumlich recht beschränkt, zumal sie, wenn auch gegen Maßnahmen der Regierung gerichtet, keinesfalls politisch motiviert waren. Vielmehr handelte es sich um Proteste gegen den Eingriff der Behörden in intime Lebensbereiche wie die Pflege von erkrankten Angehörigen beziehungsweise gegen die Beschneidung traditioneller Gebräuche wie der Beerdigungsrituale. Die Königstreue blieb trotz aller Unzufriedenheit mit den Regierungsorganen unerschütterlich.

Als im Herbst 1831 die Häusersperren aufgehoben und die Cholerafriedhöfe abgeschafft wurden, flossen in allen Schichten der Berliner Bevölkerung „Thränen des Dankes" ob dieser „menschenfreundlichen Anordnung". Viele führten das Nachlassen der Epidemie seit Ende Oktober „nächst der Hilfe Gottes" darauf zurück, daß der König die strengen Maßnahmen gemildert hatte. Die Stadtverordneten sprachen dem Monarchen dafür den „tieferfüllten Dank" der gesamten Bürgerschaft aus: „So hat es sich denn auch auf's Neue bewährt, daß in den Prüfungen, welche Gott über uns verhängt, Sr. Königl. Majestät liebendes Herz sich den treuen Unterthanen immer mehr offenbart, und was ist daher natürlicher, als die Bitte zu Gott, daß Er uns den geliebten Landesvater zu unserem Heile recht lange noch erhalten und Allerhöchstdenselben, wie das ganze Königliche Haus, segnen und beglücken möge."[10]

Selbst die Tumultuanten in Königsberg stimmten mit ein in das „Lebehoch", das die heranrückende Bürgerwehr auf den Landesvater auf dem altstädtischen Markt ausbrachte. Nur hinderte diese Gemeinsamkeit beide Teile nicht daran, anschließend übereinander herzufallen.[11]

Albert Sachs hielt es dem „trefflichen und bescheidenen Sinn des Preußenvolkes" zugute, daß die kontagionistische Instruktion insgesamt nicht noch mehr und bedeutendere Aufstände oder Beleidigungen der Obrigkeit und der Ärzte mit sich gebracht hatte. In Frankreich oder England hätten sich unter den gleichen Bedingungen „die

[9] *Königsberger Cholera-Zeitung,* S. 103.

[10] GStA PK, 2.2.1 Geh. Ziv. Kab., Nr. 24511, Bl. 168, Brief vom 15. 12. 1831.

[11] GStA PK, Rep. 84a, Nr. 4178, Bl. 180.

Verhältnisse wohl etwas bedenklicher gestaltet".[12] Auch der preußischen Obrigkeit ist die Erleichterung über den für sie glimpflichen Ausgang der im ersten Cholerajahr oftmals prekären Situation deutlich anzumerken, die Verleihung der neuen Städteordnung an die Stadt Posen wurde in diesem Zusammenhang schon erwähnt. Aber auch die Stadt Danzig, die als Erstbetroffene am meisten unter der Epidemie und unter den Abwehrmaßnahmen zu leiden hatte, ohne daß es zu größeren Ausschreitungen gekommen wäre, ehrte der König mit einem Handschreiben vom 20. November 1831 für das „männliche" und „edle" Betragen seiner Bürger.[13]

Das Problem des Pauperismus hatte im ersten Seuchenjahr wie kaum zu einem anderen Zeitpunkt des Vormärz das Interesse der Öffentlichkeit auf sich gezogen. Gegenüber den restriktiven Sperrmaßnahmen war aber die Armenunterstützung bei der Cholerabekämpfung stark ins Hintertreffen geraten. Kurz nach dem Seuchenausbruch in Berlin schrieb ein Einwohner der Residenzstadt: „Unsere Geistlichen predigen fortwährend über die Cholera und rathen den Begütherten ... und Vornehmen, sich ohne Stolz und Herablassung aus rein christlichem Sinne ihrer Mitbrüder anzunehmen. Wenn dies geschehe, hätte die Krankheit etwas dauerhaft Gutes bewirkt, und wir wären aller Furcht vor revolutionären Umtrieben auf immer enthoben."[14] Aber selbst diese Aussicht gab den höheren Schichten keinen Impuls, der in den nächsten Jahren immer drängender werdenden sozialen Frage langfristig – über vorübergehende Mildtätigkeit hinaus – Beachtung zu schenken. Sie versuchten so schnell wie möglich zu vergessen, daß sie durch die nivellierende Seuche im Begriff gewesen waren, in eine unfreiwillige enge Nachbarschaft mit dem niederen Volk zu geraten. Überdies war nach dem ersten Cholerajahr jeder Gedanke an Seuchen*abwehr* unpopulär geworden, die Bevölkerung hatte sich überwiegend für den „miasmatischen Einfluß" entschieden;[15] damit schwand auch der Antrieb, der Armut als einem Nährboden der Epidemie abzuhelfen.

Scheinbar im Widerspruch dazu, daß in den 1830er Jahren die Pauperismusliteratur zu einer unübersehbaren Menge angeschwollen

[12] A. Sachs, *Betrachtungen...*, S. 19.

[13] E. Bangßel, *Erinnerungsbuch...*, S. 147 f.

[14] Beilage zur *AZ*, Nr. 245 vom 2. 9. 1831.

[15] GStA PK, HA, Rep. 50, E III, Nr. 51, NL Fr. Wi. IV, Bl. 2, Notiz aus dem Jahre 1832 ohne Datum, der Kronprinz wollte die Gründe hierfür wissen.

war, wurde dieses Problem erst nach 1840, als das entstehende Industrieproletariat allmählich die „Sackträger“ und „Handarbeiter“ abzulösen begann, wieder stärker ein Gegenstand öffentlicher Anteilnahme. Am 18. November 1843 erschien in der *Breslauer Zeitung* ein Artikel über die „Kasematten“, die Elendsquartiere in Breslau. Angeblich zum ersten Mal erfuhr jetzt eine entsetzte Öffentlichkeit – und nicht nur in Schlesien – von der Existenz einer großen Massenarmut im eigenen Lande. Der Verfasser, Wilhelm Wolff, hielt es für nötig, an die Sensationslust und Sentimentalität des Lesepublikums zu appellieren, um einen Anreiz zur Lektüre zu geben: „Wer jetzt in unseren Bibliotheken nach Eugen Sues ‚Mystères de Paris‘ fragt, darf von Glück sagen, wenn er das Buch zu erhaschen imstande ist. Mit Heißhunger wird es verschlungen, es ist so schön, so pikant! Es könnte sogar rühren, wer noch der Rührung fähig; und wirklich gibt es Veranlassung zu mancher Träne, zu manchem Seufzer und bisweilen zu der Frage: ob denn solches gesellschaftliches Elend überhaupt möglich sei? Davon aber, daß gleiches Elend in unserer Nähe, um und neben uns existiert, daß die Mystères de Breslau nicht weniger anziehend und lehrreich sind, davon haben unsere lesehungrigen Damen und Herren selten eine Ahnung. Und doch steht *dieses* Buch jedem täglich, ja stündlich zur Einsicht offen.“[16]

Bettine von Arnim, die bereits im ersten Cholerajahr die Bewohner der Familienhäuser im Berliner Voigtland unterstützt hatte und im Begriff stand, durch ihr „Königsbuch“ auf ähnliche Zustände auch in dieser Stadt aufmerksam zu machen, notierte sich nach der Lektüre des Artikels: „Als man rief: Die Cholera kommt! – war der ganze Staat in Alarm, und traf jede Vorkehrung gegen ihre Verbreitung. Damals waren auf Momente Arm und Reich, aber doch nur wie der Zufall sie wählte, gleicher Gefahr ausgesetzt, jetzt nur die Armen, aber fort und fort, aber Alle.“[17]

[16] Abdruck des Artikels in: *Gesammelte Werke von Wilhelm Wolff.* Nebst einer Biographie Wolffs von Friedrich Engels. Mit Einleitung und Anmerkungen hrsg. von Franz Mehring, Berlin 1909, S. 34–37 (Hervorhebung im Original). – Wilhelm Wolff (1809–1864), enger Mitarbeiter von Marx und Engels.

[17] Zit. nach: *Bettina v. Arnims Armenbuch,* hrsg. von Werner Vortriede, Frankfurt/M. 1981, S. 65.

Der Einfluß auf die medizinische Wissenschaft und die Entwicklung der Hygiene

Das Selbstbewußtsein der Wissenschaftler erfuhr durch das Auftreten der fremdartigen Epidemie eine gewaltige Erschütterung. Hufeland sagte im Februar 1832: „Noch immer steht das ungeheure *Weltphänomen,* verhüllt und geheimnisvoll, vor unseren Augen. Gespenstergleich erscheint es, an Orten, wo man es nach Gesetzen der Ansteckung mit Gewißheit erwarten konnte, nicht, und tritt dagegen an weit davon entfernten Orten plötzlich hervor; würget an einem Orte Tausende, und ist an dem andern mit wenigen einzelnen Schlachtopfern zufrieden; greift hier schnell und unaufhaltsam um sich, und setzt sich dort selbst Schranken, und geht nicht weiter. Es macht die Weisheit der Weisesten irre, erinnert an das, nicht meßbare, nicht wägbare, nicht sinnlich erreichbare Reich der Natur, ja an höhere Verhältnisse der Dinge, denen auch die uns erkennbare Natur unterliegt, und zwingt am Ende selbst die Alles Wissenden und Alles Erklärenden zu dem Ausruf: Quantum est, quod nescimus!"[18]

Immerhin wurde die um 1830 zwar bereits veraltete, aber immer noch nicht ausgestorbene Nosologie durch die Cholera von neuem in Frage gestellt. Die Einordnung dieser Krankheit in das nosologische Tableau war ein oft diskutiertes Thema in den medizinischen Fachzeitschriften, erwies sich jedoch als nicht einfach. Es ging zwar der Vorschlag des Pariser Arztes Gendrin um, sie „neben die wässigrige Diarrhöe und nicht weit vom Schweißfieber des 15. Jahrhunderts" zu stellen,[19] aber eigentlich war es offensichtlich, daß kaum eine Ähnlichkeit (nach diesem Prinzip ist das nosologische Tableau aufgebaut) dieser Seuche mit irgend einer anderen Krankheit bestand: „Die Cholera war rein und abgeschnitten zwischen die ganz gewöhnlichen Krankheiten geschoben."[20]

Wohl nicht zuletzt auch deshalb, weil man hinsichtlich der Möglichkeit, die Cholera fernzuhalten, resigniert hatte, richtete sich das

[18] C[hristoph] W[ilhelm] Hufeland, *Über die Verschiedenheit der Erkrankungs- und Mortalitätsverhältnisse bei der orientalischen Cholera, und ihre Ursachen,* in: *Hufelands Journal,* 74 (1832), 2. St., S. 88–95, 88 f. (Hervorhebung im Original).

[19] *Wöchentliche Beiträge zur medicinischen und chirurgischen Klinik,* hrsg. von Johann Christian August Clarus u. Justus Radius, 1 (1833), S. 31.

[20] C. H. Ebermaier, *Erfahrungen...,* S. 104.

Erkenntnisinteresse der Mediziner in den folgenden Jahren auf die rein wissenschaftliche Erforschung und Behandlungsmöglichkeit dieser Seuche, weniger auf die äußeren Bedingungen, die die Entstehung oder Verbreitung der Epidemie fördern könnten. So fiel im November 1831 in einer Sitzung der Berliner medizinisch-chirurgischen Gesellschaft der Satz: „Es ließe sich erwarten, daß an einem Orte, der so viele treffliche wissenschaftlich gebildete Ärzte vereint ... diese neue, schreckliche und geheimnisvolle Naturerscheinung auch geistig und wissenschaftlich aufgenommen wird und manche gedeihliche Frucht für Wissenschaft und Kunst daraus ersprießen würde."[21] Zum systematischen Zusammentragen dieser wissenschaftlichen Früchte hatte sich Anfang 1832 in Berlin ein ärztlicher Verein gebildet, dessen Mitglieder überwiegend dem Kern der kontagionistischen Partei entstammten, also unter anderem Johann Nepomuk Rust, Ernst Horn und Gottfried Wilhelm Eck. Dieser Verein übernahm in der zweiten Cholera-Epidemie formell die Leitung eines Lazaretts.[22] Das Erscheinen der Cholera war auch der unmittelbare Anlaß, an der Berliner Charité die schon seit einiger Zeit geplante Prosektur tatsächlich einzurichten. Der Initiator und erste Prosektor, Philipp Phoebus (1804–1880), beschäftigte sich 1831 und 1832 fast ausschließlich mit der Sektion von Choleraleichen. Wegen Streitigkeiten mit anderen Ärzten legte er aber das Amt bereits nach sechzehn Monaten wieder nieder.[23]

[21] *Hufelands Journal,* 74 (1832), 1. St., S. 133.

[22] J. N. Rust, *Sendschreiben...,* S. 57. – Um die immer unübersichtlicher werdende Flut der Cholera-Literatur zu bremsen, stellten die Vorsitzenden der Berliner medizinisch-chirurgischen Gesellschaft, Hufeland und Rust, Ende des Jahres 1832 die „Preisaufgabe für die beste Cholera-Abhandlung" (*Berliner medicinische Central-Zeitung,* 1 [1832], Sp. 651 f.).

[23] H. Schweitzer, *Philipp Phoebus,* in: *Berliner Klinische Wochenschrift,* 14 (1877), S. 346–348, 347; *ADB,* Bd. 26, S. 89–91; P[hilipp] Phoebus, *Über den Leichenbefund bei der asiatischen Cholera,* Berlin 1833. – Nach eigenen Angaben hat Phoebus vom 31. August 1831 bis zum 28. Oktober 1832 eigenhändig 77 Choleraleichen geöffnet, davon allein 35 in der Heilanstalt Nr. 2. Während der gesamten Dauer der Epidemie hat er „jede müßige Stunde" damit verbracht, an den Betten Beobachtungen über den Verlauf der Krankheit zu machen, allerdings ohne als Arzt zu wirken. Anschließend habilitierte er sich über diesen Gegenstand. – Vgl. auch Manfred Stürzbecher, *Die Prosektur der Berliner Charité im Briefwechsel zwischen Robert Froriep und Rudolf Virchow,* in: ders., *Beiträge zur Berliner Medizingeschichte. Quellen und Studien zur Geschichte des Gesundheitswesens vom 17. bis zum 19. Jahrhundert* (= Veröffentlichungen der Historischen Kommission zu Berlin, Bd. 18), Berlin 1966, S. 156–220.

Überdies nahmen unter dem Eindruck der Cholera-Epidemien in den 1830er Jahren die medizinischen Ortsbeschreibungen und die medizinische Kartographie und Klimatologie vor allem im deutschsprachigen und angelsächsischen Raum neuen Aufschwung. Die Cholera hatte somit maßgeblich dazu beigetragen, daß die geographische Medizin im 19. Jahrhundert ihren Höhepunkt erreichte. Sie verhalf damit der schon im Absterben begriffenen hippokratischen Tradition noch einmal zu einer späten Nachblüte.[24] Und, nicht verwunderlich im sogenannten historischen Jahrhundert, auch die aufkommende Wissenschaft der Geschichte der Medizin erhielt durch die Cholera starke Impulse. Der Berliner Arzt und Medizinhistoriker Justus Friedrich Hecker wurde von ihr zu seinem lange als Standardwerk geltenden Buch über die Pest des 14. Jahrhunderts angeregt. Ebenso schrieb der Arzt und spätere Professor Heinrich Haeser seine *Historisch-pathologischen Untersuchungen* unter dem Eindruck der „Weltseuche" Cholera.[25] Auch Hufeland riet, die Geschichte früherer Weltepidemien zu studieren, um aus der Analogie Aufschlüsse für die Gegenwart zu gewinnen.[26]

In die ihr oft zugeschriebene Rolle der „Gesundheits-Polizei" wuchs die Cholera erst nach geraumer Zeit hinein. Nach Sticker war „den besseren Zeiten und Völkern des Altertums und des Mittelal-

[24] Helmuth Jusatz, *Die Bedeutung der medizinischen Ortsbeschreibungen des 19. Jahrhunderts für die Entwicklung der Hygiene,* in: *Der Arzt und der Kranke in der Gesellschaft des 19. Jahrhunderts* (= Studien zur Medizingeschichte des 19. Jahrhunderts, Bd. 1), Stuttgart 1967, S. 179–200; Alfons Fischer, *Medizinische Topographien, ihre Geschichte und ihre Bedeutung für die soziale Hygiene,* in: *Sozialhygienische Mitteilungen,* 9 (1924), S. 17.

[25] J[ustus] F[riedrich] C[arl] Hecker, *Der schwarze Tod im 14. Jahrhundert,* Berlin 1832. – J. F. C. Hecker (1795–1850) gilt als der Begründer der „Historischen Pathologie". Er habilitierte sich 1817 als Privatdozent an der medizinischen Fakultät der Berliner Universität. 1822 erschien der erste Band seiner zweibändigen *Geschichte der Heilkunst.* Er erhielt daraufhin die außerordentliche Professur für dieses Fach, die 1834 in eine ordentliche umgewandelt wurde. Das Buch über den Schwarzen Tod ist seine erste medizinhistorische Monographie, der in rascher Folge weitere folgten, z. B. *Die Tanzwut im Mittelalter* (1833) oder *Der Englische Schweiß im 15./16. Jahrhundert* (1834). Vgl. auch Heinrich Haeser, *Historisch-pathologische Untersuchungen. Als Beiträge zur Geschichte der Volkskrankheiten,* Th. 1 u. 2, Dresden-Leipzig 1839–1841. – H. Haeser (1811–1884), Professor für Geschichte der Medizin in Greifswald und Breslau.

[26] C. W. Hufeland, *Die Verschiedenheit…,* S. 89, Anm. – Hufeland empfiehlt ausdrücklich zu diesem Zweck das Buch von Hecker.

ters" die Erkenntnis geläufig, „daß der Boden in großen Menschenansiedlungen rasch zum Misthaufen wird, wenn er nicht durch sorgfältige Abfuhr der Fäkalien und des Kehrrichts reingehalten oder durch Drainage stetig gereinigt wird, und die daraus hervorgehende Forderung, daß das Brunnenwasser eines so verunreinigten Bodens nicht als Trinkwasser und als Nutzwasser dienen dürfe ... Bei uns bedurfte es der Cholera, um sie wieder zu wecken. Parkes in London hat im Jahr 1847, Pruner in Cairo im Jahre 1851 zuerst im Namen der Choleragefahr jene öffentliche Hygiene aufs neue gefordert. Es klingt uns heute märchenhaft, daß noch im Jahre 1851 Pruner bei jedem Tritte in gewissen Straßen europäischer Hauptstädte Gerüchen und Unflat begegnete, die er in den verrufensten Quartieren des Orients vergeblich suchte, und die Reinigung der Städte, die Abfuhr aus den Häusern, die Säuberung der Krankenhäuser als eine wesentliche Aufgabe der Choleraabwehr betonen mußte. Es kann nicht genug betont werden, daß gerade die wiederholten Cholerazüge in Europa es waren, welche in der wahren Gesundheitspflege jenen ungeheuren Aufschwung bewirkt haben, dessen wir uns heute rühmen."[27]

Die Betonung muß jedoch auf *wiederholt* gelegt werden, denn erst mit der Entwicklung der Hygiene seit etwa den 1850er Jahren wurde auch die Cholera langsam zu einem hygienischen Problem, zumindest in Mitteleuropa. Erst am Ende des 19. Jahrhunderts konnte Robert Koch von der Cholera als „unserer alten Verbündeten" sprechen, deren Herannahen die Bewilligung neuer Kredite für hygienische Maßnahmen mit sich bringen werde.[28]

Mitbedingt durch das starke Wachstum der Städte, hatten sich seit 1831 die stadthygienischen Mißstände kontinuierlich verschlimmert und in den 1860er Jahren ihren Höhepunkt erreicht. In Berlin waren die berüchtigten Straßenrinnen, die noch bis in die 1870er Jahre benutzt wurden, spätestens seit der Jahrhundertmitte an der Grenze

[27] G. Sticker, *Die Cholera...*, S. 290; E. Parkes, *Researches into Pathology and Treatment of the Asiatic or Algid Cholera*, London 1847; Franz Pruner-Bey, *Die Weltseuche Cholera oder die Polizei der Natur*, Erlangen 1851.

[28] Zit. nach Erwin Ackerknecht, *Geschichte und Geographie der wichtigsten Krankheiten*, Stuttgart 1963, S. 20. – In Rußland, dem am stärksten von der Cholera heimgesuchten Land Europas, begann die Städte-Assanierung, entsprechend dem späteren Einsetzen des Städtewachstums, mit jahrzehntelanger Verzögerung gegenüber Mittel- und vor allem Westeuropa, vgl. Manfred Späth, *Wasserleitung und Kanalisation in Großstädten: Ein Beispiel der Organisation technischen Wandels im vorrevolutionären Rußland*, in: *Forschungen zur osteuropäischen Geschichte*, 25 (1978), S. 342–360.

ihrer Kapazität angelangt. Seit die Stadt dichter bebaut und vor allem fast vollständig gepflastert war, konnte das Regenwasser nicht mehr, wie früher, in den meist sandigen Untergrund versickern. Es mußte künstlich in die Spree geleitet werden, was zunächst nur über die ohnehin im zunehmenden Maße mit Abwässern überlasteten Rinnen geschehen konnte.[29] An theoretischen Vorschlägen, diesen Problemen beizukommen, hat es nicht gefehlt, die praktischen Ausführungen scheiterten jedoch lange an den Kompetenzstreitigkeiten der Behörden.[30] Schließlich schloß Polizeipräsident Hinkeldey im Jahre 1852 eigenmächtig mit der britischen Firma Fox & Cramptom einen Vertrag über ein zu errichtendes Wasserwerk, welches vier Jahre später am Stralauer Tor in Betrieb genommen wurde. Hausanschlüsse zur Trinkwasserversorgung gab es zunächst nur wenige (bis 1873 waren 54% aller bebauten Grundstücke angeschlossen), hauptsächlich lieferte das Werk Wasser zur Bewässerung der Rinnsteine, jedoch erwies sich seine Kapazität recht bald als unzureichend.[31] Die heftigste aller Berliner Cholera-Epidemien war bereits ausgebrochen, als der Stadtverordnete Behrend im Juli 1866 eindringlich mahnte: „In dem Maße, wie unsere Erkenntniß des schädlichen Einflusses der Fäulnißprodukte als der Hauptursache der gefährlichsten und tödtlichsten Epidemien ... mehr und mehr zur Klarheit gelangt, tritt die Notwendigkeit, diese Produkte den dichtbewohnten Ortschaften gründlich und möglichst schnell zu entziehen, immer gebieterischer hervor."[32] Aber über die Art und Weise – ob Kübelabfuhr oder Schwemmkanalisation nach englischem Vorbild, wie sie seit 1861 Baurat Eduard Wiebe vorschlug – stritt man sich in Berlin schon seit

[29] E[duard] Wiebe, *Über die Reinigung und Entwässerung der Stadt Berlin,* 2 Bde., Berlin 1861, S. 1 ff.

[30] [Johann Jakob] Baeyer, *Wie die Rinnsteine Berlins durch eine Röhrenleitung mit fließendem Wasser zu versehen,* Berlin 1838, weitere Vorschläge siehe bei E. Wiebe, *Über die Reinigung...*, S. 6 ff. Zu den komplizierten Versuchen in Berlin, das Problem der Städtereinigung zu lösen, siehe J. von Simson, *Kanalisation...*, S. 92 f.

[31] Reinhard Spree, *Zur Bedeutung des Gesundheitswesens für die Entwicklung der Lebenschancen der deutschen Bevölkerung zwischen 1870 und 1913,* in: Fritz Blaich (Hrsg.), *Staatliche Umverteilungspolitik in historischer Perspektive. Beiträge zur Entwicklung des Staatsinterventionismus in Deutschland und Österreich,* Berlin 1980, S. 165–223, 209 ff.

[32] Behrend, *Die Kanalisierung der Stadt Berlin in gesundheitlicher Beziehung,* Berlin 1866, S. 5.

Jahren.[33] Drei Wochen nach Erlöschen der Epidemie, am 6. Dezember 1866, lehnten die Stadtverordneten den vom Magistrat bereits befürworteten Wiebe-Plan ab, weil sie sich nicht imstande fühlten, ihn sachgerecht zu beurteilen.[34]

Die sich in Berlin noch lange hinziehenden Querelen hatten zur Folge, daß Baurat Wiebe zuerst in Danzig tätig wurde. Ähnlich wie in Berlin, wurden die Abwässer in dieser Stadt über in Bohlen eingefaßte Straßenrinnen, den „Trummen", entweder direkt oder durch Faulgräben in die Radaune und in die Mottlau geleitet. Mit Wiebes Unterstützung begann im Jahre 1869 die englische Firma Aird damit, eine unterirdische Mischkanalisation anzulegen, welche nach zweieinhalbjähriger Bauzeit im Dezember 1871 ihren Betrieb aufnahm: die erste in ganz Deutschland. Die Abwässer wurden jetzt nicht mehr den Wasserläufen, sondern einer nördlich von Danzig, zwischen Weichselmünde und Heubude angelegten 160 ha großen Rieselfläche zugeführt. Im Jahre 1869 erhielt Danzig auch eine neue zentrale Wasserversorgungsanlage, die Quellwasser aus zwei ca. 20 Kilometer südwestlich gelegenen Tälern in die Stadt führte.[35]

Auch in Berlin wurde schließlich der Bau einer zentralen Kanalisation in Angriff genommen, Ende der 1870er Jahre konnten die ersten Grundstücke angeschlossen werden, zehn Jahre später war die Stadt fast vollständig kanalisiert. Aufgrund der Gutachten von Rudolf Virchow und des Ingenieurs James Hobrecht hatte man sich hier ebenfalls für das englische System der Rieselfelder entschlossen.[36]

[33] Ein Hauptargument gegen die Schwemmkanalisation wurde von dem Chemiker Justus von Liebig vorgebracht: daß nämlich bei dieser Methode die städtischen Dungstoffe der Landwirtschaft verlorengingen (J. von Simson, *Kanalisation*..., S. 102 f.).

[34] *A. a. O.*, S. 109 ff.

[35] E[duard] Wiebe, *Die Reinigung und Entwässerung der Stadt Danzig*, Berlin 1865; J. Möller, *Über Entwässerung und Reinigung großer Städte*, in: *Altpreußische Monatsschrift*, 3 (1866), S. 21–48; Eggebrecht, *Die Wasserversorgung von Danzig*, in: *Sammelwerk der gesundheitlichen Fürsorgeeinrichtungen im Gebiet der Freien Stadt Danzig*, Düsseldorf o. J. [1928], S. 26 f.; Reinhold, *Die Kanalisation in der Stadtgemeinde Danzig*, in: *a. a. O.*, S. 28–31. – Die Einführung der neuen Wasserleitung ging in Danzig nicht ohne erheblichen Widerstand der Bevölkerung vonstatten, die sich vor dem alten, hölzernen Radaunekanal nicht trennen wollte, ungeachtet der hygienisch bedenklichen Qualität des Trinkwassers, welches dieser lieferte.

[36] James Hobrecht, *Über Reinigung und landwirtschaftliche Nutzbarmachung des Kanalwassers*, in: *Deutsche Vierteljahresschrift für öffentliches Gesundheitswesen* (im folgenden *DVöG* zitiert), 1 (1869), S. 65–85; Rudolf Virchow, *Reinigung und Entwässerung Berlins. General-Bericht über die Arbeiten der städtischen gemischten Deputa-*

Seit Anfang der 1880er Jahre vermehrte sich auch stetig die Zahl der Hausanschlüsse an die zentrale Wasserversorgung, vor allem, nachdem in den 1870er Jahren am Tegeler See ein neues Wasserwerk mit erheblich verbesserter Filtriertechnik seinen Betrieb aufgenommen hatte. Hatten 1864 erst 19% aller Berliner Wohnungen fließendes Wasser, waren es 1880 bereits 80% und 1890 93%.[37]

Der Zeitpunkt, seit dem die Maßnahmen zur Städtereinigung und Trinkwasserversorgung tatsächlich seucheneindämmend wirkten, ist also nicht vor Mitte der 1870er Jahre anzusetzen. Von da an ging zum Beispiel in Berlin und Danzig die Typhus-Sterblichkeit schlagartig zurück.[38] Die Cholera jedoch hatte sich zu diesem Zeitpunkt bereits weitgehend aus West- und Mitteleuropa zurückgezogen, sie trat nur noch vereinzelt auf.[39]

Anfang 1883 fürchtete man auch in diesen Ländern wieder den Ausbruch einer größeren Epidemie. Die Cholera wütete außerordentlich heftig in Ägypten, wie dies auch – die Erinnerung daran war noch wach – unmittelbar vor dem schweren Seuchenjahr 1866 der Fall gewesen war. Dieses war der Anlaß, daß sowohl die französi-

tion für die Untersuchung der auf Kanalisation und Abfuhr bezüglichen Fragen, Berlin 1873; siehe auch Hermann Hahn/Fritz Langbein (Hrsg.), *Fünfzig Jahre Berliner Stadtentwässerung 1878–1928,* Berlin 1928.

[37] R. Spree, *Zur Bedeutung...,* S. 210 f.

[38] Starben in Berlin während der 1860er Jahre im Jahresdurchschnitt noch ca. acht von zehntausend Einwohnern an Typhus, waren es von 1877 bis 1880 nur noch etwa zwei. Nach kurzzeitigen Schwankungen sank ab 1884 die Sterblichkeit kontinuierlich, seit 1890 starb weniger als einer von zehntausend an dieser Krankheit, *a. a. O.,* S. 210. – Ungleich höher lag die durchschnittliche Typhus-Sterblichkeit in Danzig: Zwischen 1863 und 1871 erlagen jährlich über 1% der Bevölkerung dieser Krankheit, nach 1862 waren es nur noch 0,36% (Reinhold, *Die Kanalisation...,* S. 28); siehe auch Jörg Vögele, *Sanitäre Reformen und der Sterblichkeitsrückgang in deutschen Städten 1877–1913,* in: *Vierteljahrschrift für Sozial- und Wirtschaftsgeschichte* (im folgenden *VSWG* zitiert), 80 (1993), S. 345–365.

[39] In den preußischen Ostprovinzen bildete die Cholera 1871 und 1873 auf dem Lande kleinere Lokal-Epidemien, vgl. z. B. W. Berg, *Die Cholera, eine ansteckende Volksseuche, der Import und die Verbreitung derselben im Kreise Marienburg vom Jahre 1873,* Marienburg 1874; [August Hirsch,] *Das Auftreten und der Verlauf der Cholera in den preußischen Provinzen Posen und Preußen während der Monate Mai bis September 1873.* Reisebericht des Prof. Dr. A. Hirsch, in: *Berichte der Cholera-Kommission des Deutschen Reiches,* 1 (1876), S. 29–51. – Königsberg wurde im Jahre 1871 als einzige Stadt in Deutschland heftig befallen: 2880 Personen, 3,4% der Bevölkerung, erkrankten, 1568 Personen (1,7%) starben (Wilhelm Schiefferdecker, *Die Choleraepidemie vom Jahre 1871 in Königsberg,* Königsberg 1873, S. 7).

sche als auch die deutsche Regierung eine Expedition mit dem Auftrag nach Alexandrien sandte, den spezifischen Erreger ausfindig zu machen. Robert Koch, der Leiter der deutschen Expedition, und seine Mitarbeiter hatten dort im Griechischen Hospital die Gelegenheit, zwölf Erkrankte und zehn Choleraleichen zu untersuchen; sie entdeckten bereits hier im Darminhalt einen stabförmigen Bazillus als konstantes Merkmal. Wider Erwarten erlosch die Epidemie in Alexandrien recht schnell, so daß beide Expeditionen der Cholera in ihre Heimat Indien folgten. Im Dezember 1883 ergab sich für Koch in Kalkutta die Gewißheit, mit dem schon in Alexandrien entdeckten Bazillus tatsächlich die „Ursache“ der Cholera ermittelt zu haben.[40] Für ihn und seine Anhänger war der unheimiche und unsichtbare „Feind“ jetzt entlarvt.

Gut fünfzig Jahre zuvor hatte Hufeland gesagt: „Der Glaube an Ansteckung hat wirklich einige Ähnlichkeit mit dem Glauben an Gespenster. Beide haben es mit etwas Geistigem und Unsichtbarem zu tun, – denn noch niemand hat ein Contagium gesehen – bei beidem hängt es von dem Glauben ab, ob man die Erscheinung als Wirkung einer solchen Potenz betrachten oder von anderen Ursachen herleiten will, – und es ist bekannt, daß auch bis zu dieser Stunde noch beide Partheien neben einander existieren, Spektristen und Nichtspektristen.“[41] Dieser alte Gegensatz von „Spektristen“ und „Nichtspektristen“, von Kontagionisten und Miasmatikern lebte jetzt in neuer Form wieder auf, denn unbestritten blieb Kochs Entdekkung keineswegs. Seiner Berliner „Bazillen-Schule“, für die der bakterientragende Mensch den Ansatzpunkt der Seuchenbekämpfung bildete, stand in offener Feindschaft die „Boden-Schule“ um den Münchener Professor für Hygiene Max von Pettenkofer gegenüber, die ausschließlich geologische Faktoren und Grundwasserverhältnisse für die Entstehung der Cholera verantwortlich machte.[42] Durchgesetzt hat sich jedoch in den folgenden Jahrzehnten die Bazillen-

[40] Georg Gaffky, *Bericht über die Tätigkeit der zur Erforschung der Cholera im Jahre 1883 nach Egypten und Indien gesandten Kommission* (= Arbeiten aus dem Kaiserlichen Gesundheitsamte, Bd. 3), Berlin 1887, S. 3 ff.

[41] C[hristoph] W[ilhelm] Hufeland, *Worüber streitet man? Was heißt Ansteckung. Was heißt Contagionist und Nichtkontagionist bei der Cholera?*, in: *Hufelands Journal*, 74 (1832), 1. St., S. 109–116, 116.

[42] Max von Pettenkofer (1818–1901, Freitod). – Vgl. Wilhelm Rimpau, *Die Entstehung von Pettenkofers Bodentheorie und die Münchener Choleraepidemie vom Jahre 1854. Eine kritisch-historische Studie*, Berlin 1935.

Theorie, die auch bald auf der Internationalen Sanitätskonferenz in Dresden offiziell anerkannt wurde. Dies bedeutete ein mächtiges Wiedererstarken des Kontagionismus. Ähnlich wie 1831 kamen durch den „Bazillen-Rausch", wie Pettenkofer die Wirkung der Kochschen Entdeckung bezeichnete, längst vergessene Ängste und Vorstellungen wieder zum Vorschein. Ein Arzt sah kaum einen Unterschied darin, ob man Krankheiten als Strafen des Himmels ansehe oder, wie „in neuester Zeit", als „Wirkungen geheimnisvoller Bakterien, hinterlistiger aus *Indien* stammender winziger, aber um so gefährlicherer Ungeheuer".[43] Der Hamburger Arzt Ferdinand Hueppe schrieb über die große Epidemie des Jahres 1892: „Am schlimmsten aber war es unbedingt, dass sich neuerdings unter dem Einfluße der Bakteriologie der Koch'schen Richtung und äußerlich bestimmt durch die oft geradezu ungeheuerliche, selbst staatlich verkündete Angstmacherei, eine ganz ungeheuerliche Cholerafurcht ausgebildet hatte. Wie die Pestkranken und Aussätzigen im finsteren Mittelalter wurden vielfach und nicht nur in Hamburg die Cholerakranken gemieden und alle, die mit ihnen in Berührung gekommen waren."[44]

Überdies erforderte die auf „Vernichtung" des Krankheitskeims zielende Seuchenbekämpfung auf bakterieller Grundlage – wie der Kontagionismus seit ehedem – ein starkes Engagement der Staats- und Polizeigewalt. Am 5. Mai 1885, auf der Konferenz zur Erörterung der Cholerafrage in Berlin, erklärte Koch die „sachgemäße Überwachung der Bevölkerung" beim Auftauchen erster verdächtiger Fälle für unbedingt erforderlich zur Eindämmung der Epidemie.[45] Politischer Ehrgeiz, bereits eine Triebfeder des „Abwehrkampfes" von 1831, der sich im späten 19. Jahrhundert noch zum Chauvinismus steigerte, war bei der Entdeckung des Erregers ebenfalls mit im Spiel.[46] Am 13. Mai 1884, als in Berlin der aus Indien zurückgekehrten deutschen Cholera-Kommission ein Festmahl gegeben wurde, sagte Robert Koch in seiner Dankrede, das für Deutschland erfreuli-

[43] *Der Choleralärm in Europa 1884. Ein Wort an Jedermann aus Wissenschaft und Erfahrung. Eine historisch-hygienische Studie über die Cholera, ihre Verhütung und Heilung*. Von einem erfahrenen Arzte, Hannover 1884, S. 148 (Hervorhebung im Original).

[44] Ferdinand und Else Hueppe, *Die Cholera-Epidemie in Hamburg im Jahre 1892*, Berlin 1893, S. 38.

[45] *Deutsche medizinische Wochenschrift* (im folgenden *DMW* zitiert), 11 (1885), S. 344.

[46] Auf das Konkurrenzverhältnis der deutschen und französischen Cholera-Expedition weist auch R. Evans hin (*Tod in Hamburg...*, S. 340 f.).

che Resultat seiner Expedition sei die „Steigerung des Ansehens, welches die deutsche Wissenschaft im Ausland in Folge des glücklichen Gelingens“ erfahre. Noch manches Problem harre der Lösung: die Ermittlung des Pestgiftes, des Gelbfiebergiftes oder des Lepra-Erregers. Er hoffe, daß die Aufhellung auch dieser Krankheiten der *deutschen* Forschung vorbehalten bleibe. Überhaupt sei er überzeugt, daß Deutschland einer neuen Invasion der Cholera nicht mehr so hilflos gegenüberstehen werden wie früher, „ja, *daß es möglich sein werde, die Seuche vollständig auf ihr Heimatland Indien zu beschränken*, vorausgesetzt, daß die Regierungen, namentlich die britisch-indische, die Hand dazu bieten.“[47] – „Armes Indien!“ kommentierte dies ein anonymer Arzt, „du mußt also Opfer sein, damit Europa ruhig schlafen – oder schlemmen? – kann!“[48]

[47] *DMW*, 10 (1884), S. 334 (Hervorhebung im Original).
[48] *Der Choleralärm...*, S. 138.

ZUSAMMENFASSUNG

Das Thema dieser Arbeit war die erste Begegnung Europas mit einer neuen Seuche, der asiatischen Cholera, wie sie 1830/31, zur Zeit der Französischen Juli-Revolution und des polnischen Aufstandes, in den absolutistischen Monarchien Rußland und Preußen stattgefunden hatte.

Der Gegensatz Kontagionismus – Antikontagionismus, der dieses erste Cholerajahr begleitete, stellte sich als eine Auseinandersetzung zwischen regierungstreuen Konservativen und liberalen Kräften dar. Der Kampf gegen die Cholera war für die absolutistischen Staaten gleichbedeutend mit dem Kampf gegen die Revolution. Die „politische Quarantäne" ging der medizinischen voraus, indem der Sanitätskordon die unmittelbare Fortsetzung der seit 1830 zur Abwehr revolutionärer Einflüsse praktizierten Grenzüberwachung war. Dabei ahmte der preußische Staat die von Rußland ergriffenen Maßnahmen nach. Die Art und Weise der Seuchenabwehr wurde also stark von anderen zeitgenössischen Ängsten gesteuert.

Bei der statistischen Analyse hatte sich hinsichtlich der sozialen Herkunft der Cholera-Opfer ein tendenzieller Zusammenhang zwischen Armut und erhöhter Krankheitsanfälligkeit abgezeichnet. Als bedeutsamer stellte sich jedoch heraus, daß die Cholera wie keine andere Seuche nivellierende Eigenschaften zeigte. Dieses war es, was in den höheren Schichten den panischen Schrecken auslöste, da die Abgrenzung zu den sozialen Unterschichten für das preußische Bürgertum von existentieller Bedeutung war. So erschien ihm die Cholera nicht nur als ein Symbol für die Revolution, sondern für den Weltuntergang schlechthin. Demgegenüber fürchteten die unteren Schichten weniger die Seuche selbst, sondern vielmehr die staatlichen Abwehrmaßnahmen, durch welche ihre wirtschaftliche Existenz ruiniert wurde. Die Tumulte richteten sich jedoch vor allem gegen die Eingriffe in traditionelle Lebensgewohnheiten und Gebräuche, die die sanitätspolizeilichen Vorschriften außerdem mit sich brachten.

So hatte das erste Erscheinen der Cholera in Preußen an der Wende zu einem neuen Zeitalter noch einmal eine Zusammenballung von Kräften der Vergangenheit herbeigeführt. Die Entwicklung der Hygiene wurde durch den repressiven Abwehrkampf, durch welchen der Seuchenabwehr lange Zeit das Attribut absolutistischer Willkür anhaftete, eher gehemmt als gefördert. Überdies hatten die insgesamt negativen Auswirkungen der Schutzmaßnahmen bewirkt, daß man auch die positiven Ansätze, wie verstärkte Fürsorge und Zuwendung oder kostenlose Lazarettbehandlung, in den folgenden (Seuchen-)Jahren nicht mehr beziehungsweise im geringeren Maße weiterführte.

ANHANG

Cholera-Morbidität und -Mortalität in den Kreisen der Provinzen Preußen, Posen und Schlesien (1831)

a) Preußen

Kreis	Einwohner	Erkrankt	Gestorben		Letalität
			absolut	‰	
Reg.-Bez. Königsberg					
Preußisch Holland	30 049	135	73	2,4	54,1
Braunsberg	37 348	897	386	10,3	43,0
Ortelsburg	41 564	681	326	7,8	47,9
Heiligenbeil	28 749	253	134	4,7	53,0
Fischhausen	30 553	226	120	3,9	53,1
Königsberg, Stadtkreis	64 177	2221	1327	20,7	59,7
Osterrode	32 871	645	359	10,9	55,7
Wehlau	35 557	615	313	8,8	50,9
Neidenburg	30 333	699	434	14,3	62,1
Königsberg, Landkreis	34 331	254	139	4,0	54,7
Preußisch Eylau	35 949	56	35	1,0	62,5
Labiau	34 683	293	211	6,1	72,0
Mohrungen	37 007	481	263	7,1	54,7
Heilsberg	39 663	88	39	1,0	44,3
Gerdauen	27 632	346	200	7,2	57,8
Friedland	31 107	210	122	3,9	58,1
Rössel	32 524	262	88	2,7	33,6
Allenstein	31 208	296	103	3,3	34,8
Memel	37 353	1230	780	20,9	63,4
Rastenburg	31 501	467	239	7,6	51,2
Reg.-Bez. Gumbinnen					
Heydekrug	23 267	88	71	3,1	80,7
Niederung	43 178	26	17	0,4	65,4
Tilsit	40 702	674	400	9,8	59,3
Ragnit	28 206	236	178	6,3	75,4
Pillkallen	31 101	96	62	2,0	64,6
Stallupönen	29 402	362	212	7,2	58,6
Gumbinnen	37 012	22	19	0,5	86,4
Insterburg	49 372	320	159	3,2	49,7
Darkehmen	27 649	54	30	1,1	55,6
Angerburg	28 152	608	268	9,5	44,1
Goldap	29 200	73	42	1,4	57,5
Oletzko	27 680	222	128	4,6	57,7
Lyck	32 504	626	340	10,5	54,3

a) Preußen (Forts.)

Kreis	Einwohner	Erkrankt	Gestorben		Letalität
			absolut	‰	
Lötzen	22 987	419	232	10,1	55,4
Sensburg	31 960	337	185	5,8	54,9
Johannisburg	32 636	84	27	0,8	32,1
Reg.-Bez. Danzig					
Elbing	44 406	629	401	9,0	63,8
Marienburg	44 721	417	273	6,1	65,5
Danzig, Stadtkreis	54 660	1471	1076	19,7	73,1
Danzig, Landkreis	50 065	900	546	10,9	60,7
Stargard	34 365	1068	662	19,3	62,0
Berent	23 120	365	202	8,7	55,3
Karthaus	29 144	122	69	2,4	56,6
Neustadt	35 250	766	483	13,7	63,1
Reg.-Bez. Marienwerder					
Stuhm	27 125	925	482	17,8	52,1
Marienwerder	41 250	334	231	5,6	69,2
Rosenberg	31 335	1509	854	27,3	56,6
Löbau	27 093	497	349	12,9	70,2
Strasburg	35 108	1215	798	22,7	65,7
Thorn	34 480	878	577	16,7	65,7
Kulm	32 689	854	436	13,3	51,1
Graudenz	32 895	1273	663	20,2	52,1
Schwetz	41 660	959	476	11,4	49,6
Konitz	35 050	196	118	3,4	60,2
Flatow	36 066	333	186	5,2	55,9
Deutsch-Krone	37 348	53	36	1,0	67,9

b) Schlesien

Kreis	Einwohner	Erkrankt	Gestorben		Letalität
			absolut	‰	
Reg.-Bez. Breslau					
Namslau	27 473	1	1	0,0	–
Oels	49 935	1	1	0,0	–
Trebnitz	44 463	23	17	0,4	73,9
Militsch	42 347	3	3	0,0	–
Guhrau	33 714	1	1	0,0	–
Steinau	20 636	35	19	0,9	54,3
Ohlau	39 400	96	69	1,8	71,9
Neumarkt	42 866	29	21	0,5	72,4
Breslau, Stadtkreis	128 004	1351	721	5,6	53,4
Wohlau	40 701	70	53	1,3	75,7
Brieg	37 755	48	25	0,7	52,1
Nimptsch	25 596	3	3	0,1	–
Reichenbach	46 317	1	1	0,0	–
Reg.-Bez. Oppeln					
Oppeln	61 767	83	55	0,9	66,3
Groß Strehlitz	33 985	7	7	0,2	–
Tost	49 159	1	1	0,0	–
Beuthen	44 611	317	182	4,1	57,4
Pless	50 549	67	45	0,9	67,2
Ratibor	62 773	507	307	4,9	60,6
Kosel	38 211	82	57	1,5	69,5
Leobschütz	59 693	249	128	2,1	51,4
Neustadt	57 157	161	112	2,0	69,6
Falkenberg	28 307	26	19	0,7	73,1
Neiße	67 944	308	167	2,5	54,2
Grottkau	32 254	8	6	0,2	75,0

c) Posen

Kreis	Einwohner	Erkrankt	Gestorben		Letalität
			absolut	‰	
Reg.-Bez. Bromberg					
Tscharnikow	43 153	736	435	10,1	59,1
Chodziesen	33 361	392	238	7,1	60,7
Wirsitz	31 473	1095	567	18,0	51,8
Bromberg	39 990	847	595	14,9	70,2
Schubin	33 329	1040	704	21,1	67,7
Inowraclaw	40 621	1879	1208	29,7	64,3
Mogilno	26 373	997	443	16,8	44,4
Gnesen	41 220	224	155	3,8	69,2
Wongrowiec	35 265	551	242	6,9	43,9
Reg.-Bez. Posen					
Wreschen	28 762	190	98	3,4	51,6
Pleschen	46 983	461	252	5,4	54,7
Schroda	38 539	171	118	3,1	69,0
Schrimm	40 363	68	39	1,0	57,4
Kosten	40 727	5	3	0,0	(60,0)
Buk	40 142	6	4	0,0	(66,7)
Posen	63 096	1106	658	10,4	59,5
Obornik	35 476	1125	697	19,6	62,0
Samter	33 804	280	144	4,3	51,4
Birnbaum	32 585	440	262	8,0	59,5
Meseritz	32 559	657	397	12,2	60,4
Kröben	58 185	18	8	0,1	44,4
Krotoschin	49 757	382	198	4,0	51,8
Adelnau	41 003	170	119	2,9	70,0
Schildberg	48 628	152	87	1,8	57,2
Fraustadt	50 659	0	0	–	–

Quelle: W. Krehnke, *Der Gang der Cholera...*, S. 6 ff., 11 f. und 14 f.

QUELLEN- UND LITERATURVERZEICHNIS

I. Quellen

1. Archivalien

Geheimes Staatsarchiv Preußischer Kulturbesitz, Berlin-Dahlem,
ehemals Zentrales Staatsarchiv Merseburg

Akten der Immediat-Kommission zur Abwehrung der Cholera

Rep. 76 VIII C Nr. 2–4, 13, 14, 20, 23, 24, 26, 28, 35, 36, 38, 40, 41, 43, 47, 48, 49, 58–62, 76, 78, 83, 86, 91, 93, 95, 98, 101, 105, 112, 115, 118, 120, 134, 136

Akten des preußischen Ministerium des Innern

Rep. 77, Tit. 247, Nr. 1, Bd. 1–3; Nr. 2, Bd. 1; Nr. 4, 5, 8, 10, Bd. 1; Nr. 11, 19, 20, 25

Tit. 500, Nr. 1, Bd. 1

Tit. 501, Nr. 3, Bd. 1

Tit. 503, Nr. 1, Bd. 1; Nr. 2, 5

Tit. 504, Nr. 5, Bd. 1

Tit. 507, Nr. 1, Bd. 1; Nr. 5, Bd. 1

Akten des Zivilkabinetts

2.2.1 Geh. Zivil. Kab. Nr. 15196, 24503, 24511

Akten des preußischen Außenministeriums

Hist. Abt. II, 2.4.1 Abt. 1, Nr. 8560

HA, Rep. 50 E III, Nr. 51, NL Friedrich Wilhelm IV.

Geheimes Staatsarchiv Preußischer Kulturbesitz, Berlin-Dahlem

Akten des preußischen Justizministeriums

Rep. 84a, Nr. 4178, 4180

Stadt-Archiv Berlin (jetzt: Landesarchiv Berlin)

Cholera-Akten des Magistrats

Rep. 01 GB 217, 218, 222, 224, 239, 242, 243, 251, 257, 258, 260

Akten der Armendirektion

Rep. 03/118

2. Periodika

a) Cholera-Zeitungen

Allgemeine Cholera-Zeitung, hrsg. von Justus Radius (= *Mittheilungen des Neusten und Wissenswürdigsten über die asiatische Cholera*), 5 Bde., (Nr. 1–120), Leipzig 1831/32.

Berliner Cholera-Zeitung. Materialien zur Geschichte und Behandlung der asiatischen Cholera, hrsg. von Johann Ludwig Casper, Nr. 1–36, Berlin 1831.

Cholera-Blatt. Als Beilage zu den schlesischen Blättern, hrsg. von Franz Mehwald, Nr. 1–30, Breslau 1831.

Cholera orientalis, hrsg. von Carl Ferdinand Kleinert (= Extrablatt zu: *Allgemeines Repertorium der gesammten deutschen medicinisch-chirurgischen Journalistik*), 4 Bde., Nr. 1–80, Leipzig 1831/32.

Cholera-Zeitung, hrsg. von den Ärzten Königsbergs, 2., vermehrte Aufl., Königsberg 1832.

Cholera-Zeitung, Nr. 1–52, Aachen-Leipzig 1831/32.

Schlesische Cholera-Zeitung, hrsg. von dem ärztlichen Comité für Schlesien, Nr. 1–12, Breslau 1831/32.

Tagebuch über das Verhalten der bösartigen Cholera in Berlin: Eine Sammlung von Aufsätzen pathologisch-therapeutischen, gesundheitspolizeilichen und populärmedicinischen Inhalts, hrsg. von Albert Sachs, Berlin 1831.

b) Medizinische Zeitschriften

Allgemeine medicinische Zeitung, hrsg. von Johann Friedrich Pierer, Jg. 1831.

Archiv für medicinische Erfahrung, im Gebiete der practischen Medizin, Chirurgie, Geburtshülfe und Staatsarzneikunde, hrsg. von Ernst Horn, Friedrich Nasse und Karl Wilhelm Wagner, Jg. 1830 ff.

Berliner medicinische Central-Zeitung, hrsg. von Johann Jakob Sachs, Jg. 1832 f. (ab Jg. 1840 *Allgemeine...*).

Journal der Chirurgie und Augenheilkunde, hrsg. von Carl Ferdinand Graefe, Jg. 1831.

Journal der practischen Heilkunde, hrsg. von Christoph Wilhelm Hufeland und Emil Osann, Jg. 1824 ff. [= *Hufelands Journal*].

Litterarische Annalen der gesammten Heilkunde, hrsg. von Justus Friedrich Carl Hekker, Jg. 1831 f. (Jg. 1834: *Wissenschaftliche Annalen...*).

Magazin der ausländischen Literatur der gesammten Heilkunde, und Arbeiten des ärztlichen Vereins zu Hamburg, hrsg. von Georg Hartog Gerson und Nikolaus Heinrich Julius, Jg. 1821 ff.

Magazin für die gesammte Heilkunde, mit besonderer Rücksicht auf das allgemeine Sanitätswesen im Königl. Preuß. Staate, hrsg. von Johann Nepomuk Rust, Jg. 1831.
Medicinische Zeitung, hrsg. von dem Verein für Heilkunde in Preußen, Jg. 1832 ff.
Notizen aus dem Gebiete der Natur- und Heilkunde, hrsg. von Robert Froriep, Jg. 1831.
Wochenschrift für die gesammte Heilkunde, hrsg. von Johann Ludwig Casper, Jg. 1837 ff.
Zeitschrift für die Staatsarzneikunde, hrsg. von Adolph Henke, Jg. 1831 ff.

3. Gedruckte Quellen

Ainslie, W., *Observations on the Cholera Morbus of India,* London 1825.
[Albers, Johann Christoph,] *Auszug aus einem amtlichen Berichte des Königl. Preuß. Regierungs- u. Medicinalraths Dr. Albers, Moskau, den 9./21. März 1831,* in: *Magazin für die gesammte Heilkunde,* 34 (1831), S. 382–400.
[Albers, Johann Christoph,] *Fernere Nachrichten über die Cholera. Auszug aus einem Briefe des Regierungs- und Medizinalraths Dr. Albers, Nischney-Novgorod, den 6./18. April 1831,* in: *Magazin für die gesammte Heilkunde,* 34 (1831), S. 407–415.
Albers, Johann Christoph, *Pathologisch-therapeutische Wahrnehmungen, gesammelt in der Cholera-Heilanstalt des ärztlichen Vereins,* in: *Cholera-Archiv,* hrsg. von einem ärztlichen Verein, 3 Bde., Berlin 1832/33, Bd. 1, S. 161–206, Bd. 2, S. 284–354, Bd. 3, S. 325–345.
Albers, Johann Christoph, *Über die Cholera* [Bericht aus Moskau vom 9./21. März 1831], in: *Notizen aus dem Gebiete der Natur- und Heilkunde,* 30 (1831), S. 247–254.
Albrecht, Heinrich, *Der Holm und der Stolzenberg. Elegische Vision in einer Julinacht des Jahres 1831,* Danzig 1831.
Albu, J., *Die asiatische Cholera in Berlin von 1831 bis 1873,* in: *Deutsche Zeitschrift für practische Medicin,* Jg. 1875, S. 281–284, 289–292, 297–300, 305–308, 313–316.
Amtliche Belehrung über die gegen die ansteckende oder asiatische Cholera anzuwendenden Schutzmassregeln und ersten Hilfsleistungen, Berlin 1831.
Anleitung zur Verhütung und vorläufigen Behandlung der asiatischen Cholera, Berlin [1831].
Annesley, James, *Sketches of the Most Prevailent Diseases of India: Comprising a Treatise on the Epidemie Cholera of the East,* London 1825.
Anweisung über das Desinfectionsverfahren bei den aus Gegenden, wo die Cholera herrscht, kommenden Reisenden, Waaren und Thieren, (2. Ausg.), Berlin 1831.
Anweisung zur Erhaltung der Gesundheit und Verbreitung der Ansteckung bei etwa eintretender Cholera-Epidemie, Berlin 1831.
[Arendt,] *Über die in Astrachan ausgebrochene Cholera morbus.* Mitgetheilt vom Herrn Hofrath Arendt, in: *Journal der Chirurgie und Augenheilkunde,* 5 (1823), S. 699–703.
Arndt, F., *Predigt über die Cholera morbus am 29. Junius 1831 im Dome zu Magdeburg gehalten,* Magdeburg 1831.

[Arnim, Bettine von,] *Bettina v. Arnims Armenbuch,* hrsg. von Werner Vortriede, Frankfurt/M. 1981.

[Auerbach, Baruch,] *Gebet für Se. Majestät den König Friedrich Wilhelm III.*, von Baruch Auerbach, gebetet in der jüdischen Gemeindeschule zu Berlin von den Zöglingen derselben, 4. Aufl., Berlin 1837.

Auerbach, Baruch, *Psalmen zum Dankfest für die Befreiung Berlins von der Cholera, gefeiert in der jüdischen Gemeindeschule,* von den Zöglingen derselben, Berlin 1832.

Die Asiatische Cholera in Breslau während der Monate October, November, December 1831, beschrieben von den in den öffentlichen Cholera-Hospitälern angestellt gewesenen Ober-Ärzten, Breslau 1832.

Die asiatische Cholera in der Stadt Magdeburg 1831–1832. Geschichtlich und ärztlich dargestellt, nach amtlichen Nachrichten, auf höhere Veranlassung, Magdeburg 1832.

Aus den Erlebnissen der Provinz Preußen im Jahre 1831 beim ersten Auftreten der Cholera. Von E...d., in: *Altpreußische Monatsschrift,* 21 (1884), S. 1–58.

Baer, [Karl Ernst] von, *Bericht über den Ausbruch der epidemischen Cholera in Königsberg und Pillau,* in: *Verhandlungen der physikalisch-medicinischen Gesellschaft zu Königsberg über die Cholera,* 3 Hefte, Königsberg 1832, H. 1, S. 42–91.

Baer, Karl Ernst von, *Geschichte der Cholera-Epidemie zu Königsberg i. J. 1831,* in: *Verhandlungen der physikalisch-medicinischen Gesellschaft zu Königsberg über die Cholera,* 3 Hefte, Königsberg 1832, H. 3, S. 315–423.

Baeyer [Johann Jakob,] *Wie die Rinnsteine Berlins durch Röhrenleitung mit fließendem Wasser zu versehen,* Berlin 1838.

Baltz, Theodor Friedrich, *Über die diesjährige Brechruhr-(Cholera-)Epidemie in Berlin. Eine Neujahrsgabe zur Beruhigung aller, die noch an Ansteckung der sogen. Krankheit glauben,* Berlin 1853.

Baltz, Theodor Friedrich, *Über die Nicht-Existenz eines Cholera-Contagiums,* in: *Medicinische Central-Zeitung,* 19 (1850), Sp. 585–587, 593–595.

Bangßell, Eduard, *Erinnerungsbuch für alle, welche im Jahre 1831 die Gefahr der Cholera-Epidemie in Danzig miteinander geteilt haben,* Danzig 1832.

Bangßell, Eduard, *Der Schuhmacher Hamann in Heubude und seine Wundertropfen wider die Cholera,* 2. Aufl., Danzig 1831.

[Barchewitz, Ernst,] *Auszug aus einem Berichte des Herrn Dr. Barchewitz über die Cholera zu Elbing. Zunächst zur Beherzigung der Orts-Sanitäts-Commission zu Köln,* hrsg. von Daniel Karl Theodor Merrem, Köln 1831.

Barchewitz, Ernst, *Die Behandlung der Cholera in ihren verschiedenen Perioden und Graden,* Danzig 1832.

Barchewitz, Ernst, *Über die Cholera. Nach eigener Beobachtung in Rußland und Preußen,* Danzig 1832.

[Barry/Russell,] *Nachrichten von den nach Rußland gesendeten Englischen Ärzten Dr. Russell und Dr. Barry über die Cholera morbus,* in: *Notizen aus dem Gebiete der Natur- und Heilkunde,* 31 (1831), S. 252 f.

Bastler, A. D., *Die Cholera in Wien,* Wien 1832.

Baumgärtner, K. H., *Die Cholera,* in: *Notizen aus dem Gebiete der Natur- und Heilkunde,* 3. Reihe, 9 (1849), S. 25–31, S. 41–48.

Bayer/Bickes, *Verlauf der Cholera morbus im Jahr 1831. Untersuchungen über Entstehung und Verbreitung dieser Epidemie, Verzeichnisse der in verschiedenen Staaten und Städten Erkrankten, Genesenen und Gestorbenen*, in: *Zeitschrift für die Staatsarzneikunde*, 17. E. H. zu 12 (1832), S. 121–212.

Behrend, [Friedrich Jakob,] *Die Kanalisierung der Stadt Berlin in gesundheitlicher Beziehung*, Berlin 1866.

Bemerkungen über die Furcht vor der herrschenden Brechruhr, zugleich enthaltend eine wissenschaftlich begründete Vorstellung an die oberpolizeilichen und Gesundheitsbehörden zu Beruhigung des Publikums, Leipzig 1831.

Beobachtungen und Erfahrungen über die epidemische Cholera, in Protokollextrakten der Versammlung sämmtlicher Ärzte Rigas zur Zeit der daselbst herrschenden Choleraepidemie, hrsg. von L. Dyrsen u. B. F. Baerens, Riga-Dorpat 1831.

Berg, W., *Die Cholera, eine ansteckende Volksseuche. Der Import und die Verbreitung derselben im Kreise Marienburg vom Jahre 1873*, Marienburg 1874.

Berichte der Cholera-Kommission für das Deutsche Reich, 6 Bde., Berlin 1876–1879.

[Bidder, Heinrich,] *Erfahrungen über die Verbreitungsweise der Cholera. Bericht des Hofraths Dr. Bidder, Inspector der Kurländischen Medicinalverwaltung, an die Königl. Preuß. Immediat-Commission zur Abwehrung der Cholera*, in: *Magazin für die gesammte Heilkunde*, 36 (1832), S. 139–197.

Biographisches Lexikon der hervorragenden Ärzte aller Zeiten und Völker, hrsg. von August Hirsch, 5 Bde., Erg.-Bd., 2. Aufl., Berlin-Wien 1929–1934.

Brandenburg, F. von, *Der Sturz der Cholera morbus nebst den sie begleitenden Attributen des Irrthums und des Vorurtheils oder die gediegende Antwort auf die Frage: Woher entstand die Cholera? - Was war deren Charakter? (angesehen als Krankheitsstoff) und welches waren die eigentlichen Mittel zu deren Beseitigung? Alles aus großen Naturereignissen hergeleitet, – in dieser Schrift erklärt und zur besseren Verständlichkeit in Gesprächsform abgefaßt*, Hamburg 1832.

Brandt, Heinrich von, *Aus den Leben des Generals der Infanterie z. D. Dr. Heinrich v. Brandt*. Aus den Tagebüchern und Aufzeichnungen seines verstorbenen Vaters zusammengestellt von Heinrich von Brandt, 2 Thle., Berlin 1868–1869.

Brasch, Richard, *Die Cholera in Greifswald*, Med. Diss., Greifswald 1866.

Braun, *Über die Behandlung der ostindischen Cholera von seiten des Staates*, in: *Zeitschrift für die Staatsarzneikunde*, 22 (1831), S. 195–206.

Brauser, H., *Die Cholera-Epidemie des Jahres 1852 in Preußen*, Berlin 1854.

Brauser, H., *Statistische Mitteilungen über den Verlauf der Cholera-Epidemien in Preußen*, Berlin 1862.

Brefeld, Franz, *Die endliche Austilgung der asiatischen Cholera*, Breslau 1854.

Brefeld, Franz, *Über die Cholera-Epidemien des Jahres 1851 im Regierungsbezirk Breslau*, in: *Jahresbericht der Schlesischen Gesellschaft für Vaterländische Cultur*, 29 (1851), S. 105–113.

Bremer, [Wilhelm August,] *Geschichtliche Nachrichten über die Verbreitung der asiatischen Cholera in Rußland*. Aus den officiellen Petersburger Zeitungen mitgetheilt, in: *Hufelands Journal*, 71 (1830), 11. St., S. 122–130 (I), 12. St., S. 86–107 (II), 72 (1831), 2. St., S. 105–125 (III).

Breyer, *Die Cholera-Epidemie zu Berlin, in kurzgefaßter Darstellung,* in: *Hufelands Journal,* 74 (1832), 1. St., S. 7–32.

Briefwechsel zwischen Goethe und Marianne v. Willemer (Suleika), hrsg. von Theodor Creizenach, Stuttgart 1878.

Briefwechsel zwischen Goethe und Zelter in den Jahren 1796 bis 1832, hrsg. von Friedrich Wilhelm Riemer, Th. 1–6, Berlin 1833/34, Th. 6: *Die Jahre 1830 July bis 1832.*

Buek, H. W., *Bisherige Verbreitung der jetzt besonders in Rußland herrschenden Cholera. Erläutert durch eine Karte und eine dieselbe erklärende kurze Geschichte dieser Epidemie,* Hamburg 1831.

Buek, H. W., *Die Verbreitungsweise der epidemischen Cholera, mit besonderer Beziehung auf den Streit über die Kontagiosität derselben,* Halle 1832.

Burdach, Ernst, *Bericht an die medicinisch-physikalische Gesellschaft über eine auf hohen Befehl unternommene Reise nach dem russischen Litthauen,* in: *Verhandlungen der physikalisch-medicinischen Gesellschaft zu Königsberg über die Cholera,* 3 Hefte, Königsberg 1832, H. 1, S. 13–129.

Burdach, Karl Friedrich, *Historisch-statistische Studien über die Choleraepidemie v. J. 1831 in der Provinz Preußen, besonders in Ostpreußen,* Königsberg 1832.

Burdach, Karl Friedrich, *Rückblick auf mein Leben* (= Blicke ins Leben, Bd. 4), Leipzig 1848.

Casper, Johann Ludwig, *Der Ausbruch der zweiten Cholera-Epidemie in Berlin im Jahre 1832,* in: *Hufelands Journal,* 75 (1832), 4. St., S. 107–126.

Casper, Johann Ludwig, *Differenzen der 2. Berliner Cholera-Epidemie im Jahre 1832, von der ersten* in: *Wochenschrift für die gesammte Heilkunde,* Jg. 1833, Nr. 28, S. 633–644.

Casper, Johann Ludwig, *Statistische Übersicht über die Berliner Cholera-Epidemie von 1837,* in: *Wochenschrift für die gesammte Heilkunde,* Jg. 1838, Nr. 6, S. 92–94.

Die Cholera. Wie haben wir diese Krankheit anzusehen? Wo haben wir ihren Ursprung zu suchen? Wie ihre Äußerung und Verbreitung zu betrachten? Und wo findet man ein unfehlbares Präservativ dagegen?, Barmen-Mönchen-Gladbach 1832.

Cholera-Archiv, hrsg. von einem ärztlichen Verein, 3 Bde., Berlin 1832/33.

[*Cholera-Epidemie 1849 in Berlin, statistische Notizen,*] in: *Allgemeine medicinische Central-Zeitung,* 19 (1850), S. 71.

Der Choleralärm in Europa 1884. Ein Wort an Jedermann aus Wissenschaft und Erfahrung. Eine historisch-hygienische Studie über die Cholera, ihre Verhütung und Heilung. Von einem erfahrenen Arzte, Hannover 1884.

Die Cholera morbus, beruhigende Darstellung derselben für die geängstigten Gemüter, nebst Vorsichtsmaaßregeln zu ihrer Verhütung, Krefeld 1831.

Cholera morbus. Oder kurze Geschichte des Ursprungs und Verlaufes der indischen epidemischen Brechruhr, wie sie seit dem Jahre 1817 geherrscht hat, dargestellt von einem praktischen Arzt, Leipzig 1831.

Die Cholera nicht ansteckend. Für Ärzte sowie zur Beherzigung und Beruhigung für alle die, welche derselben mit Furcht und Zögern entgegensehen. Von einem Arzte, der längere Zeit in einem Lazarethe für Cholerakranke functionirte, Posen 1831.

Cohnstein, Wilhelm, *Trost- und Beruhigungsgründe für die durch das Herannahen der Cholera aufgeschreckten Gemüter,* Glogau-Lissa 1831.

Dankbahr, W. von, *Der Übertritt der polnischen Corps von Gielgud, Chlapowski und Rybinski auf das Königl. Preuß. Gebiet, ihr Aufenthalt daselbst und die angeordnete Entfernung derselben,* Königsberg 1832.

Dann, Edmund, *Bericht über die im Auftrage eines hohen Königl. Preuss. Ministerii behufs der Untersuchung der Cholera nach Rußland unternommene Reise,* in: *Archiv für medicinische Erfahrung,* Jg. 1832, I, S. 118–208, II, S. 302–378.

Dann, Eduard Otto, *Die Cholera-Epidemie in Danzig während des Sommers 1831,* Danzig 1831.

De Greck, P., *Über die asiatische Cholera in Berlin.* Reisebericht an die Königl. Hochlöbl. Regierung zu Köln, Köln 1832.

Dieffenbach, Johann Friedrich, *Physiologisch-chirurgische Beobachtungen bei Cholerakranken.* Eine vom Institut de France gekrönte Preisschrift, 2., verm. Aufl., Güstrow 1834.

Diruf, K[arl] J[acob], *Worte des Trostes für die von der ostindischen Brechruhr geängstigten Gemüther des deutschen Vaterlandes,* Würzburg 1831.

Drasche, Anton, *Die epidemische Cholera,* Wien 1860.

von Duisburg, *Geschichte der Cholera-Epidemie des Jahres 1837 im Regierungsbezirk Danzig,* in: *Preußische Provinzialblätter,* 19 (1838), S. 189–210.

Ebermaier, C[arl] H[einrich], *Erfahrungen und Ansichten über die Erkenntnis und Behandlung des asiatischen Brechdurchfalls,* Düsseldorf 1832.

Ebers, J[ohann] J[akob], *Über die Cholera zu Breslau im Jahre 1837,* in: *Hufelands Journal,* 86 (1838), 3. St., S. 3–75.

Ebers, J[ohann] J[akob], *Die Cholera-Epidemie in Breslau 1848 und 1849,* in: *Zeitschrift für klinische Medicin,* 2 (1851), S. 126–135, 190–208.

Eck, [Gottlieb] W[ilhelm], *Die Cholera vor dem Hamburger Thore Berlin's in den Monaten August und September 1832,* in: *Cholera-Archiv,* hrsg. von einem ärztlichen Verein, 3 Bde., Berlin 1832/33, Bd. 2, S. 399–405.

Eck, [Gottlieb] W[ilhelm], *Historisch-statistische Notizen betreffend die zweite Berliner Cholera-Epidemie im Jahre 1832,* in: *Cholera-Archiv,* hrsg. von einem ärztlichen Verein, 3 Bde., Berlin 1832/33, Bd. 3, S. 426–449.

Eck, [Gottlieb] W[ilhelm], *Schilderung der hinsichtlich der Erscheinungen, Ursachen und Behandlung der asiatischen Cholera gemachten Erfahrungen,* in: *Cholera-Archiv,* hrsg. von einem ärztlichen Verein, 3 Bde., Berlin 1832/33, Bd. 3, S. 1–102.

Eckermann, Johann Peter, *Gespräche mit Goethe in den letzten Jahren seines Lebens,* 3 Thle., hrsg. von Ernst Beutler, Zürich 1949.

Ehrenberg, C. J., *Ein Wort zur Zeit. Erfahrungen über die Pest im Orient und über verständige Vorkehrungen bei Pestansteckung zur Nutzanwendung bei der Cholera,* Berlin usw. 1831.

Eitner, *Über die im Jahre 1851 im Reg.-Bez. Oppeln herrschende Cholera-Epidemie,* in: *Jahresberichte der schlesischen Gesellschaft für vaterländische Cultur,* 29 (1851), S. 113–117.

Elsässer, C. L., *Die epidemische Cholera, nach eigenen, im Auftrag der Königl. Württembergischen Regierung angestellten Beobachtungen in Wien und Mähren, besonders Brünn,* Stuttgart 1832.

Elsner, [Christoph Johann Heinrich,] *Über die Cholera, ein Versuch, dieselbe zu deuten,* Königsberg 1831.

Elsner, J. G., *Über die ungewöhnlichen gegenwärtigen Naturerscheinungen,* Breslau 1837.

Engel, E[rnst], *Die Cholera-Epidemie des Jahres 1866 mit einem Rückblick auf die früheren Epidemien,* in: *Zeitschrift des Königl. Preuß. Statistischen Bureaus,* 9 (1869), S. 70–98.

Die epidemische Cholera in Stettin im Jahre 1831, von einem Verein praktischer Ärzte, Stettin 1832.

Etwas über die Cholera, in: *Preußische Provinzialblätter,* 6 (1831), S. 244–248.

Faber, Karl, *Die Haupt- und Residenzstadt Königsberg i. Pr.,* Königsberg 1840 (ND Wiesbaden 1971).

Faber, Karl, *Verordnungen und Maßregeln wegen der Pest in Preußen in früherer Zeit,* in: *Preußische Provinzialblätter,* 6 (1831), S. 334–343.

Ferro, Paskal Joseph von, *Nähere Untersuchung der Pestansteckung nebst zwei Aufsätzen von der Glaubwürdigkeit der meisten Pestberichte,* Wien 1787.

Finckenstein, R[aphael], *Die Sterblichkeit in Breslau im Jahre 1866,* in: *Monatsblatt für medicinische Statistik und öffentliche Gesundheitspflege,* als Beilage zu: *Deutsche Klinik,* 19 (1867), Nr. 6, S. 45–48, Nr. 7, S. 49–55.

Fischer, Anton Friedrich, *Es wird Tag! Deutschland darf die herrschende Brechruhr (Cholera) nicht als Pest und Contagion betrachten,* Erfurt-Gotha 1832.

Flügge, C[arl], *Die Verbreitungsweise und Verhütung der Cholera auf Grund der neueren epidemiologischen Erfahrungen und experimentellen Forschungen,* in: *Zeitschrift für Hygiene und Infektionskrankheiten,* 14 (1893), S. 122–202.

Freimüthige Beleuchtung des Benehmens der Berliner verordnenden Contagionisten in Bezug auf die Cholera, vor und nach erfolgtem Ausbruche der Epidemie in Preußen. Von einem reisenden Choleraarzte, Altenburg 1832.

[Fronius, Michael,] *Schreiben des Herrn Professor Michael Fronius an Herrn Doctor Lange, den Werth der Contumaz, oder Quarantäne betreffend, aus cameralistischen Gründen,* in: Ferro, Paskal Joseph von, *Nähere Untersuchung der Pestansteckung nebst zwei Aufsätzen von der Glaubwürdigkeit der meisten Pestberichte,* Wien 1787, S. 177–198.

Gähde, *Die Cholera in Magdeburg,* Braunschweig 1875 .

Gaffky, Georg, *Bericht über die Thätigkeit der zur Erforschung der Cholera im Jahre 1883 nach Ägypten und Indien entsandten Kommission* (= Arbeiten aus dem Kaiserlichen Gesundheitsamte, Bd. 3), Berlin 1887.

Geigel, Martin, *Untersuchungen über Entstehung des Krankheitsgenius, dessen einzelne Formen und Gesetzgebung für ärztliches Handeln, namentlich in Bezug auf die Jetztzeit,* Würzburg 1840.

Gerardin, Auguste/Gaimard, Paul, *Du choléra-morbus en Russie, en Prusse et en Autriche pendant les annés 1831 et 1832,* Paris 1832.

Girette, Jules, *Civilisation et le choléra,* Paris 1867.

Gnuschke, E., *Die Cholera in Polen, auf einer Reise durch einen Theil dieses Landes beobachtet,* Berlin 1831.

Goeden, *Bericht über die Cholera-Epidemie in Stettin im Jahre 1866,* Stettin 1867.

[Goethe, Johann Wolfgang v.,] *Goethes Werke, Weimarer Ausgabe,* III. Abth., *Tagebücher,* 13 (1831/1832).

Goldbaum, M., *Bericht über die städtische Cholera-Heilanstalt No. III zu Berlin während der Epidemie des Jahres 1866,* in: *Archiv für pathologische Anatomie, Physiologie und klinische Medicin,* 38 (1876), S. 245–296.

Good, Mason, *Die ostindische Cholera,* aus dem Englischen mit Zusätzen von Gmelin, Tübingen 1831.

Grätzer, J[onas], *Über die öffentliche Armenkrankenpflege und die Cholera Breslau's im Jahre 1867,* Breslau 1868.

Griesinger, W[ilhelm G.] u. a., *Cholera-Regulativ,* in: *Zeitschrift für Biologie,* 2 (1866), S. 335–458.

Günsbrug, Friedrich, *Mittheilungen über die gegenwärtige Epidemie der asiatischen Cholera,* Berlin 1848.

Gutzkow, Karl, *Berliner Erinnerungen und Erlebnisse,* hrsg. von Paul Friedländer, Berlin (Ost) 1960.

Haeser, Heinrich, *Historisch-pathologische Untersuchungen. Als Beiträge zur Geschichte der Volkskrankheiten,* Th. 1 u. 2, Dresden-Leipzig 1839–1841.

Hahnemann, Samuel, *Aufruf an denkende Menschenfreunde über die Ansteckungsart der asiatischen Cholera,* Leipzig 1831.

Hahnemann, Samuel, *Offenes Sendschreiben an die Majestät König Friedrich Wilhelm der Dritte,* [12. 11. 1831], in: *AAuNdD,* Jg. 1831, Nr. 309, Sp. 4145 f.

Hahnemann, Samuel, *Sendschreiben über die Heilung der Cholera und die Sicherung vor Ansteckung am Krankenbette,* Berlin 1831.

Hamett, John, *The Substance of the Official Medical Reports, upon the Epidemic, Called Cholera, which Prevailed among the Poor at Dantzick between the End of May and the First Part of September,* London 1832.

Harleß, Ch. F., *Die indische Cholera nach allen ihren Beziehungen geschichtlich, pathologisch-diagnostisch, therapeutisch und als Gegenstand der Staats- und Sanitätspolizei dargestellt,* Abth. 1.2, Braunschweig 1831.

Hasper, Moritz, *Die epidemische Cholera oder die Brechruhr.* Ein Vortrag, gehalten in der naturforschenden Gesellschaft zu Leipzig am 14. Dezember 1830, Leipzig 1831.

Hasper, Moritz, *Über die Natur und Behandlung der Krankheiten der Tropenländer,* Leipzig 1830.

Haufsbrand, *Über die Cholera in Braunsberg,* in: *Cholera-Archiv,* hrsg. von einem ärztlichen Verein, 3 Bde., Berlin 1832/33, S. 211–236.

Hawkins, Francis Bisset, *History of the Epidemic Spasmodic Cholera of Russia,* London 1831.

Hegar, Johann August, *Vademecum für die Behandlung der morgenländischen Cholera,* Darmstadt 1831.

Hegel in Berichten seiner Zeitgenossen, hrsg. von Günther Nicolin, Hamburg 1970.

Heilbronn, *Mittheilungen über die Cholera-Epidemie in Berlin, aus Berichten an die Königl. Regierung zu Minden,* Minden 1831.

Heidenhain, *Einige Mittheilungen über die Cholera, mit besonderer Beziehung auf die letzte Epidemie,* (1852), in: *Deutsche Klinik,* 5 (1853), S. 73–77, 85–88, 97–102.

Heidler, Carl J., *Epidemische Cholera. Ein neuer Versuch über ihre Ursache, Natur und Behandlung, ihre Schutzmittel und die Furcht vor derselben,* Leipzig 1848.

Heine, Heinrich, *Französische Zustände,* Artikel VI vom 19. April 1832, in: ders., *Historisch-kritische Gesamtausgabe der Werke,* (Düsseldorfer Ausgabe), hrsg. von Manfred Windfuhr, Bd. 12/I, bearb. von Jean R. Derré u. Christiane Giesen, Hamburg 1980, S. 129–151.

Henle, Jakob, *Von den Miasmen und Kontagien und von den miasmatisch-kontagiösen Krankheiten,* [1840], eingel. u. hrsg. von F. Marchand, Leipzig 1910.

Hergt, Franz/Sommerschu, Karl, *Berichte über die Cholera morbus.* Auf Befehl der Großherzogl. Badischen Immediat-Commission gedruckt, Karlsruhe 1831.

Herzen, Alexander, *Mein Leben. Memoiren und Reflexionen,* Bd. 1: *1812–1847,* Berlin (Ost) 1862.

Heyfelder, Johann Ferdinand, *Beobachtungen über die Cholera asiatica auf einer in Folge höheren Auftrags in die von jener Krankheit heimgesuchten Gegenden unternommenen Reise,* Bonn 1832.

Hille, Karl Christian, *Beobachtungen über die asiatische Cholera,* gesammelt auf einer nach Warschau im Auftrage der K.S. Landesregierung unternommenen Reise, Leipzig 1831.

Hiltebrandt, *Einige Bemerkungen über Schutzmittel gegen ansteckende Seuchen,* in: *Archiv für medicinische Erfahrung,* Jg. 1831, II, S. 777–795.

[Hirsch, August,] Das *Auftreten und der Verlauf der Cholera in den preussischen Provinzen Posen und Preussen während der Monate Mai bis September 1873.* Reisebericht des Prof. Dr. A. Hirsch, in: *Berichte der Cholera-Kommission des Deutschen Reiches,* 1 (1876), S. 29–51.

Hirsch, August, *Die Cholera-Epidemie in Berlin von 1866,* in: *Berliner Stadt- und Gemeindekalender,* 1 (1867), S. 297–331.

Hirsch, August, *Handbuch der historisch-geographischen Pathologie,* 3 Bde., 2. Aufl., Stuttgart 1881–1886, Bd. 2: *Die acuten Infectionskrankheiten.*

Hirsch, August, *Über die Verhütung und Bekämpfung der Volkskrankheiten mit spezieller Beziehung auf die Cholera* (= Deutsche Zeit- und Streitfragen. Flugschriften zur Kenntnis der Gegenwart, H. 51), Berlin 1875.

[Hirsch, Georg H.,] *Antrag an die Sanitäts-Kommission zu Königsberg, eingereicht am 19. Juli 1831,* abgefaßt von Dr. Hirsch, in: *Verhandlungen der physikalisch-medicinischen Gesellschaft zu Königsberg über die Cholera,* 3 Hefte, Königsberg 1831/32, H. 1, S. 1–9.

Hirsch, G[eorg H.], Über die *Contagiosität der Cholera. Bemerkungen zu dem Sendschreiben des Präsidenten Dr. Rust an A. v. Humboldt,* Königsberg 1832.

Hobrecht, James, Über *Reinigung und landwirtschaftliche Nutzbarmachung des Kanalwassers,* in: *DVöG,* 1 (1869), S. 65–85.

Höchstwichtige Aufschlüsse, daß die Cholera morbus von den Jesuiten nach Europa gebracht, von ihnen geleitet und zu ihrem Zwecke benutzt wird, Leipzig 1832.

Hoffmann, J[ohann] G[ottfried], *Die Bevölkerung des preußischen Staats,* Berlin 1839.

Hoffmann, J[ohann] G[ottfried], *Übersicht der Geburten, Neuen Ehen und Todesfälle in den Jahren 1816–1841. Nach für die Stadt Berlin amtlich aufgenommenen Tabellen,* Berlin 1843.

Hoffmann, J[ohann] G[ottfried], *Die Wirkungen der asiatischen Cholera im preußischen Staate während des Jahres 1831. Nach den bei dem statistischen Bureau eingegangenen Nachrichten,* in: *Abhandlungen der Königl. Akademie der Wissenschaften zu Berlin, Historisch-philologische Klasse,* Jg. 1832, Th. 1, S. 31–90, Berlin 1834.

Holscher, G. Ph., *Mittheilungen über die asiatische Cholera.* Ein Auszug aus den Berichten über eine im Auftrage der Königl. Hannover. Immediat-Kommission unternommene Reise in gesunde und inficirte K. Preuß. Provinzen, Hannover 1831.

Horaninow, *Beitrag zur Geschichte und Behandlung der epidemischen Cholera nach Beobachtungen während der Epidemie des Sommers 1831 in St. Petersburg,* St. Petersbrug 1832.

Horn, E[rnst], *Die Contagiosität der Asiatischen Cholera aus Gründen der Wissenschaft und Erfahrung nachgewiesen,* in: *Cholera-Archiv,* hrsg. von einem ärztlichen Verein, 3 Bde., Berlin 1832/33, Bd. 2, S. 1–84.

Horn, E[rnst], *Über die asiatische Cholera in Berlin.* Aus einem Berichte des Dr. Horn für seine Collegen in solchen Gegenden, welche die Seuche bis jetzt nicht erreichte, in: *Archiv für medicinische Erfahrung,* Jg. 1832, II, S. 824–839.

Houselle, *Über die Cholera in Elbing,* in: *Journal der Chirurgie und Augenheilkunde,* 16 (1831), S. 335–347.

Huber, *Rettung von der Cholera. Tagebuch aus Saratow vom 10. bis 31. August 1830,* Dessau 1831.

Hüllmann, [Gustav Ludwig,] *Der Marienburger Kreis,* in: *Beiträge zur Kunde Preußens,* N. F. 1 (1837), S. 259–341.

Hueppe, Ferdinand und Else, *Die Cholera-Epidemie in Hamburg im Jahre 1892,* Berlin 1893.

Hufeland, C[hristoph] W[ilhelm], *Atmosphärische Krankheiten und atmosphärische Ansteckung, Unterschied von Epidemie, Contagion und Infection,* in: *Hufelands Journal,* 57 (1823), 1. St., S. 3–41.

Hufeland, C[hristoph] W[ilhelm], *Homöopathie,* in: *Hufelands Journal,* 74 (1832), 4. St., S. 3–17.

Hufeland, C[hristoph] W[ilhelm], *Schlußresultat: Die Cholera, eine neue, ausländische, aus Asien nach Europa verpflanzte, bedingt ansteckende, aber nicht sperrbare, Krankheit; Ihr Keim immer derselbe, ihre Ursache immer Übertragung, aber nicht bloß persönliche,* in: *Hufelands Journal,* 74 (1832), 3. St., S. 3–10.

Hufeland, C[hristoph] W[ilhelm], *Über die Verschiedenheit der Erkrankungs- und Mortalitätsverhältnisse bei der orientalischen Cholera, und ihre Ursachen,* in: *Hufelands Journal,* 74 (1832), 2. St., S. 88–95.

Hufeland, C[hristoph] W[ilhelm], *Worüber streitet man? Was heißt Ansteckung. Was heißt Contagionist und Nichtcontagionist bei der Cholera?,* in: *Hufelands Journal,* 74 (1832), 1. St., S. 109–116.

Instruction für die Königlichen Contumaz-Beamten, 2. Ausg., Berlin 1831.

Instruction über das bei der Annäherung der Cholera, so wie über das bei dem Ausbruche derselben in den Königlich Preußischen Staaten zu beobachtende Verfahren, 2. Ausg., Berlin 1831.

Isensee, Emil, *Generalkarte der geographischen Verbreitung und des Ganges der Cholera vom Ende des Jahres 1816 – zum Anfang des Jahres 1836*, Berlin 1836.

Jacobi, Joseph, *Beiträge zur medicinischen Klimatologie und Statistik, umfassend die wichtigsten Elemente einer hygienischen Local-Statistik der Stadt Breslau*, Breslau 1879.

Jacoby, Joel, *Bilder und Zustände aus Berlin*, 2 Bde., Altenburg 1833.

Jacoby, Johann, *Bemerkungen über die gegenwärtige Cholera-Epidemie in Polen (vorgelesen in der medicinischen Gesellschaft zu Königsberg den 9. Juli 1831)*, in: *Verhandlungen der physikalisch-medicinischen Gesellschaft zu Königsberg über die Cholera*, 3 Hefte, Königsberg 1832, H. 1, S. 92–112.

Jaehnichen, *Die Cholera in Moskau, mit kritischen Bemerkungen zu einem Aufsatze von Hrn. Leibmedicus Dr. v. Loder über diese Epidemie*, in: *Litterarische Annalen der gesammten Heilkunde*, 19 (1831), S. 385–450.

Jaehnichen, *Sendschreiben des Herrn Dr. Jähnichen in Moskau an den Herausgeber* [an Justus Friedrich Carl Hecker über die Ansteckungsfrage] in: *Litterarische Annalen der gesammten Heilkunde*, 23 (1832), S. 155–165.

Jaehnichen, *Über die Sicherung gegen die Cholera*, in: *Litterarische Annalen der gesammten Heilkunde*, 20 (1831), S. 79–95.

Jameson, James, *Report of the Epidemic Cholera Morbus, as it Visited the Territorities Subject under the Presidency of Bengal in the Years 1817, 1818 and 1819*. Drawn by the Government, under the Superintendence of the Medical Board, Calcutta 1820.

Kaltenbrunner, Georg, *Über die Verbreitung der Cholera morbus und den Erfolg der dagegen in den k. preußischen u. K.K. österreichischen Staaten ergriffenen Maßregeln* (= Beobachtungen bayerischer Ärzte über Cholera Morbus, H. 2), München 1832.

Der Kampf gegen die Asiatische Cholera; ein Aufruf zum freiwilligen Kriegsdienst, besonders gerichtet an Geistliche, Schullehrer, Beamte und Ärzte, Leipzig 1831.

Karbinsky, David, *Anweisung zur Heilung der Cholera, einer Krankheit, die nicht vor langer Zeit in Indien ausgebrochen ist, und sich in verschiedenen Gegenden gezeigt hat*, in: *Hufelands Journal*, 59 (1824), 1. St., S. 94–103.

Kayser, R[ichard], *Zur Geschichte der Cholera, speziell der Cholera-Epidemien in Breslau*, Breslau 1884.

Klose, W., *Medizinische Topographie des Breslauer Landkreises*, in: *Zeitschrift für klinische Medizin*, 5 (1854), S. 313–346.

Knorr, Emil, *Die polnischen Aufstände seit 1830 in ihrem Zusammenhange mit den internationalen Umsturzbestrebungen*, Berlin 1880.

Koch, Robert, *Ergebnisse der vom Deutschen Reiche ausgesandten Cholera-Expedition*, Berlin 1900.

Koch, Robert, *Über die Entstehungsursache der asiatischen Cholera*, in: *Medizinisch-chirurgisches Zentralblatt*, 18 (1884), S. 424 ff.

Kochhann, Heinrich Eduard, *Zeitbilder aus den Jahren 1830–40 mit Rückblicken auf die vorausgegangenen Jahrzehnte,* in: *Tagebücher,* hrsg. von Albert Kochhann, Berlin 1906, Bd. 2.

Köhler, L., *Die Cholera in Warschau,* in: *Litterarische Annalen der gesammten Heilkunde,* 22 (1832), S. 385–425.

Krombholz, J. V., *General-Rapport über die asiatische Cholera zu Prag im Jahre 1831 und 1832,* Leitmeritz 1836.

Kurze Anweisung zur Heilung der unter dem Namen Cholera morbus bekannten Krankheit, verfaßt von dem Medicinalrathe in St. Petersburg, den 24. August 1823, in: *Hufelands Journal,* 59 (1824), 1. St., S. 94–103.

Lange, *Von der Glaubwürdigkeit der meisten Pestberichte aus der Moldau und Wallachey,* in: Paskal Joseph von Ferro, *Nähere Untersuchung der Pestansteckung nebst zwei Aufsätzen von der Glaubwürdigkeit der meisten Pestberichte,* Wien 1787, S. 149–176.

Lenz, *Erfahrungen in Bezug auf die Contagiosität der Cholera im Danziger Kreise,* in: *Cholera-Archiv,* hrsg. von einem ärztlichen Verein, 3 Bde., Berlin 1832/33, Bd. 3, S. 237–245.

Leubuscher, R[udolf], *Ärztlicher Bericht über das Arbeitshaus im Jahre 1851, nebst Bemerkungen über die Einrichtungen desselben,* in: *Deutsche Klinik,* 4 (1852), S. 87–91.

Leupoldt, J[ohannes] M[ichael], *Neues über Entstehung, Natur, Verbreitung und Verhütung der sogenannten asiatischen Cholera als Entwicklungskrankheit des heutigen Menschengeschlechts,* Erlangen 1832.

Lichtenstädt, Jeremias Rudolf, *Die asiatische Cholera in Rußland in den Jahren 1830 und 1831.* Nach russischen Aktenstücken und Berichten, Berlin 1831.

Lichtenstädt, Jeremias Rudolf, *Die asiatische Cholera in Rußland in den Jahren 1829 und 1830.* Nach russischen amtlichen Quellenbearbeitungen, Berlin 1831.

Lichtenstädt, Jeremias Rudolf, *Ein Beitrag zu der Lehre von dem Einflusse der asiatischen Cholera auf die Sterblichkeitsverhältnisse,* in: *Litterarische Annalen der gesammten Heilkunde,* 22 (1832), S. 350–367.

Lichtenstädt, Jeremias Rudolf, *Rathschläge an das Publikum zur Verhütung und Heilung der herrschenden asiatischen Cholera,* Berlin 1831.

Lichtenstein, Eduard, *Das locale atmosphärische Verhalten zur Zeit der Berliner Cholera-Epidemie im Jahre 1866,* in: *Monatsblatt für medicinische Statistik und öffentliche Gesundheitspflege,* als Beilage zu: *Deutsche Klinik,* 19 (1867), Nr. 6, S. 41–44.

Lieber, Gustav, *Die Cholera im Neuen Hospitale zu Berlin,* Berlin 1832.

Liévin, [Albert,] *Bemerkungen über die Cholera in Danzig im Jahre 1873,* in: *DVöG,* 6 (1874), S. 43–50.

Liévin, A[lbert], *Danzig und die Cholera. Ein statistisch-topographischer Versuch,* Danzig 1868.

Lion, *Die jüngste Cholera-Epidemie zu Breslau,* in: *Allgemeine medicinische Central-Zeitung,* 18 (1849), S. 441–443, 449–453.

Loder, J[ustus] Chr[istian] von, *Über die Cholerakrankheit,* Königsberg 1831.

Loder, J[ustus] Chr[istian] von, *Zusätze zu seiner Schrift über die Cholera-Krankheit,* Königsberg 1831.

Lorinser, Carl Ignatius, *Eine Selbstbiographie*. Vollendet und herausgegeben von seinem Sohn Franz Lorinser, 2 Bde., Regensburg 1864.

Macpherson, John, *Annals of Cholera from the Earliest Periods to the Year 1817*, London 1872.

Macpherson, John, *Die Cholera in ihrer Heimat*, übersetzt von R. Velter, Erlangen 1867.

Mahlmann, H., *Die Cholera zu Berlin in den 10 Jahren 1831, 32, 37, 48, 49, 50, 52, 53, 54 und 55, mit besonderer Rücksicht auf ihre räumliche Ausbreitung*, in: *Monatsblatt für medicinische Statistik und öffentliche Gesundheitspflege*, als Beilage zu: *Deutsche Klinik*, 8 (1856), Nr. 2, S. 9–16, Nr. 3, S. 20–24, Nr. 4, S. 25–28.

Mansa, *Cholera und der schwarze Tod, eine medicinisch-historische Parallele* (aus dem Dänischen von Nevermann), in: *Wissenschaftliche Annalen der gesammten Heilkunde*, 30 (1834), S. 397–415.

Markus, F. C. M., *Rapport sur le choléra-morbus de Moscou*, Moskau 1832.

Mecklenburg, *Was vermag die Sanitätspolizei gegen die Cholera?*, Berlin 1854.

Medizinische Böcke von Aerzten, welche sich für infallible Herren über Leben und Tod halten, in der Cholera geschossen, XXXX, weniger I, Bocksdorf und Schußbach, Verlag Simon Treffer und Compagnie, [Nürnberg 1831].

Menschenrettung. Oder die sichersten und einzigsten Mittel gegen die Cholera. Von Lichtwerden, Berlin 1831.

Messerschmidt, H., *Beweisführung, daß die Häusersperre als Abwehrungsmittel gegen die Verbreitung der asiatischen Cholera nicht allein nichts nützt, sondern vielmehr schädlich und darum zu unterlassen ist*, Naumburg 1831.

Meyer, Christian, *Geschichte des Landes Posen*, Posen 1881.

Mises [d. i. Gustav Theodor Fechner,] *Schutzmittel für die Cholera* [1832], in: Gustav Theodor Fechner, *Kleine Schriften*, Leipzig 1875, S. 69–194.

Mittheilungen über die Cholera-Epidemie zu St. Petersburg im Sommer 1831, hrsg. von [Jeremias Rudolf] Lichtenstädt und [Karl Johann von] Seidlitz, St. Petersburg 1831.

Mittheilungen über die morgenländische Brechruhr I–VII, in: *Magazin der ausländischen Literatur*, 1 (1821), S. 50–67 (I), 4 (1822), S. 177–299 (II), 7 (1824), S. 284–300 (III), S. 384–414 (IV), 9 (1825), S. 275–300 (V), 15 (1828), S. 209–274 (VI), 20 (1830), S. 409–443 (VII).

Möller, J., *Über Entwässerung und Reinigung großer Städte*, [Danzig], in: *Altpreußische Monatsschrift*, 3 (1866), S. 21–48.

Morgen, Friedrich Julius, *Beiträge zu einer medicinischen Topographie des Kreises und der Stadt Memel*, Memel 1843.

Müller, [Eduard Heinrich,] *Amtlicher Bericht über die Cholera-Epidemie zu Berlin im Jahre 1852*, in: *Deutsche Klinik*, 5 (1853), S. 153–157.

Müller, [Eduard Heinrich,] *Bericht über die im Jahre 1854 zu Berlin vorgekommenen Cholera-Fälle*, in: *Medicinische Zeitung*, 22 (1854), S. 245–247.

Müller, [Eduard Heinrich,] *Die Cholera-Epidemie in Berlin im Jahre 1853*, in: *Zeitschrift für die Staatsarzneikunde*, 69 (1855), S. 396–436.

Müller, [Eduard Heinrich,] *Die Cholera-Epidemie zu Berlin im Jahre 1855*, in: *Annalen des Charité-Krankenhaueses*, 7 (1856), S. 1–86.

Müller, [Eduard Heinrich,] *Die Cholera-Epidemie zu Berlin im Jahre 1866. Amtlicher Bericht,* erstattet im Auftrage der Königl. Sanitätskommission, Berlin 1867.

Müller, [Eduard Heinrich,] *Die Cholera-Epidemie zu Berlin im Jahre 1873. Amtlicher Bericht,* Berlin 1874.

Müller, [Eduard Heinrich,] *Die Cholera-Erkrankungen zu Berlin im Jahre 1871,* in: *VgM,* NF, 17 (1872), S. 116–122.

Müller, [Eduard Heinrich,] *Statistik der Cholera-Epidemie in Berlin während des Jahres 1849,* in: *Medicinische Zeitung,* 19 (1850), S. 49 f.

Müller, [Eduard Heinrich,] *Wirksamkeit der Sanitäts-Kommission während der Cholera-Epidemie in Berlin im Jahr 1849,* in: *Medicinische Zeitung,* 19 (1850), S. 22.

Nachrichten über die Cholera morbus und ihre schrecklichen Verheerungen im Jahr 1830. Mitgeteilt von 2 evangelischen Pastoren im russischen Gouvernement Saratow, Basel 1831.

Neale, Adam, *Researches to Establish the Truth of the Linnaean Doctrin of Animate Contagions,* London 1831.

Nolte, Ernst, *Die großen merkwürdigen kosmisch-tellurischen Erscheinungen im Luftkreise unserer Erde in Folge zwanzigjähriger Beobachtungen auch in Beziehung zu der im Laufe der neuern Zeit herrschenden orientalischen Cholera dargestellt und beurtheilt,* Hannover 1831.

Oesterlen, Friedrich, *Die Seuchen, ihre Ursachen, Gesetze und Bekämpfung,* Tübingen 1873.

Ollenroth, Johann Carl Friedrich, *Die asiatische Cholera im Reg. Bez. Bromberg während des Jahres 1831.* Nach amtlichen Quellen bearbeitet und mit den eigenen Beobachtungen und Erfahrungen versehen, Bromberg 1832.

Ollenroth, Johann Carl Friedrich, *Instruktion zur Erkenntniß, zur Verhütung des Ausbruchs und zur Heilung der asiatischen Cholera, wenn ein Arzt entweder gar nicht, oder nicht schnell genug zu erlangen sein sollte,* 5. Aufl., Bromberg 1847.

Parkes, E[dmund Alexander], *Researches into Pathology and Treatment of the Asiatic or Algid Cholera,* London 1847.

Perles, J., *Geschichte der Juden in Posen,* in: *Monatsschrift für Geschichte und Wissenschaft des Judenthums,* 13 (1864), S. 281–295, 321–334, 361–373, 411–420, 14 (1865), S. 81–93, 121–136, 165–178, 205–216.

Die Pest zu Odessa im Jahre 1829, in: *Magazin der ausländischen Literatur,* 20 (1830), S. 297–301.

Das Pestjahr 1709–10 in Preussen. Ein Gegenstück zum Cholerajahr, in: *Altpreußische Monatsschrift,* 21 (1884), S. 485–507.

Pettenkofer, Max von, *Untersuchungen und Beobachtungen über die Verbreitungsart der Cholera, nebst Betrachtungen über Maßregeln, derselben Einhalt zu tun,* München 1855.

Pettenkofer, Max von, *Zum gegenwärtigen Stand der Cholerafrage,* München 1887.

Pfeufer, Carl, *Bericht über die Cholera-Epidemie in Mittenwald,* München 1837.

Philippson, P., *Beiträge zu den Untersuchungen über die Cholera morbus,* 2. Aufl., Magdeburg 1831.

Philotas, E. E., *Der Schumacher Hamann und seine Wundertropfen. Was er ist und was sie sind,* Danzig 1831.

Phoebus, P[hilipp], *Über den Leichenbefund bei der asiatischen Cholera,* Berlin 1833.

Pierer, Johann Friedrich, *Der Schrecken Europas beim Übertritt der morgenländischen Brechruhr (Cholera) in seine östlichen Grenzlande und ihre Fortschritte in diesen,* in: *Allgemeine medicinische Zeitung,* Jg. 1831, Sp. 3–11, 17–20, 33–39, 49–54, 65–77, 81–90.

Pincus, [*über die Choleraepidemie in Königsberg 1871*], in: *VgM,* NF, 17 (1872), *Correspondenzen,* S. 384–394.

[Pinel, Scipion,] *Über die Cholera im Königreiche Polen.* Aus einen Sendschreiben des Dr. Scipion Pinel, der Zeit zu Warschau, an C. F. v. Graefe, in: *Journal der Chirurgie und Augenheilkunde,* 15 (1831), S. 691–695, 16 (1831), S. 268–279.

Piper, J. E., *Ideen über den Ursprung der Cholera aus vulkanischen Bewegungen,* Greifswald 1833.

Pistor, [Moritz,] *Die Verbreitung der Cholera im Reg.-Bez. Oppeln in dem Zeitraum von 1831–1874* (= Berichte der Cholera-Kommission des Deutschen Reiches, Bd. 6), Berlin 1879.

Planetenstellung im August 1831, in: *Archiv für Chemie und Meteorologie,* 5 (1832), S. 126 f.

Pölitz, Karl Heinrich, *Der Höhepunkt der Civilisation,* in: *Jahrbücher für Geschichte und Staatskunst,* Jg. 1831, I, S. 1–21.

Die politischen Sürme Europas. – Oder flüchtige Skizze der vorzüglichsten Unruhen, welche während des Jahres 1830 in Europa stattfanden, Leipzig 1831.

Poppelauer, *Die Cholera-Epidemie des Jahres 1866. Statistische, ätiologische und therapeutische Beobachtungen im Cholera-Lazarett Nr. 1 in Berlin,* Berlin 1867.

Prchál, I. M., *Die Cholera beobachtet in Galizien im Jahre 1831,* Prag 1831.

Preu, Karl, *Was haben wir von der Cholera morbus zu fürchten? Ein Versuch, die aufgeschreckten Völker zu beruhigen,* Nürnberg 1831.

Pruner-Bey, Franz, *Die Weltseuche Cholera oder die Polizei der Natur,* Erlangen 1851.

Pulst, *Die asiatische Cholera im Königreich Polen. Ein Versuch, ihre Heilung nach rationellen Principien zu begründen. Auf eigene, während einer amtlichen Reise in Polen gesammelten Erfahrungen und Ansichten gestützt,* Breslau 1831.

Pyrker, Johann Ladislaus, *Mein Leben. 1772–1847,* hrsg. von Aladar Paul Czigler (= Fontes rerum austriacarum, 1. Abt.: Scriptores, Bd. 10), Wien 1966.

R., *Der oberschlesische Typhus des Jahres 1847,* in: *Wochenschrift für die gesammte Heilkunde,* Jg. 1849, S. 577–593, 597–609, 616–624, 635–642, 653–658.

Rahel. Ein Buch des Andenkens an ihre Freunde, hrsg. von Karl August Varnhagen von Ense, 3 Thle., Berlin 1834.

Rahel Varnhagen und ihre Zeit. Briefe 1800–1833 (= Lebensläufe. Biographien, Erinnerungen, Briefe, Bd. 14), München 1968.

Rang, *Über die Cholera, die im letzten Herbste und Winter in und um Orenburg herrschte,* in: *Hufelands Journal,* 71 (1830), 8. St., S. 86–102.

Rau, *Geschichte der Verbreitung der Cholera in ihren Verheerungen in Asien, Afrika und Europa von 1817–1831,* Berlin 1855.

Raumer, Friedrich von, *Lebenserinnerungen und Briefwechsel,* Th. 2, Leipzig 1861.

Regulativ vom 28. Oktober 1835, das bei ansteckenden Krankheiten zu beobachtende sanitätspolizeiliche Verfahren betreffend, nebst einer Instruktion über das Desin-

fektionsverfahren und einer populären Belehrung über die Natur und Behandlung der ansteckenden Krankheiten (Sonderdruck des 27. St. der Gesetzessammlung vom Jahre 1835), Berlin 1845.

Rehmann, J[oseph], *Die Ankunft der Orientalischen Cholera am Mittelländischen und Kaspischen Meere,* in: *Hufelands Journal,* 58 (1824), 6. St., S. 3–16 (I), 59 (1824), 3. St., S. 3–13 (II).

Rehmann, J[oseph], *Erklärung, die ostindische Cholera zu Astrachan betreffend,* in: *Hufelands Journal,* 66 (1828), 1. St., S. 124–130.

Reich, Gottfried Christian, *Die Cholera in Berlin,* Berlin 1831.

Rein, J. G. M. von, *Die orientalische Cholera. Ergebnis einer mit Genehmigung der Hochfürstl. Landesregierung zu Schwarzburg-Rudolfstadt vom Monat Junius bis December 1831 in Warschau gemachten Untersuchung,* Jena 1832.

Reinfeldt, Ernst, *Bemerkungen über die epidemische Cholera,* in: *Archiv für medicinische Erfahrung,* Jg. 1830, II, S. 943–975.

Remer, Carl Julius, *Beobachtungen über die epidemische Cholera,* gesammelt in Folge einer in amtlichen Auftrage gemachten Reise nach Warschau und mit höheren Orts eingeholter Genehmigung, Breslau 1831.

Reports of the Epidemic Cholera which has Raged throughout Hindostan and the Penisula of India, since August 1817. Published under the Authority of Gouvernement, Bombay 1819 [Bombay-Report].

Reuß, Ferdinand Friedrich, *Sammlung der wichtigsten Abhandlungen über die jetzt herrschende Cholera-Seuche,* 2 Thle., Stuttgart-Tübingen 1831–1832.

Rhode, Ch. E., *Der Elbinger Kreis in topographischer, historischer und statistischer Hinsicht,* Danzig 1869.

[Richter,] *Bericht des Kriminalrichters Richter über die Entstehung der Cholera morbus in Königsberg,* in: *Preußische Provinzialblätter,* 6 (1831), S. 248–254.

Riecke, Victor Adolf, *Mittheilungen über die morgenländische Brechruhr,* 3 Bde., Stuttgart 1831–1832.

Robert, Ferdinand, *Cholerabuch. Oder das Buch über die ursprüngliche und fernere Entstehung, die Beschaffenheit, Heilung und Abwehrung der bengalischen Brechruhrpest oder Hindupest,* Gießen 1832.

Roeder, A., *Berlins volkswirtschaftliche und Verkehrs-Verhältnisse aus Veranlassung des Canalisierungs-Projekts des Herrn Geh. Baurath Wiebe beleuchtet,* Berlin 1863.

Rönne, Ludwig von/Simon, Heinrich, *Das Medizinalwesen des Preußischen Staates,* Abth. 1, 2 u. Suppl., Breslau 1844–1852.

Rohrer, Moritz, *Die epidemische Brechruhr zu Lemberg,* Brünn 1831.

Romberg, [Moritz,] *Bericht über die Cholera-Epidemie des Jahres 1837,* in: *Wochenschrift für die gesammte Heilkunde,* Jg. 1838, S. 33–39, 49–56, 69–76, 86–92.

Romberg, [Moritz,] *Erfahrungen über die asiatische Cholera. Ein Bericht über das Cholera-Hospital Nr. I zu Berlin,* in: *Hufelands Journal,* 74 (1832), 2. St., S. 3–49.

Roscius, G. O., *Über den Gesundheitszustand in Westpreußen,* Marienwerder 1832.

Roscius, G. O., *Westpreußen von 1772 bis 1827. Als Nachtrag zu den statistischen Übersichten in den Ortschaftsverzeichnissen der Marienwerderschen und Danziger Regierungsbezirke. Nebst Anhang,* Marienwerder 1828.

Rosenbaum, Arnold, *Resultate meiner Beobachtungen während der Cholera Epidemie in Landsberg und Kreuzburg,* Ratibor 1853.

Rosenkranz, Karl, *Königsberger Skizzen,* Abth. 1 u. 2, Danzig 1842.

[Rothe, Johann Carl von,] *Die Cholera-Krankheit in Danzig,* Danzig 1831.

[Rust, Johann Nepomuk,] *Sendschreiben des Präsidenten Dr. Rust an Se. Excellenz den königl. preuß. wirklichen und geheimen Rath und Kammerherrn, Freyherrn Alexander v. Humboldt in Paris,* in: *Cholera-Archiv,* hrsg. von einem ärztlichen Verein, 3 Bde., Berlin 1832/33, Bd. 1, S. 54–83.

Sachs, Albert, *Betrachtungen über die unter dem 31. Januar 1832 erlassenen Instructionen über das gegen die Cholera in den preußischen Staaten zu beobachtende Verhalten. 1. Nachtrag zu dem Tagebuch über die Cholera in Berlin,* Berlin 1832.

Sachs, J[ohann] J[akob], *Nekrologische Erinnerungen an die im Jahre 1835 verstorbenen deutschen Ärzte: Albert Sachs,* in: *Medicinischer Almanach,* 1 (1836), Abt.: *Mannigfaltigkeiten,* S. 63–66.

Sachs, Ludwig Wilhelm, *Offenes Sendschreiben, die Cholera betreffend,* Königsberg 1831.

Sammlung der von den Regierungen der Deutschen Bundesstaaten ergangenen Verordnung und Instruktionen wegen der asiatischen Brechruhr, Frankfurt/M. 1831.

Sammlung Kaiserlich-Russischer Verordnungen zur Verhütung und Unterdrückung der Cholera (aus dem Russischen übersetzt von J. A. E. Schmidt), Leipzig 1831.

Schaper, *Die Cholera im Regierungs-Bezirk Danzig,* in: *Archiv für pathologische Anatomie, Physiologie und für klinische Medicin,* 37 (1866), S. 257–272.

Schiefferdecker, Wilhelm, *Die Cholera-Epidemien in Königsberg.* Bericht im Auftrage des Vereins für wissenschaftliche Heilkunde, Königsberg 1868.

Schiefferdecker, Wilhelm, *Die Choleraepidemie vom Jahre 1871 in Königsberg.* Bericht im Auftrage des Vereins für wissenschaftliche Heilkunde, Königsberg 1873.

Schiefferdecker, Wilhelm, *Die Wasserversorgung großer Städte und die neue Wasserleitung für Königsberg,* Königsberg 1866.

Schlußbericht der im Jahre 1823 bei Gelegenheit des Ausbruchs der Cholera in Astrachan, zu St. Petersburg eingerichteten und nach dem damaligen Verschwinden der Krankheit i. J. 1824 wieder aufgehobenen ärztlichen Comitet, in: Jeremias Rudolf Lichtenstädt, *Die asiatische Cholera in Rußland in den Jahren 1830 und 1831.* Nach russischen Aktenstücken und Berichten, Berlin 1831, S. 125–144.

Schneemann, Carl, *Beiträge zur Kenntnis und Behandlung der asiatischen Cholera.* Gesammelt auf einer auf Veranlassung der Königl. Hannover. Immediat-Kommission unternommenen Reise in die von jener Krankheit heimgesuchten Gegenden Ost-Preussens, Hannover 1831.

Schneer, Alexander, *Über die Zustände der arbeitenden Klassen in Breslau,* Berlin 1845.

Schneller, Julius Franz, *Das Jahr 1831 in seinen Staatsumwälzungen und Hauptereignissen,* Stuttgart 1833.

Schnitzer, Adolph, *Die Cholera contagia beobachtet auf einer in Folge höheren Auftrags in Galizien und im Beuthener Kreise in Oberschlesien im August gemachten Reise,* Breslau 1831.

Schnuhr, J[ohann] J[oachim] F., *Die Cholera im Johannisburger und Sensburger Kreise des Regierungsbezirks Gumbinnen,* in: *Cholera-Archiv,* hrsg. von einem ärztlichen Verein, 3 Bde., Berlin 1832/33, Bd. 3, S. 103–164.

Schnurrer, Friedrich, *Die Cholera morbus, ihre Verbreitung, ihre Zufälle, die versuchte Heilmethode, ihre Eigenthümlichkeiten und die im Großen dagegen anzuwendenden Mittel,* Stuttgart-Tübingen 1831.

Schnurrer, Friedrich, *Chronik der Seuchen. In Verbindung mit den gleichzeitigen Vorgängen in der physischen Welt und in der Geschichte der Menschen,* 2 Thle., Tübingen 1823–1825.

[Schön, Theodor von,] *Aus den Papieren des Ministers und Burggrafen v. Marienburg, Theodor v. Schön,* 6 Bde., Berlin-Halle 1875–1883.

[Schön, Theodor von,] *Weitere Beiträge und Nachträge zu den Papieren des Ministers und Burggrafen von Marienburg Theodor von Schön,* Berlin 1881.

Schubert, J. A., *Heilung und Verhütung der Cholera morbus,* Leipzig 1830.

Schütz, W[ilhelm], *Bericht über die Cholera-Epidemie des Jahres 1848 in Berlin,* in: *Archiv für pathologische Anatomie und Physiologie und für klinische Medicin,* 2 (1849), S. 379–408.

Schütz, W[ilhelm], *Vergleichende statistische Übersicht der in Berlin in den vier Epidemien 1831, 1832, 1837 und 1848 vorkommenden Cholerafälle,* Berlin 1849.

[Schumacher, Wilhelm,] *Geschichte der Cholera in Danzig im Jahre 1831,* [Danzig 1831].

Schumacher, Wilhelm, *Der Schuhmacher Hamann in Heubude, seine Wandertropfen wider die Cholera und seine Beurtheiler,* Danzig 1831.

Schumacher, Wilhelm, *Verständlichste und bewährteste Belehrungen über die mit Gefahr bedrohende pestartige Krankheit Cholera morbus,* Danzig 1831.

Scot, William, *Amtlicher Bericht über die epidemische Cholera,* deutsch bearb. von F. J. Behrend, Berlin 1832.

Scouletten, H., *Relation historique et médicale de l'épidémie de cholera, qui a régué à Berlin en 1831.* Avec planche, Paris 1832.

[Searle, Charles,] *Die Cholera morbus in Warschau (Auszug eines Briefes des englischen Arztes Searle, aus Warschau vom 4. Julius),* in: *Notizen aus dem Gebiete der Natur- und Heilkunde,* 31 (1831), S. 249–252.

Seidlitz, [Karl Johann von,] *Bericht über die orientalische Brechruhr, welche zu Astrachan vom 9./21. September bis zum 7./19. Oktober des Jahres 1823 herrschte,* in: *Vermischte Abhandlungen aus dem Gebiete der Heilkunde von einer Gesellschaft practischer Ärzte zu St. Petersburg,* 3. Sammlung, Petersburg 1825, S. 26–105.

Semon, J., *Die Kanalisation der Stadt Danzig,* in: *DVföG,* 1 (1869), S. 182–200.

Serlo, *Auch ein Wort über Sperren,* in: *Hufelands Journal,* 74 (1832), 1. St., S. 48–55.

Sertürner, Friedrich, *Blicke in die verhängnisvolle Gegenwart und Zukunft oder Beruhigung und Rath für alle, welche die Gefahren und Unfälle fürchten, die durch die mannigfachen Krankheiten unserer Zeit über das Kinds- und Mannsalter verhängt werden,* Göttingen 1831.

Siemerling, F., *Sendschreiben an Deutschlands Ärzte über die Cholera,* Rostock 1831.

Simon, Friedrich Alexander jun., *Weg mit den Kordons! quand même...*, Hamburg 1832.

Simson, Robert, *Ein Beitrag zur Statistik der Cholera-Epidemie in Breslau im Jahre 1866*, in: *Schlesische Zeitung*, Breslau, Nr. 9 vom 6. 1. 1867, 1. Beilage.

Smirnow, *Über die Entstehung der Cholera in Orenburg*, in: Jeremias Rudolf Lichtenstädt, *Die asiatische Cholera in Russland in den Jahren 1829 und 1830*. Nach russischen amtlichen Quellenbearbeitungen, Berlin 1831, S. 19–26.

Smitt, Friedrich von, *Geschichte des Polnischen Aufstandes und Krieges in den Jahren 1830 und 1831*. Nach authentischen Quellen, Bd. 1 u. 2, 2. Aufl., Berlin 1848, Bd. 3, Berlin 1848.

Sokolow, *Beschreibung der im Anfange September 1829 in Orenburg erschienenen Cholera*, in: Jeremias Rudolf Lichtenstädt, *Die asiatische Cholera in Russland in den Jahren 1829 und 1830*. Nach russischen amtlichen Quellenbearbeitungen, Berlin 1831, S. 110–147.

[Spausta, Olexik und Zhuber,] *Ämtliche Nachrichten der Doctoren Spausta, Olexik und Zhuber über die Cholera in Rußland*, in: *Medicinische Jahrbücher des k.k. östereichischen Staates*, 11 (1832), S. 299–312.

Spieß, *Schutz- und Trutzmittel gegen die asiatischen Cholera: oder Anweisung, wie man alle Furcht vor dieser Seuche verscheuchen, vor der letzteren sich verwahren und sich sicher und schnell heilen kann*, Leipzig 1832.

Steffen, H. J., *Wasserwerk zur Versorgung der Stadt Berlin mit reinem und gesundem Quellwasser und zur Bewässerung der Straßen*, Berlin 1845.

Steffens, Henrik, *Was ich erlebte*, 10 Bde., Breslau 1841–1844, Bd. 7.

Stein, Julius, *Geschichte der Stadt Breslau im 19. Jahrhundert*, Breslau 1884.

Stimme aus Danzig über die Cholera. Zur Beruhigung aller die sie fürchten, Danzig 1831.

Stosch, August Wilhelm von, *Die Frage über Contagiosität und Nicht-Contagiosität der asiatischen Cholera wissenschaftlich erörtert*, Berlin 1831.

Streckfuß, Adolf, *500 Jahre Berliner Geschichte. Vom Fischerdorf zur Weltstadt*, 2 Bde., 3. Aufl., Berlin 1880.

Stromeyer, Louis, *Erinnerungen eines deutschen Arztes*, 2 Bde., Hannover 1875, Bd. 2: *Leben und Lehren.*

Stromeyer, Louis, *Skizzen und Bemerkungen von einer Reise nach Danzig und dessen Umgebung im August und September 1831, im Auftrage der Kgl. Hannover. Immediat-Commission gegen die Cholera unternommen*, Hannover 1832.

Stürmer, *Geschichte der letzten Krankheit, des Todes und der Obduction des Kaiserl. Russischen Feldmarschalls Graf Diebitsch Salbalkansky*. Mitgetheilt vom Dr. und Ritter Stürmer, beim Hauptquartier der russischen Armee in Warschau, in: *Hufelands Journal*, 75 (1832), 11. St., S. 3–16.

Stürmer, Theodor, *Der Tod des Kaiserl. General-Feldmarschalls Grafen Diebitsch Salbalkansky*, Berlin-Posen-Bromberg 1832.

Sugenheim, Samuel, *Rußlands Einfluß auf, und Beziehungen zu Deutschland von 1689–1855*, 2 Bde., Frankfurt/M. 1856, Bd. 2: *1773–1855*.

Temme, [Jodocus Donatus Hubertus,] *Erinnerungen*, hrsg. von Stephan Born, Leipzig 1883.

Tilesius von T[ilenau], [Wilhelm Gottlieb,] *Über die Cholera und die kräftigsten Mittel dagegen, nebst Vorschlag eines großen Ableitungsmittels, um die Krankheit in der Geburt zu ersticken,* Abth. [1] u. 2, Nürnberg 1830–1831.

Toeppen, Max, *Geschichte Masurens,* Danzig 1870 (ND Aalen 1969).

Ueber die schwankende Aetiologie der asiatischen Cholera, in: *Berliner Medizinische Zeitung,* 1 (1832), S. 53–56, 65–68.

Unger, Karl, *Die Asiatische Cholera zu Königsberg in Preußen im Sommer und Herbste 1831,* Königsberg 1832.

Veith, Johann Emanuel, *Die Cholera im Lichte der Vorsehung,* Wien 1831.

Verbreitungsgeschichte der Cholera morbus I–III, in: Außerordentliche Beilage Nr. 189 u. (I), Nr. 191 (II), Nr. 192 (III) zur *AZ,* Nr. 319, 320, 321 vom 15., 16. u. 17. 11. 1830.

Verhandlungen der Cholera-Conferenz in Weimar am 28. und 29. April 1867. Nach den stenographischen Aufzeichnungen redigirt von Dr. Thomas, München 1867.

Verhandlungen der physikalisch-medicinischen Gesellschaft zu Königsberg über die Cholera, 3 Hefte, Königsberg 1831–1832.

Verordnung über das Verfahren bei der Annäherung und dem Ausbruche der Cholera in Berlin, Berlin 1831.

Vetter, August, *Beleuchtung des Sendschreibens, die Cholera betreffend, des Präsidenten Herrn Dr. Rust an den Freiherrn Alexander v. Humboldt,* Berlin 1832.

Vetter, August, *Die Choleraepidemie des Jahres 1837 in Berlin,* in: *Hufelands Journal,* 85 (1837), 4. St., S. 3–94.

Virchow, Rudolf, *Gesammelte Abhandlungen aus dem Gebiet der öffentlichen Medizin und der Seuchenlehre,* 2 Bde., Berlin 1879.

Virchow, Rudolf, *Mittheilungen über die in Oberschlesien herrschende Typhus-Epidemie,* in: *Archiv für pathologische Anatomie und Physiologie und für klinische Medicin,* 2 (1849), S. 143–322.

Virchow, Rudolf, *Die öffentliche Gesundheitspflege (1848),* in: ders., *Gesammelte Abhandlungen aus dem Gebiet der öffentlichen Medizin und der Seuchenlehre,* 2 Bde., Berlin 1879, Bd. 1, S. 22–25.

Virchow, Rudolf, *Reinigung und Entwässerung Berlins. General-Bericht über die Arbeiten der städtischen gemischten Deputation für die Untersuchung der auf Kanalisation und Abfuhr bezüglichen Fragen,* Berlin 1873

Vocke, *Die Cholera in Berlin 1866,* in: *Deutsche Klinik,* 19 (1867), S. 189 f., 201 f., 219–221.

Völkel, *Vergleichende Übersicht der an der Cholera asiatica in der Grafschaft Glatz Erkrankten, der Genesenen und Gestorbenen, vom Tage des Ausbruchs, den 30. Juni, bis zu ihrem Aufhören, den 24. Nov. 1832,* Glatz [um 1832].

Wagner, [Karl Wilhelm,] *Karte über die Verbreitung der Cholera im Preußischen Staate bis zum 15. Mai 1832,* Berlin 1832.

Wagner, [Karl Wilhelm,] *Die Verbreitung der Cholera im Preußischen Staate; ein Beweis ihrer Contagiosität,* in: *Cholera-Archiv,* hrsg. von einem ärztlichen Verein, 3 Bde., Berlin 1832/33, Bd. 2, S. 127–280.

Wagner, Rudolph, *Beiträge zur Naturgeschichte der Cholera Morbus, mit einer Übersicht der einschlägigen Literatur,* in: *Zeitschrift für die Staatsarzneikunde,* 14. E. H. zu 11 (1831), S. 1–62.

Wallmüller, *Über die ursächlichen Verhältnisse der Choleraepidemie in Berlin im Jahre 1837,* in: *Hufelands Journal,* 86 (1838) 2. St., S. 100–116.

Wedekind, *Über die Cholera. Zur Beilegung des Streites der Miasmatiker mit den Contagionisten,* in: *Zeitschrift für die Staatsarzneikunde,* 15. E. H. zu 11 (1831), S. 274–281.

Werres, *Ein Beitrag zur Naturgeschichte der Cholera unter Benutzung der älteren Schriftsteller,* in: *Hufelands Journal,* 74 (1832), 6. St., S. 31–61.

Weyl, Theodor, *Die Einwirkung hygienischer Werke auf die Gesundheit der Städte mit besonderer Rücksicht auf Berlin,* Jena 1893.

Wiebe, E[duard], *Die Reinigung und Entwässerung der Stadt Danzig,* Berlin 1865.

Wiebe, E[duard], *Über die Reinigung und Entwässerung der Stadt Berlin,* 2 Bde., Berlin 1861.

Wigand, Ernst, *Der Cholera Friedensruf,* Leipzig 1831.

Wintrich, Marquard, *Die Cholera, beobachtet in der Neuzeit in Berlin, Leipzig und nordwärts.* Nebst eines Anhangs über galvanische Bäder in der Epidemie, Augsburg 1850.

Wolfart, K. Ch., *Hülfstafeln wider die indische Seuche als Resultat eigner praktischer Erfahrungen,* Berlin 1832.

[Wolff, Wilhelm,] *Gesammelte Werke von Wilhelm Wolff.* Nebst einer Biographie Wolffs von Friedrich Engels. Mit Einleitung und Anmerkungen hrsg. von Franz Mehring, Berlin 1909.

Wollheim, H., *Versuch einer medicinischen Topographie und Statistik von Berlin,* Berlin 1844.

Zeroni, H., *Das Auftreten der Cholera in den Provinzen Posen und Preussen im Jahre 1873. Eine Besprechung des Reiseberichtes des Herrn Prof. Dr. A. Hirsch über diese Epidemie,* Mannheim 1874.

Zschokke, Theodor, *Moskau und Petersburg beim Ausbruch der Cholera morbus. Blätter aus dem Tagebuch eines Reisenden,* Aarau 1832.

Zur Beruhigung für jedermann bei Annäherung der Cholera. Schreiben eines Familienvaters zu St. Petersburg an seinen Freund in Deutschland, Hamburg 1831.

Der zweite Landtag des Großherzogthums Posen im Jahre 1830, Posen 1832.

II. Sekundärliteratur

Abel, Wilhelm, *Der Pauperismus in Deutschland am Vorabend der industriellen Revolution,* Dortmund 1966.

Ackerknecht, Erwin A., *Anticontagionism between 1821 and 1867,* in: *BHM,* 22 (1948), S. 560–593.

Ackerknecht, Erwin A., *Beiträge zur Geschichte der Medizinalreform von 1848,* in: *Sudhoff's Archiv,* 25 (1932), S. 61–109, 113–183.

Ackerknecht, Erwin A., *Geschichte und Geographie der wichtigsten Krankheiten,* Stuttgart 1963.

Arendt, Hannah, *Rahel Varnhagen. Lebensgeschichte einer deutschen Jüdin aus der Romantik,* München 1981.

Ariès, Philippe, *Geschichte des Todes,* München 1982.

Ariès, Philippe, *Studien zur Geschichte des Todes im Abendland,* München 1981.

Der Arzt und der Kranke in der Gesellschaft des 19. Jahrhunderts, hrsg. von Walter Artelt und Walter Ruegg (= Studien zur Medizingeschichte des 19. Jahrhunderts, Bd. 1), Stuttgart 1967.

Axhausen, Werner, *Das Auftreten der Cholera in Europa um das Jahr 1830. Nach den Berichten der Allgemeinen Zeitung in Stuttgart,* Med. Diss., Würzburg 1930.

Baar, Lothar, *Die Berliner Industrie in der industriellen Revolution,* Berlin (Ost) 1966.

Baehrel, Réne, *Epidémie et terreur: Histoire et sociologie,* in: *Annales historique de la Revolution Française,* 23 (1951), S. 113–146.

Bazala, V., *Kroatisch-slavonische Militärgrenze als Gesundheitsfaktor mit besonderer Berücksichtigung des sog. Pestkordons,* in: *Acta Congressus internationalis XXIV. Historiae Artis medicinae, Budapestini 25.–31. Augusti 1974,* Budapest 1976, Tom. I, S. 527–541.

Belke, Hans-Jürgen, *Die preußische Regierung zu Königsberg 1808–1850* (= Studien zur Geschichte Preußens, Bd. 26), Köln-Berlin 1976.

Berg, Alexander, *Hufeland und die Cholera-Epidemie in Berlin 1831,* in: *Berliner Medizin,* 14 (1963), S. 454–460.

Berger, Irene, *Die preussische Verwaltung des Regierungsbezirks Bromberg (1815–1847)* (= Studien zur Geschichte Preußens, Bd. 10), Köln-Berlin 1966.

Bergmann, Jürgen, *Das Berliner Handwerk in den Frühphasen der Industrialisierung* (= Einzelveröffentlichungen der Historischen Kommission zu Berlin, Bd. 11), Berlin 1973.

Bergmann, Jürgen, *Stabilität und Wandel des Berliner Handwerks im Zeitalter der Frühindustrialisierung,* Phil. Diss., Berlin 1969.

Berndt, Heide, *Hygienebewegung des 19. Jahrhunderts als vergessenes Thema von Stadt- und Architektursoziologie,* in: *Die alte Stadt,* 14 (1987), S. 140–163.

Berndt, Wolfgang/Münch, Gotthard, *Die Cholera in Schlesien (1831–1837),* in: *Jahrbuch der Schlesischen Friedrich-Wilhelms-Universität zu Breslau,* 17 (1972), S. 67–90.

Bilson, Geoffrey, *A Darkened House. Cholera in 19th-century Canada,* Toronto 1980.

Biologie des Menschen in der Geschichte. Beiträge zur Sozialgeschichte der Neuzeit aus Frankreich und Skandinavien, hrsg. von Arthur E. Imhof, Stuttgart 1978.

Blasius, Dirk, *Geschichte und Krankheit. Sozialgeschichtliche Perspektiven der Medizingeschichte,* in: *GG* 2 (1976), S. 386–415.

Bleker, Johanna, *Biedermeiermedizin – Medizin der Biedermeier? Tendenzen, Probleme, Widersprüche 1830–1850,* in: *Medizinhistorisches Journal,* 23 (1988), S. 5–22.

Bleker, Johanna, *Die historische Pathologie, Nosologie und Epidemiologie im 19. Jahrhundert,* in: *Medizinhistorisches Journal,* 19 (1984), S. 33–52.

Bock, Helmut, *Die Illusion der Freiheit. Deutsche Klassenkämpfe zur Zeit der französischen Julirevolution 1830 bis 1831,* Berlin (Ost) 1980.

Boehning, Peter, *Die nationalpolnische Bewegung in Westpreußen. 1815–1871. Ein Beitrag zum Integrationsprozeß der polnischen Nation* (= Marburger Ostforschungen, 33), Marburg 1973.

[Bourdelais, Patrice,] *Quand le choléra frappait l'Europe. Entretien avec Patrice Bourdelais,* in: *L'Histoire,* No. 145 (1991), S. 64–66.

Bourdelais, Patrice/Raulot, Jean-Yves, *Histoire du choléra en France 1832–1854,* Paris 1987.

Bratescu, Gheorge, *Seuchenschutz und Staatsinteressen im Donauraum (1750–1850),* in: *Sudhoff's Archiv,* 63 (1979), S. 35–44.

Briggs, Asa, *Cholera and Society in the 19th Century,* in: *Past & Present,* 19 (1961), S. 76–96.

Cartwright, Frederick F., *A Social History of Medicine,* London 1977.

Chevalier, Louis, *Le choléra à Paris,* in: *Le choléra. La première épidémie du XIXe siècle.* Etudes collective prèsentée par Louis Chevalier, Paris 1958, S. 1–45.

Church, Clive H., *Europe in 1830. Revolution and Political Change,* London-Boston 1983.

Colnat, Albert, *Les épidémies et l'histoire,* Paris 1937.

Condrau, Flurin, *Soziale Ungleichheit vor der Cholera und ihre Wahrnehmung durch Zürichs Ärzteschaft (1850–1870),* in: *Med. GG,* S. 75–99.

Cooter, Roger, *Anticontagionism and History's Medical Record,* in: *The Problem of Medical Knowledge,* hrsg. von P. Wright u. A. Treacher, Edinburgh 1982, S. 87–108.

Delaporte, Francois, *Disease and Civilisation: The Cholera in Paris 1832,* Cambridge (Mass.) 1986.

Döll, Helmut, *Hegels Tod,* in: *Zeitschrift für ärztliche Fortbildung,* Jena, 79 (1985), S. 217–219.

Drewitz, Ingeborg, *Bettine von Arnim. Romantik, Revolution, Utopie,* Düsseldorf 1969.

Durey, Michael, *The Return of the Plague. British Society and the Cholera 1831/32,* Dublin 1979.

Eberhard, Heinz, *Über die Cholera-Epidemie in Berlin im Jahre 1831,* Med. Diss., Berlin 1944 (MS).

Ebner-Eschenbach, Marie von, *Meine Kinderjahre,* in: *Autobiographische Schriften I,* kritisch hrsg. und gedeutet von Christa-Maria Schmidt, Tübingen 1989.

Eger, Ilse, *Die Maßnahmen wider die Cholera in Sachsen im Jahre 1831,* Med. Diss., Würzburg 1932.

Eggebrecht, *Die Wasserversorgung von Danzig,* in: *Sammelwerk der gesundheitlichen Fürsorgeeinrichtungen im Gebiet der Freien Stadt Danzig,* hrsg. von der Gesundheitsverwaltung der Freien Stadt Danzig, Düsseldorf [1928], S. 26–28.

Engels, Rolf, *Die preussische Verwaltung von Kammer und Regierung Gumbinnen (1724–1870)* (= Studien zur Geschichte Preußens, Bd. 20.), Köln-Berlin 1974.

Engrand, Charles et Monique, *Epidémie et pauperisme: Le choléra à Lille en 1832,* in: *L'homme, la vie et la mort dans le Nord au 19e siècle,* hrsg. von M. Gillet, Lille 1972, S. 43–77.

Evans, Richard J., *Cholera in Nineteenth-Century Europe,* in: *Past & Present,* No. 120 (1988), S. 123–146.

Evans, Richard J., *Death in Hamburg. Society and Politic in the Cholera Years 1830–1910,* Oxford 1987; deutsch: *Tod in Hamburg. Stadt, Gesellschaft und Politik in den Cholera-Jahren 1830–1910,* Reinbek 1990.

Falise, Claudine, *Le choléra à Bruxelles en 1866,* in: *Cahiers de Clio,* 80 (1984), S. 5–14.

Febvre, Lucien, *Histoire des sentiments: La Terreur,* in: *Annales ESC,* 6 (1951), S. 520–523.

Fischer, Alfons, *Beiträge zur Kulturhygiene des 18. und zu Beginn des 19. Jahrhunderts im Deutschen Reiche,* Leipzig 1928.

Fischer, Alfons, *Medizinische Topographien, ihre Geschichte und ihre Bedeutung für die soziale Hygiene,* in: *Sozialhygienische Mitteilungen,* 9 (1924), S. 17 ff.

Fischer, Wolfram, *Soziale Unterschichten im Zeitalter der Frühindustrialisierung,* in: ders., *Wirtschaft und Gesellschaft im Zeitalter der Industrialisierung,* Göttingen 1972, S. 242–257.

Fliescher, Georg, *Die Choleraepidemien in Düsseldorf,* Med. Diss., Düsseldorf 1977.

Forti Messina, Annalucia, *Societa ed epidemia. Il colera a Napoli nel 1836,* Milano 1979.

Die Französische Julirevolution von 1830 und Europa, hrsg. von Manfred Kossok u. Werner Loch, Vaduz 1985.

Frevert, Ute, *Krankheit als politisches Problem 1770–1880. Soziale Unterschichten in Preußen zwischen medizinischer Polizei und staatlicher Sozialversicherung,* Göttingen 1984.

Fuchs, Konrad, *Vom Dirigismus zum Liberalismus. Die Entwicklung Oberschlesiens als preußisches Berg- und Hüttenrevier. Ein Beitrag zur Wirtschaftsgeschichte Deutschlands im 18. und 19. Jahrhundert,* Wiesbaden 1970.

Fünfzig Jahre Berliner Stadtentwässerung 1878–1928, hrsg. von Hermann Hahn und Fritz Langbein, Berlin 1928.

Geiger, Ludwig, *Berliner Berichte aus der Cholerazeit 1831–1832,* in: *Berliner klinische Wochenschrift,* 54,1 (1917), S. 189 f.

Geist, Johann Friedrich/Kürvers, Klaus, *Das Berliner Mietshaus,* 3 Bde., München 1980–1989, Bd. 1: *1740–1862. Eine dokumentarische Geschichte der „von Wülknitzschen Familienhäuser" vor dem Hamburger Tor, der Proletarisierung des Berliner Nordens und der Stadt im Übergang von der Residenz zur Metropole.*

Gerecke, Anneliese, *Das deutsche Echo auf die polnische Erhebung von 1830,* Phil. Diss., Wiesbaden 1964.

Gerlitt, John, *Die Entwicklung der Quarantäne,* in: *Ciba-Zeitschrift,* Jg. 1935, Nr. 24, S. 785–789.

Geschichte Berlins, hrsg. von Wolfgang Ribbe, 2 Bde., München 1987.

Godehardt, Helmut, *Das Wüten der Cholera auf dem Eichsfelde im 19. Jahrhundert,* in: *Eichsfelder Heimathefte,* 21,4 (1981), S. 291–316.

Göckenjan, Gerd, *Kurieren und Staat machen. Gesundheit und Medizin in der bürgerlichen Welt,* Frankfurt/M. 1985.

Goudsblom, Johan, *Zivilisation, Ansteckungsangst und Hygiene. Betrachtungen über einen Aspekt des europäischen Zivilisationsprozesses,* in: *Materialien zu Norbert Elias Zivilisationstheorie,* hrsg. von Peter Gleichmann, Frankfurt/Main 1979, S. 215–253.

Grmek, Mirko D., *Geographie médicale et histoire des civilisation,* in: Annales E.S.C., (1963), S. 1071–1097.

Grmek, Mirko D., *Histoire du sida: début et origine d'une pandémie actuelle,* Paris 1989.

Gronemann, Werner, *Die Haltung Preußens in der belgischen Frage 1830–32,* Phil. Diss., Berlin 1928.

Hamlin, C., *Predisposing Causes and Public Health in Early Ninteeth-Century Medical Thought,* in: *Social History of Medicine,* 5 (1992), S. 43–70.

Hauser, Susanne, *„Reinlichkeit. Ordnung. Schönheit". Zur Diskussion über Kanalisation im 19. Jahrhundert,* in: *Die alte Stadt,* 19 (1992), S. 292–312.

Heissig, Walther, *Leben und wissenschaftliches Werk J. Rehmanns,* in: *Mongolenreise zur späten Goethe-Zeit. Berichte und Bilder des J. Rehmann und A. Thesleff von der russischen Gesandtschaftsreise 1805/06,* hrsg. von Walther Heissig, Stuttgart 1979, S. 9–19.

Helm, Dietrich, *Die Cholera in Lübeck. Epidemieprophylaxe und -bekämpfung im 19. Jahrhundert,* Neumünster 1979.

Heppner, A./Herzberg, J., *Aus Vergangenheit und Gegenwart der Juden und der jüdischen Gemeinden in den Posener Landen,* 2 Bde., Bromberg 1909.

Hilger, Marie-Elisabeth, *Seuchen verändern die Stadt. Soziale Ungleichheit vor Krankheit und Tod im 19. Jahrhundert,* in: *Die alte Stadt,* 18 (1991), S. 154–172.

Hoffmann, Peter, *Die russische Regierung und die revolutionären Ereignisse des Jahres 1830,* in: *Die Französische Julirevolution von 1830 und Europa,* hrsg. von Manfred Kossok und Werner Loch, Vaduz 1985, S. 261–268.

Holtze, *Bilder aus Berlin vor zwei Menschenaltern,* in: *Schriften des Vereins für die Geschichte Berlins,* 35 (1898), S. 64–123.

Howard-Jones, Norman, *Cholera Therapy in the Nineteenth Century,* in: *Journal of the History of Medicine and Allied Sciences,* 27 (1972), S. 373–395.

Howard-Jones, Norman, *The Scientific Background of the International Sanitary Conferences 1851–1938,* Genf 1975.

Huerkamp, Claudia, *Der Aufstieg der Ärzte im 19. Jahrhundert. Vom gelehrten Stand zum professionellen Experten: Das Beispiel Preußen,* Göttingen 1985.

Hunecke, Volker, *Überlegungen zur Geschichte der Armut im vorindustriellen Europa,* in: *GG,* 9 (1983), S. 480–512.

Imhof, Arthur E., *Die gewonnenen Jahre. Von der Zunahme unserer Lebensspanne seit 300 Jahren oder von der Notwendigkeit einer neuen Einstellung zu Leben und Sterben. Ein historischer Essay,* München 1981.

Imhof, Arthur E., *Mortalität in Berlin vom 18. bis 20. Jahrhundert,* in: *Berliner Statistik,* 31 (1977), S. 139–145.

Jumpertz, *Die Cholera 1831 in Berlin. Ein Kulturbild aus der guten alten Zeit,* in: *Medizinische Welt,* 5 (1931), S. 1265–1267.

Jusatz, Helmut J., *Die Bedeutung der medizinischen Ortsbeschreibungen des 19. Jahrhunderts für die Entwicklung der Hygiene,* in: *Der Arzt und der Kranke in der Gesellschaft des 19. Jahrhunderts,* hrsg. von Walter Artelt und Walter Ruegg (= Studien zur Medizingeschichte des 19. Jahrhunderts, Bd. 1), Stuttgart 1967, S. 179–200.

Jusatz, Helmut J., *150 Jahre pandemische Ausbreitung der asiatischen Cholera von 1831 bis 1981,* in: *Zentralbatt für Bakteriologie, Mikrobiologie und Hygiene,* I. Abt. Orig. A, 252 (1982), S. 257–267.

Jusatz, Helmut J., *Die Siebente und Achte Pandemie der Asiatischen Cholera. Ein medizinhistorischer Rückblick,* in: *Medizinhistorisches Journal,* 13 (1978), S. 219–228.

Kaelble, Hartmut, *Industrialisierung und soziale Ungleichheit. Europa im 19. Jahrhundert. Eine Bilanz,* Göttingen 1983.

Kalembka, Sławomir, *Ostpreußen im Vormärz in polnischen Tagebüchern und Memoiren,* in: *Preussen im 19. Jahrhundert,* hrsg. von Udo Arnold (= Schriftenreihe Nordost-Archiv, H. 24, zugleich: Tagesberichte der Historischen Kommission für ost- und westpreußische Landesforschung, H. 4), Lüneburg 1984, S. 31–41.

Kirchner, [Martin,] *Die Seuchenbekämpfung unter Berücksichtigung der einschlägigen deutschen und preussischen Gesetzgebung,* in: *Das Preußische Medizinal- und Gesundheitswesen in den Jahren 1883–1908,* hrsg. von Rapmund, Berlin 1908, S. 196–215.

Kisshalt, Karl, *Der erste Einbruch der Cholera in Deutschland vor 100 Jahren (1831),* in: *MMW,* 78, II (1931), S. 2014 f.

Kisshalt, Karl, *Die Sterblichkeit in der ersten Hälfte des 19. Jahrhunderts in den deutschen Städten,* in: *Zeitschrift für Hygiene,* 98 (1922), S. 1–21.

Knorre, Heinrich von, *Justus Christian von Loder in Moskau. 12 ungedruckte Briefe Loders an Christian (!) Wilhelm Hufeland aus den Jahren 1807 und 1831,* in: *Wissenschaftliche Zeitschrift der Friedrich-Schiller-Universität Jena,* 7 (1957/58), math.-naturw. Reihe, H. 4/5, S. 419–447.

Körschner, Dieter, *Der Kampf ums Cholerahospital in Bonn im Jahre 1832,* in: *Bonn und das Rheinland. Beiträge zur Kultur und Geschichte einer Region. Festschrift zum 65. Geburtstag von Dietrich Höroldt,* hrsg. von Manfred van Rey und Norbert Schlußmacher (= *Bonner Geschichtsblätter,* Bd. 42), Bonn 1992, S. 277–310.

Kopelew, Lew, *Der heilige Doktor Fjodor Petrowitsch. Die Geschichte des Friedrich Joseph Haass. Bad Münstereifel 1780 – Moskau 1853,* Hamburg 1984.

Kosim, Jan, *Der polnische Aufstand von 1830 im Spiegel der deutschen Öffentlichkeit und die Zusammenarbeit zwischen deutschen und polnischen Demokraten,* in: *Zum Verständnis der polnischen Frage in Preussen und Deutschland 1772–1871* (= Einzelveröffentlichungen der Historischen Kommission zu Berlin, Bd. 59), Berlin 1987, S. 29–41.

Kosler, Alois M., *Die preußische Volksschulpolitik in Oberschlesien 1742–1848,* Breslau 1929.

Krebs, Gertraud, *Die geographische Verbreitung der Cholera im ehemaligen Österreich-Ungarn in den Jahren 1831–1916* (= Veröffentlichungen aus dem Gebiete des Volksgesundheitsdienstes, 55,6), Berlin 1941.

Krehnke, Walter, *Der Gang der Cholera in Deutschland seit ihrem ersten Auftreten bis heute* (= Veröffentlichungen aus dem Gebiete des Volksgesundheitsdienstes, 49,2), Berlin 1937.

Kroneberg, Lutz/Schloesser, Rolf, *Weber-Revolte 1844. Der schlesische Weberaufstand im Spiegel der zeitgenössischen Publizistik und Literatur,* Köln 1977.

Kutsch, G., *Hinter den Fassaden. Das Volk Berlins im 19. Jahrhundert,* in: *Der Bär von Berlin,* 20 (1971), S. 7–27.

Labisch, Alfons, *Homo Hygienicus. Gesundheit und Medizin in der Neuzeit,* Frankfurt/M. 1991.

Labisch, Alfons, *Zur Sozialgeschichte der Medizin. Methodologische Überlegungen und Forschungsbericht,* in: *ASG,* 20 (1980), S. 431–469.

Lamb, H. H., *Klima und Kulturgeschichte. Der Einfluß des Wetters auf den Gang der Geschichte,* Reinbek 1989.

Lammel, Hans Uwe, *Krankheit, Gesundheit. Das Elend der romantischen Medizin,* in: *Medizinhistorisches Journal,* 24 (1989), S. 79–98.

Landers, J., *Death and the Metropolis,* Cambridge usw. 1993.

Laubert, Manfred, *Die Behandlung der Posener Teilnehmer am Warschauer Novemberaufstand von 1830/31,* Marburg 1954.

Laubert, Manfred, *Die Einführung der Städteordnung in der Provinz Posen,* in: *FBPG,* 42 (1929), S. 31–77.

Laubert, Manfred, *Der erste Zusammenstoß des Posener Oberpräsidenten Flottwell mit dem Erzbischof von Dunin,* in: *FBPG,* 33 (1920/21), S. 193–208.

Laubert, Manfred, *Skizzen zur Posener Stadtgeschichte vor 100 Jahren,* in: *Deutsche wissenschaftliche Zeitschrift im Wartheland,* N. F. 1 (1940), S. 29–116.

Laubert, Manfred, *Die Verwaltung der Provinz Posen 1815–47,* Breslau 1923.

Lecca, A.-P., *Et le choléra s'abattit sur Paris 1832,* Paris 1982.

Lee, W. R., *The Mechanism of Mortality Chance in Germany, 1740–1850,* in: *Medizinhistorisches Journal,* 15 (1980), S. 244–268.

Lepenies, Wolf, *Das Ende der Naturgeschichte. Wandel kultureller Selbstverständlichkeiten in den Wissenschaften des 18. und 19. Jahrhunderts,* München 1978.

Lesky, Erna, *Die österreichische Pestfront an der k.k. Militärgrenze,* in: *Saeculum,* 8 (1957), S. 82–106.

Letkemann, Peter, *Die preußische Verwaltung des Regierungsbezirks Danzig 1815–1870,* Marburg 1967.

Liebchen, Günter, *Zu den Lebensbedingungen der unteren Schichten im Berlin des Vormärzes,* in: *Untersuchungen zur Geschichte der frühen Industrialisierung vornehmlich im Wirtschaftsraum Berlin/Brandenburg,* hrsg. von Otto Büsch (= Einzelveröffentlichungen der Historischen Kommission zu Berlin, Bd. 6), Berlin 1971, S. 270–314.

Lindau, Paul, *Nur Erinnerungen,* 2 Bde., 5. und 6. Aufl., Stuttgart-Berlin 1919.

Loetz, Francisca, *Histoire mentalités und Medizingeschichte: Wege zu einer Sozialgeschichte der Medizin,* in: *Medizinhistorisches Journal,* 27 (1992), S. 272–291.

Longmate, Norman, *King Cholera. The Biography of a Disease,* London 1966.

Lucas-Dubreton, J[ean], *La grande peur de 1832. Le choléra et l'émeute,* Paris 1932.

MacGrew, Roderick E., *Russia and the Cholera, 1823–1832,* Madison (Milwaukee) 1965.

McKeown, Thomas, *A Sociological Approach to the History of Medicine,* in: *Medical History,* 14 (1970), S. 342–351.

McNeill, William, *Seuchen machen Geschichte,* München 1978.

Marquardt, Fredrich, *Sozialer Aufstieg, sozialer Abstieg und die Entstehung der Berliner Arbeiterklasse 1806–1848,* in: *GG,* 1 (1975), S. 43–77.

Martini, E[rich], *Die Wege der Seuchen,* Stuttgart 1954.

Mensch und Gesundheit in der Geschichte. Les Hommes et la santé dans l'histoire. Vorträge eines internationalen Colloquiums in Berlin vom 20./23. September 1978, eingel. und hrsg. von Arthur E. Imhof, Husum 1980.

Meyer, Jean, *Eine Untersuchung der Medizinischen Akademie über die Epidemien (1774–1794),* in: *Biologie des Menschen in der Geschichte. Beiträge zur Sozialgeschichte der Neuzeit aus Frankreich und Skandinavien,* hrsg. von Arthur E. Imhof, Stuttgart 1978, S. 327–359.

Michel, Karl Markus, *Die Pest in der Stadt,* in: *Die Zeit,* Nr. 25 vom 12. 6. 1987, S. 20.

Mieck, Ilja, *Von der Reformzeit zur Revolution (1806–1847),* in: *Geschichte Berlins,* hrsg. von Wolfgang Ribbe, 2 Bde., München 1987, Bd. 1: *Von der Frühgeschichte bis zur Industrialisierung,* S. 407–602.

Mies, Horst, *Die preussische Verwaltung des Regierungsbezirks Marienwerder 1830–1870* (= Studien zur Geschichte Preußens, Bd. 17), Köln-Berlin 1972.

Miller, S. T., *Cholera in Sunderland, 1831–1832,* in: *Journal of Regional and Local Studies,* 1 (1983), 3. Fasc., S. 12–18.

Morris, R. J.,.*Cholera 1832 – A Social Response to an Epidemic,* London 1976.

Müller, Harald, *Zur Krise des Interventionsprinzips der Heiligen Allianz. Zur Außenpolitik Österreichs und Preußens nach der Julirevolution von 1830,* in: *Jahrbuch für Geschichte,* 14 (1976), S. 9–56.

Müller-Dietz, Heinz, *Friedrich Joseph Haass als Arzt in Moskau. Biographische Skizzen,* Berlin 1980.

Obermann, Karl, *Die Volksbewegung in Berlin in den Jahren 1830–32,* in: *Berliner Heimat,* Jg. 1956, H. 3, S. 12–18.

Olzscha, Reiner, *Die Epidemiologie und Epidemiographie der Cholera in Rußland* (= Veröffentlichungen aus dem Gebiete des Volksgesundheitsdienstes, 54,1), Berlin 1940.

Olzscha, Reiner, *Die Epidemiologie und Epidemiographie der Cholera im asiatischen Rußland und Kaukasus* (= Veröffentlichungen aus dem Gebiete des Volksgesundheitsdienstes, 57,6), Berlin 1944.

Otto, Roland/Spree, Reinhard/Vögele, Jörg, *Seuchen und Seuchenbekämpfung in deutschen Städten während des 19. und frühen 20. Jahrhunderts,* in: *Medizinhistorisches Journal,* 25 (1990), S. 286–304.

Panzac, Daniel, *Aix-en-Provence et le choléra en 1835,* in: *Annales du Midi,* 86 (1974), S. 418–444.

Pape, Richard, *Beiträge zur Entwicklung des allgemeinen Wohlstandes in Ostpreußen seit dem Anfange des 19. Jahrhunderts,* Oec. Diss., Tübingen 1909.

Pelling, Margareth, *Cholera, Fever and the English Medicine 1825–1865,* Oxford 1978.

Peters, H., *Ärztliche Ansichten über die medizinische Geographie seit dem 18. Jahrhundert bis zum Jahre 1880,* Med. Diss., Düsseldorf 1939.

Petzold, Maria, *Die Cholera in Berlin unter besonderer Berücksichtigung sozialmedizinischer und städtehygienischer Gesichtspunkte,* Med. Diss., Berlin 1974.

Peur et terreur face a la contagion: cholera, tuberculose, syphilis, XIXe–XXe siecles, sous le direction de J.-P. Bardet, Patrice Bourdelais et al., Paris 1988.

Pflanz, Michael, *Sozialer Wandel und Krankheit. Ergebnisse und Probleme der medizinischen Soziologie,* Stuttgart 1962.

Pistor, Moritz, *Grundzüge einer Geschichte der preußischen Medizinalverwaltung,* Braunschweig 1909.

Plehn, Hans, *Geschichte des Kreises Straßburg in Westpreußen,* Leipzig 1900.

Pollitzer, R., *Cholera* (= WHO Monograph Serien, No. 43), Genf 1959.

Post, J. D., *Famine, Mortality and Epidemic Disease in the Process of Modernization,* in: *EcHR,* 29 (1976), S. 14–37.

Post, J. D., *The Last Great Subsistence Crisis in the Western World,* Baltimore usw. 1977.

Post, J. D., *Meteorological Historiography,* in: *JIH,* 3 (1973), H. 4, S. 721–732.

Quellen zur Bevölkerungs-, Sozial- und Wirtschaftsstatistik Deutschlands 1815–75, hrsg. von Wolfgang Köllmann, Bd. 1: *Quellen zur Bevölkerungsstatistik Deutschlands 1815–1875,* bearb. von Antje Kraus, Boppard a. Rh. 1980.

Rabino, Guido, *L'epidemia di colera del 1832 a Parigi. Risultati di ma inchiesta governativa,* Torino 1969.

Rackwitz, *Die asiatische Cholera in der Neumark,* in: *Schriften des Vereins für Geschichte der Neumark,* H. 23 (1909), S. 51–96.

Reinhold, *Die Kanalisation in der Stadtgemeinde Danzig,* in: *Sammelwerk der gesundheitlichen Fürsorgeeinrichtungen im Gebiet der Freien Stadt Danzig,* hrsg. von der Gesundheitsverwaltung der Freien Stadt Danzig, Düsseldorf [1928], S. 28–31.

Richter, Klaus, *Seuchenbekämpfung und Expansionspolitik des preußisch-deutschen Militarismus zu Ausgang des 19. Jahrhunderts,* in: *Wissenschaftliche Zeitschrift der Martin-Luther-Universität Halle-Wittenberg,* Math.-Naturw. Reihe, 23 (1974), H. 4, S. 50–55.

Rimpau, Wilhelm, *Die Entstehung von Pettenkofers Bodentheorie und die Münchener Choleraepidemie vom Jahre 1854,* Berlin 1935.

Rodenwaldt, Ernst, *Die Seuchenzüge der Cholera im 19. Jahrhundert,* in: *Der Arzt und der Kranke in der Gesellschaft des 19. Jahrhunderts,* hrsg. von Walter Artelt und Walter Ruegg (= Studien zur Medizingeschichte des 19. Jahrhunderts, Bd. 1), Stuttgart 1967, S. 201–208.

Rollet, Catherine/Souriac, Agnès, *Epidémies et mentalités: le choléra de 1832 en Seine-et-Oise,* in: *Annales ESC,* 29 (1974), S. 935–965.

Rosen, George, *Die Entwicklung der sozialen Medizin,* in: *Seminar: Medizin, Gesellschaft, Geschichte. Beiträge zur Entwicklungsgeschichte der Medizinsoziologie,* hrsg. von Hans-Ulrich Deppe und Michael Regus, Frankfurt/M. 1975, S. 74–133.

Rosenberg, Charles E., *Cholera in Nineteenth Century: A Tool für Social and Economic Analysis,* in: *Comparative Studies in Society and History,* 8 (1966), S. 452–463.

Rosenberg, Charles E., *The Cholera Years. The United States in 1832, 1849 and 1866,* Chicago usw. 1968.

Rothschuh, K. E., *Deutsche Biedermeiermedizin. Epoche zwischen Romantik und Naturalismus (1830–1850),* in: *Gesnerus,* 25 (1968), S. 167–187.

Rudat, Werner, *Die Cholera in Ostpreußen,* Med. Diss., Frankfurt/M. 1948.

Ruffie, Jacques/Sournia, Jean-Charles, *Die Seuchen in der Geschichte der Menschheit,* Stuttgart 1987.

Sammelwerk der gesundheitlichen Fürsorgeeinrichtungen im Gebiet der Freien Stadt Danzig, hrsg. von der Gesundheitsverwaltung der Freien Stadt Danzig, Düsseldorf [1928].

Samter, Joseph, *Einige ergänzende Worte zur Geschichte der Choleraepidemien in der Stadt und Provinz Posen,* in: *Zeitschrift der Historischen Gesellschaft für die Provinz Posen,* 2 (1886), S. 379–384.

Samter, Joseph, *Zur Geschichte der Choleraepidemien in der Stadt Posen 1831–1873,* in: *Zeitschrift der Historischen Gesellschaft für die Provinz Posen,* 2 (1886), S. 283–310, Anhang, S. 311–312.

Schader, Brigitta, *Die Cholera in der deutschen Literatur,* Med. Diss., Gräfelfing 1985.

Schadewaldt, H., *Die Entdeckung des Cholera-Erregers,* in: *DMW,* 100 (1975), S. 2119–2122.

Scheible, Karl-Friedrich, *Hahnemann und die Cholera. Geschichtliche Betrachtung und kritische Wertung der homoöpathischen Therapie im Vergleich zur konventionellen Behandlung,* Med. Diss., Würzburg 1992.

Schieder, Theodor, *Das Problem der Revolution im 19. Jahrhundert,* in: *HZ,* 170 (1950), S. 233–271.

Schiemann, Theodor, *Aus Gneisenaus letzten Tagen,* in: *FBPG,* 24 (1911), S. 247–255.

Schiemann, Theodor, *Geschichte Rußlands unter Kaiser Nikolaus I.,* 3 Bde., Bd. 3: *Kaiser Nikolaus im Kampf mit Polen und im Gegensatz zu England und Frankreich. 1830–1840,* Berlin 1913.

Schiemann, Theodor, *Das Großherzogtum Posen während der polnischen Revolution 1830/31,* in: *Der Türmer,* 1,1 (1898/99), S. 517–522.

Schimitschek, Erwin/Werner, Günter T., *Malaria, Fleckfieber, Pest. Auswirkungen auf Kultur und Geschichte, medizinische Fortschritte,* Stuttgart 1985.

Schipperges, Heinrich, *Utopien der Medizin. Geschichte und Kritik der ärztlichen Ideologie des 19. Jahrhunderts,* Salzburg 1968.

Schneider, Kurt, *Die Geschichte der Cholera in Sachsen,* Berlin 1938.

Schroeter, Harry, *Die Cholera in Aachen 1849,* Med. Diss., Aachen 1983.

Schuhmacher, Joachim, *Die Angst vor dem Chaos. Über die falsche Apokalypse des Bürgertums,* Frankfurt/M. 1978.

Schultz, Helga, *Sozialstruktur und Lebensweise Berliner Lohnarbeiter im 18. Jahrhundert,* in: *Jahrbuch für Wirtschaftsgeschichte,* Sonderbd.: *Zur Wirtschafts- und Sozialgeschichte Berlins vom 17. Jahrhundert bis zur Gegenwart,* Berlin (Ost) 1986, S. 7–28.

Sembritzki, Johannes, *Geschichte des Kreises Memel. Festgabe zum Andenken an die 34jährige Verwaltung des Kreises durch Geh. Reg.-Rath Cranz,* Memel 1908 (ND Hannover 1979).

Seminar: Medizin, Gesellschaft, Geschichte. Beiträge zur Entwicklungsgeschichte der Medizinsoziologie, hrsg. von Hans-Ulrich Deppe u. Michael Regus, Frankfurt/M. 1975,.

Die Seuche (= *Kursbuch,* 94), Berlin 1988.

Siefert, Helmut, *Hygiene. Ein Thema in der Frühzeit der Gesellschaft deutscher Naturforscher und Ärzte (1822–1867),* in: *Wege der Naturforschung 1822–1872 im Spiegel der Versammlungen Deutscher Naturforscher und Ärzte.* Im Auftrage der Gesellschaft Deutscher Naturforscher und Ärzte anläßlich ihres 150-jährigen Bestehens hrsg. von Hans Querner und Heinrich Schipperges, Heidelberg 1972, S. 171–185.

Sigerist, H[enry] E., *Kultur und Krankheit,* in: *Kyklos,* 1 (1928), S. 60–63.

Simson, John von, *Kanalisation und Städtehygiene im 19. Jahrhundert,* Düsseldorf 1983.

Smith, F. B., *The People's Health 1830–1910,* London 1979.

Snowden, F. M., *Cholera in Barletta 1910,* in: *Past & Present,* 132 (1991), S. 67–103.

Sorcinelli, Paolo, *Nuove epidemie, antiche paure. Uomine e colera nell' Ottocento,* Milano 1985.

Späth, Manfred, *Wasserleitung und Kanalisation in Großstädten: Ein Beispiel der Organisation technischen Wandels im vorrevolutionären Rußland,* in: *Forschungen zur osteuropäischen Geschichte,* 25 (1978), S. 342–360.

Speer, James B., *Contagion and the Constitution. Public Health in the Texas Coastal Region 1836–1909,* Philadelphia 1974.

Spree, Reinhard, *Soziale Ungleichheit vor Krankheit und Tod. Zur Sozialgeschichte des Gesundheitsbereichs im Deutschen Kaiserreich,* Göttingen 1981.

Spree, Reinhard, *Veränderungen des Todesursachen-Panoramas und sozialökonomischer Wandel – Eine Fallstudie zum „Epidemiologischen Übergang",* in: *Ökonomie des Gesundheitswesens.* Jahrestagung des Vereins für Socialpolitik, Gesellschaft für Wirtschafts- und Sozialwissenschaften in Saarbrücken 1985, hrsg. von Gérard Gäfgen, Berlin 1986, S. 75–101.

Spree, Reinhard, *„Volksgesundheit" und Lebensbedingungen in Deutschland während des frühen 19. Jahrhunderts,* in: *Med. GG,* 7 (1988), S. 75–111.

Spree, Reinhard, *Zur Bedeutung der Gesundheitswesens für die Entwicklung der Lebenschancen der deutschen Bevölkerung zwischen 1870 und 1913,* in: *Staatliche Umverteilungspolitik in historischer Perspektive. Beiträge zur Entwicklung der Staatsinterventionismus in Deutschland und Österreich,* hrsg. von Fritz Blaich, Berlin 1980, S. 165–223.

Städte-, Wohnungs- und Kleidungshygiene des 19. Jahrhunderts in Deutschland, hrsg. von Walter Artelt und Walter Rüegg (= Studien zur Medizingeschichte des 19. Jahrhunderts, Bd. 3), Stuttgart 1969.

Stamm-Kuhlmann, Thomas, *Die Cholera von 1831. Herausforderungen an Wissenschaft und staatliche Verwaltung,* in: *Sudhoff's Archiv,* 73 (1989), S. 176–189.

Steudel, Johannes, *Georg Sticker 100 Jahre alt,* in: *Sudhoff's Archiv,* 44 (1960), S. 81 f.

Sticker, Georg, *Abhandlungen aus der Seuchengeschichte und Seuchenlehre,* Bd. 2: *Die Cholera,* Gießen 1912.

Sticker, Georg, *Die Bedeutung der Geschichte der Epidemien für die heutige Epidemiologie. Ein Beitrag zur Beurteilung des Reichsseuchengesetzes,* in: *Zur historischen Biologie der Krankheitserreger,* hrsg. von Karl Sudhoff und Georg Sticker, H. 2, Gießen 1910.

Sticker, Georg, *Bekämpfung der asiatischen Cholera vor hundert Jahren,* in: *Klinische Wochenschrift,* 9,1 (1930), S. 612–616.

Sticker, Georg, *Parasitologie und Loimologie,* in: *Zur historischen Biologie der Krankheitserreger,* hrsg. von Karl Sudhoff und Georg Sticker, Gießen 1910, H. 1, S. 9–12.

Sticker, Georg, *Vorgeschichte der Lehre von Ansteckung und Übertragung der Krankheiten,* in: *Janus,* 31 (1927), S. 55–56.

Stolberg, Michael, *Die Cholera im Großherzogtum Toskana. Zur historischen Wissenssoziologie einer tödlichen Seuche,* Landsberg 1994.

Stolberg, Michael, *Gottesstrafe oder Diätsünde. Zur Mentalitätsgeschichte der Cholera,* in: *Med. GG,* 8 (1989), S. 9–25.

Stolberg, Michael, *Public Health and Popular Resistance. Cholera in the Grand Duchy of Tuscany,* in: *BHM,* 68 (1994), S. 254–277.

Stolberg, Michael, *Theorie und Praxis der Cholerabekämpfung im 19. Jahrhundert. Deutschland und Italien im Vergleich,* in: *Das europäische Gesundheitssystem im Vergleich. Gemeinsamkeiten und Unterschiede in historischer Perspektive,* hrsg. von Wolfgang Uwe Eckart u. Robert Jütte (= *Med. GG,* Beih. 3), Stuttgart 1994.

Stollenwerk, Alexander, *Die Cholera im Regierungs-Bezirk Koblenz* [1832], in: *Jahrbuch für Westdeutsche Landesgeschichte,* 5 (1979), S. 241–272.

Streiter, Karl Heink, *Die nationalen Beziehungen im Großherzogtum Posen (1815–1848),* Berlin u.s.w. 1985.

Stürzbecher, Manfred, *Die Prosektur der Berliner Charite im Briefwechsel zwischen Robert Froriep und Rudolf Virchow,* in: ders., *Beiträge zur Berliner Medizingeschichte. Quellen und Studien zur Geschichte des Gesundheitswesens vom 17. bis zum 19. Jahrhundert,* Berlin 1966, S. 156–220.

Sudhoff, Karl, *Historik und Seuchenforschung,* in: ders., *Skizzen,* Leipzig 1921, S. 160–164.

Sudhoff, Karl, *Seuchenschutzmaßregeln in der Vergangenheit,* in: ders., *Skizzen,* Leipzig 1921, S. 173–182.

Sussman, George D., *From Yellow Fever to Cholera. A Study of French Government Policy, Medical Professionalism and Popular Movements in the Epidemic Crises of the Restoration and the July Monarchy,* Phil. Diss., Yale University, New Haven, Conn. 1971.

Todesseuche AIDS, hrsg. von Hans Halter, Reinbek 1985.

Treue, Walter, *Das Interesse des Wirtschafts- und Sozialhistorikers der Neuzeit an der Medizingeschichte,* in: *Medizinhistorisches Journal,* 2 (1967), S. 197–207.

Treue, Wilhelm, *Wirtschafts- und Technikgeschichte Preußens* (= Veröffentlichungen der Historischen Kommission zu Berlin, Bd. 56), Berlin 1984.

Trzeciakowski, Lech, *Preußische Polenpolitik im Zeitalter der Aufstände (1830–1864),* in: *JGMOD,* 30 (1981), S. 96–110.

Valentin, Bruno, *Cholera-Briefe,* in: *Sudhoff's Archiv,* 37 (1953), S. 417–421.

Vasold, Manfred, *Pest, Not und schwere Plagen. Seuchen und Epidemien vom Mittelalter bis heute,* München 1991.

Vedrenne-Villeneuve, Edmonde, *L'inégalité sociale devant la première moité du XIX*[e]. *siècle,* in: *Population,* 16 (1961), S. 665–698.

Vögele, Jörg, *Sanitäre Reformen und der Sterblichkeitsrückgang in deutschen Städten, 1877–1913,* in: *VSWG,* 80 (1993), S. 345–365.

Vondung, Klaus, *Die Apokalypse in Deutschland,* München 1988.

Wachholz, L., *Johann Nep. Rust. Beitrag zur Geschichte der medizinischen Fakultät in Krakau,* in: *Sudhoffs Archiv,* 31 (1938), S. 40–51.

Wagner, Dieter, *Zur Entwicklung der Wasser- und Abwasserhygiene im 19. Jahrhundert,* in: *Wissenschaftliche Zeitschrift der Martin-Luther-Universität Halle-Wittenbeg,* Math.-Nat. Reihe, 23 (1974), H. 4, S. 73–77.

Wille, *Die erste Cholera-Epidemie in Berlin vor 100 Jahren,* in: *Mittheilungen des Vereins für die Geschichte Berlins,* 49 (1932), S. 21–24.

Winau, Rolf, *Geschlechtskrankheiten und Seuchenabwehr. Versuch einer historischen Interpretation, in: Leben mit AIDS – mit AIDS leben,* hrsg. von Johannes Korporal und Hubert Malouschek, Hamburg 1987, S. 1–16.

Wolffsohn, Seew, *Wirtschaftliche und soziale Entwicklungen in Brandenburg, Preußen, Schlesien und Oberschlesien in den Jahren 1640–1853. Frühindustrialisierung in Oberschlesien,* Frankfurt/M. u.s.w. 1985.

Zur Geschichte der Choleraforschung, in: *Berliner klinische Wochenschrift,* 29 (1892), S. 1066 f.

PERSONENREGISTER

(Kursiv gesetzte Zahlen beziehen sich auf die Anmerkungen)

ORTSNAMENREGISTER

SACHREGISTER